病理学与病理生理学

（第2版）

主编　郭晓霞

编　者　（按姓氏拼音排序）
　　　　陈瑞芬　首都医科大学
　　　　郭晓霞　国家开放大学
　　　　张立克　首都医科大学

国家开放大学出版社·北京

图书在版编目（CIP）数据

病理学与病理生理学/郭晓霞主编. —2 版. —北京：国家开放大学出版社，2023.1（2024.5 重印）

ISBN 978-7-304-11501-2

Ⅰ.①病… Ⅱ.①郭… Ⅲ.①病理学-开放教育-教材 ②病理生理学-开放教育-教材 Ⅳ.①R36

中国版本图书馆 CIP 数据核字（2022）第 210141 号

版权所有，翻印必究。

病理学与病理生理学（第 2 版）
BINGLIXUE YU BINGLISHENGLIXUE
主编　郭晓霞

出版·发行　国家开放大学出版社	
电话　营销中心 010-68180820	总编室 010-68182524
网址　http://www.crtvup.com.cn	
地址　北京市海淀区西四环中路 45 号	邮编　100039
经销　新华书店北京发行所	

策划编辑：陈艳宁	版式设计：何智杰
责任编辑：张子翱	责任校对：张　娜
责任印制：武　鹏　马　严	

印刷　三河市博文印刷有限公司
版本　2023 年 1 月第 2 版　　2024 年 5 月第 4 次印刷
开本　787mm×1092mm　1/16　　印张：21　　字数：493 千字

书号：ISBN 978-7-304-11501-2
定价：49.00 元

（如有缺页或倒装，本社负责退换）
意见及建议：OUCP_KFJY@ouchn.edu.cn

PREFACE 第 2 版前言

本教材为国家开放大学专科护理、药学专业学生编写，也可供其他院校同层次学生使用。

为体现开放教育特色和适应学习者自主学习的需要，编写组在教材内容的选取和呈现形式上有所设计。在内容的选取上，编写组根据课程目标，以"必需""够用"为原则，突出对基本概念、基本病理过程及病理改变以及常见病和多发病内容的选取，并适当反映学科发展，同时将病理学与病理生理学的内容进行整合，优化课程体系和结构。在内容的呈现形式上，教材体现了"导学""助学"的功能，每章不仅有学习内容，还有学习目标、知识结构图、提示、病例与分析、自测练习题等。学习者可以在"学习目标"的指导下有的放矢地掌握知识；结合"提示"内容加深对重点知识的理解；学完每章内容，通过"病例与分析""自测练习题"检测自己掌握知识的情况以及运用所学知识分析问题的能力。

与本教材配套的学习资源是网络课程。网络课程将文本、视频、图片按照章节整合，学、测、评一体化设计，指导和引导学习者完成学习任务。其中，文本资源图文并茂，病理学部分配置了大量的肉眼和组织学图片，病理生理学部分配置了病例及分析；视频资源是教师结合病例、图片等对课程重点知识的讲授，帮助学习者理解课程内容，同时录制了病理学各个系统相应疾病的肉眼标本、组织学切片，培养学习者动态观察、识别病变的能力。

护理、药学专业人才的培养对推进健康中国建设发挥着非常重要的助力作用。为加快建设教育强国、科技强国、人才强国，坚持为党育人、为国育才，落实立德树人根本任务，编者在进行本次修订时基于第 1 版教材，并根据课程学分调整以及教学过程中使用者反馈的意见，同时参考人民卫生出版社出版的有关教材，对一些概念和内容进行了修订和补充，并删减了一些内容，使教材更符合实际需要。

编者在修订教材的过程中参考了相关教材，在此向相关作者一并致谢。限于编者的水平和时间，教材中可能存在不足之处，欢迎教师和学生批评指正。

编者
2022 年 9 月

第1版前言

PREFACE

　　本教材主要为国家开放大学（中央广播电视大学）护理学等专业专科的学生编写，包括病理学和病理生理学两门课程的内容。1999年，中央广播电视大学根据高等医学专科课程融合的趋势，结合自身专业的学习者是在职学习的特点，在护理学专业课程教学改革中已将上述两门课程的内容依其内在的联系整合为一门课程，教材由北京大学医学部宫恩聪教授、吴立玲教授主编，但课程和教材名称为"病理学"。此次借教材新编之机，将其更改为"病理学与病理生理学"，以更加准确地反映课程内容整合与改革的思想。

　　为体现远程开放教育的特点，适应护理学等专业学习者自主学习及岗位工作的需要，编写组在课程内容的选取和呈现方式上做了细致的安排，在教学内容的选取上，针对专业培养目标和课程目标，突出基本概念、基本病理过程及病理变化，常见病、多发病以及严重危害人类健康的重点疾病基本理论的选取，并适当反映学科发展；在课程内容的呈现上，以系统的观点淡化学科界限，强化知识之间的联系，优化课程体系和结构。教材的特色是注重助学内容的设计与呈现，通过"提示""病例与分析""自测练习"等模块，贴近临床护理实践，体现基础医学与临床实践的联系，引导学习者学用结合，培养其临床思维能力。此外，与本教材配套的学习资源还有录像教材和网络课程。录像教材以知识点为单元，讲授重点和难点内容，声、像、图、文并茂，形象生动地呈现疾病复杂的发生、发展过程及机体的形态学改变，帮助学习者理解课程内容；网络课程模块化整合多种媒体学习资源并创设学习环境，指导学习方法，记录和监控学习过程。文字教材、录像教材和网络课程既相对独立，又优势互补，以方便学习者自主选择学习媒体。

　　本教材共十九章，第一章~第十章为总论部分，第十一章~第十八章为各论部分，第十九章简介病理检查在疾病诊断和治疗中的作用与方法。教材编写的具体分工是：国家开放大学郭晓霞编写绪论、第二章~第四章、第六章~第八章，首都医科大学张立克编写第一章、第五章、第九章，首都医科大学陈瑞芬编写第十章、第十六章、第十七章、第十八章，陈瑞芬、张立克共同编写第十一章、第十二章、第十三章、第十四章，北京同仁医院刘红刚编写第十五章、第十九章。曾祥俊、王红霞、常静、于刚刚、王晓燕、王艳霞参与了材料的收集和整理。全书由郭晓霞统稿和定稿。

　　本教材既适用于国家开放大学护理学等专业专科学生，也适合其他网络教育、普通高校同层次护理学专业学生使用，还可供各层次护理教学的教师作为参考教材使用。

　　首都医科大学王学江、董小黎、刘立新三位专家对书稿做了认真细致的修改和审定，并对课程教学大纲的制定、课程多媒体一体化整体设计方案的编制、教材样章的编写等重要环节给予了认真指导，在此向他们表示衷心的感谢！

编者在编写本教材的过程中参考了诸多的教材和相关资料，在此向有关作者致以衷心的感谢！

尽管本书经过自审、互审以及专家审改和定稿的全过程，但限于编者的水平和时间，书中难免存在不当之处甚至缺点和错误，欢迎教师和学生批评、指正。

郭晓霞

2013 年 3 月

目录 CONTENTS

绪 论

第一章 疾病概论

第一节 健康与疾病的相关概念 ……… 5
　一、健康的概念 ……… 5
　二、疾病的概念 ……… 5
　三、亚健康的概念 ……… 5
第二节 病因学 ……… 5
　一、疾病发生的原因 ……… 5
　二、疾病发生、发展的条件 ……… 7
第三节 发病学 ……… 7
　一、疾病发生、发展的一般规律 ……… 7
　二、疾病发生的基本机制 ……… 9
第四节 疾病的转归 ……… 9
　一、康复 ……… 9
　二、死亡 ……… 10

第二章 细胞和组织的适应、损伤与修复

第一节 细胞和组织的适应 ………… 14
　一、萎缩 ……… 14
　二、肥大 ……… 15
　三、增生 ……… 15
　四、化生 ……… 15
第二节 细胞和组织的损伤 ………… 15
　一、可逆性损伤（变性） ……… 15
　二、不可逆性损伤（细胞死亡） …… 18

第三节 损伤的修复 ……… 20
　一、不同类型细胞的再生能力 …… 21
　二、各种组织的再生过程 ……… 21
　三、肉芽组织和瘢痕组织的形态和作用 ……… 22
　四、皮肤创伤愈合和骨折愈合 …… 22

第三章 血液循环障碍

第一节 充血和出血 ……… 30
　一、充血 ……… 30
　二、出血 ……… 31
第二节 血栓形成 ……… 33
　一、血栓形成的条件和机制 ……… 33
　二、血栓形成的过程和血栓的类型及形态 ……… 34
　三、血栓的结局 ……… 35
　四、血栓对机体的影响 ……… 36
第三节 栓塞 ……… 36
　一、栓子运行的途径 ……… 36
　二、栓塞的类型和其对机体的影响 … 37
第四节 梗死 ……… 38
　一、梗死的原因 ……… 38
　二、梗死的病变及类型 ……… 39
　三、梗死的结局和其对机体的影响 … 40
第五节 弥散性血管内凝血 ……… 40
　一、DIC 的分期和分型 ……… 40
　二、DIC 的病因及诱因 ……… 41
　三、DIC 的发病机制 ……… 42
　四、DIC 临床表现的病理生理基础 ……… 43

五、DIC 的诊断和防治及护理的病理
　　　　生理基础 ·················· 44

第四章　水、电解质代谢紊乱

第一节　水、电解质的分布与调节 ······ 50
　　一、体液的容量和分布 ············ 50
　　二、体液的化学成分与渗透压 ······ 50
　　三、水、钠代谢平衡的调节 ········ 51
第二节　水、钠代谢紊乱 ·············· 52
　　一、低渗性脱水 ·················· 52
　　二、高渗性脱水 ·················· 54
　　三、等渗性脱水 ·················· 55
　　四、水中毒 ······················ 55
　　五、水肿 ························ 56
第三节　钾代谢紊乱 ·················· 59
　　一、正常钾代谢及调节 ············ 60
　　二、钾代谢紊乱的类型 ············ 61

第五章　酸碱平衡紊乱

第一节　酸碱平衡及其调节 ············ 68
　　一、体液中酸碱物质的来源 ········ 68
　　二、机体对酸碱平衡的调节 ········ 68
第二节　反映血液酸碱平衡状况的
　　　　常用指标 ·················· 70
　　一、酸碱度 ······················ 70
　　二、动脉血二氧化碳分压 ·········· 71
　　三、标准碳酸氢盐及实际碳酸
　　　　氢盐 ······················ 71
　　四、碱剩余 ······················ 71
　　五、阴离子间隙 ·················· 72
第三节　单纯型酸碱平衡紊乱 ·········· 72
　　一、代谢性酸中毒 ················ 73
　　二、呼吸性酸中毒 ················ 75
　　三、代谢性碱中毒 ················ 77

　　四、呼吸性碱中毒 ················ 79
第四节　混合型酸碱平衡紊乱 ········· 80

第六章　缺氧

第一节　缺氧的概念及分类 ··········· 84
　　一、常用的血氧指标 ············· 84
　　二、缺氧的分类 ················· 84
第二节　缺氧的原因和发病机制 ······· 85
　　一、乏氧性缺氧 ················· 85
　　二、血液性缺氧 ················· 85
　　三、循环性缺氧 ················· 87
　　四、组织性缺氧 ················· 87
第三节　缺氧对机体的影响 ··········· 88
　　一、呼吸系统的变化 ············· 88
　　二、循环系统的变化 ············· 89
　　三、血液系统的变化 ············· 90
　　四、中枢神经系统的变化 ········· 90
　　五、组织细胞的变化 ············· 91
第四节　影响机体对缺氧耐受性的
　　　　因素 ····················· 92
　　一、机体的功能和代谢状态 ······· 92
　　二、个体或群体差异 ············· 92
　　三、适应性锻炼 ················· 92
第五节　缺氧的防治及护理的病理
　　　　生理基础 ················· 92
　　一、去除病因 ··················· 92
　　二、氧疗 ······················· 92
　　三、改善脑代谢 ················· 93

第七章　发热

第一节　发热的概念 ················· 96
第二节　发热的原因及发病机制 ······· 96
　　一、发热激活物 ················· 96
　　二、内生致热原 ················· 97

三、发热时中枢体温调节机制 …… 98
　　四、发热的分期和热型 …………… 99
第三节　发热时机体的物质代谢和
　　　　功能变化 ………………… 101
　　一、物质代谢改变 ………………… 101
　　二、生理功能改变 ………………… 102
第四节　发热的防治及护理的病理
　　　　生理基础 ………………… 102
　　一、积极进行病因学治疗 ………… 102
　　二、对一般发热不急于解热 ……… 102
　　三、必须及时解热的情况 ………… 103
　　四、解热的具体措施 ……………… 103
　　五、加强护理 ……………………… 103

第八章　炎症

第一节　炎症概述 …………………… 107
　　一、炎症的概念 …………………… 107
　　二、炎症的原因 …………………… 107
　　三、炎症的基本病理变化 ………… 107
　　四、炎症的局部表现和全身反应 … 108
第二节　急性炎症 …………………… 109
　　一、血流动力学的改变 …………… 109
　　二、血管壁通透性增加 …………… 109
　　三、白细胞渗出和作用 …………… 111
　　四、炎症介质在炎症中的作用 …… 112
　　五、急性炎症的类型及其病理
　　　　变化 ……………………… 113
　　六、急性炎症的结局 ……………… 115
第三节　慢性炎症 …………………… 116
　　一、慢性炎症的病理变化特点 …… 116
　　二、慢性肉芽肿性炎 ……………… 117

第九章　休克

第一节　休克的概念、病因与分类 … 121

　　一、休克的概念 …………………… 121
　　二、休克的病因与分类 …………… 121
第二节　休克的分期与发病机制
　　　　概述 ……………………… 122
　　一、微循环及其调节 ……………… 122
　　二、休克的分期与发病机制 ……… 122
第三节　休克时机体代谢与功能
　　　　变化 ……………………… 126
　　一、物质代谢紊乱 ………………… 126
　　二、细胞损伤 ……………………… 127
　　三、电解质与酸碱平衡紊乱 ……… 127
　　四、器官功能障碍 ………………… 128
第四节　休克的防治及护理的病理
　　　　生理基础 ………………… 130
　　一、病因学防治 …………………… 130
　　二、发病学防治 …………………… 131
　　三、休克护理的病理生理基础 …… 132

第十章　肿瘤

第一节　肿瘤的概念 ………………… 137
第二节　肿瘤的特性 ………………… 138
　　一、肿瘤的形态与结构 …………… 138
　　二、肿瘤的异型性与分化 ………… 139
　　三、肿瘤的生长与扩散 …………… 140
　　四、肿瘤的分级和分期 …………… 142
第三节　肿瘤的命名和分类 ………… 142
　　一、肿瘤的命名 …………………… 142
　　二、肿瘤的分类 …………………… 143
第四节　肿瘤对机体的影响 ………… 145
　　一、良性肿瘤对机体的影响 ……… 145
　　二、恶性肿瘤对机体的影响 ……… 145
第五节　良性肿瘤与恶性肿瘤的
　　　　区别 ……………………… 145
第六节　癌前病变、非典型增生及
　　　　原位癌 …………………… 146

一、癌前病变 …………………… 146
二、非典型增生 ………………… 147
三、原位癌 ……………………… 147
第七节 常见肿瘤举例 …………… 147
一、上皮组织肿瘤 ……………… 147
二、间叶组织肿瘤 ……………… 149
三、其他组织肿瘤 ……………… 150
四、癌与肉瘤的区别 …………… 151
第八节 肿瘤的病因和发病机制 …… 152
一、肿瘤的病因 ………………… 152
二、肿瘤的发病机制 …………… 154

第十一章 心血管系统疾病

第一节 动脉粥样硬化 …………… 159
一、病因和发病机制 …………… 160
二、病理变化 …………………… 161
三、重要器官动脉的病变 ……… 162
第二节 冠状动脉粥样硬化和冠状动
脉粥样硬化性心脏病 ……… 164
一、冠状动脉粥样硬化 ………… 164
二、冠状动脉粥样硬化性心脏病 … 164
第三节 高血压病 ………………… 167
一、病因和发病机制 …………… 167
二、类型和病理变化 …………… 168
第四节 风湿病 …………………… 171
一、病因和发病机制 …………… 171
二、基本病理变化 ……………… 171
三、风湿病的各器官病变 ……… 172
第五节 感染性心内膜炎 ………… 173
一、急性感染性心内膜炎 ……… 173
二、亚急性感染性心内膜炎 …… 174
第六节 心瓣膜病 ………………… 174
一、二尖瓣狭窄 ………………… 174
二、二尖瓣关闭不全 …………… 175
三、主动脉瓣狭窄 ……………… 175

四、主动脉瓣关闭不全 ………… 175
第七节 心肌炎 …………………… 175
一、病毒性心肌炎 ……………… 176
二、细菌性心肌炎 ……………… 176
三、孤立性心肌炎 ……………… 176
第八节 心肌病 …………………… 176
一、扩张性心肌病 ……………… 176
二、肥厚性心肌病 ……………… 176
三、限制性心肌病 ……………… 177
第九节 心功能不全 ……………… 177
一、概述 ………………………… 177
二、心功能不全时机体的代偿
反应 ………………………… 179
三、心力衰竭的发病机制 ……… 181
四、心功能不全时机体的变化 … 183
五、心功能不全的防治及护理的
病理生理基础 ……………… 185

第十二章 呼吸系统疾病

第一节 肺炎 ……………………… 190
一、细菌性肺炎 ………………… 190
二、支原体性肺炎 ……………… 193
三、病毒性肺炎 ………………… 194
第二节 慢性阻塞性肺疾病 ……… 194
一、慢性支气管炎 ……………… 195
二、肺气肿 ……………………… 196
第三节 肺硅沉着病（硅肺）…… 198
一、病因 ………………………… 198
二、病理变化 …………………… 198
三、主要并发症 ………………… 199
第四节 慢性肺源性心脏病 ……… 200
一、病因和发病机制 …………… 200
二、病理变化 …………………… 200
三、临床病理联系 ……………… 201
第五节 肺癌 ……………………… 201

一、病因和发病机制 …………… 201
　　二、病理变化 …………………… 202
　　三、扩散途径 …………………… 203
　　四、临床病理联系 ……………… 203
第六节　肺功能不全 ………………… 204
　　一、呼吸衰竭的概念及分类 …… 204
　　二、呼吸衰竭的原因和发病机制 …… 205
　　三、呼吸衰竭时机体的变化 …… 210
　　四、呼吸衰竭的防治及护理的病理
　　　　生理基础 …………………… 212

第十三章　消化系统疾病

第一节　慢性胃炎 …………………… 219
　　一、慢性浅表性胃炎 …………… 219
　　二、慢性萎缩性胃炎 …………… 220
　　三、慢性肥厚性胃炎 …………… 220
第二节　消化性溃疡病 ……………… 221
　　一、病因和发病机制 …………… 221
　　二、病理变化 …………………… 221
　　三、结局和并发症 ……………… 222
　　四、临床病理联系 ……………… 222
第三节　病毒性肝炎 ………………… 223
　　一、病因及传播途径和发病机制 …… 223
　　二、基本病理变化 ……………… 224
　　三、临床病理分型 ……………… 225
　　四、各型病毒性肝炎的病理变化 …… 225
第四节　肝硬化 ……………………… 226
　　一、门脉性肝硬化 ……………… 227
　　二、坏死后性肝硬化 …………… 229
第五节　胰腺炎 ……………………… 229
　　一、病因 ………………………… 230
　　二、分类 ………………………… 230
第六节　消化系统肿瘤 ……………… 230
　　一、食管癌 ……………………… 230
　　二、胃癌 ………………………… 231

　　三、大肠癌 ……………………… 233
　　四、原发性肝癌 ………………… 235
　　五、胰腺癌 ……………………… 236
第七节　肝功能不全 ………………… 236
　　一、肝功能不全对机体的影响 … 237
　　二、肝性脑病 …………………… 239

第十四章　泌尿系统疾病

第一节　肾小球肾炎 ………………… 250
　　一、病因及发病机制 …………… 250
　　二、肾小球肾炎主要临床表现 … 251
　　三、原发性肾小球肾炎的病理
　　　　类型 ………………………… 251
　　四、各型原发性肾小球肾炎的临床
　　　　病理联系 …………………… 252
第二节　肾盂肾炎 …………………… 257
　　一、病因及发病机制 …………… 257
　　二、急性肾盂肾炎 ……………… 258
　　三、慢性肾盂肾炎 ……………… 259
第三节　泌尿系统常见肿瘤 ………… 260
　　一、肾细胞癌 …………………… 260
　　二、膀胱尿路上皮肿瘤 ………… 261
第四节　肾功能不全 ………………… 263
　　一、急性肾功能衰竭 …………… 263
　　二、慢性肾功能衰竭 …………… 268
　　三、尿毒症 ……………………… 272

第十五章　生殖系统和乳腺疾病

第一节　子宫颈疾病 ………………… 280
　　一、慢性子宫颈炎 ……………… 280
　　二、子宫颈上皮内瘤变 ………… 280
　　三、子宫颈癌 …………………… 281
第二节　子宫体疾病 ………………… 282
　　一、子宫内膜异位症 …………… 282

二、子宫肿瘤 ………………… 282
第三节 滋养层细胞肿瘤 ………… 283
　　一、葡萄胎 …………………… 283
　　二、侵袭性葡萄胎 …………… 284
　　三、绒毛膜癌 ………………… 284
第四节 前列腺疾病 ……………… 284
　　一、前列腺增生症 …………… 284
　　二、前列腺癌 ………………… 285
第五节 乳腺疾病 ………………… 285
　　一、乳腺增生性病变 ………… 285
　　二、乳腺纤维腺瘤 …………… 286
　　三、乳腺癌 …………………… 286

第十六章 内分泌系统疾病

第一节 甲状腺疾病 ……………… 291
　　一、弥漫性非毒性甲状腺肿 … 291
　　二、弥漫性毒性甲状腺肿 …… 292
　　三、甲状腺功能低下 ………… 292
　　四、甲状腺炎 ………………… 293
　　五、甲状腺肿瘤 ……………… 294
第二节 糖尿病 …………………… 294
　　一、糖尿病的分类 …………… 295
　　二、糖尿病的病因及发病机制 … 295
　　三、糖尿病的病理变化及临床
　　　　表现 ……………………… 295

第十七章 传染病和寄生虫病

第一节 结核病 …………………… 300
　　一、概述 ……………………… 300
　　二、肺结核病 ………………… 301
　　三、肺外器官结核病 ………… 304
第二节 细菌性痢疾 ……………… 305
　　一、病因与发病机制 ………… 305
　　二、病理变化及临床病理联系 … 305
第三节 伤寒 ……………………… 307
　　一、病因与发病机制 ………… 307
　　二、病理变化及临床病理联系 … 307
第四节 流行性脑脊髓膜炎 ……… 308
　　一、病因与发病机制 ………… 308
　　二、病理变化 ………………… 309
　　三、临床病理联系 …………… 309
　　四、结局和并发症 …………… 309
第五节 流行性乙型脑炎 ………… 310
　　一、病因及传播途径 ………… 310
　　二、病理变化 ………………… 310
　　三、临床病理联系 …………… 310
第六节 性传播疾病 ……………… 311
　　一、梅毒 ……………………… 311
　　二、淋病 ……………………… 312
　　三、尖锐湿疣 ………………… 313
　　四、艾滋病 …………………… 313
第七节 血吸虫病 ………………… 314
　　一、病因及传播途径 ………… 314
　　二、发病机制及病理变化 …… 315
　　三、主要器官的病变及其后果 … 316

选择题参考答案

参考文献

绪 论

学习目标

熟悉：
　　病理学与病理生理学的概念。

了解：
　　1. 病理学与病理生理学的任务和研究方法。
　　2. 病理学与病理生理学在医学教育中的地位。

一、病理学与病理生理学的任务及其在医学教育中的地位

　　病理学与病理生理学是用自然科学的方法研究疾病发生、发展规律的一门学科。疾病的发生是一个极其复杂的过程，在致病因子与机体的相互作用下，患病机体的功能、代谢、形态结构均可发生多种变化，这是认识疾病的重要依据。病理学与病理生理学的任务就是研究疾病的病因、患病机体的形态结构、功能和代谢的动态变化及其发生机制、疾病发生和发展及转归的规律，为进一步阐明疾病的本质，为疾病的预防、诊断及治疗提供理论基础。

　　在传统的医学教育中，病理学和病理生理学是基础医学领域中两门重要的主干课程，其内容之间有着密切的联系。二者都研究人体疾病的病因，疾病发生、发展的规律及其与临床的联系，以及机体在疾病过程中的形态结构、功能和代谢的变化，阐明疾病本质，从而为认识和掌握疾病发生、发展的规律，为疾病的防治提供必要的理论依据，不同点在于前者侧重从形态学角度研究疾病，后者侧重从功能及代谢角度研究疾病。然而临床上无论是疾病还是病理过程，机体都会同时存在功能、形态、代谢等多方面的变化，单纯从形态或功能和代谢的改变来认识疾病已不全面。随着分子生物学和相关前沿生命科学向各传统学科的渗透，人们对疾病本质和发病机制的研究需要紧密结合机体的形态、功能、代谢与基因、细胞、组织的种种变化来综合分析。因此，打破传统的学科界限，优化和整合基础医学课程内容，建立知识间的联系，也是高等医学教育教学改革的重要课题。20世纪90年代后期我国颁布的高等医学教育学科体系目录将病理学和病理生理学调整为一门新的二级学科，即病理学与病理生理学，这既体现了基础医学课程深度融合的必然，也为学习者的学习提供了方便。病理学与病理生理学是联系基础医学与临床医学的"桥梁学科"，医学生在完成正常人体形态结构、功能和代谢等课程的学习后，通过学习本课程，认识疾病发生、发展的规律和机制，为继续学习临床医学及护理学课程奠定基础。

二、病理学与病理生理学的主要研究方法

1. 尸体解剖

尸体解剖简称尸检，是指对死者的遗体进行病理解剖，用肉眼和显微镜对器官的大体改变和组织学改变进行观察，必要时还可运用特殊的组织化学染色等方法确定诊断，查明死亡原因。尸体解剖不仅为临床诊断和治疗提供依据，还对深入认识疾病、发现新的疾病、促进医学事业的发展起着积极的推动作用。

2. 活体组织检查

活体组织检查简称活检，是指用手术、钳取和穿刺针吸等方法从患者身上取下病变组织，进行肉眼和镜下观察。活检有利于及时、准确地对疾病做出病理诊断，并为制定治疗方案，为估计疾病的预后提供依据。活检是临床上常用的研究和诊断疾病的方法，特别是对肿瘤性质的鉴别和一些疑难病例的诊断具有重要意义。

3. 细胞学检查

细胞学检查是指运用特殊方法采集人体病变组织的脱落细胞，涂片染色后进行观察，做出细胞学的诊断。细胞学检查对于肿瘤的诊断和肿瘤的普查具有重要意义。

4. 组织和细胞化学检查

组织和细胞化学检查是指运用某些化学试剂对组织细胞进行特殊染色，以显示组织、细胞中某些成分（蛋白质、糖、脂肪、酶类等）的改变或异物（细菌、病毒等）的存在。此外，免疫组织化学染色可以了解组织细胞的免疫学性状的改变。这些都为疾病的进一步诊断提供了重要依据。

5. 动物实验

动物实验，即在动物身上复制人类疾病模型，人为控制各种条件，通过疾病复制过程研究疾病的病因学、发病学、病理改变，以及疾病的转归和药物的疗效等。动物实验可以弥补人体观察的不足和局限，并可以与人体疾病进行对照研究。但是，由于动物与人之间毕竟存在一定物种上的差异，所以不能将动物实验的结果机械照搬，不加分析地直接应用于临床。

三、病理学与病理生理学的学习方法和建议

开放大学的学习者多数是在职成人，其主要借助多媒体学习资源，采用线上与线下相结合的混合式自主学习方式来完成学习任务，为了帮助大家学好这门课程，编者特提出以下建议。

1. 了解课程的特点与要求

病理学与病理生理学的基本知识体系分为总论与各论两部分。总论是学习各论的基础，对各论的学习又可加深对总论内容的理解，二者是紧密联系、不可分割的。例如，细菌性痢疾、大叶性肺炎、肾盂肾炎是 3 种独立的疾病，但临床上都可以有发热、炎症、水电解质代谢紊乱等总论中涉及的基本病理过程。因此，只有较好地掌握了总论部分的知识，才能更好地理解和分析疾病。

学习者学习病理学与病理生理学，要掌握其基本概念、基本理论、基本知识，并能够运

用相关知识分析、解决临床问题。教材各章中的"学习目标"将学习内容分为"掌握""熟悉""了解"3个层次,其中"掌握"层次的内容是最基本的,也是最重要的。在每个层次的要求中,所对应的具体目标是:概念要能复述,病理变化要能描述,其他的内容要能阐述、简述、解释、比较、分析、列出、举例说明等。

2. 学习建议

(1) 学习要有计划。学习者要根据自己的实际,结合本课程的要求和学习安排(在线平台上呈现),制订合理的学习计划,以保证学习过程的循序渐进和落实。

(2) 充分利用网络课程完成学习任务。网络课程将视频讲授、文本、图片、习题有机整合,教-学-测-评一体化设计,方便学习者完成学习任务。同时,网络课程实录了病理标本和组织学图片,与文字教材章节对应,为学习者观察病变创造了条件。

(3) 在学习的过程中,学习者要重视形态变化与功能、代谢变化的联系。机体出现疾病时,病变的器官都存在不同程度的形态结构、功能和代谢的变化,有的以形态结构变化为主,有的以功能、代谢变化为主,但三者之间是相互联系、相互影响、互为结果的,只有将它们联系起来,才能全面认识疾病的本质。

(4) 重视局部病变与整体的联系。机体是一个完整的统一体,疾病的局部病变只是全身反应的局部表现,而局部的表现在一定程度上也会影响全身,二者之间有着不可分割的联系。疾病的变化是立体的、变动的和发展的,要注意以系统的、全面的和发展的观点理解疾病的各种变化。例如,有炎症时,局部表现出红肿热痛、功能障碍,严重时可引起发热、白细胞升高等全身反应,甚至是败血症。

(5) 重视疾病的病理与临床联系以及各章知识的融会贯通。学习病理学与病理生理学是为临床课程打基础,掌握疾病的本质是为了更好地理解疾病的复杂表现并指导预防和治疗。学习者在学习时要注意运用所学知识来解释疾病的表现,培养全面思考和解决问题的能力。

(编者)

第一章

疾病概论

> **学习目标**
>
> **掌握**：
> 1. 概念：疾病、病因、死亡、脑死亡。
> 2. 疾病发生、发展的一般规律。
>
> **熟悉**：
> 1. 概念：健康、诱因、因果交替、完全康复、不完全康复。
> 2. 疾病的转归。
>
> **了解**：
> 1. 病因的分类。
> 2. 原因和条件在疾病发生中所起的作用。

本章知识结构

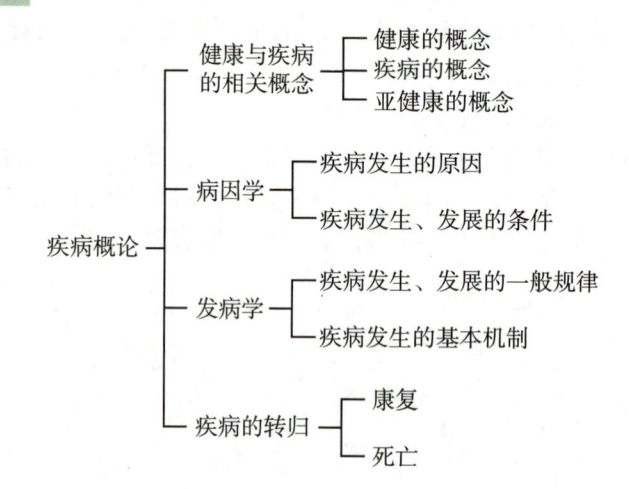

```
                  ┌── 健康与疾病 ──┬── 健康的概念
                  │   的相关概念    ├── 疾病的概念
                  │                └── 亚健康的概念
                  │
                  ├── 病因学 ──┬── 疾病发生的原因
   疾病概论 ──────┤            └── 疾病发生、发展的条件
                  │
                  ├── 发病学 ──┬── 疾病发生、发展的一般规律
                  │            └── 疾病发生的基本机制
                  │
                  └── 疾病的转归 ──┬── 康复
                                   └── 死亡
```

第一节　健康与疾病的相关概念

健康与疾病是生命活动的对立统一。自从有人类那天起，人们就在为维护自身的健康而与疾病展开不懈的斗争。随着社会的进步和科学的发展，人们对健康与疾病的认识也在不断深化。

一、健康的概念

世界卫生组织（World Health Organization，WHO）指出：健康不仅是没有疾病或虚弱现象，而且是一种躯体上、精神上和社会适应上的完好状态。这表明健康不仅要有强壮的体魄，还应有健全的心理状态和良好的社会适应能力，后二者对人类健康尤为重要。

二、疾病的概念

疾病（disease）相对健康而言，是指机体在内外环境中一定的致病因素的作用下，因机体稳态破坏而发生的异常生命活动过程。稳态是指正常机体能够在不断变化的内外环境中，通过多种调节机制保持机体内环境相对恒定。当致病因素破坏了机体的自稳调节，就会引起异常的生命活动过程，表现为机体的功能、代谢、形态结构等的病理性变化，临床则表现出相应的症状、体征和社会行为异常。

三、亚健康的概念

亚健康是指人的身体和心理处于健康和疾病之间的一种非病、非健康的状态，其可以向健康或疾病转化。有资料显示，处于亚健康状态的人在整个人群中占有相当高的比例。因此，对于亚健康，应从心理、行为、生活方式等各方面及早干预，以阻断亚健康向临床病态发展，起到预防疾病、促进健康的作用。

第二节　病因学

病因学是研究疾病发生的原因、条件及其作用规律的科学。

一、疾病发生的原因

（一）病因的概念

疾病发生的原因又称为致病因素，简称病因（cause），是指能够引起疾病并决定疾病特征性的体内外因素。病因是引起疾病发生必不可少的因素，病因的种类和特性决定所患疾病的特异性。例如，没有结核杆菌不会发生结核病，没有伤寒杆菌不会发生伤寒病。因此，明确病因，对疾病的预防、诊断和治疗具有重要意义。

第一章　疾病概论

(二) 病因的分类

1. 生物性因素

生物性因素是指各种致病性微生物和寄生虫，包括细菌、真菌、病毒、螺旋体、寄生虫等。生物性因素对机体致病作用的强弱取决于其入侵机体的数量、侵袭力、毒力以及逃避宿主攻击的能力。

2. 物理性因素

物理性因素主要包括机械力、温度、气压、电流、电离辐射和噪声等。物理性因素的损伤作用取决于其作用于机体的强度、时间及范围。例如，机械性损伤会引起组织和细胞破坏，甚至引起严重的创伤或骨折；低温可引起冻伤；高温可引起烫伤、中暑；电离辐射可导致放射病；气压降低可引起高山病；等等。物理性因素致病多无器官选择性，一般只引起疾病发生，对疾病的发展影响不大。

3. 化学性因素

化学性因素包括无机及有机化合物、植物或动物的毒素等。例如，强酸、强碱、一氧化碳与硫化氢等气体，汞等金属，有机磷农药等。其致病作用与其性质、剂量（或浓度）及作用的时间有关。多数化学性因素致病有一定的组织器官选择毒性作用，即选择性作用在某些器官上。例如，四氯化碳主要破坏肝细胞，汞主要损伤肾小管，一氧化碳易与血红蛋白结合。化学性因素的致病性常常受到机体条件影响，由于一些药物和毒物经肝脏转化，经肾脏排泄，肝、肾功能障碍会提高这些物质的致病性。

4. 营养性因素

营养性因素即生命必需物质的缺乏或过多。各种营养素（糖、脂肪、蛋白质、维生素、无机盐等）及微量元素（铁、碘、铜、锌、氟、硒等）缺乏，可以引起细胞功能和代谢的变化而致病。营养不良可引起多种并发症，严重时可以致死。营养过剩也能引起疾病。例如，长期大量摄入高糖和高脂饮食易引起肥胖症。肥胖患者糖尿病、动脉粥样硬化的发病率远远高于正常人群。

5. 遗传性因素

遗传性因素即遗传物质改变，包括基因突变和染色体畸变。遗传性因素致病的方式大致分为两类：① 直接致病。基因结构或染色体的数目、形态改变直接引起疾病，如血友病、先天愚型等都属于遗传性因素直接致病。② 遗传易感性致病。遗传物质改变而引起某些疾病，如消化性溃疡、糖尿病、高血压、精神疾患等都属于遗传易感性致病。

6. 先天性因素

先天性因素特指能损害胎儿的因素。例如，孕妇在妊娠早期感染风疹病毒可能引起胎儿先天性心脏病。母亲的不良生活方式（如吸烟、酗酒等）也可以影响胎儿的生长发育。

7. 免疫性因素

免疫性因素主要有两种情况。其一为变态反应，或称超敏反应，是指机体免疫系统对一些抗原刺激产生异常强烈的反应，导致组织细胞损伤和生理功能障碍。这包括：① 对非致病性外来物质产生异常反应引起的变态反应性疾病，如花粉、鱼虾等引起的支气管哮喘、荨麻疹、过敏性鼻炎，青霉素引起的过敏性休克；② 对自身抗原产生异常反应引起的自身免疫性疾病，如全身性红斑狼疮、溃疡性结肠炎、类风湿性关节炎等。其二为免疫缺陷病，主要表现为免疫功能低下，如艾滋病、低丙种球蛋白血症。各种免疫缺陷病的共同特点是易反复发生感染。

8. 精神、心理、社会因素

近年来，精神、心理、社会因素引起的疾病越来越受到人们的重视，应激性疾病、身心疾病也逐渐增多，如高血压、消化性溃疡等。这可能与长期的紧张、忧虑、恐惧等精神应激有一定关系。随着社会竞争的加剧，该类因素在病因学中的地位越来越重要。

二、疾病发生、发展的条件

（一）疾病发生、发展的条件的概念

疾病发生、发展的条件是指能影响疾病发生、发展的各种体内外因素。条件本身不能直接引起疾病，但对许多疾病的发生、发展有重要的影响。这些条件包括年龄、性别等体内因素和气温、地理环境等自然因素。例如，结核杆菌是引起结核病的病因，但外环境中存在的结核杆菌并不会使每个人都患结核病，在营养不良、过度疲劳或空气污浊等的条件下，机体对结核杆菌的抵抗力降低，就容易感染结核病。

（二）条件在疾病发生、发展中的作用

条件对疾病的影响表现在两个方面：① 抑制疾病发生、发展。例如，接种疫苗可预防或减轻某些传染病。② 促进疾病发生。例如，夏季高温潮湿，吃腐败的食物和细菌的繁殖会增强肠道致病菌的致病力，而肠蠕动和消化液分泌受到抑制也会降低机体的抵抗力，因此夏季肠道传染病发生率较高。许多疾病的发生都与诱因有关。诱因是指能加强病因作用或促进疾病发生、发展的因素。例如，情绪激动是冠心病发作的诱因。

第三节 发病学

发病学是研究疾病发生、发展及转归的普遍规律和机制的科学。

一、疾病发生、发展的一般规律

疾病的发生、发展遵循一定的规律，尽管每一种疾病都有自己的特殊规律，但是不同的疾病又有一些共同的基本规律。

（一）损伤与抗损伤

疾病的发展过程就是损伤与抗损伤的斗争过程。病因作用于机体后，一方面可引起机体功能、代谢及形态学方面的病理性损伤，另一方面机体也产生抗损伤反应。在发病过程中，损伤与抗损伤同时存在，二者之间的斗争和力量对比影响着疾病的发展方向和转归。

损伤与抗损伤反应之间无严格的界限，在一定条件下二者可以相互转化。例如，肠炎引起的腹泻是促进肠道中的致病菌及其产生的毒素排出体外的抗损伤反应，但剧烈腹泻则引起脱水、低钾血症、酸中毒和休克，这时腹泻就成为对机体不利的损伤反应。因此，正确区分

疾病过程中的损伤与抗损伤反应，扶持和保护抗损伤反应，消除和减轻损伤反应是临床上疾病防治的重要原则之一。

（二）因果交替

致病原因作用于机体后，机体发生一定的变化，这些变化又可作为新的原因引起另一些新的变化，这种疾病的链式发展形式称为**因果交替**。其中，引起疾病的第一个原因称为原始病因，而以后的每一个结果称为下一环节的发病学原因。例如，严重创伤作为原始病因，造成机体损伤和失血，前者为因，后者为果，在因果交替规律的推动下，疾病可有两个发展方向：① 良性循环。机体通过交感-肾上腺髓质系统的兴奋，引起心率加快、心肌收缩力增强及血管收缩，使心排血量增加，血压得到维持，加上清创、输血和输液等治疗及时，使病情稳定，最后恢复健康。② 恶性循环。机体由于失血过多或长时间组织细胞缺氧，微循环淤血缺氧，回心血量进一步降低，动脉血压下降，发生失血性休克，甚至导致死亡（见图1-1）。

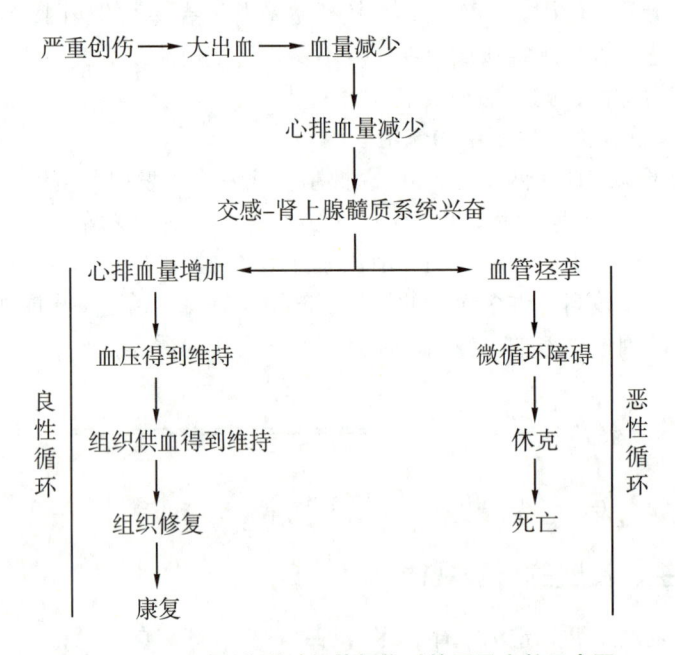

严重创伤 → 大出血 → 血量减少
↓
心排血量减少
↓
交感-肾上腺髓质系统兴奋
↓
心排血量增加 ←——→ 血管痉挛

良性循环：血压得到维持 → 组织供血得到维持 → 组织修复 → 康复

恶性循环：微循环障碍 → 休克 → 死亡

图1-1　严重创伤所致机体损伤时的因果交替示意图

> 📖 **提　示**
>
> 因果交替中各个环节在疾病发展中的作用并不是同等重要的，某一环节可能是这个疾病发展的关键，称为中心环节，及时找出疾病的中心环节并将其打断在疾病治疗中非常重要。

二、疾病发生的基本机制

疾病发生的基本机制是指参与多种疾病发生的共同机制，包括神经机制、体液机制、细胞机制和分子机制。

（一）神经机制

病因通过直接损害神经系统，或通过神经反射引起组织器官功能改变而致病，被称为疾病发生的神经机制。神经系统在调控人体生命活动中起重要作用。病因可以直接或间接引起神经系统的损伤而参与疾病的发生和发展。除直接侵犯和破坏神经系统的疾病外，很多疾病是通过改变机体的神经反射或影响神经递质的分泌，从而影响组织器官的功能状态。

（二）体液机制

病因可引起体液质和量的变化及体液调节障碍，最后造成内环境紊乱而致病，被称为疾病发生的体液机制。体液调节障碍多由体液因子通过内分泌、旁分泌和自分泌的方式作用于局部或全身，影响细胞的代谢、功能和结构。在疾病发生中，神经机制和体液机制经常同时发挥作用，故称其为神经体液机制。

（三）细胞机制

病因作用于机体后，直接或间接作用于组织细胞，造成某些细胞功能代谢障碍，引起细胞自稳调节功能紊乱，称为疾病发生的细胞机制。病因除直接破坏细胞外，主要引起细胞膜和细胞器功能障碍，甚至造成细胞死亡。

（四）分子机制

分子机制即从分子水平来研究生命现象和解释疾病的发生机制。各种病因无论通过何种途径引起疾病，都会以某种形式表现出分子水平上的异常，进而在不同程度上影响正常生命活动。例如，低密度脂蛋白受体减少，引起家族性高胆固醇血症；肾小管上皮细胞转运氨基酸（胱氨酸等）的载体蛋白发生遗传性缺陷，致使分泌到肾小管的胱氨酸不能被重吸收，而是随尿排出，形成胱氨酸尿症。

第四节　疾病的转归

疾病的转归是指疾病的发展走向和结局，可归纳为康复或死亡两种情况。

一、康复

根据疾病恢复的程度，康复可分为两类。

（一）完全康复

完全康复也称痊愈，是指病因已经清除或不起作用，疾病所引起的损伤性变化完全消失，各种症状和体征消失，机体恢复正常的机能和代谢，机体的自稳调节恢复正常，机体对外界的适应能力、社会行为（包括劳动力）也完全恢复正常。一些在经过传染病治疗而痊愈的机体还能获得特异性免疫力。因此，完全康复是疾病常见的也是最好的结局。

（二）不完全康复

不完全康复是指疾病的损伤性变化得到控制，主要的症状、体征或行为异常消失，但基本病理变化尚未完全消失，需要通过机体的代偿来维持内环境的相对稳定。如果不适当地增加机体的功能负荷，就可因代偿失调而导致疾病复发。例如，心瓣膜病时的心力衰竭，经内科治疗及心脏自身和心脏外的各种代偿反应，患者的主要症状可以消失，可以保持机体相对的平衡而"正常"地生活，但心瓣膜病变依旧存在，如果不适当地增加心脏负荷，则又可导致代偿失调而重新发生心力衰竭。

二、死亡

死亡是指机体整体功能的永久性停止和生命活动不可逆转的终结。传统上一般分为3期：① 濒死期，脑干以上被抑制，但脑干以下的功能还存在，表现为意识丧失，反射迟钝，心跳减弱。② 临床死亡期，延髓深度抑制，呼吸心跳停止，但是组织仍然能进行微弱的代谢活动，如果采取急救措施，患者存在复苏的可能。③ 生物学死亡期，所有器官新陈代谢相继停止，发生不可逆转的改变。

整体死亡的判定标志是脑死亡。脑死亡是指全脑功能（包括大脑皮层和脑干）发生了不可逆的停止。

脑死亡的判定标准如下。

（1）不可逆性深昏迷。
（2）自主呼吸停止。
（3）瞳孔散大或固定。
（4）脑干神经反射消失。
（5）脑电波消失。
（6）脑血液循环完全停止。

认识脑死亡，有利于判定死亡时间，为可能涉及的一些法律问题提供依据；确定终止复苏抢救的界限，停止无效抢救，减少经济和人力的消耗；为器官移植创造了良好的时机和合法的依据。

学习活动1-1

病例与分析

病例：

一位患者因右心衰竭而入院。10年前该患者患风湿性心脏病引起二尖瓣狭窄，查体见右心肥大。

问题：

1. 试用因果交替的规律分析该患者如何由风湿性心脏病转变为右心衰竭。
2. 在该病变过程中，防止右心衰竭发生的中心环节是什么？

分析提示：

1. 疾病过程中的因果交替规律是指机体在原始病因的作用下，某一器官系统的一部分受到损害而发生功能代谢紊乱，自稳态不能维持时，就可能通过链式反应而引起该器官系统发生损害，这种损害又可以成为发病学原因引起相应变化，如此原因和结果交替不已，使疾病过程不断发展。该患者的风湿性心脏病作为发病学原因，最终引起右心衰竭，其因果交替过程主要包括：风湿性心脏病→二尖瓣狭窄→左心房压力增高→肺循环压力增高→肺动脉压力增高→右心室血液流出受阻→右心肥大→右心衰竭。

2. 防止右心衰竭发生的中心环节是解除二尖瓣狭窄，故采用二尖瓣狭窄扩张术是治疗该患者右心衰竭的关键。

学习活动 1-2

自测练习题

一、单项选择题

1. 关于健康概念的描述，正确的是（　　）。
   A. 体格健全
   B. 不生病
   C. 没有疾病或病痛，躯体上、精神上和社会上的完好状态
   D. 社会适应力的完全良好状态
   E. 精神上的完全良好状态

2. 疾病是指（　　）。
   A. 机体有不适感　　　　　　　　B. 细胞受损的表现
   C. 机体对内外环境协调功能异常　　D. 劳动力下降和丧失
   E. 机体在一定病因作用下自稳调节紊乱而发生的异常生命活动

3. 能够促进疾病发生、发展的因素称为（　　）。
   A. 疾病的条件　　　　　　　　B. 疾病的原因
   C. 疾病的危险因素　　　　　　D. 疾病的诱因
   E. 疾病的外因

4. 不属于生物性因素的是（　　）。
   A. 病毒　　　　　　　　　　　B. 细菌
   C. 四氯化碳　　　　　　　　　D. 立克次体
   E. 疟原虫

5. 疾病的发展方向取决于（　　）。
   A. 病因的数量与强度　　　　　B. 存在的诱因
   C. 机体的抵抗力　　　　　　　D. 损伤与抗损伤力量的对比
   E. 机体自稳调节的能力

6. 死亡是指（　　）。
   A. 呼吸、心跳停止，各种反射消失
   B. 各组织器官的生命活动终止
   C. 机体整体功能的永久性停止和生命活动不可逆转的终结
   D. 脑干以上处于深度抑制状态
   E. 重要生命器官发生不可逆性损伤
7. 全脑功能的永久性停止称为（　　）。
   A. 植物人状态　　　　　　　　　B. 濒死状态
   C. 脑死亡　　　　　　　　　　　D. 生物学死亡
   E. 临床死亡
8. 脑死亡的判定标准不包括（　　）。
   A. 心跳停止　　　　　　　　　　B. 自主呼吸停止
   C. 脑干神经反射消失　　　　　　D. 不可逆性深昏迷
   E. 瞳孔散大或固定

二、问答题

1. 举例说明病因在疾病发生及发展中的作用。
2. 举例说明因果交替规律。

（张立克）

第二章

细胞和组织的适应、损伤与修复

学习目标

掌握：

1. 概念：萎缩、肥大、增生、化生、变性、坏死、糜烂、溃疡、窦道、瘘管、空洞、机化、再生、肉芽组织。

2. 细胞水肿、玻璃样变、脂肪变、病理性钙化、凝固性坏死、液化性坏死、干酪样坏死、纤维素样坏死、坏疽的病理变化特点；坏死的结局；肉芽组织的构成和作用。

熟悉：

萎缩的类型；皮肤创伤愈合的基本过程及类型；骨折愈合的过程；细胞组织再生的分类。

了解：

细胞损伤的原因；黏液样变、病理性色素沉着的病变特点；肥大的类型；化生的常见原因及意义；各种组织的再生过程；影响创伤愈合的因素。

本章知识结构

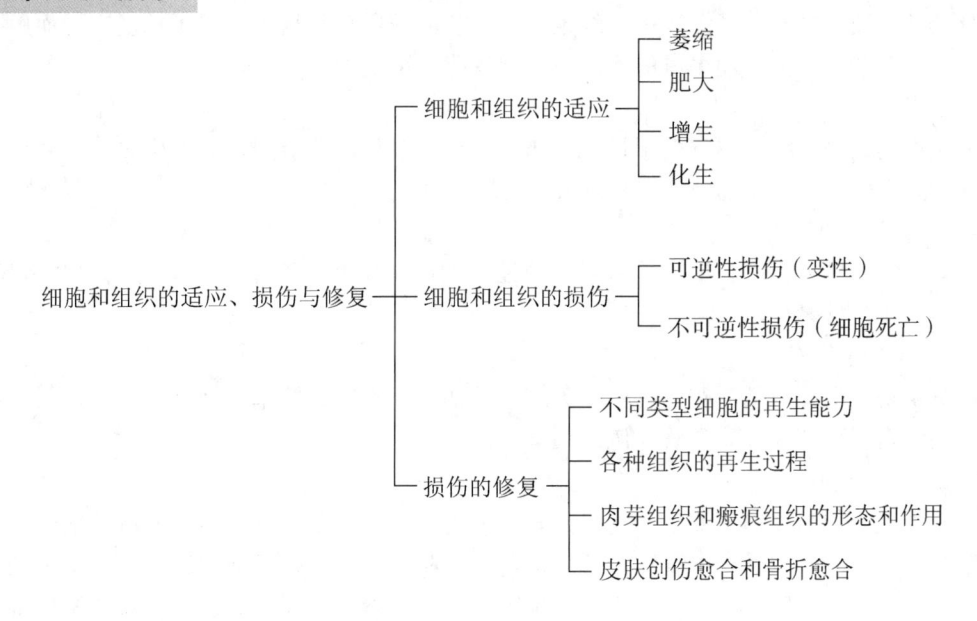

细胞和组织的适应、损伤与修复
- 细胞和组织的适应
  - 萎缩
  - 肥大
  - 增生
  - 化生
- 细胞和组织的损伤
  - 可逆性损伤（变性）
  - 不可逆性损伤（细胞死亡）
- 损伤的修复
  - 不同类型细胞的再生能力
  - 各种组织的再生过程
  - 肉芽组织和瘢痕组织的形态和作用
  - 皮肤创伤愈合和骨折愈合

第一节　细胞和组织的适应

适应是指细胞、组织和器官对于内、外环境中各种有害因子的刺激作用而产生的非损伤性应答反应。适应的目的在于自身能在新的环境中得以生存，其表现形式为萎缩、肥大、增生与化生。

一、萎缩

萎缩（atrophy）是指已发育正常的实质细胞体积变小或数量减少所致的组织和器官体积变小。萎缩可分为两大类：生理性萎缩及病理性萎缩。生理性萎缩与年龄有关，如青春期胸腺的萎缩，停经后卵巢、子宫、乳腺发生萎缩；老年人多数器官和组织均会出现不同程度的萎缩，如脑、心、肝、皮肤等，严重时骨小梁也会萎缩，导致骨质疏松。

（一）病理性萎缩的类型

1. 营养不良性萎缩

全身营养不良性萎缩见于消化道慢性梗阻、长期饥饿和慢性消耗性疾病，由于机体合成代谢降低，分解代谢增强，引起全身萎缩。首先发生萎缩的是脂肪组织，其次为肌肉及肝、脾、肾等器官，心肌和脑的萎缩发生最晚。脑动脉粥样硬化使血管腔变窄，脑组织缺乏足够的血液供应，可引起脑萎缩。

2. 神经性萎缩

神经性萎缩是由于神经元或神经纤维损伤，相应的器官和组织丧失了神经支配而发生萎缩。例如，脊髓灰质炎可使患者的下肢肌肉出现明显萎缩。

3. 失用性萎缩

失用性萎缩是组织和器官由于长期工作负荷减少或代谢功能降低而发生萎缩。例如，长期卧床的患者，因不活动而致肌肉萎缩和骨质疏松。

4. 压迫性萎缩

器官组织受到外力的长期压迫可发生萎缩。例如，尿路结石堵塞输尿管引起肾盂积水，导致肾实质压迫性萎缩。

5. 内分泌性萎缩

内分泌功能下降，引起靶器官严重萎缩。例如，下丘脑－腺垂体缺血坏死，可引起促肾上腺皮质激素释放减少，导致肾上腺皮质萎缩。

（二）病理变化

肉眼见萎缩的器官体积缩小，重量减轻，颜色加深，被膜出现皱缩。心脏萎缩时，心脏体积缩小，重量减轻，呈现深褐色，心壁变薄，冠状动脉呈蛇行弯曲。脑萎缩一般由动脉粥样硬化引起时，可见脑回变窄，脑沟加深加宽。镜下见萎缩的器官和组织表现为实质细胞体积缩小，数量减少，间质（如结缔组织、脂肪组织）有不同程度的增生。在萎缩的心肌细胞、肝细胞及肾上腺细胞内可出现脂褐素颗粒的沉积。

萎缩一般是可恢复的。较轻度的萎缩，当原因消除后，萎缩的器官、组织、细胞仍可逐渐恢复正常。

二、肥大

肥大（hypertrophy）是指实质细胞的体积增大所致的组织和器官体积增大。肥大分为生理性和病理性两种。因相应器官和组织功能负荷过重导致的肥大称为代偿性肥大。例如，高血压时心脏负荷增加，心肌功能代偿引起的左心室心肌肥大，属于病理性代偿性肥大；举重运动员上肢骨骼肌的增长肥大，妊娠期的子宫肥大，属于生理性代偿性肥大。

三、增生

增生（hyperplasia）是指组织和器官内实质细胞数目增多所致的组织和器官体积增大。增生分为生理性增生和病理性增生。例如，女性月经期子宫内膜的腺体增生属于生理性增生；病理性增生最常见的原因是激素过多，如雌激素增加，会引起子宫内膜腺体增生过长，导致功能性子宫出血。

四、化生

化生（metaplasia）是指一种分化成熟的细胞类型转化为另一种分化成熟的细胞类型的过程。化生通常发生在同源性细胞之间，即上皮细胞之间或间叶细胞之间。常见的上皮组织的化生是胃黏膜化生为肠上皮。常见的间叶组织的化生是结缔组织可以化生为骨、软骨、脂肪等组织。

化生可以增强局部组织抵御外界刺激的能力。例如，支气管黏膜单层纤毛柱状上皮化生为鳞状上皮，但鳞状上皮表面不具有柱状上皮的纤毛结构，故而减弱了黏膜自净能力。此外，如果引起化生的因素持续存在，则可能引起细胞恶变。例如，支气管鳞状上皮化生和胃黏膜肠上皮化生，分别与肺鳞状细胞癌和胃腺癌的发生有一定关系。

第二节 细胞和组织的损伤

凡能引起疾病发生的原因，大致也是引起细胞和组织损伤的原因。当内外因素的刺激作用超出了细胞和组织所能适应的程度就会造成损伤。轻度损伤为可逆性的，在病因消除后受损伤的细胞恢复正常，称为变性；重度损伤为不可逆性的，导致细胞死亡，细胞死亡有两种形式，即坏死和凋亡。

一、可逆性损伤（变性）

变性（degeneration）是由细胞新陈代谢障碍引起的一类形态变化，表现为细胞内或细胞间质内出现一些异常物质或正常物质的含量显著增多。常见的变性种类如下。

（一）细胞水肿

细胞水肿或称水变性，是指细胞内水分和钠离子过多积聚。这是细胞损伤中最早出现的病理变化，常发生在心、肝、肾等器官的实质细胞，常见原因为缺氧、感染、中毒等。

肉眼见发生细胞水肿的脏器体积肿大，包膜紧张，切开时切面隆起，边缘外翻，颜色苍白而失去正常的光泽，犹如开水烫过。镜下见早期细胞肿大，胞浆内出现许多微细的淡红色颗粒，晚期水肿的细胞体积进一步增大，胞浆内水分含量增多，变得淡染、透明，甚至出现空泡，从而使整个细胞膨大如气球，故又称气球样变。例如，病毒性肝炎时，肝细胞出现气球样变。

细胞水肿是较为轻度的变性，当病因消除后，细胞形态和功能可恢复正常。但如果引起细胞水肿的病因加剧，可导致细胞发生坏死。

（二）玻璃样变

玻璃样变（hyaline change）又称透明变，是指细胞内或间质中出现半透明状蛋白质蓄积，HE[①]染色呈红染均质状，呈半透明毛玻璃样的现象。常见的玻璃样变如下。

1. 细胞内玻璃样变

细胞浆内出现均质红染的圆形小体，如肾小球肾炎伴有明显蛋白尿时，肾近曲小管上皮细胞吞饮蛋白并在胞浆内形成许多大小不等的圆形、玻璃样红染小滴。在酒精中毒时，肝细胞核周胞浆内可出现红染玻璃样物质，称为 Mallory 小体。浆细胞胞浆中由于免疫球蛋白的蓄积而形成的红染蛋白小体，称为 Russell 小体。

2. 细动脉壁的玻璃样变

细动脉壁的玻璃样变（又称细动脉硬化）常见于高血压和糖尿病的肾、脑、脾及视网膜等的细动脉壁。高血压时细动脉持续痉挛，使血管壁内膜通透性增加，血浆蛋白渗入内膜，在内皮细胞下凝固成均匀红染无结构的物质，使管壁增厚、变硬，管腔变窄，甚至闭塞。玻璃样变的细动脉壁弹性减弱、脆性增加，易继发扩张、破裂和出血。

3. 结缔组织的玻璃样变

结缔组织的玻璃样变常发生于创伤愈合的瘢痕、纤维化的肾小球以及动脉粥样硬化的纤维斑块。镜下见胶原纤维增粗并互相融合成梁状、带状或片状的半透明红染均质物，纤维细胞明显减少。

（三）脂肪变

脂肪变（fatty degeneration）是指非脂肪细胞的细胞内出现脂肪成分异常增多的现象，常见于肝细胞，其次是心肌细胞及肾小管上皮细胞。在石蜡切片中，脂滴因被酒精、二甲苯等脂溶剂所溶解，故表现为空泡状，但如果冰冻切片，用苏丹Ⅲ或锇酸染色可将脂肪与其他物质区别，脂肪被染成橘红色或黑色。

1. 肝细胞脂肪变

肉眼见肝脏明显肿大，色变黄，触之有油腻感。镜下见早期在肝细胞核周围出现小的脂肪空泡，以后空泡逐渐变大，散布于整个胞浆中，严重者融合而呈一大空泡，将核挤到一边，与脂肪细胞相似。轻度肝细胞脂肪变，病因消除后，病变细胞可恢复正常，严重的肝细胞脂肪变，可伴有肝功能的异常，甚至可发展为肝硬化。

引起肝细胞脂肪变的原因包括：① 进入肝脏的脂肪过多，如长期高脂饮食可引起肝细

---

① HE 是指 hematoxylin – eosin，苏木精 – 伊红。

胞脂肪变，另外营养不良时皮下或大网膜处的脂肪组织大量分解，过多的游离脂肪酸经血液入肝。② 脂肪酸氧化障碍，如缺氧、感染、中毒时线粒体功能受损。如脂肪酸氧化受阻，脂肪酸在肝细胞增多。③ 脂蛋白合成障碍，如脂肪须与载脂蛋白结合形成脂蛋白后，才可从肝脏被运出，各种原因所致肝细胞内脂蛋白、载脂蛋白合成减少，可使脂肪沉积于肝细胞内。

2. 心肌细胞脂肪变

心肌细胞脂肪变多见于贫血、缺氧、中毒（磷、砷等）和细菌感染性疾病，如白喉、痢疾等。心肌脂肪变最显著的部位为乳头肌和心内膜下的心肌。镜下见发生脂肪变的心肌细胞胞浆中出现脂肪空泡，较细小，呈串珠状排列。

3. 肾脂肪变

在严重贫血、缺氧、中毒和一些肾脏疾病时，肾近曲小管上皮细胞可发生脂肪变。严重脂肪变时，肾脏体积增大，包膜紧张，呈浅黄色。

（四）黏液样变

黏液样变是指细胞间质内黏多糖和蛋白质的蓄积，常见于间叶组织肿瘤、动脉粥样硬化斑块及风湿病病灶等。镜下见在疏松的间质内，有多突起的星芒状纤维细胞，散于灰蓝色黏液基质中。

（五）病理性色素沉着

正常人体内有多种内源性色素，如含铁血黄素、脂褐素、黑色素及胆红素等。外源性色素有炭尘、煤尘及文身色素等。病理情况下，上述某些色素会增多并积聚于细胞内外，称为病理性色素沉着。

（1）含铁血黄素是指红细胞中的血红蛋白分解后析出的铁蛋白微粒聚集体，镜下呈金黄色或褐色颗粒。例如，肺淤血时，肺泡腔内可见吞噬含铁血黄素的巨噬细胞。

（2）脂褐素是指细胞胞浆中的自噬溶酶体内未被消化的细胞器碎片残体，其成分是脂质和蛋白质的混合体，其多见于老年人和慢性消耗性疾病患者萎缩的心肌细胞及肝细胞，其核周围出现大量黄褐色细颗粒状脂褐素。

（3）黑色素存在于正常人的皮肤、毛发、虹膜、眼脉络膜中。病理状态常出现在色素痣、黑色素瘤及基底细胞癌。肾上腺皮质功能低下的 Addison 病（阿狄森氏病）患者，可出现全身性皮肤、黏膜的黑色素沉着。

（4）胆红素是胆管中的主要色素，主要为血液中红细胞衰老破坏后的产物。血中胆红素增高时，患者出现皮肤黏膜黄疸。

（六）病理性钙化

病理性钙化（pathologic calcification）是指在骨和牙齿之外的组织内出现固态的钙盐沉积，肉眼见呈白色石灰样坚硬的颗粒或团块，镜下见在 HE 染色切片中钙盐呈蓝色颗粒状。病理性钙化主要分为营养不良性钙化和转移性钙化两种类型。

1. 营养不良性钙化

营养不良性钙化最为常见，指变性、坏死组织和异物中的钙盐沉着，如结核坏死灶，脂肪坏死灶，动脉粥样硬化斑块的变性坏死区，坏死的寄生虫虫体、虫卵中出现的钙化。营养不良性钙化没有全身性钙磷代谢障碍。

2. 转移性钙化

转移性钙化是由于全身性钙磷代谢失调，使血钙升高，钙盐沉积在正常组织内，主要见于甲状旁腺功能亢进、维生素D摄入过多等情况，出现高钙血症，钙盐沉积在血管、肾、肺和胃的间质组织中，形成转移性钙化。

钙化可影响原有组织的功能，如血管壁钙化后变硬、变脆，易破裂引起出血。肾、肺、胃的转移性钙化使该部位功能丧失。但结核病病灶的钙化，则有可能使病灶内的结核杆菌逐渐失去活力，使局部病变停止发展，减少复发的危险。

二、不可逆性损伤（细胞死亡）

细胞因受严重损伤而出现代谢停止、结构破坏和功能丧失等不可逆性变化，即为细胞死亡，包括坏死和凋亡两大类。

1. 坏死

坏死是指活体内的局部组织、细胞的死亡，同时代谢停止、功能丧失。由于坏死发生于活体内，坏死周围可以引起炎症反应。一般情况下，坏死由变性逐渐发展而来，致病因素较强也可直接导致坏死。

（1）坏死的病理变化。细胞核的变化是细胞坏死的主要形态学标志，表现为：① 核固缩。核脱水使核染色质浓缩，染色加深，核体积缩小。② 核碎裂。核膜破裂，核染色质崩解为小碎片分散在胞浆中。③ 核溶解。在脱氧核糖核酸酶的作用下，染色质脱氧核糖核酸（DeoxyriboNucleic Acid，DNA）分解，核失去对碱性染料的亲和力，染色变淡，只能见到核的轮廓，以后核便完全消失。由于细胞浆内溶酶体的作用，胞浆内结构崩解呈颗粒状，胞浆红染（嗜酸性）。实质细胞坏死后的一段时间内，间质常无改变，以后在各种溶解酶的作用下，发生基质崩解、胶原纤维肿胀、断裂或液化，此时坏死的实质细胞与间质融合成一片模糊的颗粒状无结构的红染物质。

（2）坏死的类型。坏死通常分为凝固性坏死、液化性坏死、纤维素样坏死和坏疽4种基本类型。

① 凝固性坏死是指坏死组织由于失水变干，蛋白质变性凝固呈灰白色或土黄色、质实的状态，多见于心、肾、脾等组织结构致密、蛋白含量丰富的器官。镜下见细胞核缩、核碎、核溶，胞浆呈嗜酸性染色的改变，但坏死组织的结构和轮廓仍然保存。例如，肾凝固性坏死，虽然细胞已呈坏死改变，但肾小球、肾小管以及血管等轮廓仍可辨认。

干酪样坏死是凝固性坏死的特殊类型，主要见于结核杆菌引起的坏死，坏死组织分解比较彻底，加上含有较多的脂质（主要来自结核杆菌的结构脂质），颜色淡黄，质地松脆，状似干酪，故称为干酪样坏死。

② 液化性坏死是指坏死组织溶解形成液化灶。例如，脑组织富含水分和磷脂，易形成液化性坏死，并在坏死液化过程中常形成囊状软化灶（囊腔形成），故脑组织坏死又称脑软化。脓肿是最典型的液化性坏死，脓肿的坏死组织液化是由大量中性白细胞被破坏后释放大量水解酶所致。

脂肪坏死是液化性坏死的特殊类型，分为创伤性脂肪坏死和酶解性脂肪坏死。创伤性脂肪坏死常发生于乳腺及皮下脂肪组织，机体因受外伤而致脂肪细胞破裂，脂肪外溢引起炎症反应，故常在乳房内形成肿块。酶解性脂肪坏死常见于急性胰腺炎时胰腺组织受损，胰酶外溢并被激活，从而引起胰腺自身消化和胰周围及腹腔的脂肪组织被胰脂酶分解为脂肪酸与甘油，其中的脂肪酸与组织中的钙结合形成钙皂，病理上表现为不透明的灰白色斑点或斑块。

③ 纤维素样坏死是结缔组织及小血管壁的常见坏死形式。镜下见病灶呈小灶状，病变部位形成细丝状、颗粒状或小块状红染无结构物质，似纤维素，故称纤维素样坏死，常见于变态反应性疾病，如风湿病、结节性动脉炎、新月体肾小球肾炎以及急进性高血压等。

> **提　示**
>
> 　　坏死组织范围较小，肉眼常不能辨认，有时即使坏死范围较大，但其早期外观也往往与原组织相似，不易辨认。临床上把这种确实失去生活能力的组织称为失活组织。为了防止病情恶化，预防感染，促进愈合，在治疗中常需要清除失活组织。一般来说，失活组织外观缺乏光泽，比较混浊，失去正常组织弹性，在清除术中切割失活组织时，没有鲜血自血管流出。

④ 坏疽是指局部大块组织坏死后，经腐败菌感染并分解坏死组织产生硫化氢，其与血红蛋白分解出来的铁结合，形成黑色的硫化铁，使坏死组织呈黑色。肢体或与外界相通的器官（肺、肠、子宫等）易发生坏疽。坏疽可分为3种类型：A. 干性坏疽，多发生于四肢末端，常见于严重的四肢动脉粥样硬化及血栓闭塞性脉管炎等疾病，动脉阻塞而静脉回流比较通畅，坏疽的肢体水分含量少，干燥、皱缩，呈黑褐色。由于坏死组织干燥，不利于腐败菌生长，所以病变进展较缓慢，患者的全身中毒症状轻。B. 湿性坏疽，多发生于与外界相通的内脏如阑尾、肺、子宫等，也可发生在动脉阻塞及静脉回流受阻的肢体。坏死组织水分含量多，利于腐败菌的繁殖，局部明显肿胀呈蓝绿色或污黑色。腐败菌分解蛋白质时产生吲哚、粪臭素等，造成恶臭。坏死组织与健康组织之间的分界线不明显。一些毒性分解产物及细菌毒素被吸收后，引起患者明显的中毒症状，患者甚至可因中毒而死亡。C. 气性坏疽，也属于湿性坏疽，见于严重的深达肌肉的开放性创伤，合并产气荚膜杆菌等厌氧菌的感染，除发生坏死外，细菌分解坏死组织产生大量气体，坏死组织呈蜂窝状，按之有捻发感。患者病情发展迅速，出现严重的中毒症状，需要紧急处理。

（3）坏死的结局。① 溶解吸收：坏死组织细胞及周围浸润的中性粒细胞释放蛋白水解酶，可将坏死组织分解成碎片或完全液化。液化的坏死组织由淋巴管或小血管吸收运走，小碎片由巨噬细胞吞噬消化。② 分离排出：坏死灶较大而不易被完全溶解吸收时，病灶中的白细胞在吞噬坏死组织碎片的同时释放蛋白溶解酶，加速对坏死灶边缘的坏死组织的溶解吸收，使坏死组织与健康组织分离并脱落。如果坏死组织位于皮肤和黏膜，坏死组织脱落后在该处形成组织缺损，其浅者称为糜烂，深者称为溃疡。如果深部组织坏死，一端穿破体表皮肤或黏膜表面，另一端为盲端，称为窦道；两端开口的通道样缺损称为瘘管。肾脏、肺脏的坏死物质液化后，可经输尿管或气管排出，在该处留下一个空腔，称为空洞。③ 机化与包裹：如果坏死组织不易完全溶解吸收，又未能分离排出，则由新生的毛细血管及成纤维细胞等组成的肉芽组织长入，这种肉芽组织取代坏死组织的过程称为机化。如果坏死灶较大，又不易完全机化（例如，较大干酪样坏死灶难以溶解，不易吸收机化），则新生的肉芽组织将坏死组织包绕，使病变局限化，称为包裹。④ 钙化：坏死细胞和细胞碎片若未被及时清除，则出现钙盐的沉积，引起营养不良性钙化。

(4) 坏死的后果。坏死对机体的影响与下列因素有关：① 坏死器官生理功能的重要性。例如，脾脏及肾脏坏死对机体影响相对较小，而心、脑组织的坏死会引起严重后果。② 坏死细胞的数量。例如，急性普通型病毒性肝炎，只引起肝细胞点状坏死，大部分患者预后较好；而急性重型肝炎引起肝细胞大面积坏死，患者短期内死亡。③ 坏死细胞周围同类细胞的再生能力。例如，表皮细胞、呼吸道和消化道黏膜的再生能力强，组织坏死后的再生细胞的结构和功能容易恢复，对机体的影响小；而神经细胞、心肌细胞等坏死后则无法再生，严重影响该器官的功能。④ 坏死器官的储备代偿能力。例如，肾、肺等为成对器官，储备代谢能力较强，一侧出现坏死时另一侧可以完全代偿，故肾、肺坏死对机体的影响相对较小。

2. 凋亡

凋亡是指机体细胞在发育过程中或在某些因素的作用下，通过特定的基因及其产物的调控而发生的程序性细胞死亡。凋亡是与传统的坏死完全不同的细胞死亡形式，其发生与基因调节有关。

凋亡在生物的胚胎发生、胚胎期的器官形成与发育、成熟细胞的新老更替、激素依赖性生理退化等方面都发挥着不可替代的重要作用，其并非是细胞损伤的产物。凋亡也可见于某些病理状态下，如疾病所引起的细胞凋亡（病毒性肝炎可引起肝细胞的凋亡），抗癌药引起的癌细胞的凋亡。这种死亡表现为在活体内单个细胞或小团细胞的死亡，如同树叶的枯萎凋谢，故称为凋亡。其特征是细胞首先固缩，与邻近细胞脱离。细胞核及胞质浓缩，胞膜内陷将细胞内容物包被成一些囊状小泡，称"凋亡小体"。凋亡时激活的酶导致细胞自身的 DNA 和核内及胞质内蛋白的降解，但由于细胞膜始终保持完整，凋亡细胞很快由吞噬细胞清除，由于没有溶酶体和细胞膜破裂导致细胞内容物外泄，故不引起炎症反应，这是凋亡与坏死的区别点，但凋亡和坏死可同时存在。

第三节 损伤的修复

修复（repair）是指损伤造成机体部分细胞和组织丧失后，机体对所形成的缺损进行修补恢复的过程。修复分为两种不同的形式：① 由损伤周围的同种细胞来修复，称为再生；完全恢复了原组织的结构和功能，则称为完全再生。② 由纤维结缔组织来修复，称为纤维性修复，其不能完全恢复原有组织的结构和功能。多数情况下上述两种修复过程同时存在。

细胞组织的再生分为生理性再生和病理性再生。月经期子宫内膜脱落后修复，以及皮肤鳞状上皮的表层角化细胞脱落后，由基底细胞不断地增生、分化，予以补充，均为生理性再生。病理状态下细胞、组织缺损后发生的再生为病理性再生。

一、不同类型细胞的再生能力

人体各种组织的细胞再生能力不同。损伤细胞能否完全再生，除了取决于该细胞的再生能力外，还依赖于局部组织损伤的程度和范围。根据细胞再生能力的强弱，将人体细胞分为以下三大类型。

1. 不稳定细胞

不稳定细胞又称持续分裂细胞，如表皮细胞、呼吸道和消化道黏膜被覆细胞、男性及女性生殖道管腔的被覆细胞、淋巴及造血细胞等，是一类再生能力很强的细胞。在生理情况下，这类细胞总是在不断地增殖更新，以替代衰亡或坏死的细胞。

2. 稳定细胞

稳定细胞又称静止细胞，包括各种腺体或腺样器官的实质细胞，如肝细胞、胰腺细胞、涎腺、内分泌腺及肾小管上皮细胞等。这类细胞在生理情况下增殖不明显，一般比较稳定，但当受到组织损伤的刺激时，则可表现出较强的再生能力。

3. 永久性细胞

永久性细胞又称非分裂细胞，如神经细胞、骨骼肌细胞及心肌细胞。这类细胞没有或只具有极微弱的再生能力，损伤后几乎不能通过同种细胞再生而修复，一般由纤维组织增生取代，进行纤维性修复。

二、各种组织的再生过程

1. 被覆上皮组织的再生

鳞状上皮损伤后，创缘或底部的基底层细胞迅速分裂、增生，向缺损中央迁移，形成单层上皮，以后逐渐增生分化为复层鳞状上皮。被覆黏膜的再生与此相似。

2. 腺上皮的再生

腺上皮虽有较强的再生能力，但再生的情况依损伤的状态而异：如果腺上皮出现缺损，而腺体的基底膜或支架完整，可由残存细胞分裂补充，完全恢复原来的腺体结构；如果腺体的基底膜或支架破坏严重，则难以再生恢复原腺体的结构。

3. 毛细血管再生

毛细血管再生由内皮细胞分裂、增生，以生芽方式来完成。内皮细胞分裂增生形成突起的幼芽，幼芽逐渐形成实性细胞条索，条索在血流的冲击下数小时后便可出现管腔，形成新生的毛细血管，进一步吻合成毛细血管网。

4. 纤维结缔组织再生

在损伤的刺激下，受损处的幼稚成纤维细胞分裂、增生，分泌胶原纤维，进一步形成纤维组织。成纤维细胞可由静止状态的纤维细胞转变而来，或由未分化的间叶细胞分化而来。

5. 神经组织再生

脑及脊髓内的神经细胞均无再生能力，被破坏后不能再生，由神经胶质细胞及其纤维修复，形成胶质结节或胶质瘢痕；周围神经受损时，如果与其相连的神经细胞仍然存活，则可再生修复，恢复原有的结构和功能；若断离的两端相隔太远，近端轴突不能够到达远端轴突，则与增生的纤维结缔组织混杂在一起形成创伤性神经瘤。

三、肉芽组织和瘢痕组织的形态和作用

（一）肉芽组织的构成、形态及作用

肉芽组织（granulation tissue）由新生薄壁的毛细血管及增生的成纤维细胞构成，常伴有炎细胞浸润，为幼稚阶段的纤维结缔组织，肉眼见鲜红色、颗粒状、柔软湿润，形似鲜嫩的肉芽而得名，镜下见大量内皮增生形成的实性细胞索和扩张的新生的毛细血管与创面垂直，周围见明显的幼稚成纤维细胞，成纤维细胞能产生基质和胶原，其间可见多量炎细胞浸润，以巨噬细胞为主，也可见中性粒细胞和淋巴细胞，间质出现水肿。

肉芽组织在损伤修复过程中具有重要的作用：① 抗感染，保护创伤面；② 填补创口及其他组织缺损；③ 机化或包裹坏死组织、血栓、炎性渗出物及其他异物。

（二）瘢痕组织的形态和作用

瘢痕组织是指肉芽组织经改建成熟形成的纤维结缔组织。大量平行或交错分布的胶原纤维束呈均匀粉染均质物，即结缔组织玻璃样变。瘢痕组织纤维细胞很少，核细长深染，血管减少。肉眼见瘢痕组织灰白色，半透明，质硬韧，无弹性，呈收缩状态。

瘢痕形成对机体有利的一面是填补伤口的缺损，并起到连接作用，保持了器官的完整性。瘢痕组织因含有大量胶原，比肉芽组织抗拉力强，所以这种填补或连接是相当牢固的。瘢痕组织也存在对机体不利的一面，如发生在关节处的瘢痕收缩造成局部活动受限；瘢痕组织可使器官硬化；瘢痕组织过度增生，可以形成瘢痕疙瘩，临床上常称为"蟹足肿"，影响美观或功能。

> **提示**
>
> 不健康肉芽组织生长缓慢，抗感染能力低，使伤口愈合缓慢，瘢痕形成多，因此在检查伤口时应学会识别健康肉芽组织和不健康肉芽组织。不健康肉芽组织颜色苍白、水肿，松弛无弹性，表面有较多坏死组织和分泌物，颗粒不均匀，触之出血少。不健康肉芽组织常高出皮肤，造成伤口愈合困难，处理的方法是在常规消毒后，剪掉高出皮肤的不健康肉芽，压迫止血后用纱布包扎，根据伤口的状况进行科学换药，使伤口逐渐愈合。

四、皮肤创伤愈合和骨折愈合

创伤愈合（wound healing）是指机体遭受外力作用，皮肤等组织出现离断或缺损后进行

修补恢复的过程，包括各种组织的再生和肉芽组织增生、瘢痕形成的复杂过程。

（一）皮肤创伤愈合

1. 皮肤创伤愈合的基本过程

① 伤口的早期改变。伤口局部有不同程度的组织坏死和出血，形成凝血块，数小时内出现炎症反应。如无感染，2~3日炎症逐渐消退，伤口迅速缩小并结痂。

② 肉芽组织及瘢痕组织形成。约从第3天开始，伤口底部及边缘肉芽组织长出，填平伤口的缺损。大约伤后1个月的时间瘢痕完全形成。

③ 表皮组织的形成。在创伤24小时内，伤口边缘的基底细胞开始增生，并向伤口中心迁移，形成单层上皮，覆盖于肉芽组织表面，以后逐渐分化为鳞状上皮。

2. 皮肤创伤愈合的类型

根据创伤程度和有无感染，创伤愈合分3种类型：① 一期愈合，见于组织缺损少、创缘整齐、无感染、经缝合后创面对合严密的伤口。一期愈合快，切口数月后形成一条白色线状瘢痕。② 二期愈合，见于组织缺损较大、创缘不整、哆开、无法整齐对合，或伴有感染的伤口。二期愈合时间长，会形成较大的瘢痕。③ 痂下愈合，伤口表面的血液、渗出液、坏死组织形成一黑色的痂，在痂下进行上述愈合过程，上皮再生完成后，痂皮即脱落。

> **提　示**
>
> 痂皮覆盖在创伤表面起到保护伤口的作用，因痂皮干燥，不利于细菌的生长。但痂下愈合比无硬痂者缓慢，所以在较长的时间内，随时要注意伤口愈合的情况，防止痂皮的脱落及伤口的感染，痂要等伤口愈合后自然脱落。如果痂下出现明显的渗出物，伴有感染，不利于愈合，应及时手术清创感染的伤口。

（二）骨折愈合

骨折指骨的完整性和连续性中断。骨的再生能力很强，骨折愈合的好坏、所需的时间与骨折部位、性质、对位情况、年龄以及骨折原因等因素有关。骨折愈合过程分为以下4个阶段。

1. 血肿形成

骨组织和骨髓都含有丰富的血管，骨折后常伴有大量出血，形成血肿，一般在数小时内血肿的血液凝固，将骨折的断端连接起来，局部出现炎症反应。

2. 纤维性骨痂形成

骨折后2~3日，从骨内膜及骨外膜增生的成纤维细胞及新生毛细血管长入血肿，血肿很快被肉芽组织取代机化，形成纤维性骨痂。

3. 骨性骨痂形成

纤维性骨痂逐渐分化出骨母细胞和软骨母细胞，分泌胶原和基质，形成类骨组织。以后出现钙盐沉着，成为骨性骨痂，称为编织骨。软骨母细胞通过软骨化骨也形成骨性骨痂。

4. 骨痂改建或再塑

编织骨由于结构不够致密，骨小梁排列紊乱，达不到正常功能的需要。为了适应骨活动时所受应力，编织骨进一步改建为成熟的板层骨，恢复皮质骨和骨髓腔的正常关系，使骨小梁呈现正常的排列结构。这种改建是在破骨细胞的骨质吸收及骨母细胞的新骨质形成的协调作用下完成的。

（三）影响创伤愈合的因素

创伤愈合过程的长短和愈合的好坏，除与创伤的程度、范围和组织再生能力的强弱、伤口有无坏死组织及异物、有无感染等因素有关外，也与机体全身和局部因素有关。

1. 全身因素（年龄与营养）

年龄越小，组织的再生能力越强，愈合也越快；而老年人组织再生能力减弱，创伤愈合慢。严重的蛋白质缺乏，肉芽组织及胶原纤维形成不良，伤口愈合延缓。维生素 C 缺乏时，前胶原分子难以形成而影响胶原纤维形成。在微量元素中锌对创伤愈合有重要作用，缺锌伤口愈合迟缓。

2. 局部因素（感染与异物）

局部的感染不能有效控制是影响组织修复最常见的原因。细菌产生毒素和酶，引起组织坏死，溶解基质和胶原纤维，加重局部组织损伤，妨碍创伤愈合。异物不能及时、彻底清除，影响组织的再生。因此，临床上对于创面较大，已被细菌污染但尚未发生明显感染的伤口，施行清创术以清除坏死组织、细菌和异物，在确保没有感染的情况下，缝合创口。局部血液灌流量不足也是影响修复的另一因素，一方面不能充分保证组织再生所需要的营养和氧，另一方面也影响坏死组织的吸收代谢，从而影响组织修复。而局部神经损伤也可以影响愈合。

> **提 示**
>
> 骨折愈合要注意以下3点：① 骨折断端及时、正确复位。完全性骨折由于肌肉收缩，常常发生错位，也会使其他组织或异物嵌入骨折断端，导致愈合延迟或不能愈合，正确复位是骨折愈合的必要条件。② 骨折断端牢靠固定。骨折断端复位后，也会因肌肉的收缩活动出现错位，因此复位后的及时固定更显重要，固定的方法有打石膏、上夹板或骨髓钢针固定，一般固定到骨痂形成后。要注意固定一定要适当，固定过紧会影响血液循环，护理人员应随时观察患者，注意固定后组织是否发生水肿及坏死。③ 早期进行全身和局部的功能锻炼。骨折后需要固定及卧床，有利于骨折愈合，但长期卧床会引起血流缓慢，导致愈合延迟，也可能出现血栓形成；局部长期固定也会引起骨骼和肌肉的失用性萎缩、关节强直等不良后果。护理人员应鼓励患者在不影响局部固定的情况下适当轻微活动。

学习活动 2-1

病例与分析

病例：

患者，男，52岁，3年前诊断为下肢脉管炎，近两个月来出现左下肢第一足趾逐渐变黑，变硬，干燥，疼痛。

问题：

此患者足趾最可能的病变是什么？

分析提示：

此患者足趾最可能的病变是干性坏疽。因为患者患下肢脉管炎，可发生动脉阻塞，而静脉回流通畅，坏死的肢体水分含量减少，加之水分的蒸发，皮肤干枯皱缩，呈黑褐色，由于坏死组织干燥，不利于腐败菌生长，病变发展慢，与健康组织边界清楚，全身症状轻，仅表现为局部的疼痛。

学习活动 2-2

自测练习题

一、单项选择题

1. 细胞水肿属于（　　）。
   A. 代偿性肥大　　　　　　　　B. 轻度变性
   C. 渐进性坏死　　　　　　　　D. 细胞内物质沉积
   E. 液化性坏死

2. 支气管黏膜上皮由原来的纤毛柱状上皮转化为鳞状上皮是（　　）。
   A. 增生　　　　　　　　　　　B. 再生
   C. 化生　　　　　　　　　　　D. 萎缩
   E. 肥大

3. 最易发生脂肪变的器官是（　　）。
   A. 肠、肝、脾　　　　　　　　B. 肝、肾、心
   C. 心、脑、肺　　　　　　　　D. 脾、心、肝
   E. 肠、脾、脑

4. 血管壁玻璃样变时，形成病变物质的主要成分是（　　）。
   A. 胶原纤维　　　　　　　　　B. 弹力纤维
   C. 血浆蛋白　　　　　　　　　D. 增生的内皮细胞
   E. 浸润的炎性细胞

5. 血管壁的玻璃样变主要见于（　　）。
   A. 大型动脉　　　　　　　　　　B. 大型静脉
   C. 毛细血管　　　　　　　　　　D. 细动脉
   E. 小静脉

6. 有关湿性坏疽的描述，正确的是（　　）。
   A. 四肢末端最为常见
   B. 腐败菌的感染一般较轻
   C. 常发生于肺、子宫、阑尾等内脏
   D. 坏死组织内产生大量气体
   E. 坏死组织与健康组织分界明显

7. 一种分化成熟的细胞类型转化为另一种分化成熟的细胞类型的过程称为（　　）。
   A. 增生　　　　　　　　　　　　B. 化生
   C. 间变　　　　　　　　　　　　D. 不典型增生
   E. 肿瘤性增生

8. 病变程度最轻的变性是（　　）。
   A. 肝细胞脂肪变　　　　　　　　B. 风湿病结缔组织黏液样变
   C. 细动脉壁的玻璃样变　　　　　D. 肾小管上皮细胞脂肪变
   E. 肝细胞水肿

9. 内脏器官的坏死组织经自然管道排出后留下的空腔称为（　　）。
   A. 瘘管　　　　　　　　　　　　B. 窦道
   C. 溃疡　　　　　　　　　　　　D. 空洞
   E. 糜烂

10. 萎缩是指（　　）。
    A. 器官、组织的体积变小
    B. 组织细胞变小
    C. 组织细胞减少
    D. 发育正常的器官、组织或细胞的体积变小
    E. 间质纤维细胞增多

11. 易发生液化性坏死的器官是（　　）。
    A. 心　　　　　　　　　　　　　B. 脑
    C. 肺　　　　　　　　　　　　　D. 肝
    E. 肾

12. 属于永久性细胞的是（　　）。
    A. 淋巴细胞　　　　　　　　　　B. 肝细胞
    C. 心肌细胞　　　　　　　　　　D. 骨髓细胞
    E. 皮肤表皮细胞

13. 在肺淤血时，肺泡腔内巨噬细胞中出现的色素颗粒是（　　）。
    A. 黑色素　　　　　　　　　　　　B. 脂褐素
    C. 含铁血黄素　　　　　　　　　　D. 胆红素
    E. 不属于上述任一种的其他色素
14. 一期愈合应具备的条件是（　　）。
    A. 组织缺损少、创缘整齐、无感染
    B. 组织缺损少、创缘不整齐、无感染
    C. 组织缺损少、创缘不整齐、有感染
    D. 创缘整齐、无感染、组织缺损大
    E. 创缘整齐、组织缺损大、有感染
15. 肉芽组织的结局是（　　）。
    A. 填补缺损　　　　　　　　　　　B. 纤维化转化为瘢痕
    C. 抗感染　　　　　　　　　　　　D. 能产生细胞外基质
    E. 分泌大量生长因子，调控细胞再生
16. 在创伤愈合中，胶原的形成需要（　　）。
    A. 维生素 E　　　　　　　　　　　B. 维生素 C
    C. 维生素 B　　　　　　　　　　　D. 维生素 A
    E. 维生素 K
17. 最易导致脑萎缩的因素是（　　）。
    A. 颅内压升高　　　　　　　　　　B. 脑膜刺激征
    C. 脑脓肿　　　　　　　　　　　　D. 脑动脉粥样硬化
    E. 颈内动脉栓塞
18. 肉眼见病理性钙化呈（　　）。
    A. 黑色炭末样　　　　　　　　　　B. 蓝色颗粒状
    C. 白色颗粒状　　　　　　　　　　D. 土黄色颗粒状
    E. 暗红色颗粒状
19. 男，72岁，患高血压病15余年，患者全身血管会出现（　　）。
    A. 细动脉壁的玻璃样变　　　　　　B. 中动脉硬化
    C. 大动脉硬化　　　　　　　　　　D. 小动脉黏液样变
    E. 小动脉出现纤维素样坏死
20. 男，56岁，肝大，肝区胀痛，有长期饮酒史，患者肝脏最可能出现（　　）。
    A. 肝细胞脂肪变　　　　　　　　　B. 肝细胞嗜酸变
    C. 肝窦内皮细胞增生　　　　　　　D. 肝小动脉透明变
    E. 肝细胞水变性

二、问答题

1. 简述肝细胞脂肪变的肉眼变化及镜下特点。

2. 简述坏死的类型以及各型的病变特点。
3. 简述肉芽组织的形态和功能。
4. 举例说明人体细胞再生能力的分类。
5. 比较一期愈合、二期愈合的特点。

（郭晓霞）

第三章

血液循环障碍

学习目标

掌握：

1. 概念：淤血、血栓形成、血栓、栓塞、梗死、弥散性血管内凝血（DIC）。

2. 淤血的后果，肝淤血、肺淤血肉眼及镜下特点，血栓形成的条件、血栓的类型、血栓的结局及对机体的影响，栓子运行的途径，栓塞的类型和其对机体的影响。

熟悉：

1. 概念：充血、漏出性出血、贫血性梗死、出血性梗死。

2. 出血的类型和后果，血栓形成的过程，梗死的类型及病理变化特点，DIC的发病机制及功能代谢变化，影响DIC发生、发展的因素，DIC的分期、分型。

了解：

淤血的原因及其对机体的影响，梗死的原因、结局和其对机体的影响，DIC的防治及护理的病理生理基础。

本章知识结构

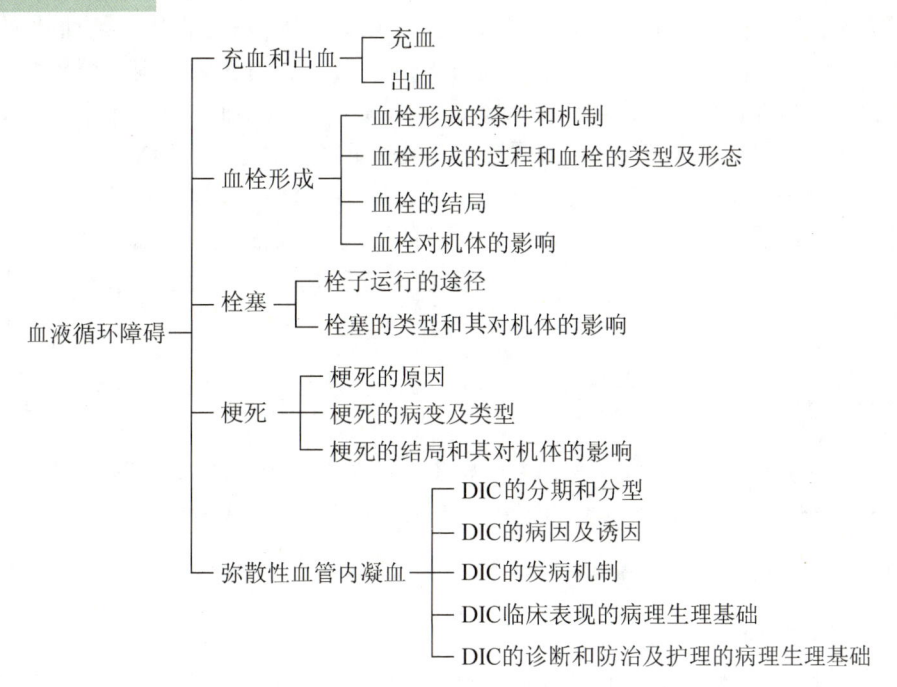

血液循环障碍
- 充血和出血
  - 充血
  - 出血
- 血栓形成
  - 血栓形成的条件和机制
  - 血栓形成的过程和血栓的类型及形态
  - 血栓的结局
  - 血栓对机体的影响
- 栓塞
  - 栓子运行的途径
  - 栓塞的类型和其对机体的影响
- 梗死
  - 梗死的原因
  - 梗死的病变及类型
  - 梗死的结局和其对机体的影响
- 弥散性血管内凝血
  - DIC的分期和分型
  - DIC的病因及诱因
  - DIC的发病机制
  - DIC临床表现的病理生理基础
  - DIC的诊断和防治及护理的病理生理基础

正常的血液循环是维持机体功能代谢正常进行的重要保障。一旦血液循环发生障碍，可导致机体的组织器官出现多种病理变化。血液循环障碍可分为局部性血液循环障碍和全身性血液循环障碍。局部性血液循环障碍主要包括充血、淤血、血栓形成、栓塞、梗死等。全身性血液循环障碍是心血管系统功能代谢紊乱的结果，如弥散性血管内凝血、休克。局部性血液循环障碍和全身性血液循环障碍既有区别，又相互联系和相互影响。

第一节 充血和出血

一、充血

器官或组织的血管内血液含量增多称为充血（hyperemia）。充血分为动脉性充血和静脉性充血（又称淤血）两种类型。

（一）动脉性充血

动脉性充血（arterial hyperemia）是指动脉血液输入过多，而静脉流出的血量正常，使局部组织或器官的血液含量增多，简称"充血"。

1. 类型及原因

（1）生理性充血。为适应器官和组织生理需要和代谢增强而引起的局部充血称为生理性充血，如进食后的胃肠道黏膜充血，运动时的骨骼肌充血和妊娠时的子宫充血等。

（2）病理性充血。病理性充血即各种病理状态下的充血。① 炎症性充血，是较为常见的病理性充血，特别是在炎症反应的早期出现，由于致炎因子等的作用，细动脉扩张充血。② 减压后充血，是由于局部组织、器官的血管长期受压，血管张力减退，当压力突然解除时，动脉血管反射性扩张，流入组织的血量明显增加，引起充血，如肝硬化时腹水急剧放出，腹腔内血管反射性扩张充血，可以导致血压突然下降，引起心、脑缺血。

2. 病理变化和后果

动脉性充血的器官可出现小动脉和毛细血管扩张，局部血量增多，血流速度加快；若动脉性充血发生在体表，由于含氧量增加，体表呈鲜红色，且组织细胞代谢增强，温度升高，体积增大。

> **提 示**
>
> 充血是短暂的，对机体不会造成不良后果，但在高血压或动脉粥样硬化等疾病的基础上，患者由于情绪激动等原因可出现脑血管充血、破裂，后果严重。

（二）静脉性充血（淤血）

静脉性充血（venous hyperemia）是指器官或局部组织因静脉血液回流受阻，血液淤积于小静脉和毛细血管内,简称"淤血",其分为局部性淤血和全身性淤血两种类型。

1. 原因

(1) 局部性淤血:静脉受压或阻塞,使静脉回流受阻,而形成局部淤血。① 静脉受压:静脉可受外部各种原因的压迫使管腔狭窄或完全闭塞,血液回流发生障碍,引起器官和组织淤血,如肿瘤造成的局部组织淤血、妊娠时的下肢淤血、肝硬化时引起的脾脏及胃肠淤血。② 静脉腔阻塞:常见于静脉血栓形成,阻塞静脉血液回流,局部出现淤血。

(2) 全身性淤血:如左心衰竭时引起的肺淤血,右心衰竭时引起的大循环淤血。

2. 病理变化和后果

淤血局部血流停滞,毛细血管扩张,使散热增加,体表温度下降。肉眼见淤血的组织、器官体积增大,重量增加,呈暗红色。镜下见局部组织小静脉和毛细血管扩张,充满血细胞。淤血发生于体表时,由于血液内氧合血红蛋白含量减少,还原血红蛋白含量增加,局部皮肤呈紫蓝色,称发绀。

淤血的后果取决于淤血的器官、时间、局部侧支循环建立的状况等。长期慢性淤血则引起以下后果:① 淤血时由于静脉回流受阻,毛细血管内流体静压升高,血管内的液体通过血管壁进入周围组织,引起淤血性水肿;严重淤血时,毛细血管壁损伤,红细胞可通过血管壁进入组织间隙,形成淤血性出血。② 实质细胞萎缩、变性,甚至坏死。③ 长期淤血还可引起间质纤维组织增生,导致器官淤血性硬化。

3. 重要脏器的淤血

(1) 慢性肺淤血:由左心衰竭引起,最常见的原因是风湿性心脏病二尖瓣狭窄。肉眼见肺体积增大,重量增加,呈暗红色,切开后挤压可流出淡红色泡沫样液体。镜下见肺泡壁毛细血管扩张,肺泡腔中除水肿液及出血外,还可见巨噬细胞吞噬红细胞,将红细胞分解形成含铁血黄素,这种胞浆内含有棕黄色含铁血黄素颗粒的巨噬细胞常见于左心衰竭的患者,故称为心力衰竭细胞。

长期慢性肺淤血引起纤维组织的增生,含铁血黄素沉积于肺泡腔和肺间质中,肺质地变硬,呈棕褐色,故称"肺褐色硬化"。

(2) 慢性肝淤血:多见于右心衰竭时,肝静脉回流受阻引起肝淤血。镜下见小叶中央静脉及其附近的肝窦扩张、淤血,肝细胞萎缩、变性甚至消失;小叶周边肝细胞脂肪变。肉眼见肝切面呈红(淤血区)黄(脂肪变性区)相间的花纹状,称为"槟榔肝"。长期慢性淤血,肝内结缔组织增生,形成淤血性肝硬化。

二、出血

出血(hemorrhage)是指血液从血管或心腔逸出。血液由血管或心脏流到体外,称为外出血,常由外伤引起。此外,还有鼻出血、肺出血及胃出血等。血液由血管或心脏流入体腔或组织间隙,称为内出血。例如,外伤性脾破裂或肝破裂引起腹腔内积血等。

(一) 类型及原因

出血分为生理性出血和病理性出血。前者如正常月经的子宫内膜脱落出血；后者多由创伤、血管病变及出血性疾病等引起。出血按血液逸出的机制可分为破裂性出血和漏出性出血。

1. 破裂性出血

破裂性出血由心脏或血管壁破裂所致，一般出血量较多，常见原因有以下3种。

（1）血管机械性损伤：如割伤、刺伤、弹伤等。

（2）血管壁或心脏病变：如急性透壁性心肌梗死可引起心脏破裂，血液从心腔逸出；动脉粥样硬化的主动脉瘤破裂引起的出血。

（3）血管壁周围病变侵蚀：如恶性肿瘤侵及其周围的血管；结核性病变侵蚀肺空洞壁的血管；消化性溃疡侵蚀溃疡底部的血管。

2. 漏出性出血

漏出性出血发生于微循环的毛细血管和毛细血管后静脉。由于管壁通透性增加，红细胞漏出血管外，引起的出血称为漏出性出血，如淤血性出血。漏出性出血常见原因有以下3种。

（1）血管壁的损害：由缺氧、感染、中毒等因子的损害引起，如脑膜炎双球菌败血症、有机磷中毒等损伤导致血管壁通透性增加。维生素C缺乏时毛细血管壁内皮细胞接合处的基质和血管外的胶原基质形成不足，致血管脆性和通透性增加，出现漏出性出血。

（2）血小板数量减少或功能障碍：如急性白血病、再生障碍性贫血等引起血小板生成减少；引起凝血过程障碍和使血管壁受损。在血小板减少性紫癜时，弥散性血管内凝血使血小板破坏或消耗过多，均可引起凝血障碍或出血倾向。

（3）凝血因子缺乏：如凝血因子Ⅷ（血友病A）和凝血因子Ⅸ（血友病B）的先天性缺乏，以及肝实质病变（如肝炎、肝硬化、肝癌）时，凝血因子Ⅶ、Ⅸ、Ⅹ合成减少，均可引起漏出性出血。

(二) 病理变化

1. 内出血

内出血可见于体内的任何部位，血液积聚在体腔内称为体腔积血，如心包积血、胸腔积血、腹腔积血。组织局限性大量出血称为血肿，如脑膜下血肿、皮下血肿等。

2. 外出血

鼻出血称为鼻衄，呼吸道出血经口排出称为咯血，消化道出血经口排出称为呕血，血液从肛门排出称为便血。

(三) 出血的后果

出血的后果根据出血量的多少、出血的部位及出血速度的快慢而不同，如心脏或大血管破裂出血，可发生出血性休克；脑出血，尤其是脑干出血，因重要的神经中枢受压可致死；少量而长期的慢性失血，如溃疡病等则可引起全身性贫血。

> **提　示**
>
> 　　外出血，因血液排出体外，易观察到出血的部位与出血量。而内出血形成体腔积血或组织内血肿，因出血在体内，在体表观察不到出血部位和出血量，容易被忽视。例如，患者外伤性脾破裂或肝破裂引起腹腔内大出血，不及时抢救而致死亡。总之，出血是一个危险信号，护士应迅速判断出出血部位、出血量和出血类型；密切观察患者的体征、意识、瞳孔的变化，随时测量血压。对出血量大、出血速度快的患者应迅速止血并建立静脉通路，进行抗休克护理。

第二节　血栓形成

血栓形成（thrombosis）是指在活体的心脏和血管腔内，血液发生凝固或血液中某些有形成分凝集形成固体质块的过程。形成的固体质块称为血栓（thrombus）。

在正常生理情况下，血液中存在相互"拮抗"的凝血系统和抗凝血系统。血液中的凝血因子不断地被激活，从而产生凝血酶，形成微量纤维蛋白，沉着于心血管内膜上，但这些微量的纤维蛋白又不断地被激活的纤维蛋白溶解酶所溶解，被激活的凝血因子也不断地被单核吞噬细胞系统吞噬。凝血系统和纤维蛋白溶解系统处在一种动态平衡的状态，既保证了血液的凝固性，又保证了血液的流动状态。然而，某些因素一旦打破这种动态平衡，便可引起血栓形成。

一、血栓形成的条件和机制

血栓形成过程中，重要的是血小板在心血管内膜上的黏集。这个过程与下列因素有关。

（一）心血管内膜的损伤

正常活体血液在心血管内流动时，血小板不易黏附在内膜上。当心血管内膜受损时，暴露出胶原纤维，则有利于血小板在受损部位沉积和黏附。

> **提　示**
>
> 　　心血管内膜损伤导致血栓形成多见于风湿性和感染性心内膜炎，以及心肌梗死区的心内膜、严重动脉粥样硬化斑块溃疡处。缺氧、休克、败血症和细菌内毒素等可引起全身广泛的血管内皮损伤，激活凝血过程，造成弥散性血管内凝血，在全身微循环内形成微血栓。

(二) 血流状态的改变

血流状态的改变包括两个方面：① 血流速度减慢、停滞；② 血流方向出现紊乱，涡流形成。正常血流中，红细胞、白细胞呈轴流流动，其外是血小板，最外一层是血浆构成的边流；血浆将血液中的有形成分与血管壁隔开，阻止血小板与血管壁接触，不会形成血栓。当血流缓慢、涡流形成时，血流中有形成分进入边流，血小板则有机会同受损的血管内膜接触而导致血栓形成。因为静脉血流速度比动脉慢，所以静脉易形成血栓。心脏和动脉血管内的血流速度快，不易形成血栓；但在心肌收缩力减弱，血流速度减慢或形成涡流时，也可以有血栓形成，如心肌梗死时形成的附壁血栓，以及动脉瘤内的血流呈漩涡状，也会有血栓形成。

(三) 血液凝固性增加

血液凝固性增加是指血小板或凝血因子增多，纤溶系统活性降低，容易形成血栓，临床上常出现在：① 广泛转移的晚期恶性肿瘤，如胰腺癌、肺癌、乳腺癌、前列腺癌和胃癌等，癌细胞释放促凝因子，如组织因子等，使血液处于高凝状态；② 胎盘早期剥离患者，因组织凝血因子大量释放入血，激活外源性凝血系统而发生静脉血栓；③ 在严重创伤、产后及手术后，由于失血量多，患者补充大量幼稚的血小板，使血液凝固性增加，同时血液中纤维蛋白原及凝血因子凝血酶等含量也增加，易形成血栓。

> **提 示**
>
> 上述血栓形成的条件，往往是同时存在的。虽然心血管内膜的损伤是血栓形成最重要和最常见的原因，但在不同的状态下，血流缓慢及血液凝固性增加也可能是重要的因素。

二、血栓形成的过程和血栓的类型及形态

(一) 血栓形成的过程

无论是在心脏、动脉还是在静脉内的血栓，首先是血小板黏附于内膜损伤后裸露的胶原表面，血小板被胶原激活，释出二磷酸腺苷（adenosine diphosphate，ADP）和血栓素 A_2，促进更多的血小板在局部黏附，形成血小板堆。这种黏附并不牢固，易被血流冲散。当内源性和外源性凝血途径启动后，产生的凝血酶将纤维蛋白原转变成纤维蛋白，纤维蛋白和内皮下的纤维连接蛋白共同作用，使黏集的血小板堆牢固地凝集于受损内皮表面，不再离散，成为不可逆的血小板血栓。

上述过程反复进行，血小板黏集、增多，形成许多血小板小丘，这是血栓形成的第一步，即白色血栓形成。血小板小丘引起血液涡流形成，使更多的血小板黏集，并相互吻合成珊瑚状血小板小梁，更多的纤维蛋白于小梁之间形成纤维蛋白网架，大量红细胞被网罗在网架内，即混合血栓形成。如果血栓继续增大、延长，阻塞血管腔，则局部血流停滞，血液凝固，形成红色血栓。白色血栓、混合血栓和红色血栓3部分共同构成了静脉延续性血栓。

（二）血栓的类型及形态

1. 白色血栓

白色血栓位于血流较快的心瓣膜、心腔及动脉内，构成各种血栓的头部。例如，急性风湿性心内膜炎，在二尖瓣闭锁缘上形成的血栓为白色血栓。在静脉性血栓中白色血栓位于延续性血栓的起始部，即血栓的头部。镜下见其主要由血小板及少量纤维素构成，又称血小板血栓或析出性血栓。肉眼见其呈灰白色，表面粗糙，呈波纹状，质硬，与血管壁紧密黏着不易脱落。

2. 混合血栓

静脉内血栓的体部为混合血栓，在心脏室壁瘤或动脉瘤内易形成混合血栓，也可称为附壁血栓。肉眼见其呈灰白色和红褐色层状交替结构，也可以称为层状血栓。镜下见其主要由淡红色无结构的呈珊瑚状的血小板小梁和小梁间纤维蛋白网眼中含有的大量红细胞所构成。

3. 红色血栓

红色血栓的形成过程与血管外凝血过程相同。镜下见在纤维蛋白网眼内充满血细胞。肉眼见新鲜的血栓湿润，呈暗红色，有一定的弹性；陈旧的血栓水分被吸收而变干燥、失去弹性。红色血栓易脱落形成栓塞。

4. 透明血栓

透明血栓发生在微循环的毛细血管，在显微镜下才可见到，故称微血栓。透明血栓由同质状纤维蛋白构成，又称为纤维素性血栓，见于弥散性血管内凝血。

三、血栓的结局

（一）软化、溶解、吸收、脱落

血栓内的纤维蛋白溶解酶的激活、白细胞崩解释放出大量的水解酶，可使血栓软化并逐渐溶解。溶解软化的碎片被吞噬细胞所吞噬。较小的血栓可逐渐被吸收；较大的血栓部分软化后可脱离血管壁，形成血栓栓子，随血流运行到组织器官，阻塞与血栓大小相应的血管，造成血栓栓塞。

（二）机化、再通

在血栓形成后，若纤维蛋白溶解酶系统活性不足，或血栓较大，血栓不能被软化、溶解、吸收，则发生机化。新生毛细血管和成纤维细胞从血管壁向血栓内长入，形成肉芽组织。肉芽组织逐渐取代血栓的过程称为血栓机化。较大的血栓，在2周左右即可完成机化，机化的血栓与血管壁紧密黏着不易脱落。血栓形成后，水分被吸收，血栓干燥收缩或部分溶解而出现裂隙，新生内皮细胞长入并覆盖裂隙，彼此吻合沟通，使已被阻塞的血管部分恢复血流，此过程称为再通。

（三）钙化

陈旧性血栓可出现钙盐沉着，称为血栓钙化；在静脉则形成静脉石，在动脉则形成动脉石。

四、血栓对机体的影响

血栓的形成对机体有利的一面是能对破裂的血管起止血作用,如胃、十二指肠溃疡底部和肺结核性空洞壁的血管,在病变侵蚀前,血管内已形成血栓,有避免大出血的可能性。但多数情况下血栓的形成对机体有不同程度的不利影响。

(一) 阻塞血管腔

动脉血栓不完全阻塞血管腔时,则引起局部组织器官缺血,导致局部细胞的变性或萎缩;如果血栓完全阻塞血管腔而又缺少有效的侧支循环时,则引起局部组织器官的缺血性坏死。例如,冠状动脉粥样硬化血栓形成,可引起心肌梗死。静脉血栓形成后,如果未能建立有效的侧支循环,则引起淤血、水肿、出血,甚至坏死。

(二) 栓塞

当血栓与血管壁黏着不牢固,或血栓软化、碎裂过程中血栓的整体或部分脱落,成为血栓栓子,随血流运行,引起栓塞。

(三) 心瓣膜病

如风湿性及感染性心内膜炎,常在心瓣膜上反复形成血栓,并发生机化,可使瓣膜变形,造成瓣膜口狭窄或关闭不全,而出现心瓣膜病。

(四) 广泛性出血和休克

微循环的广泛性微血栓形成,消耗了大量的凝血因子,可引起全身广泛性出血和休克。

第三节 栓塞

栓塞(embolism)是指循环血液中出现的不溶于血液的异常物质,随血流运行阻塞血管腔的现象。阻塞血管腔的异常物质称为栓子(embolus)。栓子可以是固体、液体或气体,最常见的栓子是血栓栓子,较少见的为脂肪栓子、空气栓子及羊水栓子。

一、栓子运行的途径

栓子随血流方向运行,最终停留在与其口径相当的血管中并阻断血流。来自不同血管系统的栓子,其运行途径不同。

(一) 左心及体循环主动脉系统栓子

来自左心及体循环主动脉系统的栓子随动脉血流运行,阻塞于各器官的小动脉内,常见于脑、脾、肾及下肢的动脉。

(二) 静脉系统及右心的栓子

来自静脉系统及右心的栓子随血流运行,阻塞于肺动脉的主干及其分支,引起肺栓塞。某些体积小又有弹性的栓子(如脂肪栓子)可能通过肺泡壁毛细血管进入肺静脉,再经左心进入动脉系统,阻塞于动脉小分支。

(三) 门静脉系统的栓子

来自肠系膜静脉等门静脉系统的栓子随血流进入肝脏，阻塞门静脉的分支。

二、栓塞的类型和其对机体的影响

(一) 血栓栓塞

由脱落的血栓引起的栓塞称为血栓栓塞，是栓塞中最常见的一种类型。由于血栓栓子的来源、大小和栓塞部位不同，其对机体的影响也有所不同。

1. 肺动脉栓塞

造成肺动脉栓塞的栓子，95% 以上来自下肢深静脉，尤其是腘静脉、股静脉和髂内静脉。血栓脱落后，随血流方向运行，栓塞在肺动脉。肺动脉栓塞出现以下情况：① 肺脏无淤血，血栓栓子小而少，阻塞肺动脉的小动脉分支，一般不引起严重的后果，无临床表现。② 肺脏已有严重的淤血，侧支循环不能发挥作用，则导致肺组织形成出血性梗死。临床上出现咯血。③ 若血栓小但数目多，广泛地栓塞肺动脉多数小分支，可引起右心衰竭而猝死。④ 若大的血栓栓子栓塞肺动脉主干或大分支，较长的栓子可栓塞左右肺动脉干，称为骑跨性栓塞。患者可突然出现呼吸困难、发绀、休克症状。严重者可因急性呼吸循环衰竭死亡（猝死）。

2. 体循环动脉的栓塞

血栓栓子多数来自左心，常见于亚急性感染性心内膜炎时心瓣膜上的赘生物、二尖瓣狭窄时左心房附壁血栓、心肌梗死区心内膜上的附壁血栓；少数来自动脉，如动脉粥样硬化的溃疡或动脉瘤的附壁血栓。体循环栓塞以心、脑、脾、肾、下肢动脉常见。

(二) 脂肪栓塞

循环血液中出现脂肪滴阻塞小血管，称为脂肪栓塞。脂肪栓塞常见于含黄髓的长骨骨折、脂肪组织严重挫伤，使脂肪细胞破裂，释出脂滴入血，引起脂肪栓塞；脂肪栓子从静脉入右心，再到达肺。直径大于 20 μm 的脂滴栓子引起肺栓塞；直径小于 20 μm 的脂滴栓子可通过肺泡壁毛细血管进入体循环，引起脑和全身多器官的栓塞。脂肪栓塞的后果取决于栓塞的部位和脂滴的数量，少量脂滴可由巨噬细胞吞噬或被血中脂酶分解而清除。若进入肺循环的脂滴量为 9~20 g，以致 75% 的肺循环受阻，患者可因急性右心衰竭死亡。

(三) 气体栓塞

大量空气迅速进入血循环或原溶于血液内的气体迅速游离，形成气泡阻塞心血管，称为气体栓塞。

1. 空气栓塞

静脉损伤破裂是引起空气栓塞的常见原因，特别是头颈部、胸壁等部位的手术，大量气体通过损伤的静脉进入右心，随心脏搏动将空气与血液搅拌，形成大量血气泡，泡沫状血液充满心腔，阻碍了静脉血的回流和其向肺动脉的输出，严重的患者可出现呼吸困难致猝死。

第三章　血液循环障碍　　37

> **提示**
>
> 少量气体入血可溶解于血液内，不会发生严重后果。但有时部分小气泡也可经过肺动脉小分支，经肺泡壁的毛细血管到左心，致使体循环的一些器官栓塞。例如，气体引起脑栓塞，患者可出现抽搐和昏迷。

2. 氮气栓塞（减压病）

人体从高气压环境迅速进入常压或低气压环境，见于深海潜水者迅速浮出水面或航空者由地面迅速升入高空时，因气压骤降，原来溶于血液、组织液和脂肪组织的气体迅速游离形成气泡。氧和二氧化碳可再溶于体液内被吸收，但氮气在体液内溶解迟缓，在血液和组织内形成很多微气泡或融合成大气泡，引起氮气栓塞。若短期内大量气泡形成，阻塞了多数血管，特别是阻塞冠状动脉时，可引起严重血循环障碍甚至使患者迅速死亡。

（四）羊水栓塞

羊水栓塞是指羊水成分进入母体的血液循环而引起的栓塞，是产科少见的极其严重的并发症，也是造成产妇死亡的原因之一。在分娩过程中，羊膜破裂，子宫强烈收缩，又因胎儿阻塞产道，宫内压增高，将羊水压入破裂的子宫壁静脉窦内，羊水成分随血液循环进入肺循环，在肺动脉分支及肺泡壁毛细血管内引起羊水栓塞。镜下见肺小动脉和肺泡壁毛细血管内发现羊水成分，包括角化鳞状上皮、胎毛、胎脂、胎粪和黏液。本病发病急，后果严重，患者常在分娩过程中或分娩后突然出现呼吸困难、发绀、抽搐、休克、昏迷甚至死亡。

（五）其他栓塞

恶性肿瘤细胞侵入血管随血流到其他组织器官并在该处继续生长，形成转移瘤。其他如细菌、寄生虫、虫卵等都可以形成栓子，引起栓塞。

第四节 梗死

梗死（infarction）是指器官或局部组织由于动脉血流供应中断，而侧支循环又不能代偿时，引起局部组织缺血性坏死。

一、梗死的原因

（一）动脉血液供应阻断

（1）血栓形成：梗死最常见的原因。例如，冠状动脉粥样硬化和脑动脉粥样硬化合并血栓形成，可引起心肌和脑梗死；下肢血栓闭塞性脉管炎合并血栓形成易引起下肢梗死。

（2）动脉栓塞：多为血栓栓塞，常引起肾、脾、肺和脑的梗死。

（3）动脉痉挛：血管在动脉粥样硬化的基础上发生痉挛。例如，冠状动脉粥样硬化，伴有情绪激动、过度疲劳等因素刺激反射性地引起动脉痉挛，则加重阻塞，导致缺血性梗死。

（4）血管受压闭塞：动脉受肿瘤或其他机械性压迫而导致管腔闭塞时，可引起局部组织梗死。例如，肠套叠、肠扭转和嵌顿性疝，肠系膜静脉和动脉受压，血流中断，而引起肠梗死。

（二）不能建立有效的侧支循环

血流阻断是否引起组织的坏死取决于组织能否建立有效的侧支循环。具有双重血液循环的器官，其中一条动脉阻塞，因有另一条动脉可以维持供血，通常不易引起梗死。例如，肺组织是双重供血，通常不易发生梗死，而有些器官动脉的吻合支少，如肾、脾及脑动脉迅速发生阻塞时，由于不易建立有效的侧支循环，常易发生梗死。

二、梗死的病变及类型

（一）梗死的病理形态特征

1. 梗死灶的形状

梗死灶的形状取决于该器官的血管分布方式，多数器官的血管呈锥形分支，如脾、肾、肺等，梗死灶呈锥形，切面呈扇面形，尖端指向器官门部，底部为器官的表面；因心冠状动脉分支不规则，心肌梗死灶的形状也不规则，呈地图状。

2. 梗死灶的质地

梗死灶的质地取决于坏死的类型，实质器官（如心、脾、肾）的梗死为凝固性坏死，质地较硬；脑梗死为液化性坏死，新鲜时质软疏松，可逐渐液化成囊状。

3. 梗死的颜色

梗死的颜色取决于病灶内的含血量，含血量少时颜色为灰白色，为白色梗死；含血量多时颜色为暗红色，为红色梗死。

（二）梗死的类型

1. 贫血性梗死

贫血性梗死发生于组织结构比较致密，侧支循环不丰富的器官，如脾、肾、心。肉眼见梗死灶内含血量少，呈灰白色，故称贫血性梗死或白色梗死，其与周围组织界限清楚，早期梗死灶周边有一明显暗红色的充血出血带。镜下见梗死灶呈凝固性坏死的特点。实质细胞可见核固缩、核碎裂、核溶解等变化，组织轮廓尚存。晚期病灶呈均质状结构，周围可见肉芽组织及瘢痕组织。

2. 出血性梗死

出血性梗死常发生于肺、肠等具有双重血液供应且组织结构疏松的器官，其梗死灶内组织间隙可容纳大量血液而呈暗红色，故称出血性梗死或红色梗死。出血性梗死除动脉阻塞外，还需要的先决条件是脏器严重淤血。

（1）肺出血性梗死：常见于左心功能不全伴严重肺淤血时。当肺动脉较小分支栓塞，尽管肺动脉和支气管动脉二者之间有丰富的吻合支，但支气管动脉的压力不足以克服局部肺静脉的阻力，侧支循环难以建立，故而肺组织呈出血性梗死。

（2）肠出血性梗死：多见于肠套叠、肠扭转及嵌顿疝时。由于肠系膜静脉壁薄，受压而发生肠壁淤血，肠系膜动脉也受压闭塞，血流中断，肠管坏死。肉眼见肠出血性梗死呈节段性，颜色为暗红色甚至紫黑色。

三、梗死的结局和其对机体的影响

（一）梗死的结局

梗死灶形成可引起病灶周围的炎症反应，血管扩张充血，出现中性粒细胞及巨噬细胞浸润，继而形成肉芽组织。小的梗死灶可被肉芽组织完全取代机化，日久变为纤维瘢痕；大的梗死灶不能完全机化时，则由肉芽组织和日后转变成的瘢痕组织加以包裹，病灶内部可发生钙化。脑梗死则可液化成囊腔，周围由增生的胶质瘢痕包裹。

（二）梗死对机体的影响

梗死对机体的影响取决于发生梗死的器官、梗死灶的大小和部位等因素。发生在重要器官，如心肌梗死范围较大者可导致心功能不全。脑梗死灶大者也可导致死亡。肠梗死可引起穿孔及弥漫性腹膜炎。四肢的梗死，若继发腐败菌感染，可引起坏疽。但梗死若发生在脾、肾，则对机体影响不大。

第五节 弥散性血管内凝血

弥散性血管内凝血（disseminated intravascular coagulation，DIC）是指在多种致病因子的作用下，凝血因子和血小板被激活，大量促凝物质入血，进而在微循环中形成广泛的微血栓，同时或继发纤维蛋白溶解系统功能亢进的病理过程。临床主要表现为出血、休克、溶血性贫血、多系统器官功能障碍等。DIC 是一种危重的综合征。

一、DIC 的分期和分型

（一）DIC 的分期

根据 DIC 的病理生理特点和发展过程，典型的 DIC 可分为以下 3 期。

1. 高凝期

病因强烈激活体内凝血过程，导致各脏器微循环毛细血管和小静脉中广泛微血栓形成。高凝期往往发展很快，特别是在急性全身性 DIC 时。此期临床症状常被原发病症状所遮盖，易被漏诊。在亚急性和慢性 DIC 中，广泛微血栓栓塞所造成的器官功能障碍成为疾病的主要表现。

2. 消耗性低凝期

高凝期广泛、大量微血栓形成使血液中凝血物质过量消耗，致凝血性能降低。实验室检查可发现血小板数量和纤维蛋白原含量进行性减少，凝血时间明显延长。临床上常有皮肤、黏膜和器官出血现象。但此期由于血液中仍存在一定量的血小板和凝血因子，故还不断地有微血栓形成。微血栓和出血同时存在是 DIC 的重要特征。

3. 继发性纤溶亢进期

随着纤维蛋白溶解活性增强，机体凝血能力进一步降低，临床上出现严重、广泛的出血现象。实验室检查除发现仍存在凝血物质显著减少外，还出现血栓溶解时间缩短、血浆中纤维蛋白降解产物（fibrinogen degradation product，FDP）含量增多、血浆抗凝活性增强等变化。

（二）DIC 的分型

1. 按 DIC 发生的速度分型

（1）急性型：当病因作用迅速而强烈时，通常表现为急性型。其特点是 DIC 可在数小时或 1~2 天内发病。临床常以休克和出血为主，病情迅速恶化。急性型常见于严重感染，特别是革兰氏阴性菌引起的败血症休克、异型输血、严重创伤、急性排斥反应等。

（2）慢性型：特点是病程长，由于此时机体有一定的代偿能力，且单核吞噬细胞系统功能较健全，临床表现不明显。此型 DIC 有时仅有实验室检查异常，尸检时才被发现，这给诊断带来一定困难。其常见于恶性肿瘤、胶原病、慢性溶血性贫血等。

（3）亚急性型：特点是在数天内逐渐形成 DIC，其表现常介于急性与慢性之间。其常见于恶性肿瘤转移、宫内死胎等。

2. 按 DIC 的代偿情况分型

DIC 发生、发展过程中，一方面凝血因子和血小板被消耗，另一方面肝脏合成凝血因子及骨髓生成血小板的能力也都明显增强，以代偿其消耗。其根据凝血物质的消耗与代偿情况可分为以下 3 种。

（1）失代偿型：特点是凝血因子和血小板的消耗超过生成。实验室检查可见血小板和纤维蛋白原等凝血因子明显减少。患者常有明显的出血和休克等，常见于急性型 DIC。

（2）代偿型：特点是凝血因子和血小板的消耗与其代偿基本上保持平衡。实验室检查常无明显异常。临床表现不明显或仅有轻度出血和血栓形成，易被忽视，也可转为失代偿型，常见于轻度 DIC。

（3）过度代偿型：特点是患者机体代偿功能较好，凝血因子和血小板代偿性生成迅速，甚至超过其消耗，可出现纤维蛋白原等凝血因子暂时性升高，出血及栓塞症状不明显，常见于慢性 DIC 或恢复期 DIC，病因的作用性质及强度变化时其也可转为失代偿型。

二、DIC 的病因及诱因

（一）DIC 的病因

DIC 可由多种疾病引起，常见的包括急性感染、妊娠并发症、恶性肿瘤、大手术、严重创伤、烧伤、血液病、严重肝病和某些心血管疾病等。

（二）DIC 的诱因

凡能促进凝血发生的因素，都可促进 DIC 的发生和发展。

1. 单核吞噬细胞系统功能受损

单核吞噬细胞系统具有吞噬功能，可吞噬、清除血液中的凝血酶、纤维蛋白原及其他促凝血物质，也可清除纤溶酶、FDP 及内毒素等。当这一功能严重障碍或由于其吞噬了大量其他物质，如坏死组织、细菌等，使其功能受"封闭"，则可促进 DIC 的发生。

2. 肝功能严重障碍

正常的肝细胞能合成绝大多数血浆凝血因子及某些具有抗凝或促纤溶作用的物质（如

抗凝血酶Ⅲ、纤溶酶原等），也能灭活已被激活的凝血因子、纤溶酶原激活物和 FDP 等。因此，肝功能严重障碍时，患者体内的凝血和纤溶过程紊乱，极易促成 DIC 的发生。

3. 血液高凝状态

孕妇妊娠期间血液中血小板及凝血因子增多，而抗凝血物质，包括抗凝血酶Ⅲ（ATⅢ）、组织型纤溶酶原激活物（tPA）、尿激酶型纤溶酶原激活物（uPA）等降低，胎盘产生的纤溶酶原激活物抑制物（PAI）增多，致使血液呈高凝状态，于妊娠末期最明显。因此，当产科意外，如胎盘早期剥离、宫内死胎、羊水栓塞等时，容易发生 DIC。

酸中毒也是 DIC 的诱因。一方面，酸中毒可损伤血管内皮细胞，启动凝血系统，引起 DIC 的发生；另一方面，血液 pH 降低，凝血因子的酶活性升高，肝素的抗凝活性减弱，血小板聚集性加强等，使血液处于高凝状态，容易引起 DIC。

4. 微循环障碍

休克等原因导致微循环严重障碍时，血液淤滞，红细胞聚集，血小板黏附、聚集。此时常伴有酸中毒及内皮损伤，这也有利于 DIC 的发生。巨大血管瘤时，微血管中血流缓慢，出现涡流，以及内皮细胞损伤等有利于 DIC 的发生。低血容量时，肝、肾血液灌流减少，使其对凝血及纤溶产物的稀释及清除功能降低，也可促进 DIC 的发生。

除上述各种诱因外，临床上不适当地应用纤溶抑制剂（如 6-氨基己酸）等药物，过度抑制了纤溶系统，导致血液黏稠度增高等，也可促进 DIC 的发生。

三、DIC 的发病机制

引起 DIC 的病因往往通过一个或几个主要环节使凝血系统强烈激活而启动 DIC，而 DIC 的基本病理变化是在微小血管内形成微血栓，因此启动凝血过程的病因和途径是 DIC 发病机制的重要方面。

（一）严重组织损伤启动外源性凝血系统

组织因子广泛存在于各部位组织细胞中，以脑、肺、胎盘等组织最丰富。严重创伤、烧伤、癌组织坏死等，都能造成大量组织因子释放入血。其与凝血因子Ⅶa/Ⅶ形成复合物，经连锁反应使凝血酶原活化，同时活化血小板，形成广泛微血栓。

（二）血管内皮广泛受损使凝血与抗凝功能失衡

缺氧、酸中毒、抗原-抗体复合物、严重感染、内毒素等原因可损伤血管内皮细胞。内皮细胞受损可产生以下作用：① 损伤的血管内皮细胞可释放组织因子，启动外源性凝血系统；② 损伤的血管内皮细胞产生的抗凝物质减少，抗凝作用减弱；③ 血管内皮损伤使 NO、PGI_2、ADP 酶等产生减少，抑制血小板黏附、聚集的功能降低，而胶原的暴露可使血小板的黏附、活化和聚集功能增强。

（三）血细胞的大量破坏及血小板被激活

红细胞大量破坏释放的磷脂蛋白，白细胞被激活产生的 IL-1、TNF-α，以及血小板破坏或被激活等，均可加速凝血过程。

（四）其他促凝物质入血

急性坏死性胰腺炎，除释放组织因子外，还释放大量胰蛋白酶，激活凝血酶原和Ⅺ因子，或诱导血小板聚集，从而引起 DIC。毒蛇咬伤时，蛇毒进入机体可广泛地引起凝血障碍，诱发 DIC。

> **提 示**
>
> 多数情况下，DIC 常常是多种病因、多个环节综合作用的结果。例如，机体遭受外伤时，一方面血管受到损伤，内皮下胶原暴露可激活Ⅻ因子，启动内源性凝血系统；另一方面由于组织破坏，释放组织因子，可启动外源性凝血系统。此外，胶原暴露可使血小板发生黏附、活化、聚集、释放等反应，血小板磷脂等的释放，又可使凝血因子浓缩、局限，使局部生成大量凝血酶。

四、DIC 临床表现的病理生理基础

DIC 的主要临床表现是出血、器官功能障碍和休克，部分 DIC 患者可出现溶血性贫血，其中以出血为最主要临床表现。

（一）出血

出血是 DIC 最初及最常见的临床表现。据统计，临床 DIC 患者中 30%~80% 以程度不等的出血为初发症状。首先是皮肤点、片状出血和手术切口部位渗血不止，注射针孔发生大片皮下瘀斑。其次是脏器出血，引起呕血、咯血、尿血或子宫腔出血不止。重要脏器出血可成为患者致死的主要原因。出血的发生机制如下。

1. 凝血物质大量消耗

在 DIC 发生过程中，广泛的微血栓造成各种凝血物质，尤其是纤维蛋白原、凝血酶原、凝血因子Ⅴ、凝血因子Ⅷ、凝血因子Ⅹ和血小板被大量消耗而出现凝血功能障碍。

2. 继发性纤溶功能增强

DIC 发展中，血液中Ⅻ因子被激活的同时，激肽系统也被激活，产生激肽释放酶，进而使纤溶酶原变成纤溶酶，激活了纤溶系统。子宫、前列腺、肺等富含纤溶酶原激活物，当其微血管内形成大量微血栓，导致缺血、缺氧、变性坏死时，可释放大量纤溶酶原激活物，激活纤溶系统。继发激活的纤溶酶不仅水解微血栓，还可引起损伤部位再损伤，使出血更加严重。

3. FDP 的抗凝作用

纤溶酶产生后，可水解纤维蛋白原及纤维蛋白，形成多种二聚体、多聚体等片段。FDP 具有抑制纤维蛋白形成，抑制凝血酶活性和血小板黏附聚集，增强组胺和激肽，提高毛细血管通透性等多种抗凝作用。

4. 微血管损伤

DIC 时出现的休克、缺氧、酸中毒等可直接损伤微血管，引起出血。

（二）器官功能障碍

临床 60%~70% 的 DIC 患者可出现器官功能障碍。其发生的基本机制是全身微血管内微

血栓形成引起微血管阻塞导致器官缺血。例如，肾皮质与肾小管周围的微血管发生栓塞，则可导致急性肾功能衰竭，临床表现为少尿、蛋白尿、血尿等；肺微血管的栓塞常引起急性呼吸功能衰竭，表现为呼吸困难、肺出血等；肝受累则出现黄疸、肝功能衰竭；肾上腺微血栓形成常导致肾上腺皮质出血及坏死，造成急性肾上腺皮质功能衰竭，称为华-佛综合征；垂体微血栓可引起垂体出血、坏死，导致垂体功能衰竭，称为席汉综合征。

（三）休克

急性全身性DIC常引起休克，休克晚期也常并发DIC，休克和DIC可互为因果。DIC时出现休克的机制主要为微循环淤滞，回心血量减少；冠脉微血栓栓塞使心肌供血减少，心脏收缩舒张功能发生障碍；补体和激肽系统被激活，生成多种扩血管活性物质，纤维蛋白降解产物能促进其扩血管活性，造成血管扩张、外周血管阻力降低、血管容积增大，有效循环血量锐减。

（四）微血管病性溶血性贫血

DIC伴有特殊的贫血，即微血管病性溶血性贫血。患者除有溶血性贫血的一般表现外，其特征是外周血涂片中有新月形、盔甲形、星形、三角形等形态特殊的变形红细胞，称为裂体细胞。该细胞脆性高，易发生溶血。其发生机制是：DIC时，在微血管中形成纤维蛋白丝、纤维蛋白网，特别是在DIC早期小血管中这些纤维蛋白丝网较多。当红细胞随血流快速在微血管中流动时，其被纤维蛋白丝网撞击、粘挂，或嵌在血管内皮细胞较大裂隙处，受到挤压、切割等机械损伤，最终变形、破裂，形成裂体细胞。

五、DIC的诊断和防治及护理的病理生理基础

（一）DIC的诊断

DIC是临床上的急危重症，早期诊断是提高治愈率的重要前提。诊断基本依据DIC的病因学、发病学、临床表现特点和实验室检测指标。

（二）DIC的防治及护理的病理生理基础

1. 积极防治原发病

预防和迅速治疗可导致DIC的原发病，是防治DIC的关键，如积极抗感染，防止产科并发症等。

2. 早期发现、及时治疗

急性全身性DIC，病情变化迅速凶险，故早期发现、及时合理治疗是提高DIC治愈率的另一关键环节。

3. DIC的护理原则

（1）加强病情观察：对出血、微循环障碍、栓塞、溶血等相关症状认真观察，密切关注病情进展。

（2）出血的护理：严格按医嘱给予抗凝剂、凝血因子、成分输血或抗纤溶药物治疗；严格掌握剂量并严密观察治疗效果；监测凝血时间等实验室各项指标，随时按医嘱调整剂量，预防不良反应。

（3）微循环衰竭的护理：对意识障碍者要执行安全保护措施；氧气吸入，改善缺氧症状；建立静脉通道，按医嘱给药，纠正酸中毒，维持水、电解质平衡，维持血压；定时测量

体温、脉搏、呼吸、血压，观察尿量、尿色变化。
（4）针对病因或原发性疾病对患者做相关指导，促进患者进一步康复。

学习活动 3-1

病例与分析

病例：
患者，男，56岁，因患肺癌、肺门淋巴结转移入院，于入院后1周行肿瘤切除术，术后一直安静卧床休息，遂出现轻度右下肢胀痛，病情稳定，恢复较好。术后7天拆线，患者下床去厕所，突然晕倒，出现呼吸困难，休克，经多方抢救无效死亡。

尸检所见：营养状况良好，无明显恶病质。心脏冠状动脉轻度动脉粥样硬化，未见心肌梗死。肺脏：剖开肺动脉系统，可见一大的血栓栓子阻塞于肺动脉主干。

问题：
运用本章知识分析患者的死亡原因并加以解释。

分析提示：
患者右下肢血栓形成并脱落，致肺动脉主干栓塞，患者发生呼吸循环衰竭而猝死。血栓形成原因：① 患者患肺癌，癌细胞释放出促凝因子，如组织因子等，血液处于高凝状态，易形成血栓。② 患者手术后大量失血，血液中凝血因子增加，并补充大量幼稚的血小板，使血液凝固性升高，而易于黏集，易形成血栓。③ 患者术后安静卧床休息，使血流速度变慢，又进一步促进血栓形成。因为患者出现右下肢胀痛，考虑血栓来源于右下肢静脉，并且肺动脉栓塞95%以上血栓栓子来自下肢深静脉。

希望护理人员牢牢记住血栓形成的条件，对手术后、长期卧床患者，应严密观察并在医生的指导下为患者做被动肢体活动，禁止按摩；患者长期卧床初次起身时动作应缓慢，防止患者血栓形成脱落，以免造成更加严重的后果。

学习活动 3-2

病例与分析

病例：
患者，女，29岁，因妊娠8个多月胎盘早期剥离急诊入院，入院时昏迷，牙关紧闭，手足强直，眼球结膜有出血点，身体多处有瘀点、瘀斑，血压80/50 mmHg，脉搏95次/分，脉细数，尿少。血液实验室检查为（括号内是正常值）：血红蛋白70 g/L（110~150 g/L），红细胞2.7×10^{12}/L（$3.5~5.0 \times 10^{12}$/L），外周血见裂体细胞；血小板85×10^9/L（$100~300 \times 10^9$/L）；纤维蛋白原1.78 g/L（2~4 g/L）；凝血酶原时间20.9 s（12~14 s），血浆鱼精蛋白副凝固试验（3P试验）阳性（阴性）。其尿蛋白＋＋＋，RBC＋＋，便潜血阳性。

问题：

该患者是否出现 DIC？根据是什么？

分析提示：

该患者出现 DIC，根据如下：① 有引起 DIC 的原发病，如胎盘早期剥离。② 存在 DIC 的特征性临床症状和体征，如出血、血压降低等休克表现，尿少等肾功能障碍表现，裂体细胞、血红蛋白、红细胞减少等微血管病性溶血性贫血表现。③ DIC 相关实验室检查异常，如血小板及纤维蛋白原减少，凝血酶原时间明显延长，3P 试验阳性。

学习活动 3-3

自测练习题

一、单项选择题

1. "槟榔肝"是指（　　）。
   A. 肝脂肪变　　　　　　　B. 慢性肝淤血
   C. 肝混浊肿胀　　　　　　D. 肝硬化
   E. 肝慢性炎症

2. 弥散性血管内凝血是指（　　）。
   A. 脑、心、肝等重要器官有较多血栓形成
   B. 全身小动脉内广泛性的血栓形成
   C. 全身小静脉内广泛性的血栓形成
   D. 毛细血管内广泛性的微血栓形成
   E. 全身小动静脉内广泛性的小血栓形成

3. 左心衰竭时发生淤血的部位是（　　）。
   A. 脑　　　　　　　　　　B. 肺
   C. 肝　　　　　　　　　　D. 脾
   E. 肾

4. 下述血栓结局中错误的是（　　）。
   A. 吸收　　　　　　　　　B. 排出
   C. 机化　　　　　　　　　D. 再通
   E. 钙化

5. 心力衰竭细胞是指肺淤血时（　　）。
   A. 肺泡内吞噬粉尘的巨噬细胞
   B. 肺泡内含有多量含铁血黄素颗粒的巨噬细胞
   C. 增生的肺泡上皮细胞
   D. 血管内皮细胞
   E. 肺泡腔内的巨噬细胞

6. 下肢静脉血栓形成可引起（　　）。
   A. 下肢水肿和坏疽　　　　　　　B. 门静脉栓塞
   C. 肺动脉栓塞　　　　　　　　　D. 肠系膜动脉栓塞
   E. 脑动脉栓塞

7. 最常见的栓子是（　　）。
   A. 血栓栓子　　　　　　　　　　B. 空气栓子
   C. 细菌栓子　　　　　　　　　　D. 肿瘤栓子
   E. 羊水栓子

8. 脂肪栓塞患者死亡的常见原因是（　　）。
   A. 急性右心衰竭　　　　　　　　B. 急性左心衰竭
   C. 脑出血坏死　　　　　　　　　D. 肾功能衰竭
   E. 心源性休克

9. 梗死最常见的原因是（　　）。
   A. 血栓形成　　　　　　　　　　B. 血栓栓塞
   C. 血管受压　　　　　　　　　　D. 动脉痉挛
   E. 动脉壁肿瘤

10. 潜水员如果过快地从海底上升到地面容易发生（　　）。
    A. 肺不张　　　　　　　　　　　B. 脂肪栓塞
    C. 血栓栓塞　　　　　　　　　　D. 氮气栓塞
    E. 肺水肿

11. 男，57岁，右下肢大隐静脉曲张6年，行大隐静脉切除术，术中见静脉腔内多个褐色物堵塞血管，与血管壁紧密相连，该褐色物最可能是（　　）。
    A. 静脉内凝血块　　　　　　　　B. 静脉内血栓栓塞
    C. 静脉内血栓形成　　　　　　　D. 静脉内瘤栓
    E. 静脉内细菌栓子

12. 女，23岁，第二产程过长，在分娩过程中突发呼吸困难，因口鼻黏膜大量出血而死。尸检镜下可见肺小血管内有胎脂及角化上皮。其最可能的死因是（　　）。
    A. 血栓栓塞　　　　　　　　　　B. 气体栓塞
    C. 羊水栓塞　　　　　　　　　　D. 脂肪栓塞
    E. 瘤细胞栓塞

13. DIC凝血功能紊乱变化的特点为（　　）。
    A. 先低凝后高凝　　　　　　　　B. 先高凝后低凝
    C. 血液凝固性持续增高　　　　　D. 血液凝固性降低
    E. 血浆纤溶活性明显增强

14. DIC发生的关键环节是（　　）。
    A. 凝血因子Ⅻ的激活　　　　　　B. 凝血因子Ⅲ大量入血

C. 凝血酶大量生成　　　　　　　　D. 纤溶酶原激活物的生成
　　E. 凝血因子Ⅴ的激活
15. 妊娠末期产科意外容易诱发DIC，主要由于（　　）。
　　A. 血液处于高凝状态　　　　　　　B. 单核吞噬细胞系统功能低下
　　C. 微循环血流淤滞　　　　　　　　D. 纤溶系统活性增高
　　E. 肝功能障碍

二、问答题

1. 以肝、肺淤血为例，说明引起淤血的原因、病变及淤血的后果。
2. 简述血栓形成的条件（各举1例）和血栓对机体的影响。
3. 简述肺动脉血栓栓塞时肺部可能出现的病理变化及其给机体带来的影响。
4. 简述梗死的类型、形态特点及梗死对机体的影响，并举例。
5. 典型的DIC病程分为几期？各期有何特点？为什么DIC患者常有广泛出血？

（郭晓霞）

第四章

水、电解质代谢紊乱

> **学习目标**
>
> **掌握：**
> 1. 概念：低渗性脱水、高渗性脱水、等渗性脱水、水肿、低钾血症、高钾血症、反常性酸（碱）性尿。
> 2. 低渗性脱水、高渗性脱水、等渗性脱水、水肿、低钾血症、高钾血症的发病机制及其对机体的影响。
>
> **熟悉：**
> 1. 概念：脱水热、水中毒。
> 2. 水肿的分类，水、钠代谢紊乱和钾代谢紊乱的防治及护理的病理生理基础。
>
> **了解：**
> 常用的水、电解质代谢的正常值、水中毒的发病机制及其对机体的影响。

本章知识结构

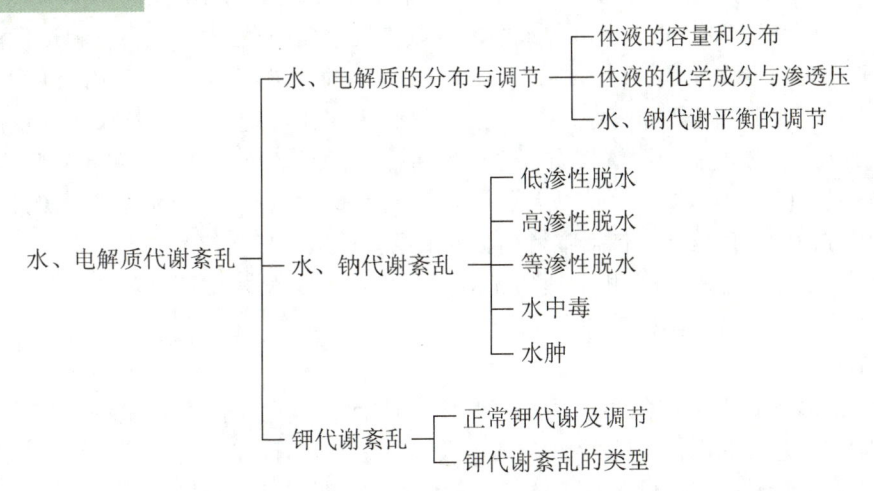

```
                              ┌─ 体液的容量和分布
            ┌─ 水、电解质的分布与调节 ─┼─ 体液的化学成分与渗透压
            │                  └─ 水、钠代谢平衡的调节
            │
            │                  ┌─ 低渗性脱水
            │                  ├─ 高渗性脱水
水、电解质代谢紊乱 ─┼─ 水、钠代谢紊乱 ──┼─ 等渗性脱水
            │                  ├─ 水中毒
            │                  └─ 水肿
            │
            │                  ┌─ 正常钾代谢及调节
            └─ 钾代谢紊乱 ─────┴─ 钾代谢紊乱的类型
```

水、电解质的动态平衡是维持机体内环境稳定的重要因素。在神经－内分泌系统的作用下，通过肾、肺等器官组织的调节，水和电解质在一定范围内保持相对稳定。任何导致这一调节功能障碍的因素，或水、电解质的代谢变化超过了机体的调节能力，都会导致水、电解质代谢紊乱。临床上，水、电解质代谢紊乱常常在许多疾病过程中发生，它可以加重疾病，甚至会危及患者生命。

第一节 水、电解质的分布与调节

一、体液的容量和分布

所谓体液,是指机体中的水和溶解在其中的溶质。正常成人体液总量约占体重的60%,细胞膜将体液分隔成细胞内液和细胞外液。细胞内液约占体重的40%,细胞外液约占体重的20%。毛细血管壁又将细胞外液分隔成血浆与组织间液,其中血浆约占体重的5%,组织间液约占体重的15%。细胞外液中还有极少的一部分体液分布于一些密闭的腔隙,如关节囊、颅腔、脑膜腔、腹膜腔等,约占体重的1%,是细胞外液的特殊部分,称"透细胞液"或"第三间隙"。血浆是沟通人体内、外环境和内环境各部分之间的重要转运体系,对生命活动的维持极为重要。

水是体内含量最多的重要物质,其以体液形式存在。水在维持人体正常生理活动中具有促进物质代谢、调节体温、润滑等多方面的功能。正常人每天水的摄入和排出处于动态平衡。水的来源有:① 饮水,每天波动在1 000~1 300 mL;② 食物含水,每天随食物摄入的水为700~900 mL;③ 代谢内生水,糖、脂肪、蛋白质等营养物质在代谢过程中生成的水称内生水,每天约300 mL。水排出的途径有:① 肾排尿,每天随尿液排出的水约1 500 mL;② 经肺由呼吸蒸发的水,每天约400 mL;③ 经消化道随粪便排出的水约150 mL;④ 皮肤非显性蒸发的汗液约500 mL。排出的水中,皮肤蒸发(非显性出汗)和呼吸蒸发的水几乎不含电解质,可以看作纯水。在显性出汗时汗液是一种低渗液,含NaCl约为0.2%,并含有少量的K^+,因此在炎热和高温环境下活动导致大量出汗时,应补充水和少量的Na^+和K^+。由于成人每日尿液中的固体物质(主要是蛋白质代谢终产物以及电解质)最少为35 g,尿液最大浓度为60~80 g/L,所以每天至少要排出500 mL尿液才能清除体内的代谢废物。钠也具有多方面的生理功能,包括维持细胞外液的渗透压,参与神经、肌肉、心肌细胞的动作电位的形成,参与新陈代谢和生理功能活动等。正常成人每天需钠4~6 g,几乎来自食盐。肾是主要排钠器官,其排钠特点是多吃多排,少吃少排,不吃不排。此外,汗液也可以排出少量钠。

体液总量的分布因个体年龄、性别、胖瘦而不同。新生儿体液总量约占体重的80%,学龄前儿童体液总量约占体重的65%,老年人体液总量则有所减少。脂肪组织含水量较少,而肌肉组织含水量较多,因此肥胖者体液总量低于肌肉发达者。

二、体液的化学成分与渗透压

体液中的溶质包括电解质和非电解质两大类。电解质是指各种无机盐在水中解离为带电荷的颗粒,如Na^+、K^+、Ca^{2+}、Mg^{2+}、Cl^-、HPO_4^{2-}、HCO_3^-等;而在水中不解离,不带电荷的颗粒,如葡萄糖、尿素等称为非电解质。细胞内、外液中电解质成分有很大差异。细胞内液主要阳离子是K^+,其次是Mg^{2+}和Na^+,主要阴离子是磷酸盐(HPO_4^{2-})和蛋白质。细胞外液主要阳离子是Na^+,其次是K^+、Ca^{2+}、Mg^{2+}等,主要阴离子是Cl^-,其次是

HCO_3^-。血浆和组织间液的电解质成分和含量基本相同，但血浆中蛋白质含量高于组织间液中蛋白质含量。各部分体液中阳离子所带的正电荷与阴离子所带的负电荷的总量是相等的，从而保持体液呈电中性。

体液中的溶质所具有的吸引和保留水分的力量称为**渗透压**。体液的渗透压取决于溶质的分子或离子的数目，而与颗粒大小、电荷或质量无关。血浆是含有多种溶质的混合溶液，溶质包括低分子晶体物质（如多种电解质、小分子有机化合物等）和高分子胶体物质（主要是血浆蛋白），血浆中的溶质吸引水的力量称为**血浆渗透压**，其中由低分子晶体物质产生的渗透压称晶体渗透压，由高分子胶体物质产生的渗透压称胶体渗透压。血浆和组织间液的渗透压是这两类物质所产生渗透压的总和，其中95%来自单价离子Na^+、Cl^-和HCO_3^-，剩余的5%由葡萄糖、氨基酸、尿素以及蛋白质等构成。血浆蛋白产生的胶体渗透压极小，约占血浆总渗透压的1/200，但由于蛋白质不能通过毛细血管壁，所以其对于维持血浆胶体渗透压及血管内外液体交换的平衡和血容量具有十分重要的作用。

正常血浆渗透压为280～310 mmol/L。体液的渗透压在此正常范围内称为**等渗**，低于280 mmol/L称为**低渗**，高于310 mmol/L称为**高渗**。

血Na^+产生的渗透压占血浆总渗透压的45%～50%，故临床上常用血Na^+浓度估计血浆渗透压的变化。正常血Na^+浓度为130～150 mmol/L。

三、水、钠代谢平衡的调节

体液的容量、化学成分、渗透压和分布保持相对恒定称为水与电解质平衡。这是通过神经-内分泌系统的调节实现的。

1. 渴觉中枢

渴觉中枢位于下丘脑视上核的侧面，与渗透压感受器邻近。细胞外液渗透压升高1%～2%就可刺激渗透压感受器，从而使渴觉中枢兴奋，引起口渴的感觉，使机体主动饮水。

2. 抗利尿激素

抗利尿激素（antidiuretic hormone，ADH）由下丘脑视上核和室旁核的神经元合成，并沿这些神经元的轴突下行到垂体后叶储存。刺激ADH合成和释放的因素有渗透性和非渗透性两类。血浆渗透压增高可使丘脑下部神经核或其周围的渗透压感受器细胞发生渗透性脱水，从而导致ADH分泌。非渗透性因素主要是血容量减少，可通过左心房和胸腔大静脉处的容量感受器影响ADH的分泌。通常，渗透压仅偏离正常值1%～2%就会引起明显的ADH分泌改变，而血容量改变需达10%左右才出现ADH分泌。但是后者一旦激发，作用就很强。临床上，当血容量严重减少时，尽管渗透压不高，ADH分泌仍很多。其他非渗透性因素如疼痛、精神紧张、吸烟、恶心、呕吐等也可刺激ADH分泌。目前认为，ADH通过水通道蛋白调节水的转运。

3. 醛固酮

醛固酮是肾上腺皮质球状带分泌的盐皮质激素，其分泌主要受肾素-血管紧张素系统和血浆Na^+、K^+浓度的调节。当循环血量减少时，肾血流量不足，肾动脉压下降可刺激肾近球细胞分泌肾素，进而激活肾素-血管紧张素-醛固酮系统（renin - angiotensin - aldosterone system，RAAS），增加肾上腺皮质球状带醛固酮的分泌。醛固酮作用于肾远曲小管和集合管上皮细胞，增加对 Na^+ 和水的重吸收，补充循环血量，同时也促进 K^+ 和 H^+ 的排出。此外，血 Na^+ 浓度降低和血 K^+ 浓度升高，都可以直接刺激肾上腺皮质球状带，使醛固酮分泌增加，促进肾保 Na^+ 排 K^+，使血 Na^+ 浓度升高而血 K^+ 浓度降低。

4. 心房利钠肽

心房利钠肽（atrial natriuretic polypeptide，ANP）是一组由心房肌细胞合成的多肽，由 21~33 个氨基酸组成。当心房扩张、血容量增加、血钠增高时可刺激心房肌细胞合成释放 ANP。ANP 的主要作用是强烈而短暂的利尿、排钠和松弛血管平滑肌的作用。ANP 排钠的机制是：① 抑制肾素和醛固酮分泌；② ANP 与受体结合后，通过鸟苷酸环化酶途径封闭钠通道，使远端肾小管对钠的重吸收减少；③ 选择性扩张入球小动脉、收缩出球小动脉，使滤过分数增高。

第二节 水、钠代谢紊乱

水、钠代谢紊乱总是同时或先后发生，主要表现为体液容量和渗透压的改变，临床上常将二者的代谢障碍合并讨论。根据体液容量变化不同，其分为脱水和水过多。体液容量明显减少的状态称为脱水。根据脱水时水、钠丢失比例不同，其分为低渗性脱水、高渗性脱水和等渗性脱水 3 种类型。水过多临床多见于水中毒（细胞外液呈低渗）和水肿（细胞外液呈等渗）。

一、低渗性脱水

低渗性脱水（hypotonic dehydration）是指失钠多于失水，血清 Na^+ 浓度 <130 mmol/L，血浆渗透压 <280 mmol/L。

（一）原因和机制

低渗性脱水主要见于体液大量丢失后只补充水，而未补充适量钠盐。体液常通过下列方式大量丢失。

1. 经皮肤丢失

体液经皮肤丢失见于大面积烧伤，大量出汗后只补水分而不补钠。虽然汗液渗透压约为血浆的 1/3，但大量出汗也可伴有明显的钠丢失，若只补充水分则可造成细胞外液低渗。

2. 经消化道丢失

经消化道丢失是临床最常见的丢失钠的原因，多数由于呕吐、腹泻引起，部分由于肠吸引术丢失大量含 Na^+ 消化液。如果只补充水分，将导致低渗性脱水。

3. 经肾丢失钠

经肾丢失钠见于以下情况：① 水肿患者长期连续使用排钠性利尿剂（如氯噻嗪、呋塞米等），其抑制肾小管对钠的重吸收，使钠从尿中大量丢失。② 急性肾功能衰竭多尿期，肾小管液中尿素等溶质浓度增高，可通过渗透性利尿作用使肾小管上皮细胞对钠、水重吸收减少；慢性的肾功能衰竭患者，由于受损的肾小管上皮细胞对醛固酮的反应性降低，对钠重吸收也会减少。③ 肾上腺皮质功能不全时，由于醛固酮分泌减少，肾排出钠增多。上述情况下，只补充水分而忽略了补钠盐，就可能引起低渗性脱水。

> **提　示**
>
> 　　低渗性脱水的发生，往往与失钠后只补充水而不补充钠有关。这一点应当引起充分的注意。但是，也必须指出，即使没有这些不适当的措施，大量体液丢失本身也可以使有些患者发生低渗性脱水。这是因为大量体液丢失所致的细胞外液容量的显著减少，可通过对容量感受器的刺激而引起 ADH 分泌增多，结果使肾脏重吸收水分增加，导致细胞外液低渗。

（二）对机体的影响

1. 口渴不明显

由于血浆渗透压降低，故机体虽缺水，但却不思饮。轻症或早期患者不会出现渴感，重症或晚期患者由于血容量明显减少可引起渴觉中枢兴奋而产生轻度渴感。

2. 尿的改变

（1）尿量的变化：在低渗性脱水早期，细胞外液量虽有减少但尚不明显，细胞外液渗透压降低抑制 ADH 释放，肾远曲小管和集合管对水重吸收减少，此时机体虽有缺水但尿量可无明显减少。当细胞外液容量明显减少时，血容量不足可刺激 ADH 释放，肾小管对水的重吸收增加，尿量减少。

（2）尿钠的变化：经肾失钠的低渗性脱水患者，尿钠含量较多（>20 mmol/L）。如果是肾外因素引起的低渗性脱水，因细胞外液减少、肾血流量不足而激活肾素－血管紧张素系统，刺激醛固酮分泌，肾小管对 Na^+ 重吸收增加，尿钠含量降低（<10 mmol/L）。

3. 细胞外液向细胞内转移

由于细胞外液低渗，水分从细胞外向细胞内转移，使细胞外液进一步减少，引起下述后果。

（1）细胞水肿：导致细胞功能代谢障碍。脑细胞水肿时患者可出现头痛、意识模糊、惊厥、昏迷等一系列中枢神经系统障碍。

（2）循环衰竭甚至休克：低渗性脱水时丢失的体液主要是细胞外液，使低血容量进一步加重，患者出现直立性眩晕、血压下降、四肢厥冷、脉搏细速等症状。在 3 型脱水中最易出现休克。其发生的主要机制是：① 各种原因造成的体液丢失；② 由于细胞外液低渗，体液向细胞内转移；③ 细胞外液低渗抑制 ADH 释放，早期尿量不减或多尿。

（3）脱水征：由于细胞外液减少，血液浓缩，血浆胶体渗透压升高使组织液的生成相对减少，回流相对增多，组织液明显减少。患者表现为皮肤弹性明显降低，黏膜干燥，眼窝和囟门（婴儿）凹陷等脱水外貌。脱水征在 3 型脱水中最为明显。

（三）防治及护理的病理生理基础

治疗原发病。原则上补充生理盐水，恢复细胞外液容量和渗透压。如果出现休克，要按休克的处理方式积极抢救。

二、高渗性脱水

高渗性脱水（hypertonic dehydration）是指失水多于失钠，血清 Na^+ 浓度 >150 mmol/L，血浆渗透压 >310 mmol/L。

（一）原因和机制

1. 水摄入不足

水摄入不足常见于：① 水源断绝，如沙漠迷路。② 不能饮水，如频繁呕吐、昏迷、消化道病变的患者等。③ 渴感障碍。有些脑部病变可损害渴觉中枢，有些脑血管意外的老年患者也可发生渴感障碍。由于水的摄入减少，皮肤和呼吸道黏膜不感蒸发仍继续丢失水分，则可引起高渗性脱水。

2. 水丢失过多

水丢失过多常见于：① 经皮肤及呼吸道丢失。高温环境工作大量出汗，发热或甲状腺功能亢进时，通过皮肤的不感蒸发每日可丢失数升水。汗液为低渗液，大汗时每小时可丢失水分 800 mL 左右。此外，过度通气可使呼吸道黏膜的不感蒸发加强以致大量水分丢失，如发热、代谢性酸中毒或精神性过度通气。② 经肾丢失。中枢性或肾性尿崩症，因 ADH 产生和释放不足或肾远曲小管和集合管对 ADH 反应性降低，远端肾小管对水的重吸收减少，排出大量稀释尿。以肾间质损害为主的肾脏疾病，因肾浓缩功能障碍，排出大量稀释尿。③ 经消化道丢失。例如，严重的呕吐、腹泻，尤其是婴幼儿慢性腹泻。

（二）对机体的影响

1. 口渴

细胞外液渗透压升高刺激下丘脑的渴觉中枢，引起口渴感。循环血量减少以及唾液分泌减少引起的口干舌燥，也是引起口渴感的原因。口渴是轻度高渗性脱水患者的早期表现。

2. 尿的改变

细胞外液渗透压升高可刺激渗透压感受器增加 ADH 分泌，使肾小管对水的重吸收增强，因而尿量减少而尿比重增高。

3. 细胞内液向细胞外转移

由于细胞外液高渗，水分从渗透压相对较低的细胞内向细胞外转移，这在一定程度上减轻了细胞外液的不足，但同时也引起细胞脱水。细胞脱水主要产生以下后果：① 中枢神经系统功能障碍。重度高渗性脱水患者，因细胞外液高渗使脑细胞严重脱水而皱缩。由于颅腔容积固定，脑体积的缩小可使介于颅骨与脑皮质之间的血管被牵拉，故尸检可见脑出血（特别是蛛网膜下腔出血）、脑血液循环障碍以及脑软化。这可引起中枢神经系统功能障碍，患者出现幻觉、躁动，甚至昏迷、死亡。② 脱水热。严重脱水时，从皮肤蒸发的水分减少，出现散热障碍，导致体温升高，称为脱水热。这在体温调节功能不完善的婴幼儿中较为常见。

（三）防治及护理的病理生理基础

防治原发病。补充水分，不能口服者可由静脉输入 5% ~10% 葡萄糖溶液。但高渗性脱水也有钠的丢失，故应适当补充钠盐。

三、等渗性脱水

等渗性脱水（isotonic dehydration）是指水和钠等比例丢失，血 Na^+ 浓度维持在 130～150 mmol/L，血浆渗透压维持在 280～310 mmol/L。

（一）原因和机制

任何等渗性体液大量丢失，都可导致等渗性脱水。等渗性体液常经下述途径丢失。

1. 经消化道丢失

所有小肠分泌液以及胆汁和胰液的钠浓度都在 120～140 mmol/L，为等渗液。因此，腹泻、小肠梗阻、肠引流等小肠液丢失都可引起等渗性脱水。

2. 经皮肤丢失

大面积烧伤、创伤时，血浆从烧伤的皮肤大量渗出，也可引起等渗性脱水。

3. 体腔内大量液体潴留

大量胸水或腹水形成或反复抽放也可造成等渗性脱水。

等渗性脱水主要丢失细胞外液，且不出现水的细胞内外转移，故该类型脱水仅表现为细胞外液量减少，血液浓缩。

（二）对机体的影响

1. 口渴

轻症或早期渴感不明显，重症或晚期可产生渴感。

2. 尿液改变

细胞外液量减少，血容量下降，可促进 ADH 和醛固酮分泌释放，尿量减少，尿钠减少。

3. 休克倾向和脱水征

休克倾向和脱水征介于高渗性脱水与低渗性脱水之间。

（三）防治及护理的病理生理基础

治疗原发病。补充液体，以补充渗透压为等渗液的 1/3～2/3 为宜。

> **提 示**
>
> 补液是 3 型脱水都使用的治疗方法。补液量包括累积损失量的补充、治疗过程中继续损失量的补充以及供给每日生理需要量。补液种类取决于脱水性质。基本原则是高渗性脱水以补水为主，等渗性脱水补偏低渗液体，低渗性脱水可补等渗液，兼顾补钠、钾。补足累积损失量后，补充继续损失量应给予与损失液体性质相似的溶液，补充生理需要量宜口服，不足者予以静脉滴注。

四、水中毒

水中毒又称为高容量性低钠血症，其特点是患者水潴留使体液量明显增多，血清 Na^+ 浓

度 <130 mmol/L，血浆渗透压 <280 mmol/L，但体内钠正常或增多。

（一）原因和机制

1. 肾排水功能降低

急性肾功能衰竭少尿期，肾排水功能急剧降低。慢性肾功能衰竭晚期，肾单位极度减少，肾排水功能明显降低。

2. ADH 分泌过多

ADH 分泌过多见于急性应激状态，某些药物（镇痛剂、异丙肾上腺素、口服降血糖药等）的作用，肾上腺皮质功能低下和 ADH 分泌异常增多综合征。

3. 水输入过多

静脉输入含钠少或不含钠的液体过多过快，超过肾的排水能力，可引起水潴留。

> **提示**
>
> 低渗性脱水晚期，细胞外液向细胞内转移，可造成细胞内水肿，若此时输入大量水分就可引起水中毒。

（二）对机体的影响

1. 细胞外液量增加

水中毒患者细胞外液量增加，晚期或重度患者可出现凹陷症状。低钠血症患者可出现厌食、恶心、呕吐、腹泻、肌无力等症状，尿比重下降（肾功能障碍者例外）。

2. 细胞内水肿

细胞外液低渗，水自细胞外向细胞内转移，造成细胞内水肿，严重者将影响器官功能。例如，脑细胞水肿严重病例可发生枕骨大孔疝、小脑幕裂孔疝，导致呼吸、心跳停止而死亡。

3. 尿液变化

尿量减少，尿钠增多。尿量减少系原发病所致。

（三）防治及护理的病理生理基础

防治原发病，尤其是对急性肾功能衰竭应积极防治，严格控制进水量。轻症患者，只要停止或限制水分摄入，常可自行恢复。重症或急症患者，除严格控制进水外，尚应给予脱水剂（甘露醇）或强利尿剂，以促进体内水分的排出，减轻脑水肿。

五、水肿

水肿（edema）是指过多的液体在组织间隙或体腔内积聚。一般将过多体液积聚在体腔内称为积水或积液，如腹腔积水、胸腔积水、心包积水和脑积水等。

水肿的分类方法较多：① 依据累及的范围分为局部性水肿和全身性水肿；② 按发病原因分为心性、肾性、肝性、过敏性和营养不良性水肿等；③ 按水肿发生的部位分为皮下、肺、脑、喉头水肿等；④ 根据皮肤有无凹陷分为凹陷性水肿（又称为显性水肿）和非凹陷性水肿（又称为隐性水肿）。

（一）水肿的原因和机制

生理情况下，组织间液量保持相对恒定有赖于血管内外液体交换和体内外液体交换的平衡。上述动态平衡遭到破坏，则可发生水肿。水肿的基本机制可概括为两大方面，即血管内外液体交换失平衡（组织液的生成大于回流）和体内外液体交换失平衡（钠水潴留）。

1. 血管内外液体交换失平衡——组织液的生成大于回流

组织间隙的液体有两种存在形式，其中 1% 是游离的，具有流动性，即游离态液体，能与血液和淋巴液迅速交换；其余 99% 的液体存在于胶原网状物中（化学成分是透明质酸、胶原和黏多糖等），即凝胶态液体，其更新速度比较缓慢。正常情况下，血浆与组织液之间通过毛细血管壁不断进行液体交换。血管内外液体移动的方向取决于以下 4 个因素：毛细血管血压（毛细血管血液流体静压）、组织间液流体静压、血浆胶体渗透压和组织间液胶体渗透压。影响血管内外液体交换的主要因素有：① 有效流体静压，是毛细血管流体静压与组织间隙流体静压之差，是驱使血管内液滤出的力量。② 有效胶体渗透压，为血浆胶体渗透压与组织间液的胶体渗透压之差，是促使液体回流至毛细血管内的力量。有效流体静压与有效胶体渗透压之差为有效滤过压。生理情况下，在毛细血管的动脉端，滤出的力量大于回吸收的力量，液体滤出。而在毛细血管的静脉端，回吸收的力量大于滤出的力量，组织液回吸收入毛细血管。③ 淋巴回流。正常情况下，组织液的生成略大于回流，组织液回流剩余的部分则由淋巴系统进入血液循环。由于淋巴管壁的通透性较高，其还可将细胞代谢生成或经毛细血管漏出的蛋白质等大分子物质也输入体循环。上述一个或多个因素同时或相继失调，可导致过多体液在组织间隙或体腔中积聚，即水肿，常见病因如下。

（1）毛细血管内流体静压增高。其主要原因是静脉压升高。全身或局部的静脉压升高，逆向传递到毛细血管静脉端和微静脉，使毛细血管内有效流体静压增高，当组织液生成增多超过淋巴回流的代偿能力时，将引起水肿。例如，右心衰竭时体静脉压的增高，可导致全身性水肿；左心衰竭时肺静脉压的增高，可导致肺水肿；肿瘤压迫静脉或静脉血栓形成也会导致局部水肿。动脉充血也可引起毛细血管内流体静压增高，成为炎性水肿的机制之一。

（2）血浆胶体渗透压降低。血浆胶体渗透压主要取决于血浆白蛋白含量。当血浆白蛋白含量降低时，血浆胶体渗透压下降，组织液生成增多，超过了淋巴回流的代偿能力，而引起水肿。导致血浆白蛋白含量下降的因素有：① 蛋白合成障碍。白蛋白主要合成于肝脏。若长期禁食，胃肠功能障碍，或肝功能障碍，都可使蛋白合成减少，常见于肝硬化和严重营养不良。② 蛋白质丧失过多。如肾病综合征时，大量蛋白质从尿中丧失。③ 蛋白质分解代谢增强，常见于慢性消耗性疾病，蛋白被大量动用，如恶性肿瘤等。

（3）微血管壁通透性增加。正常情况下，毛细血管壁仅允许微量的蛋白质滤出，从而保持了细胞内外的胶体渗透压梯度。生物性的及理化性的致病因素直接损伤微血管壁，或通过释放炎性介质使管壁通透性增加，使血浆蛋白从毛细血管和微静脉壁滤出，进而造成血浆胶体渗透压下降，组织间胶体渗透压升高，导致有效胶体渗透压下降，促使溶质及水分滤

第四章 水、电解质代谢紊乱

出，见于各种炎症性疾病、过敏性疾病，以及某些血管神经性疾病、毒物对血管的直接损害，这些情况下都可发生水肿。此类水肿液中蛋白含量较高。

（4）淋巴回流受阻。淋巴回流的抗水肿作用表现在其不仅能使组织液及其所含蛋白回到血液循环，且具有在组织液生成增多时的回流代偿能力。当淋巴管阻塞，或手术摘除淋巴管，可使淋巴回流受阻或无法完全代偿，导致含大量蛋白的水肿液在组织间隙积聚，形成淋巴性水肿。其常见原因是丝虫病，由于主要的淋巴管道被成虫堵塞，加之炎症反应和长期慢性水肿及结缔组织增生，可引起下肢的慢性水肿，其临床典型表现为下肢增粗，形同象腿，又称"象皮腿"；恶性肿瘤侵入并堵塞淋巴管，乳腺癌根治术后，摘除主干通过的腋窝淋巴结后，也可在相应部位发生水肿。

2. 体内外液体交换失平衡——钠水潴留

正常机体钠、水的摄入量和排出量处于动态平衡，从而保持体液量的相对恒定。而肾脏是机体调节钠、水平衡的重要器官。正常时经肾小球滤过的钠和水，99%～99.5%被肾小管重吸收，只有0.5%～1%由尿排出，其中近曲小管的重吸收率相对稳定在60%～70%，即肾小管重吸收率的多少始终随着肾小球滤过率的高低而相应变化，称为球－管平衡。而远曲小管和集合管的钠、水吸收主要受激素调节。任何因素破坏了这种平衡，会使肾脏排泄钠、水减少。当钠、水的摄入量超过肾脏的排出量而导致体液量增多，称为钠水潴留。钠水潴留的主要因素是肾小球滤过率下降和/或肾小管重吸收增加导致的球－管失衡，从而成为水肿发生的重要原因。

（1）肾小球滤过率下降。肾小球滤过率的高低取决于肾小球的有效滤过压、滤过膜的通透性和滤过面积的大小。而引起肾小球滤过率下降的常见原因有：① 肾小球滤过面积减少，见于急性肾小球肾炎，或慢性肾小球肾炎时导致肾单位大量破坏，滤过面积明显减少。② 肾血流量减少，见于充血性心力衰竭、肾病综合征、肝硬化伴腹水等。由于有效循环血量减少，肾血流量下降，肾小球滤过率降低。同时，继发的交感－肾上腺髓质系统、肾素－血管紧张素－醛固酮（renin－angiotensin－aldosterone，RAA）系统兴奋，使入球小动脉收缩，肾血流量进一步减少，导致钠水潴留。

（2）肾小管重吸收增加。其包括近曲小管、远曲小管和集合管重吸收钠、水增多。近曲小管对钠、水的主动重吸收相对稳定在肾小球滤过总量的60%～70%。当机体有效循环血量减少时，不仅使肾小球滤过率下降，而且会使近曲小管对钠、水的重吸收增加，从而发生水肿。

（3）肾血流重分布。当有效循环血量减少时，发生肾血流重分布，即大量的血流转移到近髓肾单位，而通过皮质肾单位的血流明显减少。近髓肾单位因髓袢长，其肾小管深入髓质高渗区，故对钠、水的重吸收功能较皮质肾单位要强，结果使肾小管对钠、水的重吸收增多。

以上是水肿发病机制中的基本因素。其中钠水潴留是全身性水肿形成的基本机制，组织液的生成大于回流是局部水肿形成的必要机制。在各种不同类型水肿的发生、发展中，常常是各种因素先后或同时发挥作用。同一因素在不同水肿的发病机制中所处的地位也不相同。

（二）对机体的影响

除炎性水肿具有稀释毒素、运送抗体等抗损伤作用外，其他水肿对机体都有不同程度的不利影响。

1. 引起细胞营养障碍

在组织间隙中，过量液体的积聚增大了细胞与毛细血管间的距离，使营养物质在细胞间弥散的距离加大，导致细胞营养障碍。

2. 导致器官组织功能障碍

急速发展的重度水肿因来不及适应及代偿，可能引起比慢性水肿重得多的功能障碍。若水肿部位为生命活动的重要器官，则可造成更为严重的后果，如脑水肿引起颅内压升高，甚至造成脑疝，常危及生命；喉头水肿可引起气道阻塞，严重者窒息死亡。

（三）防治及护理的病理生理基础

1. 防治原发病

例如，对心力衰竭、肾病综合征等进行积极的预防和治疗。

2. 对症处理

对于全身性水肿，选用适当的利尿药，必要时限制钠、水的摄入。对局部性水肿，通过引流和改变体位，缓解水肿。

3. 防止并发症

维持水、电解质和酸碱平衡。

第三节　钾代谢紊乱

钾是细胞内分布的主要阳离子，正常机体内钾的动态平衡和细胞内外钾的分布平衡对于维持细胞的正常代谢功能乃至机体生命活动极为重要。钾的主要生理功能有：① 维持细胞新陈代谢。钾参与多种物质的新陈代谢过程，与糖原和蛋白质合成有密切关系。细胞内一些与糖代谢有关的酶类，如磷酸化酶和含巯基酶等必须有高浓度钾存在才具有活性。② 保持细胞膜静息电位。钾是维持细胞膜静息电位的物质基础。细胞膜静息电位主要取决于细胞膜对钾的通透性和膜内外钾浓度差。静息状态下细胞膜只对钾有通透性，细胞内钾向膜外的被动扩散，造成内负外正的极化状态，形成了静息电位。此电位对神经肌肉组织的兴奋性是不可缺少的。③ 调节细胞内的渗透压。④ 调节机体的酸碱平衡。

> **提　示**
>
> 人体钾的来源全靠食物获得。一般膳食每天可提供 2～4 g 钾，足够生理需要。食物中的钾大部分在小肠吸收。约 90% 的钾经肾脏排泄，其余由消化道和汗液排出体外。从肾小球滤出的钾几乎在近曲小管重吸收，尿中排出的钾主要是远曲小管分泌的。肾脏排钾的特点是"多吃多排，少吃少排，不吃也排"。在钾摄入量极少甚至不摄入钾的情况下，肾脏每天仍能排出一定量的钾。因此，低钾血症在临床上较为常见。

一、正常钾代谢及调节

成人体内含钾总量为 50~55 mmol/kg，其中 98% 存在于细胞内，存在于细胞外液的钾仅占体钾总量的 2%。细胞内外钾浓度差是靠细胞膜 Na^+-K^+-ATP 酶耗能转运来维持的。正常血清钾浓度为 3.5~5.5 mmol/L。临床通常以血清钾浓度为指标判断是否有钾代谢紊乱。

（一）钾的跨细胞转移

血钾浓度变动时，可以通过钾的跨细胞转移维持细胞内、外液之间钾的正常分布。影响钾的跨细胞转移的主要因素如下。

1. 激素的作用

胰岛素促使钾转移到细胞内，主要通过活化细胞表面的 Na^+/H^+ 逆向转运体，将细胞外的 Na^+ 转运到细胞内，细胞内 Na^+ 浓度升高又激活 Na^+-K^+-ATP 酶，将 Na^+ 泵出细胞外，K^+ 泵入细胞内。此外，胰岛素还可使 Na^+-K^+-ATP 酶合成增加，使葡萄糖转运体增多，间接使血钾降低。儿茶酚胺对 K^+ 分布的影响因受体不同而异。兴奋 α 受体，能降低细胞对 K^+ 的摄取。刺激 β 受体，可与胰岛素作用一样，通过受体耦联的酪氨酸蛋白激酶信号通路激活细胞膜上的 Na^+-K^+-ATP 酶，促进细胞摄取 K^+。

2. 细胞外液钾浓度

细胞外液钾浓度也是 Na^+-K^+-ATP 酶活性的一个调节因素，细胞外高钾使 Na^+-K^+-ATP 酶活性升高，促进细胞摄钾。相反，低钾血症时，钾从细胞内移出以维持血浆钾浓度。

3. 酸碱平衡状态

酸中毒时，细胞外液 H^+ 浓度升高，为了维持细胞外液 pH 尽量不变，H^+ 进入细胞内，交换出细胞内的 K^+，使细胞外液 K^+ 浓度升高。相反，碱中毒时，细胞外液 H^+ 浓度降低，细胞内 H^+ 代偿性地释出，给予补偿，为了维持体液电中性，必然同时换入相应量的 K^+，从而使细胞外液 K^+ 浓度降低。一般认为血液 pH 每升高和降低 0.1 单位，血清钾浓度将降低或升高 0.6 mmol/L。因此，酸中毒时常伴有高钾血症，而碱中毒时则常伴有低钾血症。

4. 物质代谢状况

细胞每合成 1 g 糖原，约有 0.33 mmol 的钾进入细胞；每合成 1 g 蛋白质，约有 0.45 mmol 的钾沉积于细胞内。相反，在糖原和蛋白质分解过程中，可由细胞内释出相应量的钾。因此，在组织生长、创伤修复或长期应用胰岛素时，由于合成代谢增强，钾进入细胞增多，可使血钾浓度降低；当出现组织破坏、溶血、肿瘤细胞坏死、挤压综合征时，钾可从细胞内释出，使血钾浓度升高。

5. 渗透压与运动

细胞外液渗透压的急性升高促进钾离子从细胞内移出。这可能是因细胞外液高渗引起水向细胞外移动时将钾也带出，且高渗引起的细胞脱水使细胞内钾浓度升高也促进钾离子外移。反复的肌肉收缩使细胞内钾外移，而细胞外液的钾浓度升高可促进局部血管扩张，增加血流量，这有利于肌肉的活动。运动所引起的血清钾升高通常是轻度的，但在极剧烈运动时，血清钾的升高也可非常迅速而明显。此外，某些药物、毒物、细胞膜的损伤等病理因素也会对钾的跨细胞转运产生明显影响。

（二）肾对钾排泄的调节

肾排钾的过程可大致分为 3 个部分：肾小球的滤过；近曲小管和髓袢对钾的重吸收；远曲小管和集合小管对钾排泄的调节。对不断变动的钾摄入量，机体主要依靠远曲小管和集合小管对钾的分泌和重吸收的调节维持体钾的平衡。影响远曲小管、集合小管排钾的调节因素为：① 细胞外液的钾浓度升高可明显提高肾远曲小管和集合小管的泌钾速率。② 醛固酮促进肾排泌钾。③ 远曲小管和集合管中尿液的流速和流量增加，促进钾的排泌。④ 肾小管上皮细胞管腔面跨膜电位差增大，促使肾小管上皮细胞内 K^+ 顺此电位梯度被排泌。⑤ 急性酸中毒时肾排钾减少；碱中毒时则肾排钾增多。

二、钾代谢紊乱的类型

一般根据血清钾浓度的变化，钾代谢紊乱分为低钾血症和高钾血症两类。

（一）低钾血症

低钾血症（hypokalemia）是指血清钾浓度低于 3.5 mmol/L。

1. 原因和机制

（1）钾摄入不足。例如，胃肠道梗阻、昏迷、胃肠道术后禁食及静脉高营养时补钾不足，或过度节食减肥。通常因单纯摄食减少造成的低钾血症程度较轻。

（2）钾向细胞内转移。其一般见于碱中毒、某些药物或毒物的作用，以及家族性低钾性周期性麻痹。

（3）钾丢失过多。① 经肾失钾过多：这是成人失钾最重要的原因，如利尿剂应用不当、渗透性利尿、肾小管性酸中毒、盐皮质激素过多等。② 消化道失钾过多：见于频繁呕吐、胃肠减压、严重腹泻、肠瘘等患者，钾随消化液丢失并伴有钾摄入不足。此外，血容量减少引起继发性醛固酮增多，促进肾脏排钾，也是导致低钾血症的原因。③ 经皮肤丢失：高温环境下进行强体力劳动，大量出汗可丢失较多的钾，若没有及时补充可引起低血钾。

2. 对机体的影响

低钾血症对机体的影响取决于血钾降低的程度、速度和持续时间。一般情况下，血钾越低对机体影响越大。慢性失钾患者往往症状不明显。

（1）对神经—肌肉的影响。肌细胞兴奋性的高低是由静息电位与阈电位之间的距离决定的，距离越大引起细胞兴奋所需的刺激强度越大，即兴奋性降低。急性低钾血症时，细胞外 K^+ 浓度快速降低而细胞内 K^+ 浓度变化不大，使细胞内外 K^+ 浓度比值增大。临床上表现为肌肉无力，以下肢肌肉最为明显。腱反射减弱甚至消失，严重时出现肌肉麻痹，呼吸肌麻痹是重要的死亡原因。胃肠道平滑肌兴奋性降低，表现为胃肠道运动减弱，腹胀、肠鸣音减弱或消失，甚至出现麻痹性肠梗阻。慢性低钾血症时，由于细胞内 K^+ 逐渐移向细胞外，细胞内外 K^+ 浓度比值与正常时相似，对肌细胞兴奋性无明显影响。

（2）对心脏的影响。低钾血症对心脏的影响主要表现为心律失常。重度可出现室上性或室性心动过速及室颤。其机制与心肌细胞的兴奋性、自律性、传导性和收缩性改变有关。

① 心肌兴奋性升高。急性低钾血症时，由于细胞外液钾离子浓度降低，心肌细胞膜对钾离子的通透性降低，细胞内钾离子外流减少，心肌细胞静息膜电位的绝对值减小，与阈电位的差距减小，心肌兴奋性升高。

② 心肌传导性降低。传导性与动作电位 0 相去极化的速度和幅度有关。低钾血症使 0 相去极化速度减慢，幅度减小，因此传导性降低。

③ 心肌自律性升高。低钾血症时，膜对钾的通透性降低，钾外流减慢，使 Na^+ 内向电流相对加速，自动去极化速度加快，异位起搏点的自律性升高。

④ 心肌收缩性先高后低。急性低钾血症时，血钾浓度降低对 Ca^{2+} 内流的抑制作用减弱，使复极化 2 期 Ca^{2+} 内流相对加速，Ca^{2+} 内流加速一方面使 ST 段压低，另一方面使兴奋-收缩耦联增强，心肌收缩性升高。但在严重慢性低钾血症时，又因细胞内缺钾，引起心肌细胞变性坏死，使心肌收缩性减弱。

⑤ 对心电图的影响。心电图显示 T 波低平、T 波后出现 U 波。严重低血钾还可出现 P 波增宽、P-R 间期延长及 QRS 综合波增宽等传导阻滞的心电图变化。

（3）对肾功能的影响。低钾血症对肾的损害主要出现在髓质集合管，表现为肾小管上皮细胞肿胀、增生、胞浆内颗粒形成等。长时间的严重缺钾可波及各段肾小管，甚至肾小球，出现间质性肾炎样表现。其在功能上的主要表现为尿浓缩功能的障碍，出现多尿和低比重尿，严重者可发生肾性尿崩症。其机制与集合管对 ADH 反应性降低有关。

（4）对酸碱平衡的影响。一般情况下，低钾血症容易发生代谢性碱中毒。其主要机制是：① 低钾血症时细胞内 K^+ 向细胞外转移，细胞外 H^+ 向细胞内转移，使细胞外液 H^+ 浓度降低。② 血钾降低时，肾远曲小管内 K^+-Na^+ 交换减少，故 H^+-Na^+ 交换增加，因而排 H^+ 增多。③ 低钾血症时，肾排 Cl^- 增多，可引起代谢性碱中毒。碱中毒应排碱性尿，才能维持血液正常 pH。但是，低钾血症引起碱中毒时，为了维持血钾正常，肾小管排 H^+ 增加，排出的尿呈酸性，故称"反常性酸性尿"。

（5）对骨骼肌的影响。严重低血钾时，骨骼肌细胞可发生坏死，称为横纹肌溶解，较易发生于缺钾患者有较剧烈的肌肉活动时。

3. 防治及护理的病理生理基础

（1）治疗原发病，尽早恢复正常饮食。

（2）补钾原则。血清钾浓度低于 3.0 mmol/L 或有明显低钾血症临床表现者应及时补钾。其原则为尽量口服补钾；见尿补钾，每日尿量少于 500 mL 时不宜补钾，以防高钾血症；静脉补钾时应严格控制剂量和速度，以免血钾突然升高而致心室纤颤和心跳骤停。

（二）高钾血症

高钾血症（hyperkalemia）是指血清钾浓度高于 5.5 mmol/L。

1. 原因和机制

（1）钾摄入过多。静脉输钾速度过快或浓度过高，短时输入大量库存 2 周以上的血，其血清钾浓度也可增加 4~5 倍。

（2）钾向细胞外转移，常见原因如下。① 酸中毒。细胞外液 pH 降低使 H^+ 进入细胞内，以缓解细胞外液酸中毒，同时细胞内的 K^+ 移出细胞外，以维持细胞内外的电荷平衡。酸中毒还可使肾小管上皮细胞内 H^+ 浓度增加，进而使 $H^+ - Na^+$ 交换增加，$Na^+ - K^+$ 交换减少，导致高钾血症。② 细胞破坏。其见于缺氧、严重创伤、溶血时，若伴有肾功能衰竭更易发生高钾血症。③ 胰岛素缺乏。糖尿病时，胰岛素缺乏可抑制 $Na^+ - K^+ - ATP$ 酶活性，影响钾进入细胞内。④ 某些药物使用不当。例如，β 受体阻滞剂、洋地黄类药物使用不当等。⑤ 高钾血症性家族性周期性麻痹。

（3）肾排钾减少。肾排钾减少是引起高钾血症最常见的原因，常见于：① 肾功能衰竭。急性肾功能衰竭少尿期钾排出明显减少，血钾浓度迅速上升，常是导致患者死亡的主要原因。因创伤、挤压伤等所致的急性肾功能衰竭，由于钾从损伤组织大量入血，血钾上升更快。慢性肾功能衰竭肾小球滤过率过低，也会发生高钾血症。② 醛固酮分泌减少。各种遗传性或获得性的醛固酮分泌不足均可导致钾排出减少，血 K^+ 升高。③ 保钾利尿剂使用不当。单纯使用保钾利尿剂很少见到高钾血症，只有同时存在肾功能损害，该类药物使用不当才会引起高钾血症。

2. 对机体的影响

高钾血症对机体的影响主要表现在因膜电位异常引发的功能障碍，具体为肌无力和心律失常。

（1）对骨骼肌的影响。血清钾浓度在 5.5~7 mmol/L 的急性轻度高钾血症，细胞外 K^+ 浓度增加而细胞内 K^+ 浓度变化不大，使细胞内外 K^+ 浓度比值减小，静息电位与阈电位之间的距离接近，神经肌肉兴奋性增高。临床上表现为感觉异常、肌肉疼痛、肌束震颤等。急性重度高钾血症，血钾浓度增高至 7~9 mmol/L 时，由于细胞内外 K^+ 浓度比值更小，静息电位接近甚至超过阈电位水平，细胞膜快钠通道失活，不易形成动作电位，神经肌肉组织不能兴奋，患者可出现肌肉软弱无力，甚至发生迟缓性麻痹。慢性高钾血症时，由于细胞外增多的 K^+ 逐渐移入细胞内，细胞内外 K^+ 浓度比值与正常时相似，静息电位变化不大，多无神经肌肉症状。

（2）对心脏的影响。由于高钾血症对心肌细胞电生理特性的影响，高钾血症患者常出现各种类型的心律失常。慢性高钾血症患者多表现为心脏自律性降低和广泛性传导阻滞；而急性重度高钾血症患者可以出现心室纤颤和心搏骤停，这是导致高钾血症患者死亡的主要原因。

① 心肌兴奋性先高后低。急性高钾血症对心肌细胞膜电位的影响与对骨骼肌细胞膜电位的影响基本相同，即心肌兴奋性出现先升高后降低的双向变化。急性轻度高钾血症，细胞内外的 K^+ 浓度差变小，静息膜电位负值变小，与阈电位的差距缩小，心肌兴奋性增高；急性重度高钾血症，静息膜电位负值过小，达到 $-60 \sim -55$ mV 时，兴奋性下降。

② 心肌传导性降低。患者常发生传导延缓或阻滞。

③ 心肌自律性降低。高钾血症时，膜对钾的通透性增加，快反应自律细胞复极 4 期 K^+ 外流加速，Na^+ 内向电流相对减小，自动除极速度减慢，自律性降低。

④ 心肌收缩性降低。细胞外液 K^+ 浓度升高，对 Ca^{2+} 内流的抑制作用加强，动作电位 2 期 Ca^{2+} 内流减少，胞浆 Ca^{2+} 浓度降低，心肌收缩性降低。

⑤ 对心电图的影响。心电图显示 T 波高尖。心肌传导性降低使 P 波和 QRS 波变低和增

宽。机体还可因传导阻滞、兴奋折返等出现多种类型的心律失常甚至室颤。

（3）对酸碱平衡的影响。高钾血症多伴有代谢性酸中毒，排出的尿呈碱性，故称"反常性碱性尿"。

3. 防治及护理的病理生理基础

（1）防治原发病。轻度高钾血症时，积极治疗原发病及限制高钾饮食，一般都能自行缓解。当血钾高达 7.0 mmol/L 以上时，应迅速采取紧急措施降低血钾，保护心脏。

（2）对抗高血钾对心肌的毒性作用。过高的血 K^+ 浓度会危及生命，常需紧急处理，包括静脉给予 10% 葡萄糖酸钙或高渗氯化钠溶液，以对抗高血钾对心肌的毒性作用，促进 K^+ 移入细胞内，加速 K^+ 排出。

学习活动 4-1

病例与分析

病例：

患者，男性，37岁，因发热、腹痛、呕吐、嗜睡2天，以"急性弥漫性腹膜炎"入院。入院时患者烦躁不安，神志模糊，口唇干燥，眼窝凹陷，皮肤弹性差；体温39 ℃，血压105/60 mmHg，脉搏99次/分，呼吸33次/分；腹部膨隆，有肌紧张、压痛、反跳痛，叩诊有移动性浊音，听诊肠鸣音减弱，腱反射减弱。实验室检查发现血 Na^+ 140 mmol/L，血 K^+ 3.3 mmol/L，血 pH 7.32，血浆 HCO_3^- 22 mmol/L。

问题：

该患者发生了哪种类型的水、电解质代谢紊乱？试分析其发生水、电解质紊乱的机制。

分析提示：

根据患者的病史、临床表现和实验室检查，该患者发生的是等渗性脱水和低钾血症。等渗性脱水是由于呕吐、炎症渗出、入水量不足引起，发热也加重脱水，临床表现为烦躁不安，神志模糊，口唇干燥，眼窝凹陷，皮肤弹性差；而消化液丢失、肾排钾引起血钾降低，患者表现为肠鸣音减弱，腱反射减弱。

学习活动 4-2

自测练习题

一、单项选择题

1. 脱水热产生的原因是（　　）。
   A. 散热减少　　　　　　　　　　　　B. 产热增加
   C. 体温调节中枢功能障碍　　　　　　D. 体温调节中枢调定点上移
   E. 产热增加和散热减少

2. 患者口渴，尿少，尿钠高，血清钠＞150 mmol/L，其水与电解质代谢紊乱的类型是（   ）。
    A. 等渗性脱水　　　　　　　　　　B. 水中毒
    C. 高渗性脱水　　　　　　　　　　D. 水肿
    E. 低渗性脱水

3. 早期易发生休克的水、电解质代谢紊乱的类型是（   ）。
    A. 低渗性脱水　　　　　　　　　　B. 高渗性脱水
    C. 水中毒　　　　　　　　　　　　D. 低钾血症
    E. 高钾血症

4. 判断不同类型脱水的依据是（   ）。
    A. 体液丢失的总量　　　　　　　　B. 细胞外液丢失的总量
    C. 细胞外液渗透压的变化　　　　　D. 血浆胶体渗透压的变化
    E. 细胞内液渗透压的变化

5. 造成血浆胶体渗透压降低的主要原因是（   ）。
    A. 血浆白蛋白减少　　　　　　　　B. 血浆球蛋白减少
    C. 血液浓缩　　　　　　　　　　　D. 血红蛋白减少
    E. 血 Na^+ 含量降低

6. 水肿时全身钠水潴留的基本机制是（   ）。
    A. 毛细血管血压升高　　　　　　　B. 血浆胶体渗透压下降
    C. 肾小球—肾小管失平衡　　　　　D. 肾小球滤过增加
    E. 静脉回流受阻

7. 导致肾小球滤过率下降的因素不包括（   ）。
    A. 肾小球滤过压下降　　　　　　　B. 肾血流量减少
    C. 肾小球囊内压降低　　　　　　　D. 肾小球滤过面积减少
    E. 肾小球滤过膜通透性降低

8. 引起低钾血症的原因不包括（   ）。
    A. 长期使用呋塞米　　　　　　　　B. 代谢性酸中毒
    C. 禁食　　　　　　　　　　　　　D. 肾上腺皮质功能亢进
    E. 代谢性碱中毒

9. 某患者做消化道手术后禁食1周，静脉输入葡萄糖及生理盐水。此患者最容易发生的电解质紊乱是（   ）。
    A. 低血钠　　　　　　　　　　　　B. 低血钙
    C. 低血镁　　　　　　　　　　　　D. 低血磷
    E. 低血钾

10. 细胞内的钾转移到细胞外引起高钾血症见于（   ）。
    A. 碱中毒　　　　　　　　　　　　B. 静脉输入大量葡萄糖
    C. 静脉输入大量胰岛素　　　　　　D. 血管内溶血

E. 静脉输入大量氨基酸
11. 大面积肌肉挤压伤的患者易出现（　　）。
    A. 低钾血症　　　　　　　　　　B. 低镁血症
    C. 低钠血症　　　　　　　　　　D. 高钠血症
    E. 高钾血症
12. 最易引起高钾血症的是（　　）。
    A. 急性肾衰多尿期　　　　　　　B. 原发性醛固酮增多症
    C. 大量应用呋塞米　　　　　　　D. 急性肾衰少尿期
    E. 大量应用胰岛素
13. 高钾血症和低钾血症均可引起（　　）。
    A. 代谢性酸中毒　　　　　　　　B. 代谢性碱中毒
    C. 肾小管泌氢增加　　　　　　　D. 心律失常
    E. 肾小管泌钾增加

二、问答题
1. 试分析高渗性脱水早期不易出现循环衰竭，而低渗性脱水易出现循环衰竭的原因。
2. 简述急性低钾血症对心脏的影响。
3. 试分析严重腹泻患者可能出现的水、电解质代谢紊乱的类型和原因。

（郭晓霞）

第五章

酸碱平衡紊乱

学习目标

掌握：
1. 概念：代谢性酸中毒、呼吸性酸中毒、代谢性碱中毒、呼吸性碱中毒。
2. 4种单纯型酸碱平衡紊乱的原因及机体变化。

熟悉：
1. 概念：混合型酸碱平衡紊乱。
2. 4种单纯型酸碱平衡紊乱的防治及护理的病理生理基础。

了解：
反映酸碱平衡的常用指标、机体的主要缓冲系统；肺的调节机制；肾的调节机制；4种单纯型酸碱平衡紊乱时血气指标的变化。

本章知识结构

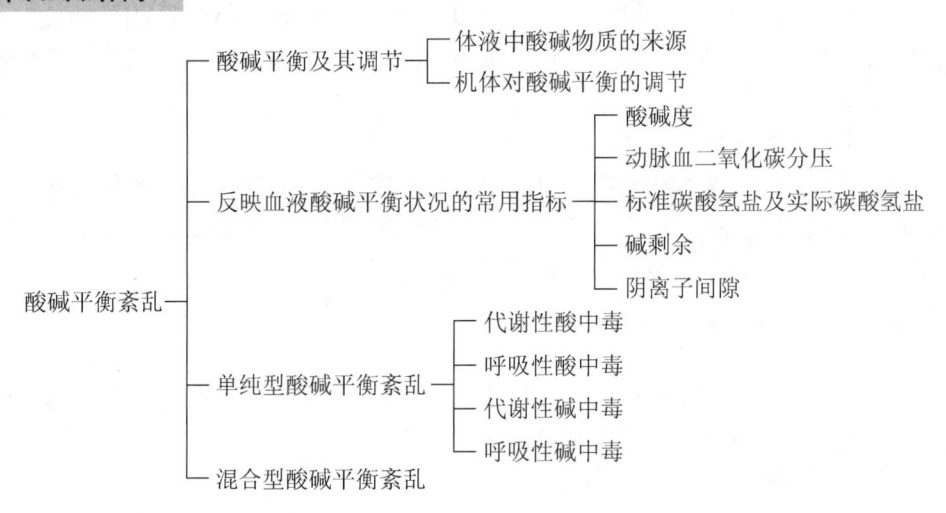

酸碱平衡紊乱
- 酸碱平衡及其调节
  - 体液中酸碱物质的来源
  - 机体对酸碱平衡的调节
- 反映血液酸碱平衡状况的常用指标
  - 酸碱度
  - 动脉血二氧化碳分压
  - 标准碳酸氢盐及实际碳酸氢盐
  - 碱剩余
  - 阴离子间隙
- 单纯型酸碱平衡紊乱
  - 代谢性酸中毒
  - 呼吸性酸中毒
  - 代谢性碱中毒
  - 呼吸性碱中毒
- 混合型酸碱平衡紊乱

适宜的酸碱度是机体的组织、细胞进行正常代谢活动的基本条件。正常情况下，机体不断从体外摄入或体内不断生成一些酸性或碱性的物质，但是通过体内的缓冲和调节功能，血液的 pH 可以稳定在正常范围，即 pH 为 7.35~7.45，平均值为 7.40。这种在生理情况下维持体液酸碱度的相对稳定性称为酸碱平衡。多种因素引起酸碱负荷过度或调节机制障碍，导致体液酸碱度稳定性被破坏，称为酸碱平衡紊乱。酸碱平衡紊乱常加重原有病情，使诊断和治疗复杂化，因此酸碱平衡紊乱是一个重要的临床问题。

第一节 酸碱平衡及其调节

一、体液中酸碱物质的来源

体液中的酸性或碱性物质主要是细胞在物质代谢的过程中产生的，少量来自食物。

（一）酸性物质的来源

1. 挥发性酸

挥发性酸即碳酸（H_2CO_3）。糖、脂肪和蛋白质氧化分解过程中生成的终产物 CO_2，在碳酸酐酶催化下与水结合形成 H_2CO_3。H_2CO_3 可以释出 H^+，也可以转变为 CO_2，经肺排出体外，故称 H_2CO_3 为酸碱平衡调节的呼吸因素。

2. 固定酸

固定酸是指经肾脏随尿排出，不能经肺呼出的酸性物质，又称非挥发性酸。体内的固定酸是摄入的糖、蛋白质和脂肪在分解代谢过程中产生的，包括磷蛋白、核酸等分解生成的磷酸，蛋氨酸、半胱氨酸等分解生成的硫酸，嘌呤类化合物分解生成的尿酸，糖酵解生成的乳酸、丙酮酸，脂肪代谢生成的羟丁酸和乙酰乙酸等。正常成人每天由固定酸释放出来的 H^+ 约为 50~100 mmol。固定酸由肾脏排泄的同时回吸收 HCO_3^-，以恢复由于缓冲酸而丢失的 HCO_3^-。由于 HCO_3^- 浓度受到固定酸的生成和排除的影响，所以称 HCO_3^- 为酸碱平衡调节的代谢因素。

机体有时还会摄入一些酸性食物，包括服用酸性药物，如氯化铵、水杨酸等，其成为体内酸性物质的另一来源。

（二）碱性物质的来源

体液中碱性物质主要来源于食物。食物中的有机酸盐，如枸橼酸钠、苹果酸钠等，在体内可以被代谢生成碳酸氢钠。体内物质代谢也可产生碱性物质，如氨基酸脱氨基生成氨，但是由于氨在肝脏转变为尿素，故其对体液酸碱度影响不大。

二、机体对酸碱平衡的调节

正常人体不断生成或摄取酸碱物质，但体液的 pH 不会发生明显变化，这是通过血液缓冲系统、肺和肾对酸碱平衡的调节实现的。

（一）血液缓冲系统

血液缓冲系统是指由一种弱酸和其相对应的共轭碱所构成的，具有缓冲酸或碱能力的混合液。血液缓冲系统主要有以下几种。

1. 碳酸盐缓冲系统

碳酸盐缓冲系统由 HCO_3^-/H_2CO_3 构成。在血液缓冲系统中该系统最为重要，这是因为：① 缓冲能力最强。碳酸盐缓冲系统是细胞外液含量最多的缓冲系统，其缓冲固定酸的能力占全血缓冲总量的 1/2 以上。② 为开放性缓冲系统。肺和肾对 H_2CO_3 和 HCO_3^- 的调节，使缓冲物质得以补充或排出，从而增加其缓冲能力。但是，碳酸盐缓冲系统只能缓冲碱和固定酸，不能缓冲挥发性酸。

2. 磷酸盐缓冲系统

磷酸盐缓冲系统由 $HPO_4^{2-}/H_2PO_4^-$ 构成，存在于细胞内、外液，主要在细胞内液和肾小管中发挥作用。

3. 蛋白质缓冲系统

蛋白质缓冲系统由 Pr^-/HPr 构成，存在于血浆及细胞内。尤其是血浆蛋白缓冲系统平时作用不大，当其他缓冲系统都被调动后，其作用才显示出来。

4. 血红蛋白缓冲系统

血红蛋白缓冲系统由 Hb^-/HHb 和 $HbO_2^-/HHbO_2$ 组成，是红细胞特有的缓冲系统，在缓冲挥发性酸中发挥主要作用。

> **提示**
>
> 在酸碱平衡调节中，挥发性酸主要由血红蛋白缓冲系统缓冲，而固定酸和碱能被所有缓冲系统所缓冲，其中以碳酸盐缓冲系统最为重要。

当体液中酸或碱性物质含量发生改变时，缓冲系统通过接收 H^+ 或释放 H^+，减轻体液 pH 变化的程度。以碳酸盐缓冲系统为例，说明缓冲系统在酸碱平衡调节中的作用。

$$HCl + NaHCO_3 \longrightarrow NaCl + H_2CO_3$$

盐酸是一种强酸，当其进入血液后与缓冲系统中的碱发生反应，生成氯化钠和碳酸，从而将强酸转化成弱酸，进而通过肺将碳酸排出，血液 pH 不会发生明显变化。

$$NaOH + H_2CO_3 \longrightarrow H_2O + NaHCO_3$$

氢氧化钠是一种强碱，当其进入血液后与缓冲系统中的弱酸发生反应，生成水和碳酸氢钠，从而将强碱转化成弱碱，再经肾排出。

（二）肺的调节

肺通过呼吸频率和幅度的改变来调节 CO_2 排出量，以调节血浆碳酸浓度，维持血液 pH 的相对恒定。呼吸运动受到延髓呼吸中枢的控制，呼吸中枢接受来自中枢化学感受器和外周化学感受器的刺激。

延髓呼吸中枢化学感受器感受脑脊液 H^+ 浓度的变化，H^+ 增加可以刺激呼吸中枢，增加肺泡通气量。CO_2 虽不能直接刺激中枢化学感受器，但由于其为脂溶性物质，容易透过生物膜改变脑脊液的 pH，使 H^+ 浓度增加，呼吸中枢兴奋。延髓呼吸中枢化学感受器对 $PaCO_2$ 变动非常敏感，当 $PaCO_2$ 超过 40 mmHg 时，肺泡通气量可以增加 2 倍；若增加到 60 mmHg 时，肺泡通气量可以增加 10 倍。但 $PaCO_2$ 超过 80 mmHg 时，呼吸中枢不但不兴奋，反而受到抑制。

主动脉体和颈动脉体的外周化学感受器可以感受 PaO_2、$PaCO_2$ 和血液 pH 的刺激。当血液 PaO_2 和 pH 降低，$PaCO_2$ 增高时，其通过外周化学感受器反射性地引起呼吸中枢兴奋，增加呼吸运动。外周化学感受器较中枢化学感受器反应迟缓，所以 $PaCO_2$ 增高和 pH 降低主要通过延髓呼吸中枢化学感受器感受。

(三) 肾的调节

肾通过排泄固定酸和维持血浆 $NaHCO_3$ 的浓度对酸碱平衡进行调节。其主要机制如下。

1. 肾小球滤液中 $NaHCO_3$ 重吸收

血浆中 $NaHCO_3$ 可自由通过肾小球，滤出的 $NaHCO_3$ 85%~90% 在近曲小管被重吸收，其余部分在远曲小管和集合管被重吸收。正常情况下，随尿液排出体外的 $NaHCO_3$ 仅为滤出量的 0.1%。

近曲小管上皮细胞内 CO_2 和 H_2O 在碳酸酐酶催化下生成 H_2CO_3，H_2CO_3 解离成 H^+ 和 HCO_3^-，细胞内 H^+ 与肾小球滤过的 Na^+ 经肾小管细胞管腔膜 Na^+-H^+ 载体蛋白进行交换，进入肾小管腔的 H^+ 与滤过的 HCO_3^- 结合成 H_2CO_3，再迅速分解为 H_2O 和 CO_2，水随尿排出，CO_2 又弥散回肾小管上皮细胞。重吸收的 Na^+ 与肾小管上皮细胞内的 HCO_3^- 结合生成 $NaHCO_3$ 并回流入血。

2. 磷酸盐的酸化

正常人血浆中 Na_2HPO_4/NaH_2PO_4 的浓度比为 4:1，近曲小管滤液中磷酸盐比例与血浆相同，主要为碱性磷酸盐。当原尿流经远曲小管和集合管时，由于上皮细胞不断向管腔内泌 H^+，尿液 pH 降低。H^+ 与滤液中的 Na^+ 交换，将碱性 Na_2HPO_4 转化成酸性 NaH_2PO_4，随尿液排出体外。回吸收的 Na^+ 与远曲小管上皮细胞内的 HCO_3^- 生成新的 $NaHCO_3$ 并回流入血。

3. 氨的排泄

肾小管上皮细胞内的谷氨酰胺，在谷氨酰胺酶催化下产生氨（NH_3），NH_3 为脂溶性，生成后弥散入肾小管腔，与肾小管上皮细胞分泌的 H^+ 结合成铵（NH_4^+）。NH_4^+ 为水溶性，不易通过细胞膜返回细胞内，而以氯化铵的形式随尿排出体外。同时，上皮细胞内生成新的 $NaHCO_3$ 并回流入血。

如果体内 HCO_3^- 含量过高，肾脏可减少 $NaHCO_3$ 的生成和重吸收，使血浆 $NaHCO_3$ 浓度降低。当血液 pH 降低、血 K^+ 降低、血 Cl^- 降低、有效循环血量降低、醛固酮升高及碳酸酐酶活性增强时，肾小管泌 H^+ 和重吸收 HCO_3^- 增多。

总之，血液缓冲系统、肺的调节、肾的调节以及细胞对酸碱平衡的调节作用，共同维持体内的酸碱平衡，但其在作用时间和强度上是有差别的。血液缓冲系统反应最为迅速，但作用不能持久；数分钟后肺发挥作用且调节效能最大；尽管细胞的缓冲能力较强，但须 3~4 小时后才会发挥作用；肾的调节作用较慢，常于数小时之后起作用，3~5 天才达高峰，但对排出非挥发性酸及保留 $NaHCO_3$ 十分重要。

第二节 反映血液酸碱平衡状况的常用指标

一、酸碱度

溶液的酸碱度取决于其所含的 H^+ 浓度。由于血液中 H^+ 很低，所以广泛使用 pH 来表示酸碱度。所谓 pH，是指溶液中 H^+ 浓度的负对数。血浆：

$$pH = pK_a + \lg \frac{[HCO_3^-]}{[H_2CO_3]}$$

式中，pK_a 为 H_2CO_3 电离常数的负对数，38 ℃时为 6.1，血浆 HCO_3^- 浓度为 24 mmol/L，H_2CO_3 浓度为 1.2 mmol/L，代入上式得：

$$pH = 6.1 + \lg \frac{24}{1.2} = 6.1 + \lg \frac{20}{1} = 7.4$$

由此可见，血浆 pH 主要取决于血浆 HCO_3^-/H_2CO_3 的值。即使二者绝对值已经发生变化，只要二者的比值维持在 20∶1，血浆 pH 就不会发生明显变动。机体的代偿及临床治疗的目的就是设法维持血浆 HCO_3^-/H_2CO_3 的值，从而减少酸碱失衡对机体的损害。

二、动脉血二氧化碳分压

动脉血二氧化碳分压（$PaCO_2$）是指物理溶解于动脉血浆中的 CO_2 分子所产生的张力。由于 CO_2 通过呼吸膜弥散快，动脉血 CO_2 分压相当于肺泡气 CO_2 分压，所以测定 $PaCO_2$ 可了解肺泡通气量的情况，即 $PaCO_2$ 与肺泡通气量成反比，通气不足，$PaCO_2$ 升高，通气过度，$PaCO_2$ 降低，$PaCO_2$ 属呼吸的指标。

$PaCO_2$ 的正常值为 33～46 mmHg，平均值为 40 mmHg。如果 $PaCO_2 > 46$ mmHg 时，表示有 CO_2 潴留；$PaCO_2 < 33$ mmHg 时，表示 CO_2 呼出过多。因此，$PaCO_2$ 是反映呼吸性酸碱平衡紊乱的重要指标。

三、标准碳酸氢盐及实际碳酸氢盐

标准碳酸氢盐（standard bicarbonate，SB）是全血在标准条件下（温度在 38 ℃，血红蛋白氧饱和度为 100%，$PaCO_2$ 为 40 mmHg）所测得的血浆 HCO_3^- 浓度。由于排除了呼吸的影响，所以 SB 是判断酸碱平衡代谢因素的指标。其正常值为 22～27 mmol/L，平均值为 24 mmol/L。

实际碳酸氢盐（acture bicarbonate，AB）是指在实际 $PaCO_2$、实际体温和血氧饱和度条件下测得的血浆 HCO_3^- 浓度。AB 受呼吸和代谢两方面因素的影响。正常情况下 AB = SB，为 22～27 mmol/L，平均值为 24 mmol/L。AB 与 SB 的差值反映呼吸因素对酸碱平衡的影响。AB > SB 表示有 CO_2 潴留；AB < SB 表示 CO_2 呼出过多。

四、碱剩余

碱剩余（base excess，BE）是指标准条件下，用酸或碱滴定全血标本至 pH 为 7.4 时所需的酸或碱的量（mmol/L）。若用酸滴定，说明被测血液的碱过多，用正值表示；若用碱滴定，说明被测血液的碱不足，用负值表示。全血 BE 正常值范围为（0±3）mmol/L，BE 不受呼吸因素的影响，是反映代谢因素的指标。代谢性酸中毒时 BE 负值增加，代谢性碱中毒时 BE 正值增加。

五、阴离子间隙

正常人血浆正负离子各 150 mmol/L。Na^+ 约占血浆正离子的 90%，被称为可测定的阳离子；而 Cl^- 和 HCO_3^- 约占血浆负离子的 85%，被称为可测定的阴离子。血浆中未测定的阴离子（undetermined anion, UA）包括 Pr^-、HPO_4^{2-}、SO_4^{2-} 和有机酸离子；未测定的阳离子（undetermined cation, UC）包括 K^+、Ca^{2+}、Mg^{2+} 等。**阴离子间隙**（anion gap, AG）指血浆中未测定的阴离子与未测定的阳离子的差值，即 AG = UA − UC。由于细胞外液阴阳离子总当量数相等，故 AG 可用血浆中常规可测定的阳离子与可测定的阴离子的差算出。

$$\begin{aligned} AG &= UA - UC \\ &= Na^+ - ([HCO_3^-] + [Cl^-]) \\ &= 140 - (24 + 104) \\ &= 12 \ (mmol/L) \end{aligned}$$

AG 是反映血浆中固定酸含量的指标，正常范围是（12±2）mmol/L。当血浆中固定酸增多时，AG 也增大。因此，AG 可以帮助区分代谢性酸中毒的类型和诊断混合型酸碱平衡紊乱。

> **提示**
>
> 由于 AG 是反映血浆中固定酸含量的指标，故该指标大于上限，提示可能有代谢性酸中毒存在。鉴于 AG 增高型代谢性酸中毒患者 HCO_3^- 参与缓冲，且 AG 增高数值应当等于 HCO_3^- 降低数值，若 AG 增加数值大于 HCO_3^- 下降数值，说明有机体有自身代偿以外的碱补充，提示该患者合并代谢性碱中毒。因此，AG 以及与其相关的 HCO_3^- 变化值反映机体是否有代谢性酸碱失衡。

第三节 单纯型酸碱平衡紊乱

根据 pH 变化，将酸碱平衡紊乱分为两大类，pH < 7.35 称为酸中毒；pH > 7.45 称为碱中毒。HCO_3^- 含量主要受代谢因素影响，HCO_3^- 浓度原发性降低或增高引起的酸碱平衡紊乱称为**代谢性酸中毒**或**代谢性碱中毒**；H_2CO_3 含量主要受呼吸因素影响，H_2CO_3 浓度原发性降低或增高引起的酸碱平衡紊乱称为**呼吸性酸中毒**或**呼吸性碱中毒**。

单纯型酸碱平衡紊乱是指患者体内只存在一种酸碱平衡紊乱。在单纯性酸碱平衡紊乱中，由于机体的调节，尽管体内酸性或碱性物质的含量已经发生改变，但是 HCO_3^-/H_2CO_3 的值维持在 20∶1，血液的 pH 仍在正常范围之内，称为**代偿性酸中毒**或**代偿性碱中毒**。如果血液 pH 低于或高于正常范围，称为**失代偿性酸中毒**或**失代偿性碱中毒**。

一、代谢性酸中毒

代谢性酸中毒（metabolic acidosis）是指各种原因造成的细胞外液 H^+ 增加和（或） HCO_3^- 减少而导致的以血浆 HCO_3^- 浓度原发性减少为特征的酸碱平衡紊乱，是临床上最常见的酸碱平衡紊乱类型。根据 AG 的变化，又将代谢性酸中毒分为两种类型：AG 增高型（血氯正常型）代谢性酸中毒和 AG 正常型（高血氯型）代谢性酸中毒。

（一）原因与机制

1. AG 增高型（血氯正常型）代谢性酸中毒

AG 增高型（血氯正常型）代谢性酸中毒的特点是 AG 增大，但血氯含量正常。此型代谢性酸中毒发生的基本机制是血浆固定酸增多， HCO_3^- 因中和 H^+ 而降低。

（1）肾脏排泄固定酸障碍。严重肾功能衰竭患者，硫酸和磷酸随肾小球滤过率减少而不能由尿中充分排泄，致使硫酸根和磷酸根浓度在血中增加，同时受损的肾小管泌 H^+ 功能和排 NH_4^+ 功能降低， H^+ 在体内蓄积，导致血浆 HCO_3^- 浓度进行性下降。

（2）固定酸产生过多。① 乳酸性酸中毒：休克、心搏骤停、低氧血症、严重贫血、肺水肿、一氧化碳中毒、心力衰竭等多种原因都可造成组织缺氧，使细胞内糖的无氧酵解增强而引起乳酸增加；严重的肝疾病使乳酸利用发生障碍也可引起血浆乳酸过高，引起乳酸性酸中毒。② 酮症酸中毒：糖尿病时胰岛素不足，使葡萄糖利用减少，脂肪分解加速；饥饿或禁食情况下，当体内糖原消耗后，也大量动用脂肪供能。体内脂肪被大量动用，形成过多的酮体（其中 β-羟丁酸和乙酰乙酸为酸性物质），超过了外周组织的氧化能力及肾排出能力时，即可发生酮症酸中毒。

2. AG 正常型（高血氯型）代谢性酸中毒

AG 正常型（高血氯型）代谢性酸中毒的特点是 AG 正常，但血氯含量增高。此型代谢性酸中毒发生的基本机制是 HCO_3^- 直接丢失过多。

（1）肾脏泌 H^+ 功能障碍。① 肾小管酸中毒（renal tubular acidosis，RTA）是一种以肾小管排酸障碍为主的疾病，而肾小球功能正常。近端肾小管酸中毒（RTA-Ⅱ型）是由于近曲小管上皮细胞重吸收 HCO_3^- 功能降低。远端肾小管酸中毒（RTA-Ⅰ型）是由于集合管泌 H^+ 功能降低， H^+ 在体内蓄积，致使血浆 HCO_3^- 浓度降低。RTA-Ⅲ型是Ⅰ型和Ⅱ型的混合型；RTA-Ⅳ型则由于醛固酮分泌不足或肾小管上皮细胞对其反应降低导致泌氢障碍，出现酸中毒。② 大量使用碳酸酐酶抑制剂，可使肾小管上皮细胞内 HCO_3^- 生成减少，使 H^+ 分泌和 HCO_3^- 回收减少，发生 AG 正常型代谢性酸中毒。

（2）消化道丢失 HCO_3^-。肠液、胰液、胆汁中的 HCO_3^- 含量均高于血浆，因此严重腹泻、肠道瘘管或肠道引流等均可导致含 HCO_3^- 的碱性液大量丢失。随着血浆和原尿中 HCO_3^- 减少， H^+-Na^+ 交换减少， Na^+ 以 NaCl 形式吸收增多，使血 Cl^- 浓度增高。

（3）含氯酸性盐类药物摄入过多。使用过多的含氯酸性盐类药物，如氯化铵、盐酸精氨酸或盐酸赖氨酸，在体内代谢过程中可以产生 H^+ 和 Cl^-。 H^+ 在体内蓄积，消耗血浆 HCO_3^-；Cl^- 在体内蓄积，近曲小管以 NaCl 形式重吸收 Na^+，远曲小管内 Na^+ 含量减少，使

H^+ – Na^+交换减少，HCO_3^-重吸收也减少。大量输入生理盐水除造成血液中HCO_3^-稀释外，也增加血浆Cl^-浓度，造成稀释性代谢性酸中毒。

（二）机体的代偿调节

1. 血液的缓冲作用

代谢性酸中毒时，随着细胞外液H^+增加，血浆缓冲系统立即进行缓冲，HCO_3^-及其他缓冲碱不断被消耗，并生成H_2CO_3。H_2CO_3可以转变为CO_2被肺呼出；而反映酸碱平衡的代谢指标包括AB值、SB值均降低，BE负值增大，pH可以降低。

2. 细胞内缓冲作用

代谢性酸中毒发生2~4小时后，通过细胞内外离子交换方式，细胞外的H^+向细胞内转移并为细胞内的缓冲碱所缓冲。为了维持细胞内外的电平衡，细胞内的K^+向细胞外转移，因此酸中毒常引起高钾血症。

3. 肺的调节作用

血液H^+浓度增加，通过刺激颈动脉体和主动脉体化学感受器，反射性地引起呼吸中枢兴奋，明显增加肺的通气量。随着CO_2排出增多，$PaCO_2$代偿性降低。其意义在于随着代谢性酸中毒HCO_3^-原发性减少，血液中H_2CO_3浓度继发性降低，维持HCO_3^-/H_2CO_3的值接近20∶1，使血液pH趋于正常。

4. 肾的调节作用

除了肾功能障碍引起的代谢性酸中毒外，其他原因引起的代谢性酸中毒均可通过肾脏发挥代偿作用来提高血液HCO_3^-浓度。随着血液pH降低，肾小管上皮细胞中的碳酸酐酶和谷氨酰胺酶活性增强，泌H^+、泌NH_4^+及回吸收HCO_3^-增多，尿中可滴定酸和NH_4^+排出增加，HCO_3^-在细胞外液的浓度有所恢复。肾代偿一般在酸中毒持续数小时开始，3~5天达高峰。

（三）反映酸碱平衡的指标变化趋势

HCO_3^-原发性降低，故反映酸碱平衡代谢因素的各项指标，包括AB值、SB值均降低，BE负值增大。通过呼吸代偿，$PaCO_2$继发性下降。如果经机体代偿HCO_3^-/H_2CO_3的值接近20∶1，血液pH可在正常范围之内；如果HCO_3^-/H_2CO_3的值仍然降低，则pH下降。

（四）对机体的影响

1. 心血管系统

酸中毒可以影响心肌收缩性、心电稳定性以及血管对儿茶酚胺的反应性，造成心血管系统的损伤，表现为：① 心肌收缩力减弱。H^+浓度增加可引起心肌收缩力减弱，其发生可能是H^+竞争性地抑制Ca^{2+}内流，H^+影响心肌细胞肌浆网释放Ca^{2+}，从而影响心肌兴奋-收缩耦联，使心肌收缩力减弱。② 心律失常。代谢性酸中毒时细胞外H^+进入细胞内与K^+交换，K^+外移；肾小管上皮泌H^+增加，而排K^+减少。③ 血管对儿茶酚胺的反应性降低。H^+浓度增加可降低血管对儿茶酚胺的反应性，尤其是毛细血管前括约肌最为明显，而小静脉变化不大。

2. 中枢神经系统

代谢性酸中毒引起的中枢神经系统障碍的主要表现是中枢抑制，如反应迟钝、嗜睡、意识障碍甚至昏迷。其发生与下列因素有关：① 酸中毒时谷氨酸脱羧酶活性增强，使抑制性神经介质 γ-氨基丁酸生成增多。② 酸中毒使生物氧化酶类活性受抑制，氧化磷酸化过程减弱，导致 ATP 生成减少，脑组织能量供应不足。

3. 高钾血症

细胞内外 K^+-H^+ 交换（H^+ 进入细胞，细胞内 K^+ 外移）和肾脏排 K^+ 减少，可导致高钾血症。

4. 骨骼系统改变

慢性代谢性酸中毒时（如慢性肾炎、肾小管性酸中毒），由于骨骼不断地释放出钙盐，可直接影响小儿骨发育（佝偻病），对于成人可引起骨质疏松。

（五）防治及护理的病理生理基础

1. 治疗原发病

去除引起代谢性酸中毒的病因是治疗的基本原则和主要措施，如纠正水和电解质紊乱，恢复有效循环血量和改善肾功能。

2. 碱性药物的应用

对严重的代谢性酸中毒患者可给予一定量的碱性药物对症治疗。碳酸氢钠因直接补充血浆缓冲碱，作用迅速，为临床治疗所常用。

二、呼吸性酸中毒

呼吸性酸中毒（respiratory acidosis）是指由于 CO_2 呼出减少或吸入过多而引起的以血浆 H_2CO_3 浓度（或 $PaCO_2$）原发性增高为特征的酸碱平衡紊乱。呼吸性酸中毒按病程分为急性呼吸性酸中毒和慢性呼吸性酸中毒。

（一）原因与机制

1. CO_2 排出减少

CO_2 排出减少主要由于通气障碍，是呼吸性酸中毒的主要发病机制。临床上常见的通气障碍原因如下。

（1）呼吸中枢抑制：见于颅脑损伤、脑炎、脑血管意外、呼吸中枢抑制剂及麻醉剂用量过大或酒精中毒等。呼吸中枢抑制导致肺泡通气量减少，常引起急性 CO_2 潴留。

（2）呼吸肌麻痹：急性脊髓灰质炎、脊神经根炎、有机磷中毒、重症肌无力、家族性周期性麻痹及重度低血钾时，因为呼吸运动失去动力，从而造成 CO_2 排出障碍。

（3）呼吸道阻塞：喉头痉挛、喉头水肿、溺水、异物堵塞气管等原因，由于气体流动阻力增大常造成急性呼吸性酸中毒。

（4）胸廓病变：胸部创伤、严重气胸或胸膜腔积液、胸廓畸形等均可严重影响通气功能，引起呼吸性酸中毒。

（5）肺部疾患：如成人呼吸窘迫综合征、心源性急性肺水肿、重度肺气肿、肺部广泛性炎症或肺组织广泛纤维化等，均可因通气障碍而发生呼吸性酸中毒。

（6）呼吸机使用不当：通气量过小，也可造成 CO_2 潴留。

2. CO_2 吸入过多

在通气不良的环境中因空气中 CO_2 增多，机体吸入过多 CO_2，从而发生呼吸性酸中毒。CO_2 吸入过多引起的呼吸性酸中毒较为少见。

（二）机体的代偿调节

由于呼吸性酸中毒的主要发病环节是肺通气功能障碍，呼吸系统很难发挥代偿作用，所以主要靠细胞内缓冲作用和肾调节代偿。

（1）细胞内外离子交换及细胞内缓冲。这是急性呼吸性酸中毒时主要的代偿方式。急性呼吸性酸中毒时 CO_2 在体内潴留，使血浆 H_2CO_3 浓度不断升高。一方面血浆中的 CO_2 和 H_2O 生成 H_2CO_3，后者解离出 H^+ 和 HCO_3^-，HCO_3^- 留在血浆中，有利于维持 HCO_3^-/H_2CO_3 的值；H^+ 与细胞内的 K^+ 交换，H^+ 进入细胞内可被蛋白质缓冲。另一方面 CO_2 通过弥散迅速进入红细胞，并在碳酸酐酶的催化下生成 H_2CO_3，而 H_2CO_3 又解离为 H^+ 和 HCO_3^-，H^+ 主要被血红蛋白和氧合血红蛋白缓冲，而 HCO_3^- 则进入血浆与 Cl^- 交换，又使血浆中的 HCO_3^- 浓度有所增加。

（2）肾的调节作用。这是慢性呼吸性酸中毒时的主要代偿方式。在 $PaCO_2$ 和 H^+ 浓度升高时，肾小管上皮细胞内碳酸酐酶和线粒体中谷氨酰胺酶活性增强，促使小管上皮排泌 H^+ 和 NH_4^+，同时增加对 HCO_3^- 的重吸收。H^+ 随尿排出，血浆 HCO_3^- 代偿性增加。

（三）反映酸碱平衡的指标变化趋势

H_2CO_3 原发性增加，故反映酸碱平衡呼吸因素的 $PaCO_2$ 增加。通过肾等代偿后，反映酸碱平衡代谢因素的各项指标，包括 AB、SB 值均继发性增加，BE 正值加大。如果经机体代偿的比值接近 20∶1，血液 pH 可在正常范围之内；如果 HCO_3^-/H_2CO_3 的值仍然降低，则 pH 下降。

（四）对机体的影响

呼吸性酸中毒对心血管系统的影响与代谢性酸中毒相似，也可出现心律失常、心肌收缩力减弱和外周血管扩张。而呼吸性酸中毒尤其是急性呼吸性酸中毒引起的中枢神经系统紊乱比代谢性酸中毒更为严重。这是因为呼吸性酸中毒时 CO_2 在体内潴留，一方面直接舒张血管，引起脑血流量增加，引起颅内压增高；另一方面 CO_2 是脂溶性，能迅速通过血-脑屏障，增加脑内的 H_2CO_3 含量，而 HCO_3^- 为水溶性，通过血-脑屏障缓慢。因此，呼吸性酸中毒时脑脊液 pH 降低程度比代谢性酸中毒时更为严重。上述原因导致中枢神经系统的功能异常，临床常见头痛、不安、焦虑等症状，进一步发展为震颤、精神错乱、嗜睡，甚至昏迷，被称为"CO_2 麻醉"。

（五）防治及护理的病理生理基础

1. 改善肺泡通气功能

治疗引起呼吸性酸中毒的原发病，尽快改善肺泡通气功能是防治呼吸性酸中毒的根本措施，如排除呼吸道异物、控制感染、解除支气管平滑肌痉挛以及使用呼吸机等。

2. 使用碱性药物

对 pH 降低较为明显的呼吸性酸中毒患者，可适当给予碱性药物。但呼吸性酸中毒患者使用碱性药物应比代谢性酸中毒患者更为慎重，因为 HCO_3^- 与 H^+ 结合后生成的 H_2CO_3 必须经肺排出体外，在通气功能障碍时，CO_2 不能及时排出，甚至可能引起 $PaCO_2$ 进一步升高。

三、代谢性碱中毒

代谢性碱中毒（metabolic alkalosis）是指各种原因引起的细胞外液 H^+ 丢失和（或）HCO_3^- 过多而导致的以血浆 HCO_3^- 浓度升高为特征的酸碱平衡紊乱。按给予盐水后能否得到纠正，代谢性碱中毒分为盐水反应性碱中毒和盐水抵抗性碱中毒。前者主要见于呕吐、胃液吸引及应用利尿剂不当的患者，由于伴随细胞外液减少、有效循环血量不足，或低钾和低氯存在，其肾排出 HCO_3^- 的能力降低，碱中毒得以维持。给予等张或半张的盐水来扩充细胞外液，补充 Cl^- 能促进过多的 HCO_3^- 经肾排出，使碱中毒得到纠正。后者常见于全身性水肿、原发性醛固酮增多症、严重低血钾等患者，对这种碱中毒患者给予盐水没有治疗效果。

（一）原因与机制

1. H^+ 丢失过多

H^+ 丢失过多主要见于：① 经胃丢失。频繁呕吐及胃液引流，使酸性胃液大量丢失。② 经肾丢失。缺氯或应用某些利尿药，肾上腺皮质激素过多。

2. HCO_3^- 过量负荷

短期内给予大量的碳酸氢盐以及能生成 HCO_3^- 的碱性药物，可引起代谢性碱中毒。例如，消化道溃疡病患者服用过多的 $NaHCO_3$，或矫正代谢性酸中毒时滴注过多的 $NaHCO_3$，以及大量输入含枸橼酸盐抗凝的库存血，而枸橼酸盐在体内可以代谢为 HCO_3^-，这些均可造成碱中毒。但应指出，肾具有较强的排泄 $NaHCO_3$ 的能力，故只有当肾功能受损后服用大量碱性药物时才会发生代谢性碱中毒。

3. H^+ 向细胞内移动

低钾血症时因细胞外液 K^+ 浓度降低，引起细胞内 K^+ 向细胞外转移，同时细胞外的 H^+ 向细胞内移动，可发生代谢性碱中毒，此时细胞内 H^+ 增多，肾泌 H^+ 增多，出现反常性酸性尿。

（二）机体的代偿调节

1. 血液的缓冲作用

代谢性碱中毒时，细胞外液 H^+ 浓度降低，OH^- 浓度升高，OH^- 可被缓冲系统中的弱酸（H_2CO_3、$HHbO_2$、HHb、HPr、$H_2PO_4^-$）所缓冲，使 HCO_3^- 及非 HCO_3^- 浓度升高。

2. 细胞内缓冲作用

细胞外液 H^+ 浓度降低，细胞内 H^+ 外移，而细胞外液 K^+ 进入细胞内，使血钾浓度降低。故碱中毒常伴有低钾血症。

3. 肺的调节作用

血浆 H^+ 浓度降低，呼吸中枢受到抑制，呼吸运动减弱，使肺泡通气量减少。$PaCO_2$ 或血浆 H_2CO_3 继发性升高，以维持 HCO_3^-/H_2CO_3 的值接近 20∶1，使 pH 有所降低。尽管呼的代偿反应较快，但这种代偿有限，因为 $PaCO_2$ 上升达 60 mmHg，可刺激呼吸中枢，引起呼吸加深加快；而随着肺泡通气量减少出现的 PaO_2 降低也具有兴奋呼吸的作用。因此，即使严重的代谢性碱中毒，$PaCO_2$ 也极少能超过 55 mmHg，即很少能达到完全代偿。

4. 肾的调节作用

血浆 H^+ 减少和 pH 升高，使肾小管上皮的碳酸酐酶和谷氨酰胺酶活性受到抑制，故泌 H^+ 和泌 NH_4^+ 减少，HCO_3^- 重吸收减少，使血浆 HCO_3^- 浓度有所下降。由于泌 H^+ 和泌 NH_4^+ 减少，HCO_3^- 排出增多，一般代谢性碱中毒尿液呈碱性，但在低钾性碱中毒时，由于细胞内酸中毒，泌 H^+ 增多，出现反常性酸性尿。

（三）反映酸碱平衡的指标变化趋势

HCO_3^- 原发性增高，故反映酸碱平衡代谢因素的各项指标（包括 AB、SB 值）均增高，BE 正值加大。通过呼吸代偿，$PaCO_2$ 继发性增加。如果经机体代偿 HCO_3^-/H_2CO_3 的值接近 20∶1，血液 pH 可在正常范围之内；如果 HCO_3^-/H_2CO_3 的值仍然升高，则 pH 升高。

（四）对机体的影响

轻度代谢性碱中毒患者通常无特异性症状和体征。但是，严重的代谢性碱中毒则可出现多个系统器官功能代谢变化。

1. 中枢神经系统功能紊乱

血浆 pH 升高时，脑组织内抑制性神经介质 γ-氨基丁酸分解加强而生成减少，其对中枢神经系统的抑制作用减弱，因此出现中枢神经系兴奋症状，患者表现为烦躁不安、精神错乱、谵妄、意识障碍等。此外，碱中毒时血红蛋白氧解离曲线左移引起的脑组织缺氧，也是造成中枢神经系统功能紊乱的机制之一。

2. 血红蛋白氧解离曲线左移

血液 pH 升高可使血红蛋白与 O_2 的亲和力增强，以致相同氧分压下血氧饱和度可以增加，血红蛋白氧解离曲线左移，血红蛋白不易将结合的 O_2 释出，从而造成组织供氧不足。

3. 神经肌肉兴奋性增高

游离钙是细胞膜电位稳定的重要离子，它对神经肌肉兴奋性有抑制作用。血浆钙是以游离钙和结合钙形式存在的，血液 pH 影响二者之间的转换。严重的急性碱中毒时血浆中游离钙浓度降低，神经肌肉的兴奋性增高，患者可出现面部和肢体肌肉的抽搐、惊厥等症状。

4. 低钾血症

代谢性碱中毒时细胞外液 H^+ 浓度降低，细胞内 H^+ 外移而细胞外 K^+ 向细胞内转移，同时肾小管上皮细胞排 H^+ 减少，故 H^+-Na^+ 交换减弱而 K^+-Na^+ 交换增强，使排 K^+ 增多导致低钾血症。

（五）防治及护理的病理生理基础

1. 预防和治疗原发病

积极去除引起代谢性碱中毒的原因及维持因素。

2. 给予生理盐水

盐水反应性碱中毒患者形成碱中毒的共同机制是有效循环血量不足、缺钾和缺氯，故给予此类患者生理盐水治疗有效，但并不能改善缺钾状态，应给予补钾。

3. 给予醛固酮拮抗剂或碳酸酐酶抑制剂

盐水抵抗性碱中毒患者形成碱中毒的共同机制是醛固酮增多和缺钾。采用醛固酮拮抗剂和补 K^+，可去除代谢性碱中毒的维持因素。碳酸酐酶抑制剂乙酰唑胺可抑制肾小管上皮细胞内的碳酸酐酶活性，因而排泌 H^+ 和重吸收 HCO_3^- 减少，增加 Na^+ 和 HCO_3^- 的排出，可达到治疗碱中毒的目的。

4. 给予含氯酸性药物

严重代谢性碱中毒可直接给予含氯酸性药物治疗，如 HCl、NaCl、KCl，以消除碱中毒对人体的危害。

四、呼吸性碱中毒

呼吸性碱中毒（respiratory alkalosis）是指由于肺通气过度引起的以血浆 H_2CO_3 浓度（或 $PaCO_2$）原发性减少为特征的酸碱平衡紊乱。呼吸性碱中毒按发病时间长短，分为急性呼吸性碱中毒和慢性呼吸性碱中毒。

（一）原因与机制

肺通气过度是各种原因引起呼吸性碱中毒的基本发生机制。其原因如下。

1. 肺疾病和低氧血症

肺疾病引起的通气过度与刺激肺牵张感受器及肺毛细血管旁感受器有关。初入高原时吸入气中氧分压过低，使呼吸运动增强，CO_2 排出增多。

2. 呼吸中枢受到直接刺激

中枢神经系统疾病（如脑血管障碍、脑炎、脑外伤及脑肿瘤等）均可刺激呼吸中枢，引起过度通气。某些药物（如水杨酸、氨）可直接兴奋呼吸中枢致通气增强。癔病发作可造成精神性通气过度。

3. 呼吸机使用不当

通气量过大而使 CO_2 排出过多。

（二）机体的代偿调节

由血浆 H_2CO_3 浓度降低而导致的 H^+ 减少，可通过减少血浆 HCO_3^- 浓度而代偿。其代偿机制包括迅速发生的细胞内缓冲和缓慢进行的肾排酸减少。

1. 细胞内外离子交换及细胞内缓冲

细胞内外离子交换及细胞内缓冲是急性呼吸性碱中毒时主要的代偿方式。急性呼吸性碱中毒时 CO_2 在体内减少，使血浆 H_2CO_3 浓度迅速降低，HCO_3^- 浓度相对升高。H^+ 从细胞内移出至细胞外并与 HCO_3^- 结合，因而血浆 HCO_3^- 浓度有所下降，H_2CO_3 浓度有所回升；细胞外的 K^+ 进入细胞内，使血钾降低。此外，部分血浆 HCO_3^- 进入红细胞与红细胞内 Cl^- 交换，进入红细胞内的 HCO_3^- 与 H^+ 结合，并进一步生成 CO_2，CO_2 自红细胞进入血浆形成 H_2CO_3，使血浆 H_2CO_3 浓度有所回升。

2. 肾的调节作用

肾的调节是慢性呼吸性酸中毒时主要的代偿方式。低碳酸血症持续存在的情况下，肾代偿性的泌 H^+ 减少，泌 NH_4^+ 减少，重吸收 HCO_3^- 减少，血浆 HCO_3^- 浓度降低。

（三）反映酸碱平衡的指标变化趋势

H_2CO_3 原发性减少，故反映酸碱平衡呼吸因素的 $PaCO_2$ 降低。通过代偿后，反映酸碱平衡代谢因素的各项指标，包括 AB、SB 值均继发性降低，BE 负值增大。如果经机体代偿 HCO_3^-/H_2CO_3 的值接近 20∶1，血液 pH 可在正常范围之内；如果 HCO_3^-/H_2CO_3 的值仍然升高，则 pH 升高。

（四）对机体的影响

呼吸性碱中毒对机体的损伤作用与代谢性碱中毒相似，也可以出现中枢神经系统功能紊乱、血红蛋白氧解离曲线左移引起的组织缺氧、肌肉的抽搐、低钾血症等。但是呼吸性碱中毒引起的中枢神经系统功能障碍比代谢性碱中毒更严重。这除了与碱中毒对脑功能的损伤有关外，还与低碳酸血症引起脑血管收缩导致脑血流量减少有关。

（五）防治及护理的病理生理基础

（1）防治原发病和去除引起通气过度的原因。

（2）急性呼吸性碱中毒患者可吸入含 5% CO_2 的混合气体，或用纸袋罩于患者口鼻使其再吸入呼出的气体以维持血浆 H_2CO_3 浓度。

（3）对精神性通气过度患者可给予镇静剂。

第四节 混合型酸碱平衡紊乱

混合型酸碱平衡紊乱是指患者体内同时存在两种或两种以上单纯型酸碱平衡紊乱。其分为双重混合型酸碱平衡紊乱和三重混合型酸碱平衡紊乱。

双重混合型酸碱平衡紊乱又分为酸碱一致型酸碱平衡紊乱和酸碱混合型酸碱平衡紊乱两大类。酸碱一致型酸碱平衡紊乱是指两种酸碱平衡紊乱皆为酸中毒或碱中毒，又称相加混合型酸碱平衡紊乱，包括呼吸性酸中毒合并代谢性酸中毒、代谢性碱中毒合并呼吸性碱中毒。酸碱一致型酸碱平衡紊乱的 pH 变化非常明显。酸碱混合型酸碱平衡紊乱是指两种酸碱平衡紊乱的 pH 变化方向相反，又称相消混合型酸碱平衡紊乱，包括呼吸性酸中毒合并代谢性碱中毒、代谢性酸中毒合并呼吸性碱中毒和呼吸性酸中毒合并代谢性碱中毒。酸碱混合型酸碱平衡紊乱的 pH 变化可正常、偏高或偏低。由于在同一患者体内不可能同时发生 CO_2 过多和过少，所以不会发生呼吸性酸中毒合并呼吸性碱中毒。故三重性酸碱平衡紊乱只存在两种类型：① 呼吸性酸中毒合并 AG 增高性代谢性酸中毒和代谢性碱中毒。该型的特点是 $PaCO_2$ 明显增高，AG > 16 mmol/L，HCO_3^- 浓度一般也升高，Cl^- 明显降低。② 呼吸性碱中毒合并 AG 增高代谢性酸中毒和代谢性碱中毒，该型的特点是 $PaCO_2$ 降低，AG 大于 16 mmol/L，HCO_3^- 可高可低，Cl^- 一般低于正常值。

由于混合型酸碱平衡紊乱较为复杂，在诊断时一定要详细了解患者的病史，全面分析血气指标的动态变化,并结合原发病综合分析病情,做出正确诊断和治疗。

学习活动 5-1

病例与分析

病例：

一位糖尿病患者,血气分析显示:血 pH 为 7.31,$PaCO_2$ 为 31.5 mmHg,血浆 HCO_3^- 浓度为 16 mmol/L,血清 Na^+ 浓度为 140 mmol/L,血 Cl^- 浓度为 104 mmol/L。

问题：

1. 该患者发生了哪种类型的酸碱平衡紊乱?
2. 判定依据是什么?

分析提示：

1. 该患者发生了 AG 增高型代谢性酸中毒。
2. 判定依据是:① pH 为 7.31 表明有酸中毒。② 患者有糖尿病史,糖尿病代谢紊乱加重时,脂肪动员和分解加速,大量脂肪酸在肝脏经 β 氧化产生大量乙酰乙酸、β-羟丁酸、丙酮,3 种统称为酮体。乙酰乙酸、β-羟丁酸均为较强的有机酸,大量消耗体内储备碱,超过机体的处理能力时,便发生代谢性酸中毒,称为糖尿病酮症酸中毒。③ $PaCO_2$ 为 31.5 mmHg,血浆 HCO_3^- 浓度为 16 mmol/L,均低于正常值,二者变化方向一致,根据 pH 和病史,判断 HCO_3^- 浓度为原发性降低,$PaCO_2$ 为继发性降低。④ 患者 AG = [Na^+] - ([HCO_3^-] + [Cl^-]) = 140 - (16 + 104) = 20(mmol/L)。AG 明显增大,符合糖尿病有机酸增加的情况。

学习活动 5-2

自测练习题

一、单项选择题

1. 对挥发性酸进行缓冲的最主要的系统是(　　)。
   A. 碳酸盐缓冲系统　　　　　　　　B. 无机磷酸盐缓冲系统
   C. 有机磷酸盐缓冲系统　　　　　　D. 血红蛋白缓冲系统
   E. 蛋白质缓冲系统
2. 对固定酸进行缓冲的最主要的系统是(　　)。
   A. 碳酸盐缓冲系统　　　　　　　　B. 磷酸盐缓冲系统
   C. 血浆蛋白缓冲系统　　　　　　　D. 还原血红蛋白缓冲系统
   E. 氧合血红蛋白缓冲系统
3. 血液 pH 的高低取决于血浆中的(　　)。
   A. $NaHCO_3$ 浓度　　　　　　　　　B. $PaCO_3$

第五章　酸碱平衡紊乱

C. 阴离子间隙 　　　　　　　　　　D. HCO_3^-/H_2CO_3的值
E. 有机酸含量

4. 血浆 HCO_3^- 浓度原发性增高可见于（　　）。
   A. 代谢性酸中毒　　　　　　　　B. 代谢性碱中毒
   C. 呼吸性酸中毒　　　　　　　　D. 呼吸性碱中毒
   E. 以上都是

5. 血浆 H_2CO_3 浓度原发性增高可见于（　　）。
   A. 代谢性酸中毒　　　　　　　　B. 代谢性碱中毒
   C. 呼吸性酸中毒　　　　　　　　D. 呼吸性碱中毒
   E. 呼吸性碱中毒合并代谢性碱中毒

6. 碱中毒时出现手足搐搦的主要原因是（　　）。
   A. 血钠降低　　　　　　　　　　B. 血钾降低
   C. 血镁降低　　　　　　　　　　D. 血钙降低
   E. 血磷降低

7. 反常性酸性尿可见于（　　）。
   A. 代谢性酸中毒　　　　　　　　B. 呼吸性酸中毒
   C. 低钾性碱中毒　　　　　　　　D. 呼吸性碱中毒
   E. 乳酸酸中毒

二、问答题

1. 为什么急性呼吸性酸中毒患者的中枢神经系统功能紊乱比代谢性酸中毒患者更明显？
2. 试述缺钾引起代谢性碱中毒的机制。低钾性碱中毒尿 pH 有什么特征？

（张立克）

第六章

缺 氧

> **学习目标**
>
> **掌握：**
> 1. 概念：缺氧、乏氧性缺氧、血液性缺氧、循环性缺氧、组织性缺氧、发绀。
> 2. 缺氧的4种基本类型、原因及血氧变化特点，缺氧对机体的影响。
>
> **了解：**
> 常用的血氧指标，影响机体对缺氧耐受性的因素，缺氧的防治及护理的病理生理基础。

本章知识结构

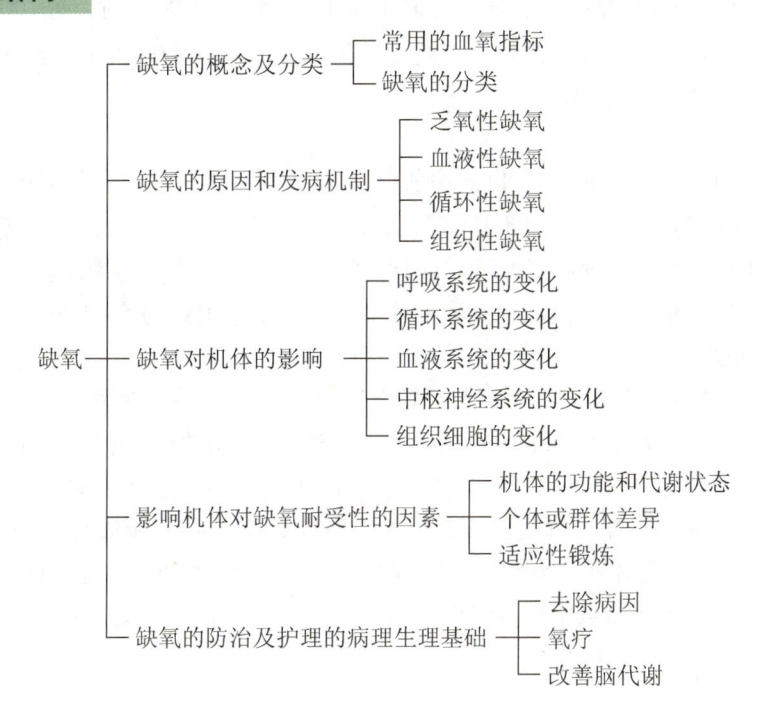

```
                ┌─ 缺氧的概念及分类 ──┬─ 常用的血氧指标
                │                    └─ 缺氧的分类
                │
                │                    ┌─ 乏氧性缺氧
                │                    ├─ 血液性缺氧
                ├─ 缺氧的原因和发病机制┤
                │                    ├─ 循环性缺氧
                │                    └─ 组织性缺氧
                │
                │                    ┌─ 呼吸系统的变化
                │                    ├─ 循环系统的变化
   缺氧 ────────┼─ 缺氧对机体的影响 ──┼─ 血液系统的变化
                │                    ├─ 中枢神经系统的变化
                │                    └─ 组织细胞的变化
                │
                │                              ┌─ 机体的功能和代谢状态
                ├─ 影响机体对缺氧耐受性的因素 ─┼─ 个体或群体差异
                │                              └─ 适应性锻炼
                │
                │                                   ┌─ 去除病因
                └─ 缺氧的防治及护理的病理生理基础 ──┼─ 氧疗
                                                    └─ 改善脑代谢
```

氧是维持机体功能、代谢和结构正常的必需物质。正常成年人需氧量约为 250 mL/min，而体内储存的氧量仅有 1 500 mL，一旦呼吸、心跳停止，数分钟内就可因缺乏氧气而死亡。因此，缺氧是许多疾病引起死亡的重要原因。

第一节　缺氧的概念及分类

缺氧（hypoxia）是指向组织和器官运送氧减少或组织利用氧发生障碍，引起机体功能、代谢和形态结构变化的病理过程。氧的供给和利用是一个复杂的过程，包括外呼吸、气体运输和内呼吸几个环节。临床上常使用血氧指标帮助判断组织的供氧量和用氧量，并且根据血氧指标变化情况分析缺氧的发生原因和所属类型。

一、常用的血氧指标

1. 血氧分压

血氧分压（PO_2）是指物理溶解于血液中的氧所产生的张力，故又称血氧张力。动脉血氧分压（PaO_2）的高低主要取决于吸入气体的氧分压和外呼吸的功能状态，正常约为 100 mmHg。静脉血氧分压（PvO_2）正常约为 40 mmHg，反映内呼吸状态。

2. 血氧容量

血氧容量（$CO_2 max$）是指在氧分压为 150 mmHg、温度为 38 ℃时，每 100 mL 血液中的血红蛋白被氧充分饱和时的最大携氧量。血氧容量的高低取决于血液中血红蛋白的质和量。成人正常血氧容量为 20 mL/dL。

3. 血氧含量

血氧含量（CO_2）是指 100 mL 血液中实际含氧量。血氧含量的高低取决于血红蛋白的质和量及血氧分压的高低。正常动脉血氧含量（CaO_2）约为 19 mL/dL，静脉血氧含量（CvO_2）约为 14 mL/dL。动脉血氧含量与静脉血氧含量之间的差值称为动脉-静脉血氧含量差，它取决于组织从单位容积血液内摄取氧的多少，正常差值约为 5 mL/dL。

4. 血氧饱和度

血氧饱和度（SO_2）是指血红蛋白与氧结合的百分数，约等于血氧含量和血氧容量的百分比。正常动脉血氧饱和度（SaO_2）为 93%～98%，混合静脉血氧饱和度（SvO_2）为 70%～75%。SO_2主要取决于PO_2，PO_2与SO_2之间的关系曲线呈 S 形，称为氧解离曲线。此外，SO_2还与血氧 pH、温度、血氧分压，以及红细胞内 2,3-二磷酸甘油酸（2,3-DPG）的变化有关。2,3-DPG 增多、酸中毒、CO_2增多及血温增高可使血红蛋白与氧的亲和力降低，以致在相同氧分压下血氧饱和度降低，氧解离曲线右移，反之则左移。

二、缺氧的分类

机体在整个获得氧和利用氧的过程中，包括外呼吸、气体运输和内呼吸，任何一个环节发生障碍都可以引起缺氧。缺氧按发生的快慢可分为急性缺氧和慢性缺氧；根据原因可分为供氧不足性缺氧和用氧障碍性缺氧；根据发病机制和血氧变化的特点可分为乏氧性缺氧、血液性缺氧、循环性缺氧和组织性缺氧，前 3 种属于供氧不足性缺氧，最后 1 种属于用氧障碍性缺氧。

第二节 缺氧的原因和发病机制

一、乏氧性缺氧

乏氧性缺氧（hypoxic hypoxia）是指动脉血氧分压降低引起的组织供氧不足，主要特点为动脉血氧分压降低，氧含量减少，以致动脉血供应组织的氧不足，故又称低张性低氧血症或动脉性缺氧。

（一）原因与机制

1. 吸入气体的氧分压过低

吸入气体的氧分压过低多发生于海拔 3 000 m 以上的高原，或在通风不良的坑道、矿井作业，或吸入低氧混合气体及被惰性气体或麻醉剂过度稀释的空气。在高原，海拔越高，大气压越低，氧分压也越低。此原因引起的缺氧常被称为大气性缺氧。

2. 外呼吸功能障碍

肺的通气和（或）换气功能发生障碍，可致动脉血氧分压和血氧含量降低而发生缺氧，又称呼吸性缺氧。

3. 静脉血分流入动脉

静脉血分流入动脉多见于某些先天性心脏病，如房间隔或室间隔缺损伴肺动脉狭窄或肺动脉高压，或法洛四联症等，由于右心的压力高于左心，出现右向左的分流，静脉血掺入左心的动脉血中，使动脉血中氧分压降低。

（二）临床特点

1. 血氧变化

动脉血氧分压、氧含量及氧饱和度均降低，导致组织、细胞缺氧。血液中的氧弥散入细胞的动力，取决于二者之间的氧分压差。低张性缺氧时，同量血液中弥散给组织的氧量减少，故动脉-静脉血氧含量差一般是减少的。如果慢性缺氧使组织利用氧的能力代偿性增强，则动脉-静脉血氧含量差也可以接近正常。

2. 皮肤黏膜颜色变化

正常毛细血管血液中脱氧血红蛋白浓度约为 26 g/L。乏氧性缺氧时，动、静脉血中的脱氧血红蛋白浓度增高。当毛细血管血液中脱氧血红蛋白浓度达到或超过 50 g/L 时，可使皮肤和黏膜呈青紫色，称为发绀。血红蛋白含量正常的人，发绀与缺氧同时存在时，可根据发绀的程度大致估计缺氧的程度。但血红蛋白过多或过少时，发绀与缺氧常不一致。例如，重度贫血患者，血红蛋白可降至 50 g/L 以下，当出现严重缺氧，也不会出现发绀；而红细胞增多症患者，因血中脱氧血红蛋白超过 50 g/L 而出现发绀，但不是缺氧所致。发绀是缺氧患者的表现，但缺氧患者不一定出现发绀。

二、血液性缺氧

血液性缺氧（hemic hypoxia）是由于血红蛋白含量减少或性质改变，致使血氧含量降低或血红蛋白结合的氧不易释出所引起的组织缺氧。该型缺氧因动脉血氧分压正常，故又称等张性低氧血症。

（一）原因与机制

1. 血红蛋白含量减少

血红蛋白含量减少见于各种原因引起的严重贫血，又称为贫血性缺氧。

2. 一氧化碳中毒

一氧化碳（CO）与血红蛋白的亲和力比氧与血红蛋白的亲和力高 210 倍。当吸入的气体中含有 0.1% 的 CO 时，血液中可能有 50% 的血红蛋白与 CO 结合在一起，使血红蛋白变性成为碳氧血红蛋白。碳氧血红蛋白不能与 O_2 结合，同时还可以抑制红细胞的糖酵解，使 2,3-DPG 生成减少，氧解离曲线左移，HbO_2 中的 O_2 不易被释放出来，从而加重组织供氧不足。患者的皮肤、黏膜呈樱桃红色。

3. 高铁血红蛋白血症

亚硝酸盐、过氯酸盐及磺胺衍生物等可使血红蛋白中二价铁氧化成三价铁，形成高铁血红蛋白，导致高铁血红蛋白血症。高铁血红蛋白中的三价铁因与羟基结合牢固，失去结合氧的能力，或者血红蛋白分子中的 4 个二价铁中有部分氧化成三价铁，剩余的二价铁虽能结合氧，但不易解离，导致氧解离曲线左移，使供给组织的氧减少。高铁血红蛋白血症最常见于亚硝酸盐中毒，如食用含大量硝酸盐的腌菜后，硝酸盐经肠道菌的作用还原为亚硝酸盐，其被大量吸收入血后，导致高铁血红蛋白血症。此时患者的皮肤、黏膜可出现棕褐色（咖啡色），称为肠源性发绀。

> **提 示**
>
> 生理情况下，血液中不断形成极少量的高铁血红蛋白，其又不断被血液中的 NADH、抗坏血酸、还原型谷胱甘肽等还原剂还原为二价铁，所以正常成人血液中的高铁血红蛋白的含量不超过血红蛋白含量的 1%~2%。当亚硝酸盐等氧化剂中毒时，高铁血红蛋白含量超过血红蛋白总量的 10%，就可引起缺氧；当高铁血红蛋白含量达到 30%~50%，则发生严重缺氧。高铁血红蛋白血症患者全身青紫、头痛、精神恍惚、意识不清，以致昏迷。

（二）临床特点

1. 血氧变化

血液性缺氧时，因吸入气氧分压正常和外呼吸功能正常，故动脉血氧分压正常。由于血红蛋白数量减少或性质改变，血氧容量和血氧含量降低。因动脉血氧含量降低，而组织摄取氧能力正常，故动脉-静脉血氧含量差减少。贫血性缺氧的血氧饱和度正常，而高铁血红蛋白血症和碳氧血红蛋白血症的血氧饱和度降低。血红蛋白与氧亲和力增强引起的血液性缺氧较特殊，其动脉血氧容量和氧含量不低，这时的组织缺氧是由于血红蛋白与氧的亲和力较大，结合的氧不易释出，其动脉－静脉血氧含量差小于正常值。血液性缺氧血氧变化的主要特点是动脉血氧分压正常，血氧容量和血氧含量降低，血氧饱和度正常或降低。

2. 皮肤黏膜颜色变化

血液性缺氧的患者可无发绀表现，但根据引发缺氧的原因不同，皮肤黏膜颜色改变也不同。单纯贫血的患者，皮肤黏膜呈苍白色；CO 中毒时，皮肤黏膜呈樱桃红色；亚硝酸盐中毒时，皮肤黏膜呈棕褐色（咖啡色）或类似发绀的颜色；输入大量库存血或输入大量碱性液体时，皮肤黏膜呈鲜红色。

三、循环性缺氧

循环性缺氧（circulatory hypoxia）是由于血液循环发生障碍，导致组织供血量减少而引起的缺氧，又称低动力性缺氧。因动脉狭窄或阻塞，致使动脉血液灌流不足引起的缺氧称为缺血性缺氧；因静脉回流受阻、血流缓慢、微循环淤血等导致的缺氧称为淤血性缺氧。

（一）原因与机制

1. 全身性循环障碍

全身性循环障碍见于心力衰竭和休克。心力衰竭患者心排血量减少，向全身各组织器官运送的氧量减少，引起全身缺血性缺氧，同时又可因静脉回流受阻，组织淤血，引起全身淤血性缺氧。全身性循环障碍引起的缺氧，易致酸性代谢产物蓄积，发生酸中毒，使心肌收缩力进一步减弱，心排出量降低，加重循环性缺氧。酸中毒同时也可以造成微血管对儿茶酚胺的反应性降低，使微血管扩张，加重淤血，从而形成恶性循环。患者可死于因心、脑、肾等重要器官严重缺氧而发生的多器官功能衰竭。

2. 局部性循环障碍

局部性循环障碍见于动脉硬化、血管炎、血栓形成和栓塞、血管痉挛或受外力压迫等病理情况，因血管内阻或外压，引起局部组织缺血或淤血，而发生缺血性缺氧和淤血性缺氧。

（二）临床特点

1. 血氧变化

循环性缺氧时，动脉血氧分压、氧含量和氧饱和度均正常，但因血流缓慢，单位时间内流过毛细血管的血量减少，故弥散到组织、细胞的氧量减少，导致供氧不足。血流缓慢，血液通过毛细血管的时间延长，组织、细胞从单位血液中摄取的氧量相对较多，同时由于血流淤滞，二氧化碳含量增加，促使氧解离曲线右移，释氧增加，致使静脉血氧分压和氧含量降低，动脉－静脉氧含量差增大。

2. 皮肤黏膜颜色变化

缺血性缺氧时，组织器官苍白。淤血性缺氧时，组织从血液中摄取的氧量增多，毛细血管中还原血红蛋白含量增加，易出现发绀。

四、组织性缺氧

组织性缺氧（histogenous hypoxia）是指因组织细胞利用氧障碍而引起的缺氧，又称为氧利用障碍性缺氧。

(一) 原因与机制

1. 组织中毒

许多毒物如氰化物、硫化物等可引起组织中毒性缺氧，最典型的是氰化物中毒。氰离子（CN^-）可迅速与氧化型细胞色素氧化酶的 Fe^{3+} 结合为氰化高铁细胞色素氧化酶，使之不能被还原为还原型细胞色素氧化酶，以致呼吸链中断，组织不能利用氧。

2. 维生素缺乏

某些维生素如核黄素、烟酸、烟酰胺等是呼吸链中许多脱氢酶的辅酶成分，当这些维生素严重缺乏时，生物氧化将发生障碍。

3. 细胞损伤

放射性损伤、过热、重症感染等引起线粒体损伤而导致氧的利用发生障碍。

(二) 临床特点

1. 血氧变化

组织性缺氧时，动脉血氧分压、血氧容量、血氧含量及血氧饱和度均正常。由于组织利用氧发生障碍，故静脉血氧含量高于正常值，因而动脉-静脉血氧含量差小于正常值。

2. 皮肤黏膜颜色变化

因细胞利用氧障碍，毛细血管中的 HbO_2 增多，患者皮肤黏膜可呈鲜红色或玫瑰红色。

虽然缺氧常被分为上述 4 种类型，但临床上常见的缺氧多为两种或多种缺氧混合存在。例如，失血性休克患者，既有循环性缺氧，又可因大量失血加上复苏过程中大量输液使血液过度稀释，引起血液性缺氧，若并发肺功能障碍，则又可出现乏氧性缺氧，使得病情错综复杂。因此，应结合临床实际，对缺氧进行综合分析。

第三节 缺氧对机体的影响

缺氧可对机体的功能和代谢产生一系列影响，其影响的程度和结果，与缺氧的原因，缺氧发生的速度、程度、部位、持续时间以及机体的功能代谢状态有关。大剂量氰化物中毒时生物氧化过程迅速受阻，患者可在几分钟内死亡；而在海拔 3 700 m 的高原地区，适应良好的个体可正常工作、生活，一般情况下不会出现明显症状。CO 中毒时，当半数血红蛋白与 CO 结合失去带氧能力时，即可危及生命；而贫血时，即使血红蛋白减少一半，患者仍可正常生活。这是因为前者发生速度快，机体代偿功能未能充分发挥，而使损伤反应变得严重，后者一般为逐渐发生，机体可通过代偿反应使组织细胞氧的供应和利用合理进行。轻度缺氧主要引起机体代偿性反应，严重缺氧且机体代偿功能不全可导致组织细胞代谢障碍及各系统功能紊乱，甚至引起死亡。各种类型的缺氧所引起的变化既有相似之处，又各有特点。

一、呼吸系统的变化

当动脉血氧分压 <60 mmHg 时，可刺激颈动脉体和主动脉体的化学感受器，反射性地引起呼吸加深加快。乏氧性缺氧引起的肺泡通气反应与缺氧程度和持续时间有关。人进入高

原后，肺通气量立即增加，4~7天后达到高峰。人久居高原后，肺通气量逐渐回降，仅略高于平原水平。急性缺氧的肺通气量增加是由外周化学感受器引起的，但此时过度通气可导致低碳酸血症，从而抑制通气反应，部分抵消外周化学感受器兴奋呼吸的作用，数日后，个体通过肾脏代偿排出 HCO_3^-，组织（特别是脑组织）中 pH 逐渐恢复正常，使外周化学感受器的作用得以充分发挥。血液性缺氧、循环性缺氧和组织性缺氧患者，如不合并有 PaO_2 降低，呼吸加深加快的代偿反应不明显。当 $PaO_2 < 30$ mmHg 时，缺氧对呼吸中枢的直接抑制作用可超过 PaO_2 降低对外周化学感受器的兴奋作用，个体发生呼吸衰竭，表现为呼吸抑制并出现各种形式的病理性呼吸，如周期性呼吸、潮式呼吸等。

> **提 示**
>
> 肺通气改变是低张性缺氧的主要代偿反应，引起呼吸变化的关键是 $PaO_2 < 60$ mmHg。因此，并不是所有缺氧都出现肺通气改变。例如，血液性及组织性缺氧由于 PaO_2 不低，故呼吸变化不明显；循环性缺氧若累及肺循环致使 PaO_2 下降，也可使肺通气增加。

二、循环系统的变化

（一）心脏功能变化

1. 心率

急性轻度或中度缺氧时，心率增快，可能与动脉血氧分压降低，兴奋颈动脉体和主动脉体化学感受器有关，也可能与缺氧所致呼吸运动增强，刺激肺牵张感受器有关。严重缺氧可直接抑制心血管运动中枢，并引起心肌能量代谢障碍，使心率减慢。

2. 心肌收缩力

缺氧初期，交感神经兴奋，作用于心脏 β-肾上腺素能受体，使心肌收缩力增强。随着缺氧时间的延长，心肌缺氧可降低心肌的舒缩功能，使心肌收缩力减弱。极严重的缺氧可直接抑制心血管运动中枢和导致心肌能量代谢障碍，使心肌收缩力减弱。

3. 心排出量

人在进入高原的初期，心排出量显著增加，久居高原后，心排出量逐渐回降。缺氧初期，心排出量的增加是由于交感神经兴奋使心率加快、心肌收缩力增强，以及呼吸运动增强而致回心血量增加。心排出量增加，使器官供血得以改善，是对缺氧有效的代偿。极严重的缺氧可因心率减慢、心肌收缩力减弱而导致心排出量降低。

（二）血流重分布

器官血流量取决于血液灌注的压力（动脉-静脉压差）和器官血流的阻力。后者主要取决于开放的血管数目和血管开放程度。急性缺氧时，皮肤黏膜、腹腔器官因交感神经兴奋，缩血管作用占优势，使血管收缩；而心、脑血管因受局部组织代谢产物的扩血管作用使血流增加。血液的这种重新分布有利于保证重要生命器官氧的供应，因而具有重要的代偿意义。

（三）肺循环的变化

肺泡缺氧及混合静脉血的氧分压降低都引起肺小动脉收缩，肺动脉压升高。这一方面有利于维持缺氧肺泡的通气与血流的适当比例，另一方面也可增加肺尖部的血流，使肺尖部的肺泡通气能得到更充分的利用，因而具有一定的代偿意义。但剧烈的肺血管收缩可引发肺水肿，持久的肺动脉高压可增加右心室后负荷，引起右心室肥大甚至功能衰竭。

（四）毛细血管增生

慢性缺氧可引起组织中毛细血管增生，尤其是心脏和脑的毛细血管增生更为显著。毛细血管密度增加，有利于氧向细胞的弥散，具有代偿意义。缺氧时毛细血管增生的机制不明。腺苷可刺激血管生成，缺氧时 ATP 生成减少，腺苷形成增多。此外，缺氧可诱导血管内皮生长因子等基因高表达，从而促进毛细血管增生。

三、血液系统的变化

（一）红细胞增多

急性缺氧可使红细胞数及血红蛋白量增加，这是由于其刺激了外周化学感受器，反射性地引起交感神经兴奋，导致血液重新分布的结果。慢性缺氧引起红细胞增多主要是骨髓造血增强所致。当低氧血流经肾脏时，能刺激肾小管旁间质细胞生成并释放促红细胞生成素，后者促使骨髓干细胞分化为原红细胞，并对骨髓内红细胞成熟过程和血红蛋白的合成有促进作用。

（二）氧解离曲线右移

由于红细胞内 2,3 - DPG 含量增多，缺氧时氧解离曲线右移，即血红蛋白与氧的亲和力降低，有利于向细胞释放氧，但同时又减少肺毛细血管内血红蛋白与氧的结合。因此，氧解离曲线右移对机体的影响，须视动脉血氧分压降低的程度而定。当动脉血氧分压在 80 mmHg 以上时，因处于氧解离曲线的平坦部分，曲线右移，有利于向组织供氧，具有代偿意义；但当动脉血氧分压降至 60 mmHg 以下时，因处于氧解离曲线的陡直部分，曲线右移，可使血液在肺部结合的氧明显减少，故无代偿作用。

四、中枢神经系统的变化

脑组织的能量主要来源于葡萄糖的有氧氧化，而脑内葡萄糖和氧的储备量很少，因此脑组织对缺氧极为敏感，其中大脑皮质和小脑灰质耗氧量最多，对缺氧也最敏感。脑的重量仅为体重的 2%~3%，而脑血流量却占心排出量的 15%，脑的氧耗量占总氧耗量的 23%。一般情况下，脑组织完全缺氧 15 s，即可引起昏迷几分钟，完全缺氧 3 min 以上，可致昏迷数日，完全缺氧 8~10 min，常致脑组织发生不可逆损害。

急性缺氧可引起个体头痛、乏力、动作不协调、思维能力减退、多语好动、烦躁或欣快、判断能力和自主能力减弱、情绪激动和精神错乱等。严重缺氧时，中枢神经系统功能受到抑制，个体表现为表情淡漠、反应迟钝、嗜睡，甚至意识丧失。慢性缺氧时，个体精神症状较为缓和，可表现为精力不集中、容易疲劳、轻度精神抑郁等。缺氧引起的脑组织形态学变化主要是脑细胞肿胀、变性、坏死及间质性脑水肿。

五、组织细胞的变化

在供氧不足的情况下，组织细胞可通过各种代偿反应增强利用氧的能力和增强无氧酵解过程，获取维持生命活动所必需的能量。但是严重缺氧时的损害性改变，可使组织细胞出现一系列功能、代谢和结构的改变。

（一）无氧酵解增强

缺氧时，ATP生成减少，ATP/ADP值降低，使磷酸果糖激酶活性增强。该酶是控制糖酵解过程中的限速酶，其活性增强可促使糖酵解过程加强，在一定程度上可补偿能量的不足。

（二）线粒体的损伤

慢性缺氧可使线粒体数量增多，表面积增大，从而有利于氧的弥散和利用。在慢性缺氧的适应过程中，线粒体中呼吸链的酶（如细胞色素氧化酶）含量增多，琥珀酸脱氢酶的活性增强，可起一定代偿作用。但严重缺氧可引起线粒体变形、肿胀、嵴断裂，甚至外膜破裂，基质外溢，加之线粒体内Ca^{2+}聚集，使ATP生成进一步减少。

（三）细胞膜的变化

缺氧时由于ATP生成减少，供给膜上"钠泵"（$Na^+ - K^+ - ATP$酶）的能量不足；细胞内乳酸增多，pH降低，使细胞通透性增加，因而细胞内Na^+增多，K^+减少；由于细胞内渗透压升高，可发生细胞水肿。严重缺氧时，细胞膜对Ca^{2+}的通透性增加，Ca^{2+}内流增多，同时由于ATP减少影响Ca^{2+}的外流和摄取，胞浆Ca^{2+}浓度增加。Ca^{2+}可抑制线粒体的呼吸功能，激活磷脂酶，使膜磷脂分解。此外，Ca^{2+}还可激活蛋白酶，促使黄嘌呤脱氢酶转变为黄嘌呤氧化酶，从而增加氧自由基的形成，加重细胞的损伤。

（四）溶酶体的变化

严重缺氧时ATP生成减少，细胞内酸中毒，可使溶酶体膜稳定性降低，通透性增加，甚至破裂，溶酶体酶（如酸性磷酸酶、组织蛋白酶、β-葡萄糖醛酸酶等）释出，引起细胞自溶。

（五）肌红蛋白增加

久居高原的人，骨骼肌组织中的肌红蛋白含量增加。由于肌红蛋白在体内的总量较多，它与氧的亲和力又大于血红蛋白（当氧分压为10 mmHg时，血红蛋白的氧饱和度为10%，而肌红蛋白的氧饱和度为70%），所以肌红蛋白增加可使其自血液中摄取更多的氧，成为机体的一个重要的储氧库。此外，肌红蛋白增加还可加快氧在组织中的弥散。

缺氧可引起组织细胞的各种反应，包括代偿性和损伤性改变。有关组织细胞对缺氧反应的机制，目前认为，细胞中含有氧感受器，缺氧时，氧感受器感受到PO_2的降低，通过信号转导途径引起缺氧诱导因子-1等转录和蛋白质合成，进而引起组织一系列缺氧相关基因的转录和蛋白质合成，最后引起组织细胞的代偿性或损伤性改变。

第四节　影响机体对缺氧耐受性的因素

机体对缺氧有一定的耐受能力。影响机体对缺氧耐受性的因素有很多，包括年龄、机体的功能和代谢状态、营养、锻炼以及机体的代偿适应能力等。

一、机体的功能和代谢状态

机体代谢率高时，氧耗量大，需氧量多，对缺氧的耐受性就差，如精神过度紧张、甲亢、寒冷、发热等均可致机体代谢率升高，耗氧量增加，使机体对缺氧的耐受性减弱。相反，中枢神经抑制、人工低温可降低脑的耗氧量，使机体对缺氧的耐受性增强。

二、个体或群体差异

无论人或动物，个体之间或群体之间对缺氧的耐受性都有很大差异。进入相同高度高原的人，有的极易发生高原病，而有的却能良好适应。有的民族世代居住在高原，仍能繁衍昌盛，并可将这种适应能力遗传给下一代，这提示其对高原缺氧的适应与遗传机制有关。

三、适应性锻炼

体育锻炼可使心、肺功能增强，氧化酶活性增高，血液运氧能力提高，从而增强机体对缺氧的耐受性。患有某些心肺疾病的人也能通过适当的体育运动提高对缺氧的耐受性，使病情得到适当改善。拟进入高原的人，通过在一定程度的缺氧环境中进行体育锻炼，如阶梯式适应运动（逐渐增加运动量和海拔高度），能使机体获得较好的适应，提高对缺氧的耐受性。此外，运动员在低氧环境中训练，可有效提高耐力和运动成绩。

第五节　缺氧的防治及护理的病理生理基础

一、去除病因

去除病因或消除缺氧的原因是缺氧治疗的关键一环。例如，改善肺的通气和换气功能；应用亚甲蓝和维生素C等还原剂促进高铁血红蛋白还原；对先天性心脏病患者，应及时进行手术治疗；对急性组织性缺氧的患者，应及时解毒。

二、氧疗

氧疗对乏氧性缺氧的效果最好。吸氧可增高肺泡气氧分压，使动脉血氧分压和血氧饱和度增高，血氧含量增多，因而对组织的供氧增加。但由静脉血分流入动脉引起的乏氧性缺氧，因分流的血液未经过肺泡而直接掺入动脉血，故吸氧对改善缺氧的作用较小。对于严重贫血和高铁血红蛋白血症患者，吸纯氧可提高血浆中溶解的氧量而增加对组织供氧。对一氧化碳中毒患者，吸氧除可增加血液中溶解氧外，还可加速碳氧血红蛋白与一氧化碳的解离，有很好的治疗作用。患者发生循环性缺氧时，单位时间内流经组织的血流量减少，引起组织缺氧，故主要应设法改善微循环状态，但吸氧也能通过增加血浆中氧的溶解量而起到一定的治疗作用。患者发生组织性缺氧时，供氧并无障碍，但组织利用氧的能力降低，通过氧疗提高血浆与组织之间的氧分压梯度以促进氧的弥散，也有一定的治疗作用。

三、改善脑代谢

可采用三磷酸腺苷、细胞色素C、泛酸等，通过直接供给脑细胞较多的能量，或促进脑能量代谢过程，增加ATP的生成，改善脑代谢。

学习活动6-1

病例与分析

病例：

患者，男，45岁，因食用大量酸菜出现头痛、头晕、恶心、呕吐而入院。体格检查：体温37℃，呼吸23次/分，血压120/80 mmHg，口唇青紫。实验室检查：动脉血氧分压、血氧含量、血氧饱和度正常，血氧容量11 mL/dL，高铁血红蛋白定性试验（+）。患者吸氧后发绀无明显改变，给予其亚甲蓝和维生素C静脉滴注，1天后病情明显好转。

问题：

1. 患者发生了哪种类型的缺氧？试分析原因和机制。
2. 吸氧为什么不能改善发绀，而给予亚甲蓝和维生素C静脉滴注后患者病情好转？

分析提示：

1. 根据病史和实验室检查，判断患者发生了血液性缺氧。其原因是患者食用大量酸菜，酸菜中含有较多的硝酸盐，其在肠道经细菌作用被还原为亚硝酸盐，亚硝酸盐可使大量血红蛋白氧化成高铁血红蛋白。高铁血红蛋白中的Fe^{3+}因与羟基牢固结合而失去携带氧的能力，而且血红蛋白中的4个Fe^{2+}部分氧化为Fe^{3+}后还能使剩余的Fe^{2+}与氧的亲和力增高，使氧不易释出，从而加重组织缺氧。

2. 高铁血红蛋白呈棕褐色，使患者的口唇呈青紫色，故吸氧不能改善。亚甲蓝和维生素C可将Fe^{3+}还原为Fe^{2+}，使血红蛋白恢复携氧能力。

学习活动6-2

自测练习题

一、单项选择题

1. 缺氧是由于（　　）。
   A. 向组织供氧不足或组织利用氧障碍　　B. 吸入气中氧含量减少
   C. 血液中氧分压降低　　D. 血液中氧含量降低

E. 血液中氧容量降低
2. 乏氧性缺氧又称为（　　）。
　　A. 低张性低氧血症　　　　　　B. 等张性低氧血症
　　C. 缺血性缺氧　　　　　　　　D. 淤血性缺氧
　　E. 低动力性缺氧
3. 可引起高铁血红蛋白血症的物质是（　　）。
　　A. 硫酸盐　　　　　　　　　　B. 尿素
　　C. 亚硝酸盐　　　　　　　　　D. 肌酐
　　E. 乳酸
4. 对缺氧最敏感的器官是（　　）。
　　A. 心脏　　　　　　　　　　　B. 大脑
　　C. 肺　　　　　　　　　　　　D. 肾
　　E. 胃肠道
5. 不属于血液性缺氧的原因是（　　）。
　　A. 高铁血红蛋白血症　　　　　B. 煤气中毒
　　C. 支气管痉挛　　　　　　　　D. 严重贫血
　　E. 亚硝酸盐中毒

二、问答题
1. 简述缺氧的类型及血氧变化特点。
2. 简述缺氧时循环系统的变化。

（郭晓霞）

第七章 发 热

学习目标

掌握：
1. 概念：发热。
2. 发热激活物、内生致热原、中枢发热介质的种类，发热时体温上升的基本机制。

熟悉：
1. 概念：过热。

2. 发热与过热的区别、发热的分期及热代谢特点和发热时机体的物质代谢和功能变化。
3. 发热的防治及护理的病理生理基础。

了解：
热型。

本章知识结构

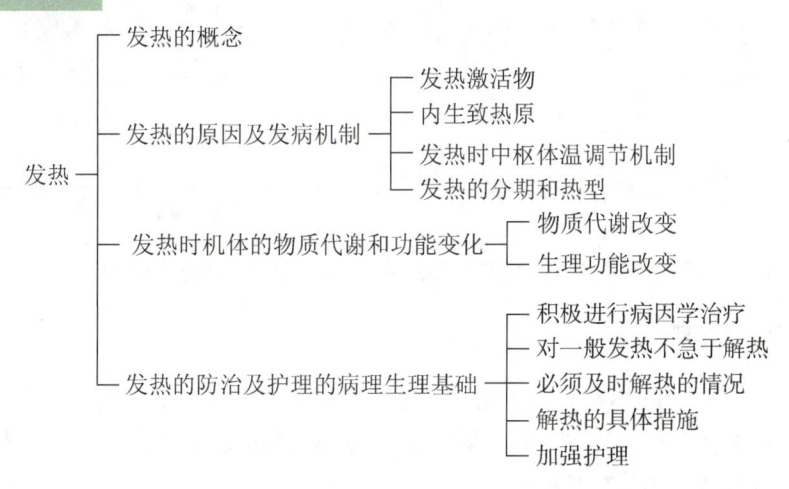

发热
- 发热的概念
- 发热的原因及发病机制
  - 发热激活物
  - 内生致热原
  - 发热时中枢体温调节机制
  - 发热的分期和热型
- 发热时机体的物质代谢和功能变化
  - 物质代谢改变
  - 生理功能改变
- 发热的防治及护理的病理生理基础
  - 积极进行病因学治疗
  - 对一般发热不急于解热
  - 必须及时解热的情况
  - 解热的具体措施
  - 加强护理

人和哺乳类动物都具有相对恒定的体温，以适应正常生命活动的需要。正常成人体温维持在 37 ℃左右，人体深部体温昼夜上下波动不超过 1 ℃。当个体处在极端气温（严寒或酷热）中时，体温的变化也很少超过 0.6 ℃。体温的相对恒定是由于人体存在包括体温调节中枢、温度信息的传递和效应器在内的体温调节系统。对于体温调控机制，目前多采用调定点的理论予以解释。该理论认为，体温中枢围绕体温调定点来调整机体中心体温，体温高于或低于此点时，其都会启动调节机制，通过效应器把体温调到与调定点相适应的原水平。

第一节 发热的概念

发热（fever）是由于致热原的作用，使体温调定点上移而引起的调节性体温升高（超过正常 0.5 ℃）。体温升高并不一定都是发热，它包括两大类改变：一类是生理性体温升高，如剧烈运动、应激、月经前期等引起的体温升高；另一类是病理性体温升高，包括发热和过热。发热不是体温调节发生障碍，而是因调定点上移，体温调节在高水平上进行而已，它是机体做出的一种主动的调节性的体温升高。过热则是由于体温调节障碍（如体温中枢受损）或散热障碍（如皮肤鱼鳞病、环境高温所致的中暑等）及产热器官功能异常（如甲状腺功能亢进）等引起的体温升高。此时体温调定点并未发生移动，而是因为体温调节机构失调，不能将体温控制在与调定点相适应的水平上，属于被动的非调节性的体温升高。

> **提示**
>
> 发热不是独立的疾病，而是多种疾病的重要病理过程和临床表现，也是疾病发生的重要信号。临床上通常把伴有发热表现的疾病称为发热性疾病，这些疾病大多为传染病和炎症性疾病。在病程中，体温曲线的变化又往往反映病情的变化，了解病程中发热的特点，对判断病情、评价疗效或估计预后有重要的参考价值。

第二节 发热的原因及发病机制

引起发热的初始原因是发热激活物，其通过引起一系列的变化而引起体温升高。

一、发热激活物

发热激活物是指能够激活内生致热原细胞，并使其产生和释放内生致热原（endogenous pyrogn, EP）的各种物质，又称为 EP 诱导物。发热激活物可以是来自体外的致热物质，也可以是某些体内产物，其种类与特性如下。

1. 外致热原

来自体外的致热物质称为**外致热原**，包括细菌、病毒、真菌、螺旋体、疟原虫等生物病原体及其产物（如内毒素），可引起感染性发热。在所有发热中，感染性发热占 50%～60%，其中革兰氏阴性菌的内毒素是最常见的外致热原，其耐热性高（在 160 ℃ 下 2 h 才能灭活），一般方法难以清除，是血液和输液过程中的主要污染物。

2. 体内产物

（1）抗原-抗体复合物。许多自身免疫性疾病都伴有顽固性发热，如系统性红斑狼疮、类风湿、皮肌炎等，循环中持续存在的抗原-抗体复合物可能是其主要的发热激活物。

（2）致热性类固醇。体内某些类固醇产物有致热作用。例如，睾酮的中间代谢产物本胆烷醇酮可能与某些不明原因的周期性发热有关。

（3）致炎刺激物。有资料表明，尿酸盐结晶和硅酸盐结晶等在体内不仅可以引起炎症反应，其本身即可激活单核吞噬细胞，产生和释放内生致热原。

（4）组织损伤和坏死。组织坏死过程的组织蛋白分解产物作为发热激活物，或者组织坏死引起的无菌性炎症释放某些发热激活物引起发热，见于大面积烧伤、严重创伤、大手术、心肌梗死、脾梗死、肺梗死、物理及化学因子作用所致的组织细胞坏死等。

二、内生致热原

内生致热原（EP）是指产致热原细胞在发热激活物的作用下，产生和释放具有致热活性、能引起体温调节中枢"调定点"上移的细胞因子。

（一）能够产生内生致热原的细胞

在发热激活物的作用下，所有能够产生和释放 EP 的细胞都被称为产 EP 细胞，主要有 3 类：① 单核 - 巨噬细胞，是主要的产 EP 细胞，包括血单核细胞和各种组织巨噬细胞。② 肿瘤细胞，包括骨髓单核细胞性肿瘤细胞，白血病、霍奇金淋巴瘤、肾癌等细胞。③ 其他细胞，包括内皮细胞、淋巴细胞、朗罕细胞、神经胶质细胞、肾小球系膜细胞等。

（二）内生致热原的种类与特性

1. 白细胞介素 - 1

白细胞介素 - 1（IL[①] - 1）又称白细胞致热原，是由单核细胞、巨噬细胞等多种细胞在发热激活物的作用下产生的多肽类物质，将其给动物静脉或脑室内注射可引起典型的发热反应，该反应可被水杨酸钠阻断。

2. 肿瘤坏死因子

肿瘤坏死因子（tumor necrosis factor，TNF）是一种由巨噬细胞、淋巴细胞等产生和释放的小分子蛋白质，许多外致热原如内毒素、葡萄球菌、链球菌等均可诱导其产生。TNF 具有许多与 IL - 1 类似的生物学活性。将 TNF 给动物脑室内注射同样可以引起明显的发热反应，同时伴有脑室内前列腺素 E 含量的升高。此外，TNF 在体内外均能刺激 IL - 1 的产生。

3. 干扰素

干扰素（interferon，IFN）是一种具有抗病毒、抗肿瘤作用的蛋白质，主要由白细胞产生。它所引起的发热具有剂量依赖性，可被前列腺素合成抑制剂阻断。与 IL - 1 和 TNF 不同，IFN 反复注射可产生耐受性。

4. 白细胞介素 - 6

白细胞介素 - 6（IL - 6）是由单核细胞、成纤维细胞和内皮细胞等分泌的细胞因子，能引起各种动物的发热反应，但作用弱于 IL - 1 和 TNF。

（三）内生致热原的产生和释放

内生致热原的产生和释放是一个复杂的细胞信息传递和基因表达的调控过程。这一过程

---

① IL 即 interleukin。

包括产 EP 细胞的激活、EP 的产生释放。例如，当产 EP 细胞与发热激活物脂多糖（lipopolysaccharide，LPS）结合后，即被激活，从而启动 EP 的合成。目前认为，LPS 激活产 EP 细胞通过两种方式：在上皮细胞或血管内皮细胞，先是 LPS 与血清中 LPS 结合蛋白结合形成复合物，然后此复合物中的 LPS 又与可溶性 CD_{14} 结合形成 LPS – sCD_{14} 复合物，再作用于细胞膜，使受体和细胞活化；而在单核/巨噬细胞，则 LPS 与 LPS 结合蛋白形成复合物后，再与细胞表面的 CD_{14} 作用，形成三重复合物，从而启动细胞激活。较大剂量的 LPS 可不通过 CD_{14} 途径而直接激活单核巨噬细胞产生 EP。EP 在细胞内合成后即可作为发热信使释放入血，并随血流作用于体温调节中枢，引起体温调节中枢的体温调定点上移。

三、发热时中枢体温调节机制

一般认为体温调节中枢位于视前区下丘脑前部（POAH），该区含有温敏神经元，对来自外周和深部的温度信息起整合作用。目前认为携带致热信息的 EP 在血液中产生后通过多种途径将信息传到体温调节中枢，进而引起中枢释放能使体温调定点上移的中枢发热介质而引起体温升高。

（一）EP 携带的致热信号传入中枢的可能途径

1. EP 经血 – 脑屏障直接转运入脑

EP 虽然是一些难以透过血脑屏障的大分子蛋白，但当慢性感染、颅脑的炎症、损伤等使血 – 脑屏障的通透性异常增大时，可促使 EP 进入脑内。

2. 通过下丘脑终板血管器作用于体温调节中枢

终板血管器位于第三脑室壁视上隐窝上方，紧靠 POAH，是血 – 脑屏障的薄弱部位。该处存在孔毛细血管，对大分子物质有较高的通透性，EP 可能由此入脑。目前认为这可能是内生致热原作用于体温中枢的主要通路。但也有人认为，EP 并不直接进入脑内，而是被分布在此处的相关细胞（巨噬细胞、神经胶质细胞等）膜受体识别结合，产生新的信息（发热介质等），将致热原的信息传入 POAH。

3. 通过迷走神经传递发热信号

细胞因子可刺激肝巨噬细胞周围的迷走神经，将外周的致热信息通过传入纤维传入中枢。

（二）发热的中枢调节介质

大量的研究证明，EP 只是作为"信使"传递发热信息，而不是引起调定点上升的最终物质。EP 首先作用于体温调节中枢，引起发热中枢介质的释放，继而引起调定点改变。发热中枢介质可分为两类：正调节介质和负调节介质。

1. 正调节介质

所谓正调节介质，是指引起体温调定点上移的介质，包括以下几种。

（1）前列腺素 E（PG[①]E）。有资料认为 PGE 是引起发热的中枢介质，其致热敏感点在

[①] PG 即 prostaglandin。

POAH。在发热动物的脑脊液及第四脑室中,PGE 浓度较高,在下丘脑前部微量注射 PGE$_1$ 及 PGE$_2$,可引起实验动物明显发热;给予 PGE 合成抑制剂如阿司匹林等,在降低体温的同时,PGE 在脑脊液及脑室中的含量也下降,提示脑部 PGE 浓度升高与发热密切相关。

(2) Na$^+$/Ca^{2+} 值。实验研究表明,给多种动物脑室内注入 Na$^+$ 会使体温很快升高,注入 Ca^{2+} 则使体温很快下降;降钙剂脑室内灌注也引起体温升高。因此,研究者认为 Na$^+$/Ca^{2+} 值改变在发热机制中担负着重要的中介作用。EP 可能先引起体温中枢 Na$^+$/Ca^{2+} 值的升高,再通过其他环节使调定点上移。

(3) 环磷酸腺苷(cyclic adenosine monophosphate,cAMP)。cAMP 作为细胞内的第二信使,在 EP 升高"调定点"的过程中可能是重要的中间环节。

2. 负调节介质

临床和实验研究均表明,发热时升高的体温极少超过 41 ℃,即使大大增加致热原的剂量也难越此界线。这种发热时体温上升的高度被限制在特定范围以下的现象称为热限。这也意味着体内必然存在自我限制发热的因素。人们把对抗体温升高或降低体温的物质称为负调节介质。目前,公认的负调节介质包括精氨酸加压素、黑素细胞刺激素和脂皮质蛋白 – 1。实验证实,它们均有较强的抑制体温升高的作用。

四、发热的分期和热型

(一) 发热的分期

发热分为 3 期,各期有其临床和热代谢特点。

1. 体温上升期

在发热的开始阶段,由于正调节占优势,调定点上移,原来的正常体温变成了"冷刺激",中枢对"冷"信息起反应,发出指令经交感神经到达散热中枢,引起皮肤血管收缩和血流减少,导致皮肤温度降低,散热随之减少,同时指令到达产热器官,引起寒战和物质代谢加强,产热随之增加。临床上,患者自感发冷或畏寒,并可出现"鸡皮"和寒战、皮肤苍白等现象。皮肤血管收缩、血流减少使皮肤苍白。皮温下降刺激冷感受器,信息传入中枢使患者自感发冷或畏寒。交感神经传出冲动引起皮肤竖毛肌收缩,关闭汗腺,出现"鸡皮"。有人认为,寒战是由寒战中枢的兴奋所引起,位于下丘脑后部、靠近第三脑室壁的寒战中枢发出冲动,经脊髓侧索的网状脊髓束和红核脊髓束,通过运动神经传递到运动终板,引起骨骼肌不随意的周期性收缩。由于屈肌和伸肌同时收缩,所以不表现外功,但产热率较高,代谢可比正常时增加 4~5 倍。此期又称寒战期。

> **提 示**
>
> 体温上升期的热代谢特点是散热减少、产热增多、体温不断上升,故当患者感到发冷或畏寒时,中枢温度其实已上升了。

2. 高温持续期（高峰期）

当体温升高到调定点的新水平时，便不再继续上升，而是在这个与新调定点相适应的高水平上波动，所以称高温持续期，也称高峰期或稽留期。由于此期体温已与调定点相适应，此时体温调节中枢以与正常时相同的方式来调节产热和散热，所不同的是在一个较高的水平上进行调节。此期患者自觉酷热，皮肤发红、口干舌燥。患者的中心体温已达到或略高于体温调定点新水平，故下丘脑不再发出引起"冷反应"的冲动。皮肤血管由收缩转为舒张，浅层血管舒张使皮肤血流增多，因而皮肤发红，散热增加。由于温度较高的血液灌注使皮温增高，热感受器将信息传入中枢而使患者有酷热感。

> **提 示**
>
> 高温持续期的热代谢特点是中心体温与上升的调定点水平相适应，产热与散热在较高水平上保持相对平衡。由于水分经皮肤蒸发较多，皮肤和口唇干燥，故发热的患者应及时饮水。

3. 体温下降期（退热期）

经历了高温持续期后，由于激活物、EP 及发热介质的消除，体温调节中枢调定点返回到正常水平。这时由于血温高于调定点，POAH 的温敏神经元发放频率增加，通过调节作用使交感神经的紧张性活动降低，皮肤血管进一步扩张，散热增强，产热减少，体温开始下降，逐渐恢复到与正常调定点相适应的水平。此期由于高血温及皮肤温度感受器传来的热信息对发汗中枢的刺激，汗腺分泌增加，大量出汗，严重者可致脱水。

> **提 示**
>
> 体温下降期的热代谢特点是散热多于产热，故体温下降，直至与回降的调定点水平相适应。对大量出汗的患者应注意监护，及时对其补充水和电解质，以防脱水。

（二）热型

各种疾病的发热按体温升降的速度、幅度及高热持续的时间表现为不同特点的体温曲线。各种体温曲线的形态称为热型。热型的变化对于判断病情变化、治疗效果和预后有一定的参考价值。

1. 按发热的持续状况分型

较常用的是按发热的持续状况分型，其可分为：① 稽留热，体温持续在 39 ℃ ~ 40 ℃，达数天或数周，24 小时波动幅度不超过 1 ℃，见于大叶性肺炎、斑疹伤寒等。② 弛张热，持续发热，体温在 39 ℃ 以上，但波动幅度大，24 小时内温差可达 2 ℃ ~ 3 ℃，但体温最低时一般仍高于正常水平，见于败血症、风湿热、化脓性炎症等。③ 间歇热，高热期与无热期交替出现，体温波动幅度可达数摄氏度。无热期（间歇期）持续 1 天乃至数天，反复发作，如疟疾。④ 回归热，体温急骤升高至 39 ℃ 以上，持续数天后又骤然下降至正常水平，高热期和无热期各持续若干天，即有规律地相互交替 1 次，见于回归热、霍奇金淋巴瘤等。

2. 按体温升高的程度分型

按体温升高的程度将发热分为：① 低热型，腋下温度不超过 38 ℃；② 中热型，腋下温度为 38 ℃ ~ 39 ℃；③ 高热型，腋下温度为 39 ℃ ~ 41 ℃；④ 极热型，腋下温度在 41 ℃ 以上。

第三节　发热时机体的物质代谢和功能变化

一、物质代谢改变

发热时机体物质代谢的变化特点是通过寒战和代谢率的提高使三大营养素分解加强，这是体温升高的物质基础。一般认为，体温每升高 1 ℃，基础代谢率提高 13%，所以发热患者的物质消耗明显增多。如果持久发热，营养物质没有得到相应的补充，患者就会消耗过多而导致消瘦和体重下降。

1. 糖代谢

发热时由于产热的需要，能量消耗大大增加，所以机体对糖的需求增多，糖的分解代谢加强，糖原储备减少。葡萄糖分解增加，氧供相对不足，使无氧酵解增强，产生大量乳酸。

2. 脂肪代谢

发热时由于糖原储备减少，加上发热患者食欲较差，糖类摄入不足，机体乃动员脂肪储备，脂肪分解明显增加，可占总能量的 60% ~ 80%（正常时占 20% ~ 25%）。由于脂肪分解加强和氧化不全，有的患者可出现酮血症或酮尿。

3. 蛋白质代谢

发热时机体分解糖原和脂肪的同时，蛋白质也分解供能。随着蛋白质分解加强，血浆蛋白减少并出现氮质血症，尿氮也增加。此时如果未能及时补充足够的蛋白质，机体将会出现负氮平衡，机体抵抗力下降，组织修复能力也降低。

4. 水、盐及维生素代谢

在发热的体温上升期，由于血液重新分布，肾血流减少，尿量减少，Na^+ 和 Cl^- 的排泄也减少。但到退热期，因尿量的恢复和大量出汗，Na^+、Cl^- 排出增加。高温持续期的皮肤和呼吸道水分蒸发的增加及退热期的大量出汗可导致水分和 Na^+、K^+ 大量丢失，严重者可引起脱水。因此，高热患者退热期应及时补充水分和适量的电解质。

> **提　示**
>
> 发热（尤其是长期发热）患者，由于糖、脂肪和蛋白质分解代谢加强，各种维生素的消耗也增多，应注意及时补充。

二、生理功能改变

1. 中枢神经系统

发热使中枢神经系统兴奋性增高。高热患者的神经症状主要为头痛，有的患者可能出现烦躁、失眠、谵妄和幻觉，机制尚不清楚。6个月~6岁儿童高热时可出现热惊厥（全身或局部肌肉抽搐），可能与小儿中枢神经系统尚未发育成熟、皮质下中枢兴奋性易增强有关。

2. 循环系统

发热时心率加快，体温每上升1℃，心率约增加18次/分。心率加快主要是由于交感-肾上腺髓质系统活动增强及血温升高对窦房结的直接作用。此外，代谢加强，耗O_2量和CO_2生成量增加也是影响因素之一。一定限度内的心率加快可增加心排血量，但心率过快，心排血量反而下降。在体温上升期，心率加快和外周血管收缩，可使血压轻度升高；在高温持续期和体温下降期，外周血管舒张，可使血压轻度下降。少数患者可因大汗而致虚脱，甚至发生休克，应及时预防。

3. 呼吸系统

发热时血温升高可刺激呼吸中枢并提高呼吸中枢对CO_2的敏感性，加上代谢增强、CO_2生成增多，共同促使呼吸加深加快，利于更多的热量从呼吸道散失。但通气过度，CO_2排出过多，可造成呼吸性碱中毒。体温持续升高，大脑皮质和呼吸中枢受到抑制，可使呼吸变浅慢或不规则。

4. 消化系统

发热时交感神经活动增强，消化液分泌减少，胃肠蠕动减弱，患者可出现食欲减退、恶心、呕吐、腹胀、便秘等症状。

5. 防御功能改变

适度体温升高能激活免疫功能，提高机体的抵抗力。但过高或持续过久的发热，则会破坏免疫功能，损害重要生命器官，给机体带来危害。

第四节 发热的防治及护理的病理生理基础

一、积极进行病因学治疗

发热不是单独的疾病，而是疾病发展中的一个信号，故疾病一旦去除，发热自会逐渐停止。因此，积极进行病因学治疗，尤其是去除病原微生物，是解热的根本措施。

二、对一般发热不急于解热

一定程度的发热可以唤起机体的各种防御反应，增强机体抵御传染因子的能力，而对机体无多大危害，故对不过高（体温<39℃）同时又不伴有其他严重疾病的发热，不必急于退热，特别是某些有潜在病灶的病例，除了发热以外，其他临床征象尚不明显（如结核病

早期），若过早予以解热，便会掩盖病情，延误原发病的诊断和治疗。

三、必须及时解热的情况

下述情况下，发热能够加重病情或促进疾病的发生、发展，甚至威胁生命，应不失时机地迅速解热。

1. 高热

高热（>40 ℃）病例，尤其是达到41 ℃以上者，中枢神经细胞和心脏可能受到较大的影响。因此，对于高热病例，无论有无明显的原发病，都应尽早解热。尤其是小儿高热，容易诱发惊厥，更应及早预防。

2. 心脏病患者

发热时心率增快，循环加速，增加心脏负担，易诱发心力衰竭。因此，对心脏病患者及有潜在的心肌损害者也须及早解热。

3. 妊娠期妇女

发热可使胎儿发育出现障碍而导致畸胎，其是一个重要的致畸因子，因此孕妇应尽量避免发热或人工过热（如洗桑拿浴）。

四、解热的具体措施

1. 药物解热

药物解热，包括水杨酸盐类的化学药物、糖皮质激素为代表的类固醇解热药以及清热解毒的中药，有一定的解热作用，可适当选用。

2. 物理降温

过高的体温将损害中枢神经系统时，头部的局部性物理降温可能有助于保护大脑。在高热或病情危急时，可采用冰帽或冰带冷敷头部、四肢大血管处用酒精擦浴以促进散热，也可将患者置于温度较低的环境中，加强空气流通，以增加对流散热。

五、加强护理

由于发热患者有一系列功能代谢变化，故必须对其进行必要的监护：① 注意监护心血管功能状况，对既往有心脏疾患的患者，更应注意体温骤降时，防止发生循环衰竭。② 对消耗性发热患者，提供足够的营养物质，包括维生素，防止过多消耗和负氮平衡。③ 注意发热患者的水盐代谢，补充足够水分，防止脱水，及时纠正水、电解质紊乱和酸碱代谢障碍。

学习活动 7-1

病例与分析

病例：

患儿，女，5岁，因发热、咽痛3天，惊厥0.5小时入院。3天前上午，患儿畏寒，诉

"冷"，出现"鸡皮疙瘩"和寒战，皮肤苍白，当晚发热，烦躁，不能入睡，哭诉头痛、喉痛。次日，患儿思睡，偶有恶心、呕吐。入院前 0.5 小时其突起惊厥而急送入院，尿少、色深。查体发现：体温 41.4 ℃，呼吸 24 次/分，血压 100/60 mmHg。其疲乏、嗜睡，重病容，面红，口唇干燥，咽部明显充血，双侧扁桃体肿大（++），颈软，心率 116 次/分，律整，双肺呼吸音粗糙。实验室检查发现：白细胞 17.4×10^9/L，杆状 2%，淋巴 16%，酸性 2%，分叶 80%。入院后立即对其进行物理降温、输液、纠正酸中毒及抗生素等治疗。其 1 小时后大量出汗，体温降至 38.4 ℃。住院 4 天患儿痊愈出院。

问题：

1. 试分析上述患儿发热的发热激活物和体温升高的机制。
2. 该患儿的体温变化表现出哪几个期？各期有何临床症状？
3. 假若患儿不入院治疗，体温是否继续升高？为什么？

分析提示：

1. 引起该患儿发热的发热激活物是细菌，根据是：① 扁桃体炎多为链球菌感染；② 白细胞增加且中性 80%，提示细菌感染；③ 抗生素治疗有效。体温升高的机制可能如下所示：细菌→EP 产生→体温调节中枢释放中枢介质→体温调定点上移→产热增加，散热减少→体温上升。

2. 该患儿的体温变化表现出 3 期：① 体温上升期。患者出现畏寒，诉"冷"，"鸡皮疙瘩"，寒战，皮肤苍白。② 高温持续期。患者发热 3 天，体温 41.4 ℃。③ 体温下降期。治疗后患者大量出汗，体温降至 38.4 ℃。

3. 假若该患儿不入院治疗，体温也不会继续升高，因为致热原引起的发热存在热限，有中枢负调节介质发挥作用。但持续发热会加重患儿的病情，甚至危及生命。

学习活动 7-2

自测练习题

一、单项选择题

1. 发热是体温调定点（　　）。
   A. 上移引起的主动性体温升高　　B. 下移引起的主动性体温升高
   C. 上移引起的被动性体温升高　　D. 下移引起的被动性体温升高
   E. 不变引起的主动性体温升高

2. 属于发热的是（　　）。
   A. 妇女月经前期　　B. 应激
   C. 剧烈运动后　　D. 中暑
   E. 伤寒

3. 外致热原的作用部位是（　　）。
   A. 产 EP 细胞　　B. 下丘脑体温调节中枢

C. 骨骼肌　　　　　　　　　　D. 皮肤血管

E. 汗腺

4. 属于内生致热原的是（　　）。

　　A. 细菌　　　　　　　　　　B. 病毒

　　C. 致热性类固醇　　　　　　D. 肿瘤坏死因子

　　E. 螺旋体

5. 不属于发热激活物的是（　　）。

　　A. 细菌　　　　　　　　　　B. 类固醇

　　C. cAMP　　　　　　　　　 D. 疟原虫

　　E. 抗原－抗体复合物

6. 不属于中枢发热介质的是（　　）。

　　A. 干扰素　　　　　　　　　B. PGE

　　C. cAMP　　　　　　　　　 D. 脂皮质蛋白－1

　　E. 精氨酸加压素

7. 体温上升期的热代谢特点是（　　）。

　　A. 散热减少，产热增加，体温升高

　　B. 产热减少，散热增加，体温升高

　　C. 散热减少，产热增加，体温保持高水平

　　D. 产热与散热在较高水平上保持相对平衡，体温保持高水平

　　E. 产热减少，散热增加，体温下降

8. 高热持续期的热代谢特点是（　　）。

　　A. 散热减少，产热增加，体温升高

　　B. 产热减少，散热增加，体温升高

　　C. 散热减少，产热增加，体温保持高水平

　　D. 产热与散热在较高水平上保持相对平衡，体温保持高水平

　　E. 产热减少，散热增加，体温下降

二、问答题

1. 发热与过热有何异同？
2. 简述内毒素引起体温升高的机制。
3. 简述发热的分期及热代谢特点和发热时机体的功能代谢变化。

（郭晓霞）

第八章

炎 症

学习目标

掌握：
1. 概念：炎症、变质、渗出、增生、炎症介质、肉芽肿性炎、趋化作用。
2. 炎症的基本病理变化，急性炎症的类型及其病理变化，慢性肉芽肿性炎病变特点。

熟悉：
急性炎症过程中血流动力学的改变，血管壁通透性增加，炎细胞的种类和功能，各类炎细胞浸润的临床意义，渗出液和漏出液的区别，急性炎症的经过和结局。

了解：
炎症的原因，炎症的局部表现和全身反应，炎症介质在炎症中的作用，慢性炎症的病理变化特点。

本章知识结构

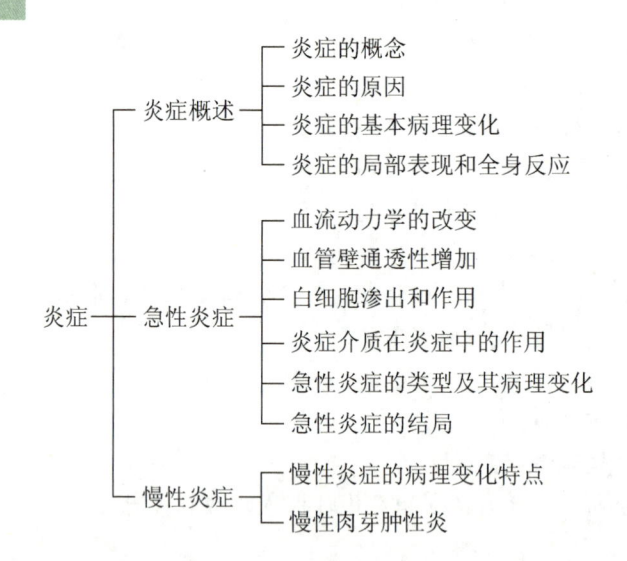

```
             ┌─ 炎症的概念
             ├─ 炎症的原因
      炎症概述─┤
             ├─ 炎症的基本病理变化
             └─ 炎症的局部表现和全身反应

             ┌─ 血流动力学的改变
             ├─ 血管壁通透性增加
             ├─ 白细胞渗出和作用
炎症 ─ 急性炎症─┤
             ├─ 炎症介质在炎症中的作用
             ├─ 急性炎症的类型及其病理变化
             └─ 急性炎症的结局

             ┌─ 慢性炎症的病理变化特点
      慢性炎症─┤
             └─ 慢性肉芽肿性炎
```

炎症是临床上最常见而又最重要的病理过程。在人类疾病中常见的感冒、气管炎、肺炎、肝炎、阑尾炎、肾炎、脑膜炎、结核病及过敏性疾病等，其基本病理变化都属于炎症。

第一节 炎症概述

一、炎症的概念

炎症（inflammation）是具有血管系统的活体组织对损伤所发生的以血管反应为中心的防御性反应。

外源性和内源性损伤因子引起机体细胞和组织各种各样的损伤性变化，与此同时机体的局部和全身也发生一系列复杂的反应，以消灭和局限损伤因子，清除和吸收坏死组织和细胞，并修复损伤。因此，炎症是损伤、抗损伤和修复的统一过程。在炎症过程中，一方面损伤因子可直接或间接损伤机体的细胞和组织；另一方面炎症充血、液体渗出可稀释、中和及包围损伤因子，白细胞渗出并被激活，杀伤和降解病原微生物，同时机体通过实质和间质细胞的再生使受损伤的组织得以修复和愈合。

二、炎症的原因

任何能够引起组织损伤的因素都可以成为炎症的原因，即致炎因子。致炎因子根据本身的性质可归纳为以下几类。

1. 生物性因子

生物性因子是最常见的致炎因子，包括各种病原微生物如病毒、细菌、立克次体、原虫、真菌、螺旋体和寄生虫等。

2. 变态反应

各型变态反应均能造成组织和细胞的损伤而导致炎症。

3. 物理因子

高温（如烫伤）、低温（冻伤）、放射性损伤及切割伤等能引起炎症性病变。

4. 化学性因子

化学性因子包括内源性及外源性化学物质。内源性化学物质如坏死组织生成的分解产物及某些病理条件下堆积于体内的代谢产物（尿酸、尿素）等，外源性化学物质如强酸、强碱等，均能引起局部的炎症反应。

5. 组织坏死

缺血或缺氧等原因可引起组织坏死，坏死组织是潜在的致炎因子。在新鲜梗死灶的边缘所出现的出血充血带和炎症细胞浸润都是炎症的表现。

三、炎症的基本病理变化

炎症的基本病理变化包括局部组织的变质、渗出及增生。在炎症过程中3种病理变化按照一定顺序先后发生，炎症的早期一般以变质和渗出为主，病变的后期以增生为主。一般来说，变质是损伤性过程，而渗出和增生是抗损伤和修复过程。

（一）变质

变质（alteration）是炎症局部组织、细胞发生的变性和坏死。变质可发生于实质细胞，也可以发生于间质细胞。变质主要由致炎因子直接损伤引起，也由炎症过程中出现的局部血液循环障碍所致。

（二）渗出

渗出（exudation）是炎症局部组织血管内的液体和细胞成分通过血管壁进入组织间隙、体腔、体表和黏膜表面的过程。渗出性病变是炎症的重要标志，渗出的成分在局部具有重要的防御作用。

（三）增生

增生（proliferation）是指炎症局部在致炎因子或某些理化因子的刺激下，病灶内巨噬细胞、成纤维细胞及血管内皮细胞增生。在某些情况下，炎症病灶周围的上皮细胞或实质细胞也发生增生。增生是一种防御反应，可限制炎症的蔓延，使受损组织得以修复，但过度的增生会使原组织遭受破坏，如重度慢性肝炎，肝脏内大量纤维结缔组织增生可导致肝硬化，使肝脏结构被破坏，同时严重影响肝脏的功能。

> **提示**
>
> 任何炎症的局部都具有上述变质、渗出和增生3种变化，但在不同的炎症性疾病或炎症过程的不同阶段，可形成各种各样的变化，有的以变质为主，有的以渗出为主，有的以增生为主。这3种病变既有区别，又互相影响、互相联系，构成一个复杂的炎症反应过程。

四、炎症的局部表现和全身反应

（一）炎症的局部表现

局部可出现红、肿、热、痛及功能障碍，其发生机制如下。

（1）红。炎症病灶动脉性充血，局部血流中氧合血红蛋白含量多，故呈鲜红色。

（2）肿。急性炎症主要由炎症局部充血、炎性渗出物聚积所致，特别是炎性水肿。

（3）热。热是由炎症区出现动脉性充血，血流量增多以及血流速度加快，炎症区代谢旺盛，产热增多所致，发生在体表的炎症局部发热的表现明显。

（4）痛。炎症局部组织由于渗出物的压迫和炎症介质的作用可引起疼痛。

（5）功能障碍。炎症时局部细胞变性、坏死，代谢的异常，都可引起炎症器官的功能障碍，如肺炎可影响换气功能；疼痛也可以影响肢体的活动功能，如急性膝关节炎症可引起关节运动障碍，行走困难。

（二）全身反应

炎症病变虽然主要出现在致炎因子所作用的局部，但是也会引起发热、白细胞增多及实质器官损伤的全身反应。

（1）发热。发热是炎症常见的临床症状（详见第七章发热）。

（2）白细胞增多。末梢血白细胞计数增加是炎症反应的常见表现，特别在细菌感染所引起的急性炎症时，白细胞计数可达 $15 \times 10^9/L$，甚至高达 $20 \times 10^9/L$。多数细菌感染引起中性粒细胞增加；寄生虫感染和过敏反应引起嗜酸性粒细胞增加；在一些慢性炎和病毒性感染中，则常见淋巴细胞增多。

（3）实质器官的损伤。较严重的炎症，因病原微生物及其毒素、发热和血液循环障碍等因素的作用，患者的心、肝、肾等实质器官可出现不同程度的物质代谢障碍，细胞发生混浊肿胀、脂肪变，甚至出现坏死等变化。

第二节　急性炎症

炎症依其病程经过分为急性炎症和慢性炎症两大类。急性炎症反应迅速，持续时间短，常常仅几天，一般不超过1个月，其以渗出性病变为主，主要浸润的是中性粒细胞。慢性炎症持续时间较长，为数月到数年，病变以增生变化为主，以浸润淋巴细胞和单核细胞为主。下面重点介绍急性炎症的病理变化。

一、血流动力学的改变

组织在炎症的过程中发生损伤后，很快出现血流动力学的改变，其发生顺序如下。

1. 细动脉短暂痉挛

细动脉短暂痉挛是急性炎症早期发生的血管变化。当致炎因子作用于局部组织时，细动脉短暂痉挛，主要是由致炎因子的刺激，通过神经反射使肾上腺素能神经纤维兴奋所致。

2. 血管的扩张和血流加速

细动脉短暂痉挛后，细动脉以及毛细血管网扩张，血流加速，血流量增多，称为动脉性充血。血管扩张发生的机制与神经和体液因素有关。充血的炎症局部表现为发红和发热。

3. 血流速度减慢

随着炎症继续发展，炎症灶中央区（主要是毛细血管、细静脉）的血流逐渐变缓，甚至停滞，出现毛细血管网和细静脉广泛显著扩张，血管壁通透性明显增加，炎症局部血管中血液的液体成分不断地渗出，血液因而浓缩，黏稠度增加，最后在扩张的小血管内挤满了红细胞，称为血流停滞。上述血管反应将使炎症的变质改变加重，并为渗出改变创造了条件。

二、血管壁通透性增加

血管壁通透性增加首先可引起液体渗出。液体渗出是指炎症局部血管内的液体成分通过血管壁流到血管外的过程，渗出的液体称为渗出液。渗出的液体聚集于组织间隙，称为炎性水肿。

炎症时形成的渗出液与静脉淤血时形成的漏出液不同，渗出液蛋白含量高、比重大、细胞数目多，常可自凝。区别渗出液和漏出液有助于临床对于某些疾病的诊断与鉴别诊断（见表8-1）。

表8-1 渗出液与漏出液的区别

项目	渗出液	漏出液
蛋白量	30 g/L 以上	30 g/L 以下
比重	1.018 以上	1.018 以下
细胞数	$>5 \times 10^8$ 个/L	$<1 \times 10^8$ 个/L
Rivalta 试验①	阳性	阴性
凝固	能自凝	不能自凝
透明度	浑浊	澄清

① Rivalta 试验为醋酸沉淀试验。渗出液因含大量黏蛋白，可被 0.1% 醋酸（稀醋酸）所沉淀，为阳性。

提 示

在正常情况下，浆膜腔内有少量液体起润滑作用。病理情况下若有多量液体潴留，则形成积液。临床上可将积液分为漏出液和渗出液两类，漏出液为非炎症性积液，渗出液为炎症性积液。例如，肝硬化引起的腹水为非炎症性漏出液。其发生的原因主要是门静脉高压，血浆胶体渗透压下降，血管壁通透性增加，使水、电解质及血浆蛋白漏入腹腔。腹膜炎引起的腹水为渗出液。根据抽出积液的性状，可初步判断引起胸水、腹水的原因。

微循环血管壁的通透性取决于血管内皮细胞的完整性，炎症过程中影响血管内皮通透性的因素如下。

1. **血管内皮的收缩**

血管内皮的收缩是引起血管壁通透性增加最常见的原因，炎症介质与内皮细胞受体结合，可引起血管内皮的收缩，内皮间隙增宽，从而导致血管壁通透性增加。

2. **直接损伤血管内皮细胞**

严重烧伤和化脓菌感染可直接损伤血管内皮细胞，使内皮细胞坏死脱落，迅速引起血管壁通透性增加。

3. **白细胞介导的内皮细胞损伤**

炎症早期白细胞附壁与内皮细胞黏着、激活白细胞、释放具有活性的氧代谢产物和蛋白水解酶有关，引起内皮细胞损伤、脱落，使皮细胞通透性增加。

4. **新生毛细血管壁的高通透性**

在炎症晚期中，出现许多新生的毛细血管参与修复过程，而新生毛细血管的内皮细胞连接不健全，并且具有炎症介质的受体，因而使新生毛细血管壁具有高通透性。

渗出液体的多少及其渗出的成分，与致炎因子、发炎部位、血管壁损伤的程度等因素有关。当血管受损不严重时，分子量较小的白蛋白渗出，形成浆液性炎症。随着血管壁受损加重，则球蛋白渗出量增多，甚至分子量最大的纤维蛋白原也可渗出，形成纤维素性炎症。

液体渗出在炎症中具有重要的防御意义：① 渗出的液体可以稀释毒素，减轻毒素对组织的损害。② 渗出液中所含的抗体和补体，有利于消灭病原体。③ 渗出物中的纤维素构成网状结构，可阻止病原菌的扩散，而有利于中性粒细胞的吞噬活动。但组织内渗出液聚积过多，可影响器官的功能。例如，心包和胸腔积液可压迫心脏和肺脏。纤维素吸收不全时，可使浆膜发生纤维性粘连，这可给机体带来不利的影响。

三、白细胞渗出和作用

白细胞渗出是指各种白细胞通过血管壁到达血管外的过程。白细胞渗出是炎症反应的重要特征。渗出到血管外的白细胞称为炎细胞，炎细胞聚集于炎症局部组织间隙内称为炎细胞浸润。炎细胞浸润是炎症防御作用的主要环节。

（一）白细胞的渗出过程

白细胞的渗出过程是极其复杂的，其经过边集、黏附、游出和趋化作用等阶段到达炎症灶。

1. 细胞边集和滚动

当炎症充血，血流速度减慢，血管扩张及血管壁通透性增加时，轴流变宽、消失，白细胞从轴流逐渐进入边流，靠近血管壁，称为白细胞边集。之后白细胞沿内皮细胞表面滚动，并不时黏附于血管内皮上，此种现象称为白细胞滚动。

2. 白细胞黏附

随着白细胞滚动，白细胞逐渐黏着于血管内皮，称为白细胞黏附。这种黏附是靠细胞表面的黏附因子相互识别、相互作用完成的。

3. 白细胞的游出和趋化作用

黏着于内皮细胞表面的白细胞沿内皮细胞表面缓慢移动，在内皮细胞连接处伸出伪足，以后整个细胞从内皮细胞缝隙游出血管外。白细胞通过血管壁进入周围组织的过程称为白细胞的游出。白细胞离开血管，聚集于炎症区组织间隙，即炎性细胞浸润。

白细胞的趋化作用是指白细胞向着化学刺激物所在部位做定向移动，这些化学刺激物称为趋化因子。研究发现，趋化因子的作用是具有特异性的，有些趋化因子只吸引中性粒细胞，而另一些趋化因子则只吸引单核细胞或嗜酸性粒细胞。此外，不同的细胞对趋化因子的反应能力也不同，中性粒细胞和单核细胞对趋化因子的反应较明显，而淋巴细胞对趋化因子的反应较弱。炎症病灶中存在的某些化学物质如细菌毒素、组织坏死崩解产物等，对白细胞具有化学吸引力，可吸引白细胞向炎症区集中，这种现象称为阳性趋化性，这些化学物质称为阳性趋化因子。反之，炎症区中某些物质，不吸引甚至排斥白细胞，这种现象称为阴性趋化性，这些化学物质称为阴性趋化因子。

（二）白细胞在局部的作用

1. 白细胞的吞噬作用

吞噬作用是指白细胞游出并进入炎症病灶，将微生物和组织崩解产物吞噬并进行消化的过程。

（1）吞噬细胞分为中性粒细胞和巨噬细胞。

（2）白细胞吞噬过程分为识别和黏着、吞入、杀伤及降解3个阶段。① 识别和黏着：吞噬细胞表面的 Fc 受体和 C3b 受体能识别被抗体或补体包被的细菌，经抗体或补体与相应受体结合，细菌就被黏着在吞噬细胞的表面。② 吞入：细菌黏着在细胞表面之后，吞噬细胞伸出伪足并互相吻合，形成由吞噬细胞胞膜包围吞噬物的泡状小体，称为吞噬体。吞噬体进入细胞内部，与初级溶酶体融合形成吞噬溶酶体，细菌在吞噬溶酶体中被杀伤、降解。③ 杀伤及降解：进入吞噬溶酶体的细菌主要是被具有活性的氧代谢产物杀伤的，并可被溶酶体水解酶降解。

（3）常见炎细胞的种类及其功能。① 中性粒细胞：具有活跃的游走能力和较强的吞噬作用，主要能吞噬细菌、坏死组织碎片以及抗原抗体复合物。它是机体重要的防御组成部分，出现在急性炎症早期及化脓性炎症。② 巨噬细胞：常见于急性炎症的后期、慢性炎症、非化脓性炎症（结核病等）、病毒及寄生虫感染时。巨噬细胞具有较强的吞噬能力，含有较多的脂酶，可以吞噬、消化含有脂质膜的细菌（如结核杆菌）；能吞噬中性粒细胞不能吞噬的病原体、较大异物及组织碎片等。③ 淋巴细胞和浆细胞：淋巴细胞可分为 B 细胞和 T 细胞两类，淋巴细胞有较弱的游走能力，无吞噬作用，常见于慢性炎症或急性病毒感染性炎症。④ 嗜酸性粒细胞：胞浆内含有许多较大的嗜酸性颗粒，其运动能力较弱，具有一定的吞噬能力，能吞噬抗原抗体复合物。⑤ 嗜碱性粒细胞和肥大细胞：两种细胞均含有嗜碱性颗粒，颗粒均含肝素及组胺。肥大细胞胞浆内还含有 5-羟色胺。当细胞脱颗粒时便释出上述物质，引起炎症反应，多见于变态反应性炎症。

2. 细胞的免疫作用

发挥免疫作用的细胞主要有淋巴细胞、巨噬细胞和浆细胞。抗原进入机体后，被巨噬细胞吞噬处理，并把抗原信息传递给 T、B 淋巴细胞，免疫活化的淋巴细胞分别产生淋巴因子或抗体，发挥杀伤病原微生物的作用。

3. 组织的损伤作用

白细胞在化学趋化、激活和吞噬过程中，不仅可向吞噬溶酶体内释放物质，还可把物质释放到细胞外间质，中性粒细胞释放的产物包括溶酶体酶、活性氧自由基、前列腺素和白细胞三烯，以上物质可引起内皮细胞和组织的损伤。单核细胞也可产生组织损伤因子，因此白细胞在炎症过程中可引起组织的损伤。

四、炎症介质在炎症中的作用

急性炎症血管扩张、管壁通透性增加和白细胞渗出的发生机制是炎症的中心环节，该炎症反应主要是通过一系列的化学因子介导而实现的，这些化学因子称为炎症介质。炎症介质的种类甚多，它们有的来自细胞，有的来自血浆。现仅介绍几种主要的炎症介质。

（一）细胞释放的炎症介质

1. 血管活性胺

血管活性胺包括组胺和5-羟色胺，其作用是可使细动脉、细静脉扩张，导致血管壁通透性增加。此外，组胺对嗜酸性粒细胞有趋化作用。5-羟色胺由血小板释放，其作用与组胺相似。

2. 花生四烯酸代谢产物

花生四烯酸代谢产物为前列腺素和白细胞三烯。其主要作用是使小血管扩张，血管壁的通透性增加，对中性粒细胞有趋化作用，有致痛作用及可引起发热。

3. 白细胞产物

致炎因子激活中性粒细胞和单核细胞后，可释放氧自由基和溶酶体酶，促进炎症反应和破坏组织。

4. 细胞因子

细胞因子主要是由激活的淋巴细胞和单核细胞产生的。来自淋巴细胞的称为淋巴因子，来自单核细胞的称为单核因子。细胞因子对不同炎细胞具有趋化作用。

（二）体液中产生的炎症介质

来自血浆的炎症介质以前体的形式存在，必须经蛋白酶裂解才能激活。激肽、补体和凝血系统为重要的炎症介质。

1. 激肽系统

激肽系统激活的最终产物是缓激肽。缓激肽在炎症过程中有显著扩张细动脉的作用，血管通透性增加，内皮细胞收缩。此外，缓激肽还可引起血管以外的平滑肌（胃、肠平滑肌）收缩，是最强烈的致痛物质，可引起明显疼痛。

2. 补体系统

补体可通过经典途径、替代途径和凝集素途径激活。炎症中补体 C3 和 C5 的激活最为重要，其是炎症中重要的炎症介质。

3. 凝血系统和纤维蛋白溶解系统

凝血系统和纤维蛋白溶解系统见第三章第五节弥散性血管内凝血。

> **提 示**
>
> 炎症介质的主要作用是使血管扩张和管壁通透性增加，对炎细胞具有趋化作用，其会引起发热、疼痛及组织损伤。

五、急性炎症的类型及其病理变化

一般急性炎症以渗出为主，部分急性炎症以变质为主。

（一）变质性炎

变质性炎是指以组织、细胞的变性、坏死为主，而渗出和增生较轻微的炎症，常见于肝、肾、心、脑等实质性器官，多由于某些急性重症感染和中毒及变态反应性炎症引起。这类炎症由于实质细胞有广泛的变性、坏死，常出现器官的明显功能障碍。例如，急性重型病毒性肝炎，肝细胞广泛坏死，患者常表现有严重的肝功能紊乱。

（二）渗出性炎

渗出性炎是指以渗出性变化为主，而变质和增生性改变较轻微的炎症，是最常见的炎症类型。根据渗出物的主要成分，可将渗出性炎分为浆液性炎、纤维素性炎、化脓性炎和出血性炎。

1. 浆液性炎

浆液性炎是指以浆液渗出为主的炎症。浆液内含有3%~5%的蛋白质，主要为白蛋白，混有少量纤维素及中性粒细胞等。浆液性炎好发于疏松组织、浆膜、黏膜及皮肤等部位。例如，皮肤的烫伤，渗出的浆液蓄积于表皮内，形成水疱；黏膜的浆液性炎又称为浆液性卡他，如感冒初期的鼻炎。"卡他"一词来自希腊语，是向下滴流的意思。浆液性炎也常见于急性炎症的早期。

2. 纤维素性炎

纤维素性炎是指以渗出物中含有大量纤维素为特征的炎症。纤维素性炎多由于某些细菌毒素（如痢疾杆菌毒素）或各种内源性或外源性毒性物质（如尿毒症的毒素和汞中毒）引起，常发生于黏膜、浆膜和肺。发生在黏膜的纤维素性炎（如白喉及细菌性痢疾），渗出大量的纤维素、中性粒细胞和坏死的黏膜，它们混合在一起，形成一层膜状物，覆盖在黏膜的表面，称假膜，也称假膜性炎。发生于浆膜的纤维素性炎，常见于心包腔和胸膜腔。例如，风湿性心包炎，是发生在心包的纤维素性炎，由于心脏的跳动，渗出的纤维素在心包脏、壁两层的表面形成绒毛状，称为绒毛心。此外，浆膜的纤维素性炎也可发生在胸膜，引起胸膜粘连。发生于肺的纤维素性炎，最常见于大叶性肺炎的红色或灰色肝样变期。

3. 化脓性炎

化脓性炎是指以中性粒细胞大量渗出为特征，并伴有不同程度的组织坏死和脓液形成的炎症。炎症区的坏死组织被中性粒细胞释放的蛋白水解酶溶解、液化的过程，称为化脓，形成的液状物，称为脓液。渗出的中性粒细胞多数已发生变性甚至坏死，这种变性、坏死的中性粒细胞即通常所称的脓细胞。化脓性炎根据病因、病理变化不同分为以下3种类型。

① 脓肿，是指局限性化脓性炎，主要特征为组织发生坏死溶解，形成充满脓液的腔，称为脓肿，多发生于皮肤和内脏（肺、脑、肝、肾），常由金黄色葡萄球菌感染引起。脓肿时组织周围有肉芽组织形成，即形成所谓的脓肿膜。脓肿膜具有吸收脓液、限制病变扩散的作用。疖是毛囊及其所属皮脂腺所发生的单个脓肿。痈是多个疖的融合，在皮下脂肪和筋膜组织中形成的许多互相沟通的脓肿，必须及时切开引流，局部才能修复愈合。例如，位于黏膜或皮肤的化脓性炎症，脓肿形成破溃后，由于皮肤或黏膜坏死、崩解脱落，可形成溃疡；位于深部组织的脓肿向体表穿破，形成排脓的通道，称为窦道；深部脓肿一端向体表或体腔穿破，另一端向内开口于自然管道（消化道或呼吸道等），称为瘘管。肛门周围脓肿如果只向皮肤穿破，则形成肛门旁窦道，如果同时还向内穿破直肠壁，使肠腔与体表皮肤相通，则形成肛瘘。

② 蜂窝织炎，是指疏松组织的弥漫性化脓性炎，常见于皮肤、肌肉和阑尾等疏松的组

织。其病原多为链球菌，它产生的透明质酸酶能溶解结缔组织基质中的透明质酸，分泌的链激酶能溶解纤维素，故细菌容易扩散，并易通过组织间隙和淋巴管蔓延，使炎症弥漫，形成蜂窝织炎。

③ 表面化脓和积脓，是指黏膜和浆膜的化脓性炎。积脓是指炎症病变发生在浆膜、胆囊、输卵管黏膜及脑膜，脓液则在浆膜腔或胆囊、输卵管腔及脑膜内蓄积。黏膜的化脓性炎又称为脓性卡他，如化脓性尿道炎和化脓性支气管炎。

4. 出血性炎

当炎症灶内的血管壁损伤较重时，渗出物中含有大量红细胞，称为出血性炎，常见于鼠疫、钩端螺旋体病及流行性出血热等。出血性炎常常不是一种独立的炎症类型，而是与其他类型的炎症混合存在，如浆液性出血性炎、纤维素性出血性炎、化脓性出血性炎等。

> **提示**
>
> 应特别注意，如果疖子发生在"危险三角区"，切忌挤压。"危险三角区"通常指的是两侧口角至鼻根连线所形成的三角形区域，这个部位血管丰富，静脉与头颅内的海绵窦相通，静脉行走在面部的肌肉之中。当疖子未成熟时，肌肉收缩或外力压迫（用力挤压）使疖子内病菌进入血液中，经面部静脉，逆流至头颅内海绵窦，进入脑而引起颅内感染，发生脑膜炎或脑脓肿。因此，在该区内的疖肿，哪怕是个小疖子，也千万不要用手去挤压，否则会引起感染扩散，导致严重后果。

六、急性炎症的结局

（一）痊愈

1. 完全痊愈

多数炎症性疾病，通过机体本身的抗损伤反应和适当治疗，使病因消除，炎性渗出物及坏死组织被溶解液化，通过血管和淋巴管吸收或经体内自然管道（消化道、呼吸道等）或体表排出体外，使炎症消散，周围健康细胞再生修复，最后完全恢复病变组织的正常功能和形态，为完全痊愈。

2. 不完全痊愈

炎症局部组织坏死范围较大，由增生的肉芽组织进行修复，形成瘢痕组织，不能完全恢复原组织的正常功能和形态，为不完全痊愈。

（二）迁延转为慢性炎症

当机体抵抗力低下或治疗不彻底时，致炎因子持续存在或反复作用，使炎症过程迁延不愈，急性炎症常迁延转为慢性炎症，如急性肝炎转为慢性肝炎等。

（三）蔓延扩散

患者由于机体抵抗力过低，或病原微生物毒力强、数量多时，病原微生物继续繁殖，可向周围蔓延扩散或经淋巴管、血管向全身扩散。

1. 局部蔓延

炎症病灶中的病原微生物可经组织间隙或器官的自然管道向四周组织蔓延扩散。例如，结核病病灶恶化时，结核杆菌可沿组织间隙向周围组织蔓延，使病灶扩大。

2. 淋巴道扩散

病原微生物经组织间隙侵入淋巴管内，通过淋巴液引流到局部淋巴结或远处淋巴结，引起淋巴管炎和淋巴结炎。例如，足部炎症，在下肢因淋巴管炎可出现一条红线，同时出现腹股沟淋巴结炎，表现为淋巴结肿大、疼痛。

3. 血道扩散

炎症病灶内的病原微生物侵入血流，病原微生物的毒性产物也可吸收入血，引起菌血症、毒血症、败血症和脓毒败血症。① 菌血症：细菌由局部病灶入血，全身无中毒症状，但从血中可查到细菌，称为菌血症。很多炎症性疾病的早期都可出现菌血症，如伤寒病及流行性脑膜炎等。在菌血症阶段，肝、脾和骨髓的吞噬细胞可组成一道防线，清除细菌，起到重要的防御作用。② 毒血症：细菌的毒性产物或毒素被吸收入血，称为毒血症。临床上出现高热和寒战等中毒症状，同时常伴有心、肾和肝等实质细胞的变性或坏死。严重时患者出现中毒性休克。③ 败血症：毒力强的细菌入血，大量繁殖并产生毒素，引起全身中毒症状和病理变化，称为败血症。败血症除有毒血症的临床表现外，还可在皮肤、黏膜出现多发性的出血斑点，脾脏和淋巴结肿大，在血液中可培养出病原菌。④ 脓毒败血症：化脓菌引起的败血症可进一步发展为脓毒败血症。除了有败血症的表现外，其可在全身一些脏器（如肺、肝、肾等）中出现多发性小脓肿。镜下见小脓肿中央的小血管或毛细血管中有细菌菌落，说明脓肿是由于化脓菌栓子栓塞引起，故称为栓塞性脓肿。

第三节 慢性炎症

一、慢性炎症的病理变化特点

慢性炎症病程持续几个月，甚至数年，局部是以增生为主，常出现较明显的纤维结缔组织、血管以及上皮细胞、腺体和实质细胞的增生。炎症灶内的浸润细胞主要为淋巴细胞、浆细胞和单核细胞。

有的慢性炎症表现为黏膜下组织血管内皮细胞和成纤维细胞增生，并形成大量纤维结缔组织，同时伴有黏膜上皮和腺上皮增生，形成突出于黏膜表面的肿块，根部较细形成蒂状，称为息肉，如黏膜（鼻、子宫颈等）的慢性增生性炎，可形成鼻息肉、子宫颈息肉。而在肺和其他器官的慢性增生性炎症可形成炎症假瘤，如发生在肺的炎症假瘤，常形成一个境界清楚的肿瘤样团块；肺部的慢性炎症持续存在，引起纤维组织、肺泡上皮和血管等组织在局部增生形成瘤样团块。局部以增生为主的炎症，浸润的炎细胞主要为淋巴细胞、单核细胞和浆细胞。

二、慢性肉芽肿性炎

慢性肉芽肿性炎是指由某些致炎因子引起的炎症，局部主要以巨噬细胞增生形成境界明显的结节状病灶。巨噬细胞来源于血液的单核细胞或增生的组织细胞，巨噬细胞可转化为上皮样细胞和多核巨细胞。肉芽肿大致可分为感染性肉芽肿和异物性肉芽肿两类。

1. 感染性肉芽肿

感染性肉芽肿是最常见的类型，由病原微生物引起，增生的细胞及其排列形式各有其相对的特殊性，如风湿性肉芽肿、伤寒性肉芽肿和结核性肉芽肿。最常见的是结核性肉芽肿，其特点是中心常为干酪样坏死，周围为放射状排列的上皮样细胞及朗罕斯巨细胞，再向外为大量淋巴细胞浸润，结节周围可见成纤维细胞及结缔组织增生。

2. 异物性肉芽肿

异物性肉芽肿主要由多种异物刺激引起，镜下见异物周围出现增生的巨噬细胞，吞噬的异物多核巨细胞，周围有成纤维细胞和淋巴细胞围绕，构成小结节，称为异物性肉芽肿。

学习活动 8-1

病例与分析

病例：

患者，男，48岁，近1个月出现间断性咳嗽伴胸痛，无痰，无咯血，自行服用消炎药无明显疗效。体检：体温37.4 ℃，脉搏70次/分，血压120/90 mmHg，两肺呼吸音稍粗，未闻啰音，心律齐，腹软，肝脾未及。胸部X线检查：见左肺上叶一边界清楚的阴影，直径3 cm，其他未见异常。患者入院后行左肺局部肿物切除术。

病理检查：肿块呈圆形，直径3 cm，与周围组织分界清楚，包膜清楚，切面灰白色，质韧。镜下见纤维组织、肺泡上皮和血管等组织增生，还可见少量淋巴细胞及单核细胞浸润。

问题：

本病例的病理诊断是什么？请用炎症的病理知识加以解释。

分析提示：

本病例的病理诊断为炎性假瘤。肉眼见形成一明显肿块，疑为肿瘤，然而组织学表现为大量非肿瘤组织增生和慢性炎细胞浸润，其应为慢性炎症性增生性炎形成的一种炎性假瘤。医护人员应注意X线，在肺部出现肿瘤样病变时，应考虑为肿瘤，但也可能是慢性炎症持续存在引起的炎性假瘤，进一步确诊需要做病理检查。

第八章 炎 症

学习活动 8-2

自测练习题

一、单项选择题

1. 炎症局部的基本病变是（　　）。
   A. 变性，坏死，增生　　　　　　B. 变质，渗出，增生
   C. 炎症介质的释放　　　　　　　D. 血管变化及渗出物形成
   E. 局部物质代谢紊乱

2. 最有防御意义的炎症改变是（　　）。
   A. 白细胞渗出　　　　　　　　　B. 分解代谢亢进
   C. 局部酸中毒　　　　　　　　　D. 红细胞渗出
   E. 炎症介质形成

3. 溶血性链球菌感染最常引起（　　）。
   A. 浆液性炎　　　　　　　　　　B. 假膜性炎
   C. 出血性炎　　　　　　　　　　D. 蜂窝织炎
   E. 脓肿

4. 最常见的致炎因子为（　　）。
   A. 生物性因子　　　　　　　　　B. 免疫反应
   C. 物理性因子　　　　　　　　　D. 化学性因子
   E. 机械性因子

5. 下列不属于浆液性炎病变的是（　　）。
   A. 胸膜炎积液　　　　　　　　　B. 感冒引起的鼻黏膜炎
   C. 肾盂积水　　　　　　　　　　D. 昆虫毒素引起的皮肤水肿
   E. 皮肤烧伤引起的水疱

6. 假膜性炎发展可引起（　　）。
   A. 假膜坏死发生穿孔　　　　　　B. 假膜溶解液化形成脓肿
   C. 假膜脱落形成溃疡　　　　　　D. 细胞增生形成肉芽肿
   E. 假膜机化发生粘连

7. 脓肿最常见的致病菌是（　　）。
   A. 溶血性链球菌　　　　　　　　B. 绿脓杆菌
   C. 白色葡萄球菌　　　　　　　　D. 金黄色葡萄球菌
   E. 草绿色链球菌

8. 炎症灶中巨噬细胞最主要的作用是（　　）。
   A. 具有特异性免疫功能　　　　　B. 形成浆细胞
   C. 释放血管活性胺　　　　　　　D. 吞噬抗原抗体复合物

E. 吞噬较大的病原体和组织碎片
9. 卡他性炎一般是指发生在（　　）。
   A. 皮肤的急性炎症　　　　　　　　B. 皮肤的慢性炎症
   C. 黏膜的渗出性炎症　　　　　　　D. 黏膜的变质性炎症
   E. 黏膜的慢性炎症
10. 男，40岁，左手不慎被沸水烫伤，局部红、肿、热、痛，随之皮肤上起水疱，其最准确的病变是（　　）。
   A. 鳞状上皮损伤　　　　　　　　　B. 浆液性炎
   C. 纤维素性炎　　　　　　　　　　D. 出血性炎
   E. 炎性充血
11. 女，25岁，尸检所见：心包的脏、壁两层不光滑，可见灰白色呈绒毛状的渗出物附着，其最可能的病变是（　　）。
   A. 心包出血性炎　　　　　　　　　B. 心包表面化脓性炎
   C. 心包浆液性炎　　　　　　　　　D. 心包卡他性炎
   E. 心包纤维素性炎
12. 男，40岁，肛门区皮下软组织中有一脓肿，形成一个向体表排脓的管道，这个管道最可能称为（　　）。
   A. 空洞　　　　　　　　　　　　　B. 瘘管
   C. 溃疡　　　　　　　　　　　　　D. 窦道
   E. 化脓性炎症

二、问答题

1. 简述急性炎症白细胞的渗出过程及意义。
2. 简述纤维素性炎病变特点、常见发生部位并分别举例说明。
3. 简述急性炎症的类型和病理变化特点。
4. 列表比较脓肿和蜂窝织炎的主要区别（概念、致病菌、好发部位、病变、并发症）。
5. 比较渗出液和漏出液的异同，简述渗出液在炎症中的防御意义。

（郭晓霞）

第九章 休 克

学习目标

掌握：
1. 概念：休克、多器官功能障碍综合征。
2. 休克的分期与发病机制，休克各期的主要临床表现及病理联系。

熟悉：
休克的病因与分类，休克过程中细胞的变化及器官功能衰竭。

了解：
休克的防治及护理的病理生理基础。

本章知识结构

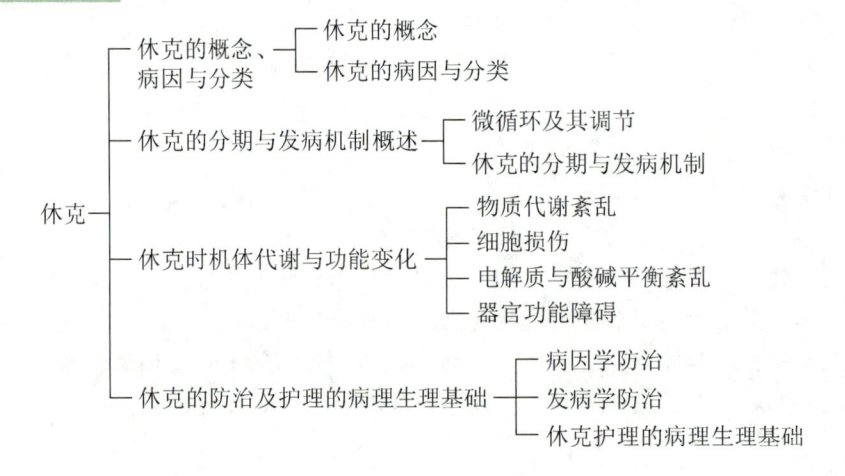

休克
- 休克的概念、病因与分类
  - 休克的概念
  - 休克的病因与分类
- 休克的分期与发病机制概述
  - 微循环及其调节
  - 休克的分期与发病机制
- 休克时机体代谢与功能变化
  - 物质代谢紊乱
  - 细胞损伤
  - 电解质与酸碱平衡紊乱
  - 器官功能障碍
- 休克的防治及护理的病理生理基础
  - 病因学防治
  - 发病学防治
  - 休克护理的病理生理基础

第一节 休克的概念、病因与分类

一、休克的概念

休克（shock）是指各种强烈致病因子作用于机体引起的有效循环血量急剧减少，使全身组织血液灌流量严重不足，以致组织细胞缺血、缺氧，各重要生命器官功能、代谢发生严重障碍及结构损伤的病理过程。休克的典型临床表现是面色苍白、四肢厥冷、肢端发绀、血压下降、脉压减小、脉细而速、尿量减少、表情淡漠或神志不清等。休克虽然常伴有低血压，但并不是低血压的同义语，临床诊断及治疗休克时，在观察血压这一指标的同时，应结合微循环灌流、血流动力学、细胞损伤和器官功能等指标综合分析。

二、休克的病因与分类

各种强烈的致病因子作用于机体都可引起休克，常见的病因包括大量失血、大量失液、严重感染、严重创伤、大面积烧伤、心脏病变、过敏、神经中枢抑制等。休克按病因可分为以下几种类型。

1. 失血、失液性休克

急性大失血所致的休克称为失血性休克，见于外伤、胃溃疡出血、食管静脉曲张出血及产后大出血等。休克的发生取决于失血量和失血速度。当快速、大量失血，失血量超过全血量的20%，即可发生休克，失血量超过全血量的50%，可迅速导致死亡。剧烈呕吐、腹泻、肠梗阻、大量出汗等导致大量体液丢失，使有效循环血量锐减，现认为其本质与失血性休克相似，均属于低血容量性休克。

2. 烧伤性休克

大面积烧伤伴有血浆大量渗出时可引起烧伤性休克。此型休克早期与烧伤引起的疼痛及大量血浆渗出引起的低血容量有关，晚期可继发感染，发展为败血症休克。

3. 创伤性休克

由严重创伤如挤压伤、骨折、战伤等原因引起的休克为创伤性休克。此型休克的发生与疼痛和失血有关。

4. 感染性休克

细菌、病毒、真菌等致病微生物严重感染引起的休克称为感染性休克，最常见的致病原因为革兰氏阴性菌，占感染性休克的70%~80%。细菌内毒素在此型休克中具有重要作用，故又称为内毒素性休克。重度的革兰氏阴性菌感染常伴有败血症，故也称其为败血症性休克。根据血流动力学变化的特点，感染性休克又分为高动力型休克和低动力型休克两种。

5. 过敏性休克

过敏体质的人使用某些药物（如青霉素）、血清制剂或疫苗时可引起过敏性休克，这种休克属于Ⅰ型变态反应，其与IgE和抗原在肥大细胞表面结合，引起组胺和缓激肽大量释放入血，导致血管扩张、毛细血管壁通透性增加。

6. 心源性休克

大面积急性心肌梗死、弥漫性心肌炎、心包填塞及严重的心律失常等疾病，均可导致心泵功能严重障碍，使心排血量明显减少，有效循环血量和组织灌流量下降，引起心源性休克。

7. 神经源性休克

剧烈疼痛、高位脊髓麻醉或损伤可通过影响交感神经的缩血管功能，降低血管紧张性，使外周血管扩张、血管容量增加、循环血量相对不足而引起神经源性休克。

第二节 休克的分期与发病机制概述

一、微循环及其调节

微循环是指微动脉与微静脉之间微血管的血液循环，它是循环系统最基本的结构单位，也是血液和组织细胞间进行物质交换的最小功能单位。典型的微循环由微动脉、后微动脉、毛细血管前括约肌、真毛细血管、直捷通路、动-静脉吻合支及微静脉构成。这些结构按照其在微循环中的作用可以分为3类：① 阻力血管：微动脉、后微动脉、毛细血管前括约肌。其主要功能是调节毛细血管网的血压和血流。具体来说，随着阻力血管收缩，毛细血管网的血压降低，血流减少；随着阻力血管舒张，毛细血管网的血压增高，血流增加。因此，阻力血管又被称为微循环的"前闸门"。② 容量血管：微静脉、小静脉。其主要功能是收集毛细血管网流出的血量，将其送回心脏。当其收缩时，产生两类后果，其一是毛细血管网血液流出减少，故容量血管又被称为微循环的"后闸门"；其二是使血液回心速度加快。③ 通路：真毛细血管网、直捷通路和动-静脉吻合支。真毛细血管网最重要，容量也很大。正常情况下，真毛细血管只有20%轮流开放，保证血液与组织细胞间的物质交换，是维持组织器官正常功能的前提。

微循环受神经体液的调节。交感神经支配微动脉、后微动脉和微静脉平滑肌上的α肾上腺素受体，α受体兴奋时微血管收缩，血流减少；而动-静脉吻合支平滑肌存在β肾上腺素受体，β受体兴奋时，动-静脉吻合支舒张。微血管壁上的平滑肌（包括毛细血管前括约肌）也受体液因素的调节，儿茶酚胺、血管紧张素Ⅱ、内皮素等引起微血管收缩，组胺、激肽、腺苷、前列环素、β-内啡肽等引起微血管舒张。生理条件下，使微血管收缩的全身性血管活性物质的浓度很少发生变化，所以微循环的舒缩活动及血液灌流情况主要受局部产生的舒血管物质的反馈调节，以保证毛细血管交替性地开放。

二、休克的分期与发病机制

根据休克的微循环变化，可把休克分为3期。现以典型的失血性休克为例，阐述休克的分期和发病机制。

（一）休克早期

1. 微循环变化的特征

休克早期微动脉、后微动脉、毛细血管前括约肌、微静脉持续收缩，总外周阻力升高，其中阻力血管收缩程度高于容量血管，处于痉挛状态，使大量毛细血管网关闭，微循环灌流量明显减少，微循环处于"少灌少流，灌少于流"的状态。同时，部分动-静脉吻合支开放，加重组织的缺血缺氧，故该期又称为微循环缺血期或缺血性缺氧期。

2. 微循环变化的机制

交感-肾上腺髓质系统兴奋、儿茶酚胺释放增多是休克早期器官血流动力学和微循环变化的基本机制。各种强烈致病因子均可引起交感-肾上腺髓质系统的强烈兴奋，儿茶酚胺大量释放入血，其含量可比正常值高几十倍甚至几百倍。不同原因引起的休克，始动环节不同，引起交感-肾上腺髓质系统兴奋的机制也不同。例如，感染性休克中，内毒素具有拟交感作用；烧伤、创伤疼痛能直接兴奋交感神经；低血容量性休克和心源性休克，由于心排血量减少，血压降低而反射性地引起交感-肾上腺髓质系统兴奋。儿茶酚胺大量释放，既刺激α受体，造成皮肤、内脏血管明显收缩，又刺激β受体，引起动-静脉吻合支开放，使微循环灌流量锐减。除儿茶酚胺外，还有其他一些缩血管物质参与休克早期微循环的变化，如血管紧张素Ⅱ、血栓素A_2（TXA_2）等。

3. 微循环变化对机体的影响

交感-肾上腺髓质系统兴奋及缩血管物质的影响，对全身有一定的代偿意义和调整作用，故本期又称为休克代偿期，表现在以下几个方面。

（1）回心血量增加：主要通过两个方面维持回心血量不减少。①"自身输血"：静脉系统是容量血管，可容纳血液总量的60%~70%。儿茶酚胺等缩血管物质使小静脉及微静脉收缩，血管床容量减小，加之肝、脾储血库释放储存血液，其共同起到快速"自身输血"的作用，这是休克时增加回心血量的"第一道防线"。②"自身输液"：微动脉、后微动脉和毛细血管前括约肌比微静脉对儿茶酚胺的敏感性高2~3倍，导致毛细血管前阻力比后阻力升高更明显，毛细血管流体静压下降，使组织液进入微血管增多，以及醛固酮和抗利尿激素释放增多，促进肾小管对钠、水的重吸收，其均起到缓慢"自身输液"的作用，这是休克时增加回心血量的"第二道防线"。

（2）心排出量增加：交感神经兴奋和儿茶酚胺增多，使心率加快，心肌收缩性加强，配合上述回心血量增多，使心排出量增加。

（3）血液重新分布：不同器官的血管对儿茶酚胺反应的不均一性，使皮肤、骨骼肌、腹腔脏器的血管收缩明显，而脑动脉和冠状动脉的血流量变化不明显，有助于维持心、脑的血液供应。这是因为脑血管的交感缩血管纤维分布最少，α受体密度低，在平均动脉压60~140 mmHg范围内，脑的灌流量稳定在一定水平；冠状动脉虽然也由交感神经支配以及受α和β受体影响，但β受体兴奋的扩血管效应强于α受体的缩血管效应，且交感神经兴奋和儿茶酚胺增多，使心脏活动加强、代谢水平提高，又产生扩血管代谢产物，特别是腺苷的增多使冠状动脉扩张，增加心肌灌流量，从而保证心、脑重要生命器官的血液供应。

（4）维持正常血压：本期患者的血压可略有降低或不降低，有的甚至比正常值略为升高，如战伤休克，这是上述各种调整性变化以及总外周血管阻力增高等多种因素综合作用的结果。

4. 主要临床表现

休克早期患者的主要临床表现为皮肤苍白、四肢厥冷、尿量减少、脉搏细速、脉压差减小、血压变化不明显、烦躁不安。

> **提示**
>
> 休克早期为休克的代偿期，如能及时消除病因并采取输血、输液等治疗措施以补充循环血量、改善组织微循环血液灌流量，则交感－肾上腺髓质系统的兴奋状态会逐渐缓解，机体血管调节和内环境的稳态也可逐渐恢复，休克过程停止发展，患者可望恢复。否则，休克过程将由于交感－肾上腺髓质系统的过度兴奋及其他缩血管物质的协同作用，加剧组织缺血缺氧，使病情继续发展，进入休克期。

（二）休克期

1. 微循环变化的特征

休克期微动脉、后微动脉、毛细血管前括约肌扩张，微静脉持续收缩，致使毛细血管前阻力小于后阻力，毛细血管开放数目增多，微循环处于"灌而少流，灌大于流"的状态，毛细血管内压显著升高。同时，微血管壁通透性增加，血浆外渗，血液浓缩，加之红细胞变形能力降低，红细胞及血小板聚集，白细胞滚动、黏附、贴壁嵌塞，以及休克病因引起的应激反应，使纤维蛋白原增多等因素，促进血液黏滞性升高，血流速度缓慢，组织处于严重的低灌流状态，缺氧更为严重。因此，此期又称为微循环淤血期或淤血性缺氧期。

2. 微循环变化的机制

（1）酸中毒。交感－肾上腺髓质系统过度兴奋，组织微循环持续缺血缺氧，使糖的有氧氧化过程受抑，无氧酵解过程加强，乳酸大量积聚而引起酸中毒。在酸性环境中，微动脉、后微动脉和毛细血管前括约肌的耐受性较差，因而其对儿茶酚胺的缩血管反应性降低而开始松弛。与此相反，微静脉对酸性环境的耐受性较强，因此其在儿茶酚胺等缩血管物质的作用下继续收缩。于是，毛细血管网大量开放，血管容量大大增加，并处于灌入多而流出少的状态，大量血液淤滞在毛细血管中，使回心血量和心排血量显著减少。

（2）局部产生扩血管物质增多。组织缺氧可使毛细血管周围肥大细胞释放过多的组胺；随着组织细胞缺血、缺氧的加重，ATP分解产物腺苷以及从细胞内释出的 K^+ 也增多，且其不易随血流运走，致使在局部不断聚积；激肽类物质也生成增多。上述物质可使小动脉和毛细血管舒张，造成大量血液淤积在毛细血管中，同时又增加毛细血管壁通透性，大量血浆渗出，致使血液浓缩、血浆黏稠度增高，进一步加重微循环障碍。

（3）血流动力学改变。血流动力学改变在微循环淤血的发生、发展中具有重要作用。

在细胞黏附分子的介导下，白细胞滚动、贴壁、黏附于内皮细胞上，嵌塞毛细血管，使血流受阻；黏附于微静脉，使毛细血管后阻力增高。血液浓缩，血浆黏稠度增大，红细胞聚集等，都可造成微循环血流变慢，血液淤泥化，甚至血流停止。

（4）内毒素的作用。除感染性休克时机体内存在内毒素外，其他类型休克时肠道菌丛产生的内毒素，也可通过缺血的肠黏膜吸收入血。内毒素可与血液中白细胞发生反应，使之产生并释放扩血管的多肽类活性物质；内毒素还可激活凝血因子 X 或补体系统，使毛细血管扩张，通透性增加。

3. 微循环变化对机体的影响

休克期属于失代偿期，机体丧失代偿期的各种调节能力，出现多种失代偿改变，主要如下。

（1）有效循环血量锐减。由于微循环淤血，微血管内流体静压升高，酸中毒，以及组胺、激肽等作用，毛细血管通透性增加，不仅"自身输液""自身输血"停止，而且血浆外渗，引起血液浓缩，全血黏稠度增高。

（2）血压进行性下降。毛细血管网广泛开放，血液淤滞在肠、肝、肺等内脏器官，血浆渗出，血液浓缩和血细胞聚集等，均使回心血量进一步减少、心排出量降低，引起血压进行性下降。患者的收缩压、舒张压均降低，而收缩压降低尤为显著，致使脉压减小。血压的下降使交感 - 肾上腺髓质系统更为兴奋，组织有效血液灌流量进行性减少，组织严重缺氧，导致细胞损伤和器官功能障碍。

（3）器官功能障碍。随着平均动脉压进行性下降，脑、心、肾等血管失去自我调节能力，导致血液灌注减少，由于严重缺氧而出现功能障碍。

上述各种改变，形成恶性循环，使病情不断恶化，如不及时、正确地进行治疗，则进入休克晚期。

4. 主要临床表现

微循环淤积大量血液，使组织有效血液灌流量更少，缺氧加重，患者皮肤颜色由苍白而逐渐发绀，特别是口唇和指端尤为明显；皮肤温度冰凉的范围，由肢体末端扩展到四肢，程度加重为厥冷。回心血量减少和血量与血管容量不相适应的矛盾加剧，使患者静脉萎陷，充盈缓慢，中心静脉压下降。心排出量减少，导致脉搏细速或脉快而弱，血压进行性下降，脉压小。心、脑血液供应不足，ATP 生成减少，使心肌收缩性减弱，出现心搏无力、心音低钝，患者表情淡漠或神志不清，严重的可发生肺、肾、心功能衰竭。

（三）休克晚期

1. 微循环变化的特征

休克晚期随着缺氧和酸中毒的进一步加重，微动脉、后微动脉、毛细血管前括约肌及微静脉反应性显著下降，对血管活性物质失去反应，致使微血管进一步扩张，血液淤滞加剧。因血流缓慢，血液浓缩，黏稠度增高，容易发生 DIC。此期微循环处于"不灌不流"的状态。此期又称为微循环衰竭期、DIC 期。

2. 微循环变化的机制（休克合并 DIC 的机制）

DIC 是休克晚期最重要的微循环变化，也是造成休克晚期难治、不可逆的主要原因。休克合并 DIC 的机制如下。

（1）血液流变学变化。微循环长期淤血，组织严重缺氧，局部组胺、激肽、乳酸等增多，一方面可引起毛细血管扩张、淤血、通透性增加，血浆渗出，血液浓缩，血细胞比容增大以及血流缓慢，使全血黏稠度增加，有利于微血栓形成；另一方面损害毛细血管内皮细胞，暴露胶原，活化凝血因子Ⅻ，激活内源性凝血系统，以及血小板黏附与聚集，启动内源性凝血过程。

（2）外源性凝血系统的激活。肠源性内毒素或感染性休克的病原微生物及毒素，可直接刺激或通过单核-巨噬细胞分泌的细胞因子，使单核细胞和内皮细胞释放组织因子，创伤、烧伤时受损伤的组织释放出大量的组织因子，启动外源性凝血过程；大面积烧伤使大量红细胞破坏，释放磷脂、红细胞素和 ADP，启动血小板释放反应，促进微血栓形成。

（3）促凝物质增多。致病原因（如创伤、烧伤、出血等）和休克本身都是强烈的刺激，引起应激反应，使凝血因子增加，血小板黏附和聚集能力加强，促进 DIC。

> **提示**
>
> 并非所有休克患者都会发生 DIC，DIC 发生与否及其发生早晚与休克动因直接相关。例如，失血性休克较少发生 DIC，而严重创伤性休克、烧伤性休克和感染性休克，DIC 发生率较高，出现较早。当然，休克晚期一旦发生 DIC，将使病情恶化，增加临床死亡率。

3. 微循环变化对机体的影响

严重的微循环灌流障碍使休克恶化，全身细胞、组织、器官发生多种损害。① 微血管中微血栓的机械堵塞进一步加重微循环障碍，使回心血量减少；② 凝血因子的大量消耗使患者容易发生出血，进一步减少回心血量和心排血量；③ DIC 过程中产生的纤维蛋白（原）降解产物可抑制单核-吞噬细胞系统的功能，降低机体清除毒物的能力；④ 器官栓塞、梗死，加重器官功能代谢障碍，甚至出现多器官功能衰竭。

4. 主要临床表现

休克期的症状继续加重，出现呼吸、肺、肾、心、脑功能障碍及周围循环衰竭症状，表现为：面色灰暗，皮肤苍白或灰暗；口唇及肢端发绀，浅表静脉空虚，静脉充盈极差；心音低弱，脉细如丝而频速，甚至摸不到，中心静脉压降低；血压显著降低，甚至测不到，给予升压药也难以恢复；呼吸困难、表浅或不规则；少尿或无尿；意识模糊甚至昏迷。当伴有 DIC 和器官功能不全时，则有出血及相应器官功能代谢障碍的表现。

第三节 休克时机体代谢与功能变化

一、物质代谢紊乱

休克时物质代谢变化一般表现为氧耗减少，糖酵解加强，糖原、脂肪和蛋白质分解代谢增强，合成代谢减弱。休克早期由于休克病因引起的应激反应，可出现一过性高血糖和糖尿。这与血浆中胰高血糖素、皮质醇及儿茶酚胺浓度升高有关。上述激素也促进脂肪分解、蛋白质分解，导致血中游离脂肪酸、甘油三酯、极低密度脂蛋白和酮体增多，血中氨基酸特别是丙氨酸水平升高，尿氮排出增多，出现负氮平衡。特别是在出现脓毒性休克、烧伤性休克时，骨骼肌蛋白质分解增强，氨基酸从骨骼肌中逸出向肝脏转移，促进急性期蛋白合成。

二、细胞损伤

休克时细胞的损伤首先发生在生物膜，包括细胞膜、线粒体膜和溶酶体膜等，继之细胞器发生功能障碍和结构损伤，直至细胞坏死或凋亡，而细胞损伤又是各器官功能衰竭的共同基础。

（一）细胞膜损伤

细胞膜是休克时细胞损伤最先发生的部位。缺氧、ATP 减少、酸中毒、高血钾、溶酶体酶、氧自由基以及其他炎症介质和细胞因子都可损伤细胞膜，引起膜离子泵功能障碍或通透性增加，使 K^+ 外流而 Na^+、Ca^{2+} 内流，膜电位下降，细胞肿胀。

（二）线粒体损伤

线粒体是休克时最先发生变化的细胞器，表现为肿胀，致密结构和嵴消失，钙盐沉积，甚至膜破裂。线粒体损伤可使 ATP 合成减少，细胞能量生成严重不足，进一步影响细胞功能。

（三）溶酶体损伤

休克时组织缺血、缺氧、酸中毒、内毒素、氧自由基、补体激活等因素可损伤溶酶体膜，使其肿胀，通透性增加，溶酶体内的多种水解酶漏出；休克晚期，溶酶体完整性被破坏，溶酶体酶释出。溶酶体酶释放产生多种不良后果，可引起细胞自溶、破坏生物膜的完整性、加重微循环障碍、产生休克因子等。因此，溶酶体酶的大量释放加重了休克时的微循环障碍，导致组织细胞损伤和多器官功能障碍，在休克发生、发展和病情恶化中起着重要作用。

三、电解质与酸碱平衡紊乱

（一）代谢性酸中毒

休克时微循环障碍及组织缺氧，使线粒体氧化磷酸化受抑制，葡萄糖无氧酵解增强及乳酸生成增多。同时，肝功能受损而不能将乳酸转化为葡萄糖，肾功能受损而不能将乳酸排除，结果导致高乳酸血症及代谢性酸中毒。增高的 H^+ 与 Ca^{2+} 具有竞争作用，使心肌收缩力下降和血管平滑肌对儿茶酚胺反应性降低，导致心排血量减少和血压下降。酸中毒可损伤血管内皮，激活溶酶体，诱发 DIC，进一步加重微循环紊乱和器官功能障碍。

（二）呼吸性碱中毒

在休克早期，创伤、出血、感染等因素可引起呼吸加深加快，通气量增加，$PaCO_2$ 下

第九章 休 克

降，导致呼吸性碱中毒。呼吸性碱中毒一般发生在血压下降和血乳酸增高之前，可作为早期休克的诊断指标之一。但应注意，休克后期休克肺的发生，患者因通气、换气功能障碍，又可出现呼吸性酸中毒，使机体处于混合性酸碱失衡状态。

（三）高钾血症

休克时的缺血缺氧使 ATP 生成明显减少，进而使细胞膜上的钠泵（$Na^+ - K^+ - ATP$ 酶）转运失灵，细胞内 Na^+ 泵出减少，导致细胞内钠水潴留，细胞外 K^+ 增多，从而引起高钾血症。酸中毒还可经细胞内外 H^+、K^+ 交换而加重高钾血症。

四、器官功能障碍

休克时各器官功能都可发生改变，其中最易受累的器官是肺、肾、心、脑和肝，特别是肺、肾、心功能衰竭，称为休克的三大危症。休克患者常因某个或数个重要器官发生功能障碍甚至衰竭而死亡。

（一）肺功能障碍

肺是休克引起多器官功能障碍综合征时最常累及的器官。肺功能障碍的发生率可达 83% ~ 100%。严重休克患者可出现进行性缺氧和呼吸困难，导致低氧血症性呼吸衰竭，称为休克肺，属于急性呼吸窘迫综合征之一。休克肺是休克患者死亡的重要原因之一，约 1/3 休克患者死亡是由休克肺引起的。休克肺的主要病理变化为严重间质性肺水肿和肺泡水肿，肺淤血、出血、局部肺不张、微血栓及肺泡内透明膜形成等。这些变化导致气体弥散障碍，通气/血流比例失调，进行性动脉血氧分压下降，从而导致急性呼吸衰竭甚至死亡。

（二）肾功能障碍

肾是休克时易受损伤的重要器官。各种类型休克常伴发急性肾功能衰竭。临床上表现为少尿或无尿，同时伴有氮质血症、高钾血症和代谢性酸中毒。近年来发现非少尿型肾功能衰竭的发病率增高，其尿量并无明显减少，对休克患者应通过血清肌酐和尿素氮水平增高，及时诊断，否则发展至器质性肾功能衰竭，常成为休克难治的重要因素。休克并发的肾功能障碍有以下两种。

1. **功能性肾功能衰竭**

功能性肾功能衰竭见于休克引起肾功能衰竭的早期，特点是不伴有肾小管的坏死，主要临床表现为少尿（<400 mL/24 h）或无尿（<100 mL/24 h），尿比重常超过 1.020，尿钠常低于 20 mmol/L；非少尿型尿钠可增高。其主要发病机制是肾灌注减少，肾小球滤过率降低。但此时肾功能的变化是可逆的，一旦休克逆转，血压恢复，肾血流量和肾功能即可恢复正常，尿量也随之恢复正常。因此，尿量变化是临床判断休克预后和疗效的重要指标。

2. **器质性肾功能衰竭**

休克持续时间较长时，持续肾缺血和严重肾脏低灌流，以及微血栓形成、炎症介质作用、肾毒素释放等，引起肾小管上皮细胞坏死，发生器质性肾功能衰竭，或称急性肾小管坏死。临床表现为少尿、无尿，尿比重低而固定（常低于 1.015），尿钠含量 >40 mmol/L，伴有氮质血症、高血钾和代谢性酸中毒。此时即使随着休克的好转恢复肾灌流，患者的肾功能也难以在短期内恢复正常，只有在肾小管上皮修复再生后，肾功能才能恢复。肾功能的这些改变，将导致严重的内环境紊乱，使休克进一步恶化，故许多休克患者，尤其是老年患者常死于急性肾功能衰竭。

> **提　示**
>
> 休克早期，尽快恢复血容量、改善微循环，使肾血流恢复，肾功能易于逆转。护理过程中要记录患者尿量的变化。

（三）心功能障碍

除心源性休克伴有原发性心功能障碍外，其他类型休克的早期，由于冠脉本身的特点及机体的代偿，心泵功能一般无明显变化。此后随着休克进展，心泵功能出现障碍，甚至可出现急性心力衰竭。一旦发生心力衰竭，将迅速促使休克进一步恶化，并给输液扩容造成一定困难。休克时心功能障碍的发生与下述机制有关。

（1）冠状动脉血流量减少和心肌耗氧量增加。休克时血压降低，以及心率加快引起心室舒张期缩短，使冠脉灌流量减少和心肌供血不足，同时交感－肾上腺髓质系统兴奋，使心率加快、心肌收缩加强，导致心肌耗氧量增加，更加重了心肌缺氧。心肌因能量不足和酸中毒使舒缩功能出现障碍，引起心力衰竭。

（2）酸中毒。酸中毒通过抑制肌膜的 Ca^{2+} 内流、H^+ 和 Ca^{2+} 竞争与肌钙蛋白钙结合亚单位的结合、抑制肌浆网对 Ca^{2+} 的摄取和释放、抑制肌球蛋白ATP酶的活性等机制影响心肌舒缩功能。

（3）心肌抑制因子（myocardial depressant factor，MDF）的作用。休克时胰腺缺氧，使胰腺产生MDF。MDF使心肌收缩性减弱，促进心力衰竭的发生。

（4）高血钾。休克时，组织细胞的破坏可释出大量 K^+，肾功能障碍又使 K^+ 排出减少，所以休克常伴有高钾血症。高血钾抑制动作电位复极化2期中 Ca^{2+} 的内流，从而使心肌兴奋－收缩耦联出现障碍。

（5）细菌毒素的作用。革兰氏阴性菌的内毒素抑制心肌内质网对 Ca^{2+} 的摄取，并抑制肌原纤维的ATP酶活性，引起心肌舒缩功能障碍。

（6）心肌内DIC。DIC通过微血栓的机械堵塞作用，加重心肌组织的微循环障碍。

（四）脑功能障碍

休克早期血液的重新分布和脑循环的自身调节保证了脑的血液供应，因而除了应激引起的烦躁不安外，患者没有明显的脑功能障碍表现。休克进一步发展，使心排出量减少和血压降低，不能维持脑血流的自我调控，发生缺氧。严重的缺氧和酸中毒还使脑的微血管内皮细胞和小血管周围的神经胶质细胞肿胀，致脑微血管狭窄或阻塞，使动脉血灌流更加减少。如果脑发生DIC，脑血管内可有微血栓形成和出血。缺氧、酸中毒使脑血管壁通透性增加，导致脑水肿和颅内高压，严重者形成脑疝，压迫延髓生命中枢，可迅速导致死亡。

(五) 胃肠道和肝功能障碍

休克时，血压下降及有效循环血量减少，引起肝及胃肠道缺血缺氧，继之发生淤血、出血及形成微血栓，导致胃肠和肝功能障碍。

胃肠因缺血、淤血和 DIC 形成，出现胃肠运动减弱，黏膜糜烂或形成应激性溃疡，消化腺分泌抑制使消化液分泌减少，肠道内细菌大量繁殖。此时，除可引起中毒性肠麻痹外，肠道屏障功能严重削弱，致使大量肠腔细菌的内毒素甚至细菌可以进入血液。内毒素、细菌入血可引起大量致炎介质释放，导致全身性炎症反应综合征，从而使休克加重。

肝功能在缺血、淤血时受损，一方面解毒作用减弱，使由肠道入血的细菌内毒素不能被充分解毒，引起内毒素血症；另一方面不能使乳酸转化为葡萄糖或糖原，加重酸中毒。这些改变都促使休克恶化。

(六) 免疫系统功能障碍

细菌感染、创伤等均可使补体活化，产生 C3a、C4a、C5a 等过敏毒素物质，它们又能激活中性粒细胞，也可与肥大细胞、嗜碱性粒细胞表面的相应受体结合，使这些细胞外排颗粒，释放组胺等血管活性物质，引起血管通透性增加。休克恶化时，细胞因子过度表达、抗炎介质释放等，使免疫功能受抑制，表现为中性粒细胞和单核巨噬细胞的吞噬能力减弱，杀菌能力降低，B 淋巴细胞分泌抗体减少，机体特异性免疫功能降低，共同导致感染扩散，发生菌血症甚至败血症，促使休克向不可逆发展。

(七) 多器官功能障碍综合征

多器官功能障碍综合征（multiple organ dysfunction syndrome，MODS）主要是指患者在严重创伤、感染、休克或复苏后，在短时间内，2 个或 2 个以上系统、器官相继或同时发生功能障碍。MODS 常出现在休克晚期，且常是引起死亡的原因，出现衰竭的器官越多，病死率也越高，如 3 个以上器官发生功能衰竭时，病死率可达 80% 以上。

在各种类型的休克中，出现感染性休克时多器官功能衰竭发生率最高。MODS 是休克难治和致死的重要原因。MODS 的发病机制比较复杂，可能与多种病理因素有关，如全身炎症反应失控、促炎－抗炎介质平衡紊乱、器官微循环灌注障碍、高代谢状态和缺血－再灌注损伤等。

第四节 休克的防治及护理的病理生理基础

一、病因学防治

积极采取措施，防治引起休克的原发病、去除休克的原始病因，包括及时使用有效抗生素，积极治疗感染和各种容易引起感染性休克的疾病，做好外伤的现场处理，对失血或失液过多的患者，应及时补液或输血等。

二、发病学防治

针对休克发病学的主要环节和机体的关键变化，采取积极的治疗措施。从纠正酸中毒、提高心功能、增加血容量和降低血管阻力入手，同时还要防治细胞损伤和器官功能衰竭。

1. 扩充血容量，改善组织灌流

过去遵循的是"失多少，补多少"的补液原则，但这样确定的补液量显然是不够的，因为有些休克患者，如感染性和过敏性休克患者，虽无明显失液，但由于血管容量扩大、微循环淤血、血浆外渗等，有效循环血量也显著减少；对于低血容量性休克患者，除向体外失液外，在休克进展期，也有微循环淤血、血浆外渗等变化。因此，补液量应当大于失液量，应当遵循"量需而入"的原则，即"需多少，补多少"，以达到迅速改善组织微循环灌流的目的。

> **提示**
>
> 各种原因引起的休克都不同程度地存在血容量的绝对或相对不足，使有效循环血量减少，最终导致组织微循环血液灌流量严重不足。因此，补充血容量是提高心排血量、改善组织灌流的根本措施，也是使用血管活性药物提高治疗效果的基础（心源性休克除外）。

2. 纠正酸中毒

休克时的缺氧，导致乳酸性酸中毒。酸中毒能加重微循环障碍，促进 DIC，抑制心肌收缩，降低溶酶体膜稳定性，引起高钾血症。因此，及时给予碱性药物补碱纠酸，是改善微循环、优化心肌代谢、防止细胞损伤和提高药物疗效的重要措施。

3. 合理应用血管活性药物，调整血管床容量

在补足血容量的基础上，根据休克的不同类型、不同阶段和不同表现，合理选用血管活性药物，对于改善微循环、提高组织灌流量具有重要意义。

（1）从休克不同时期微循环的病理生理变化特点出发，一般在休克早期，需以扩血管药选择性地扩张微血管，以缓解微血管的强烈收缩，降低毛细血管前阻力，解决微循环"灌"的问题，达到灌而足；在休克后期，可选用血管收缩剂，轻度选择性收缩血管，防止血管床扩大，阻止血压的进一步降低，同时其能暂时提升血压，有助于维持心、脑的血液供应；也可应用扩血管药，降低毛细血管后阻力，解决"流"的问题，达到流而畅。

（2）从不同类型休克的病理生理变化特点出发，扩血管药适用于低排高阻型休克，因为它们能解除小血管和微血管的痉挛，从而改善微循环灌流和增加回心血量。对于过敏性休克和神经源性休克，缩血管药物效果好，应当尽早使用。

第九章 休 克

> **提示**
>
> 应当指出，扩血管药物必须在血容量得到充分补充的先决条件下才能应用，否则血管的扩张将使血压进一步急剧降低而减少心、脑的血液供应，促进休克恶化。缩血管药物有进一步减少微循环灌流量的缺点，故不主张长期和大量应用。但如果血压过低而又不能立即补液时，可用缩血管药物来暂时提升血压以维持心、脑的血液供应。必须在纠正酸中毒的基础上使用血管活性药物，否则难以奏效。

4. 防治细胞损伤

对继发于微循环障碍的细胞变化，改善微循环是防止细胞损伤的措施之一，还可采取补充能量、稳定生物膜、使用蛋白酶抑制剂和细胞保护剂等治疗方法。

5. 拮抗体液因子

多种体液因子参与休克的发病机制，故使用体液因子拮抗剂也是抗休克的重要思路。应当指出，重症休克往往是多种体液因子共同作用的结果，仅仅拮抗某一种因子，对休克的治疗作用是有限的。

6. 防治器官功能障碍与衰竭

休克恶化出现器官功能衰竭，除采取一般治疗措施外，应针对不同的器官衰竭采取相应的治疗措施。

三、休克护理的病理生理基础

1. 营养支持

对一般休克患者，给予营养支持，确保热量平衡；对危重患者，应行代谢支持，确保正氮平衡。加强对患者的整体保护。为防止肠道屏障作用降低导致的肠源性内毒素/细菌入血对全身的危害，应尽量缩短禁食时间，鼓励患者尽早经口摄食，以维持和保护肠黏膜屏障功能。为了防止高代谢状态带来的自耗，应提高蛋白质和氨基酸摄入量，提高缬氨酸等支链氨基酸的比例，从而促进肝脏利用氨基酸混合物合成蛋白质，并通过支链氨基酸与芳香族氨基酸等的竞争，减少芳香族氨基酸和含硫氨基酸对器官的损害。

2. 密切观察

密切观察包括密切观察呼吸、心率、血压的变化，意识及精神状态，皮肤色泽及肢端温度，尿量、颜色、比重、pH等。这对于判断病情、及时救助非常重要。

3. "管道"畅通

"管道"畅通包括保持静脉输液通畅，必要时可做静脉切开，以利于血容量的补充和用药及纠正水、电解质紊乱，酸中毒；呼吸道畅通，保证供氧；尿管畅通，观察肾功能。

学习活动 9-1

病例与分析

病例：

患者，女，因交通事故腹部损伤 50 分钟后入院就诊。查体发现，腹腔有移动性浊音，腹腔穿刺可见血液，血压 54/38 mmHg，脉搏 144 次/分。立即快速输血 800 mL，并进行剖腹探查术。手术中发现脾脏破裂，腹腔内有积血及血凝块共约 2 800 mL，遂进行脾脏切除术，手术过程中血压一度降至零，又快速给予输血、输液 2 500 mL。术后给予 5% Na_2HCO_3 600 mL，并继续静脉给予平衡液。6 小时后，血压恢复到 90/60 mmHg，尿量增多。第二天患者病情稳定，血压逐渐恢复正常。

问题：

本病例属于哪种类型的休克？其发生机制是什么？治疗中使用碳酸氢钠溶液的目的是什么？

分析提示：

本病例属于失血性休克，发生机制是严重创伤造成短时间内大量失血（腹腔穿刺有血、手术见腹腔积血 2 800 mL），剧烈疼痛引起体内交感-肾上腺髓质系统、肾素-血管紧张素-醛固酮系统强烈兴奋，多种缩血管物质释放，使患者迅速进入休克期。但由于失血量大及未能及时止血，机体的代偿反应难以达到维持动脉血压和心脑的血供（平均动脉压为 54 mmHg，舒张压仅为 38 mmHg），所以进入休克期（未见排尿、术中血压一度降至零）。治疗中使用碳酸氢钠溶液是为了纠正患者体内的代谢性酸中毒，有助于改善血管壁平滑肌对血管活性物质的反应性，增强心肌的收缩力，降低升高的血钾浓度。

学习活动 9-2

自测练习题

一、单项选择题

1. 休克最主要的特征是（　　）。
   - A. 心排血量降低
   - B. 动脉血压降低
   - C. 组织微循环灌流量锐减
   - D. 外周阻力升高
   - E. 外周阻力降低

2. 休克早期引起微循环变化的最主要的体液因子是（　　）。
   - A. 儿茶酚胺
   - B. 心肌抑制因子
   - C. 血栓素 A_2
   - D. 内皮素
   - E. 血管紧张素 II

3. 休克早期微循环灌流的特点是（　　）。
   A. 少灌少流　　　　　　　　　B. 多灌少流
   C. 不灌不流　　　　　　　　　D. 少灌多流
   E. 多灌多流

4. "自身输血"作用主要是指（　　）。
   A. 容量血管收缩，回心血量增加
   B. 抗利尿激素增多，水重吸收增加
   C. 醛固酮增多，钠水重吸收增加
   D. 组织液回流增多
   E. 动－静脉吻合支开放，回心血量增加

5. "自身输液"作用主要是指（　　）。
   A. 容量血管收缩，回心血量增加
   B. 抗利尿激素增多，水重吸收增加
   C. 醛固酮增多，钠水重吸收增加
   D. 组织液回流多于生成
   E. 动－静脉吻合支开放，回心血量增加

6. 休克期微循环灌流的特点是（　　）。
   A. 多灌少流　　　　　　　　　B. 不灌不流
   C. 少灌少流　　　　　　　　　D. 少灌多流
   E. 多灌多流

7. 休克晚期微循环灌流的特点是（　　）。
   A. 少灌多流　　　　　　　　　B. 多灌少流
   C. 少灌少流　　　　　　　　　D. 多灌多流
   E. 不灌不流

8. 休克治疗时应遵循的补液原则是（　　）。
   A. 失多少，补多少　　　　　　B. 需多少，补多少
   C. 宁多勿少　　　　　　　　　D. 宁少勿多
   E. 血压变化不明显时可不必补液

9. MODS是指（　　）。
   A. 多发创伤同时损伤了多个器官而引起的综合征
   B. 急性危重病中短时间内不止一个系统或器官发生衰竭
   C. 多器官功能障碍综合征
   D. 发生于大手术和严重创伤的综合征
   E. 一个器官衰竭导致另一些器官相继衰竭

二、问答题

1. 简述休克早期微循环变化的特征、机制及微循环变化的代偿意义。

2. 休克患者是否一定发生 DIC？二者关系如何？
3. 简述休克时肺、肾、心器官功能障碍。

（张立克）

第十章 肿　瘤

学习目标

掌握：

1. 概念：肿瘤、异型性、分化、转移、癌前病变、非典型增生、原位癌。

2. 肿瘤的形态、组织结构，肿瘤的命名原则和分类，肿瘤的生长方式及常见转移方式，肿瘤对机体的影响，良性肿瘤与恶性肿瘤的区别，癌和肉瘤的区别。

熟悉：

肿瘤性与非肿瘤性增生的区别，肿瘤的分级和分期，癌前病变类型，色素痣、黑色素瘤及畸胎瘤的病变特点。常见上皮组织良性肿瘤和恶性肿瘤的病变特点，常见间叶组织的良性肿瘤和恶性肿瘤的病变特点。

了解：

肿瘤的病因和发病机制。

本章知识结构

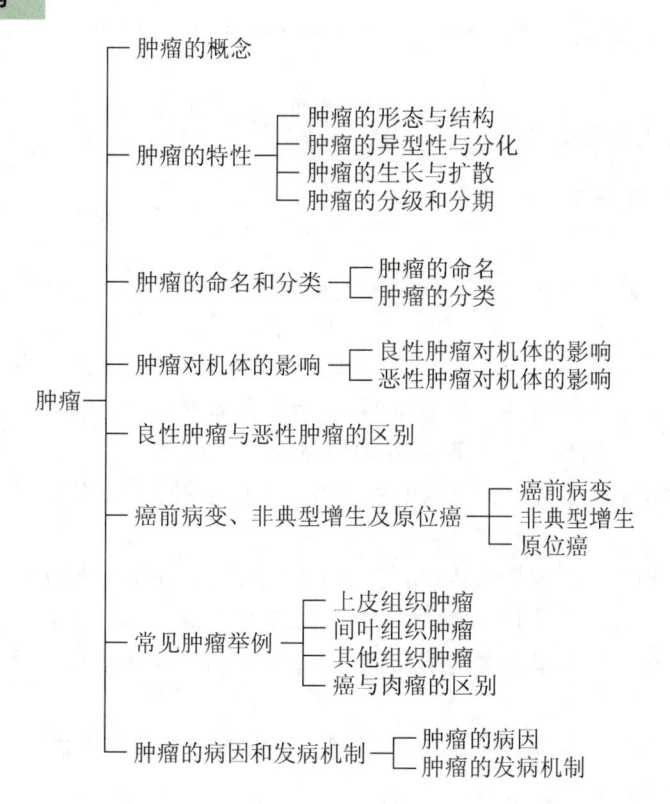

```
           ┌─ 肿瘤的概念
           │
           │                    ┌─ 肿瘤的形态与结构
           ├─ 肿瘤的特性 ────────┤ 肿瘤的异型性与分化
           │                    │ 肿瘤的生长与扩散
           │                    └─ 肿瘤的分级和分期
           │
           ├─ 肿瘤的命名和分类 ──┬─ 肿瘤的命名
           │                    └─ 肿瘤的分类
           │
           ├─ 肿瘤对机体的影响 ──┬─ 良性肿瘤对机体的影响
   肿瘤 ──┤                    └─ 恶性肿瘤对机体的影响
           │
           ├─ 良性肿瘤与恶性肿瘤的区别
           │
           │                              ┌─ 癌前病变
           ├─ 癌前病变、非典型增生及原位癌─┤ 非典型增生
           │                              └─ 原位癌
           │
           │                    ┌─ 上皮组织肿瘤
           ├─ 常见肿瘤举例 ──────┤ 间叶组织肿瘤
           │                    │ 其他组织肿瘤
           │                    └─ 癌与肉瘤的区别
           │
           └─ 肿瘤的病因和发病机制 ─┬─ 肿瘤的病因
                                   └─ 肿瘤的发病机制
```

肿瘤是常见病、多发病。恶性肿瘤严重危害人类健康。肿瘤的预防、早期诊断和治疗对于降低肿瘤发病率和提高治愈率具有非常重要的意义。

第一节 肿瘤的概念

肿瘤（tumor）是机体的细胞异常增殖形成的新生物，常表现为机体局部的异常组织团块（肿块），少数肿瘤（如白血病）可以没有肿块形成。肿瘤的形成，是在各种致瘤因素作用下，细胞生长调控发生严重紊乱的结果。

肿瘤性增生与炎症性增生或生理性再生有本质的不同。肿瘤细胞是由正常细胞转化来的，当转化为肿瘤细胞后，出现异常生物学特性：① 肿瘤性增生一般是单克隆的，非肿瘤性增生是多克隆的。② 肿瘤细胞不同程度丧失了分化成熟的能力，而非肿瘤性增生的细胞分化成熟，并保持正常细胞的形态和功能。③ 当致瘤因素去除后，肿瘤细胞仍持续性生长，而非肿瘤性增生一旦引起，增生的原因消除后不再增生。④ 肿瘤细胞生长旺盛，与整个机体不协调，对机体有害。非肿瘤性增生是对损伤的防御性、修复性反应，对机体是有利的。

根据肿瘤的生物学特性和对机体的危害，一般将肿瘤分为良性和恶性两大类型。此外，还有一类是介于良性与恶性之间的低度恶性肿瘤，称为交界性肿瘤。

第十章 肿 瘤　137

第二节 肿瘤的特性

一、肿瘤的形态与结构

(一) 肿瘤的大体形态

1. 数目

肿瘤多为单发,也可多发,如子宫多发性平滑肌瘤,多发性神经纤维瘤等。

2. 大小

肿瘤的体积大小很不一致,与其生长时间、发生部位和良性、恶性有关。肿瘤早期体积较小,有的甚至在镜下才能发现(如原位癌);生长在体表或体腔内的肿瘤可长得很大;生长在密闭的狭小腔道(如颅腔、椎管)内的肿瘤则一般较小;恶性肿瘤生长迅速,较早危及患者的生命,体积不会太大,特别大的肿瘤多为生长在非重要部位的良性肿瘤。

3. 形状

肿瘤的形状多种多样,有息肉状、乳头状、绒毛状、溃疡状、菜花状或弥漫肥厚状等。发生在深部和实质器官的良性肿瘤多呈结节状、分叶状或囊状等,边界清楚,常有包膜。恶性肿瘤因呈浸润性生长,多呈不规则结节状、索状,像大树扎根样长入周围组织。

4. 颜色

肿瘤的颜色多近似于起源组织的颜色。例如,脂肪瘤呈黄色,血管瘤为鲜红色或暗红色,黑色素瘤呈黑色或棕褐色。

5. 质地和硬度

肿瘤的质地取决于发源组织、实质与间质的比例以及有无变性、坏死。例如,脂肪瘤质地较软,骨瘤就很硬;肿瘤中如有钙盐沉积、骨质形成或纤维成分多时则较硬;而肿瘤出现出血、坏死、囊性变则质地较软。

> **提示**
>
> 大体观察时,应注意肿瘤的数目、大小、形状、颜色和质地等。这些信息可有助于判断肿瘤的类型、肿瘤的良恶性。

(二) 肿瘤的组织结构

1. 肿瘤的实质

肿瘤细胞是肿瘤的实质部分,是肿瘤的主要成分,决定着肿瘤的生物学特征及肿瘤的特殊性。根据肿瘤实质细胞可识别肿瘤的组织起源,进行肿瘤的分类、命名和确定肿瘤的良恶性及恶性程度。一般来说,一个肿瘤内只有一种实质细胞成分,而少数肿瘤可含两种或多种实质细胞成分,如乳腺纤维腺瘤含有纤维组织和腺上皮两种实质细胞成分,畸胎瘤则含有多种不同的实质细胞成分。

2. 肿瘤的间质

肿瘤的间质一般由结缔组织和血管组成，还可有淋巴管。肿瘤的间质不具特异性，间质对肿瘤的实质有支持和营养作用。肿瘤细胞可刺激间质血管生成，是肿瘤能够持续生长的重要因素。通常，间质血管稀疏的肿瘤生长缓慢，转移出现晚，预后好；间质血管丰富的肿瘤生长迅速，转移出现早，预后不良。肿瘤的间质中存在数量不等的淋巴细胞、浆细胞、巨噬细胞，这是机体对肿瘤免疫反应的一种表现。一般来说，肿瘤的间质中如果有丰富淋巴细胞浸润，患者预后较好。

> **提　示**
>
> 肿瘤的组织结构千变万化，是组织病理学的重要内容，也是肿瘤组织病理学诊断的基础。任何肿瘤在显微镜下的基本结构都可分为实质和间质两部分。

二、肿瘤的异型性与分化

肿瘤的异型性是指肿瘤组织在细胞形态和组织结构上，都与其起源的正常组织有不同程度的差异。肿瘤的分化是指肿瘤组织在形态和功能上与某种起源的正常组织的相似之处，相似的程度称为肿瘤的分化程度。肿瘤的异型性表现在组织结构和细胞形态两方面。

（一）肿瘤组织结构的异型性

肿瘤细胞形成的组织结构，在空间排列方式上与相应正常组织的差异，称为肿瘤组织结构的异型性。良性肿瘤细胞的异型性不明显，主要表现在组织结构上排列较不规则。例如，子宫平滑肌瘤的瘤细胞与正常子宫平滑肌细胞很相似，但组织结构呈纵横交错的编织状排列。而恶性肿瘤细胞的异型性和组织结构异型性均很明显。例如，腺癌的癌细胞大小不一，且排列紊乱，形成大小不等、形状不规则的腺样结构。

（二）肿瘤细胞形态的异型性

良性肿瘤分化成熟程度较高，瘤细胞异型性小，一般都与其起源的正常细胞相似。恶性肿瘤细胞常具有明显的异型性，其特点如下。

（1）瘤细胞的多形性。恶性肿瘤细胞体积一般比起源的正常细胞大，有时可出现瘤巨细胞；也有少数分化很差的恶性肿瘤，体积也可较小，出现肿瘤细胞明显的大小不一。

（2）瘤细胞核的多形性。瘤细胞核体积明显增大，细胞核与细胞质的比例增高［正常细胞为1∶（4~6），恶性肿瘤细胞可接近1∶1］。核大小、形状、染色不一，可出现巨核、双核、多核或奇异形核。由于核内DNA增多，核染色深，染色质呈粗颗粒状，分布不均匀，常堆积于核膜下，核膜增厚。核仁肥大，数目增多。核分裂象增多，并出现病理性核分裂象，即不对称双极性核分裂、多极性核分裂、顿挫性核分裂等。

（3）胞浆的改变。瘤细胞胞浆内核蛋白体增多，胞浆嗜碱性。某些肿瘤细胞内可产生黏液、糖原、脂质、角蛋白、色素等，有助于判断肿瘤的来源。

> **提　示**
>
> 肿瘤异型性的大小、分化程度的高低是诊断肿瘤良恶性的主要组织学依据。肿瘤异型性小者，说明它与起源的正常组织、细胞相似，肿瘤分化程度高；异型性大者，说明它与起源的正常组织、细胞差异大，肿瘤分化程度低。

三、肿瘤的生长与扩散

（一）肿瘤的生长方式

1. 膨胀性生长

实质器官的良性肿瘤多呈膨胀性生长，肿瘤生长缓慢，周围可有完整的包膜，与周围组织分界清楚；随着肿瘤体积逐渐增大，推开或挤压周围组织，位于皮下者触诊时可以推动，手术易摘除，术后不易复发。

2. 浸润性生长

浸润性生长是大多数恶性肿瘤的生长方式。肿瘤细胞长入并破坏周围组织（包括组织间隙、淋巴管或血管）的现象称为浸润。肿瘤生长迅速，浸润并破坏周围组织，犹如大树根扎在泥土里一样，一般无包膜，与邻近组织界限不清，触诊时固定不活动。手术中即使广泛切除周围组织，也可能残留一些肿瘤细胞，不易切除干净，术后易复发。

3. 外生性生长

发生在体表、体腔或管道器官腔面的肿瘤，常向表面生长，形成突起的乳头状、息肉状、蕈伞状、菜花状新生物，称为外生性生长。良性和恶性肿瘤都可呈外生性生长。但恶性肿瘤在外生性生长的同时，其基底部往往向组织深部呈浸润性生长。

（二）肿瘤的生长速度

肿瘤的生长速度有很大的差别，主要取决于肿瘤细胞的分化程度。良性肿瘤分化成熟，生长缓慢，可长达数年甚至更长，如果其生长速度突然加快，就要考虑发生恶变的可能。恶性肿瘤特别是那些分化程度低的肿瘤，生长速度较快，短期内可形成明显肿块，并且由于血管形成及营养供应相对不足，易发生坏死、出血等继发性变化。肿瘤生长的快慢主要与下列因素有关。

1. 肿瘤细胞生长的动力学

肿瘤细胞生长的动力学包括3个因素：① 倍增时间。倍增时间是指瘤细胞的数量增加一倍所需要的时间。与正常细胞相比，多数恶性肿瘤细胞的倍增时间与正常细胞相似或比正常细胞更慢。因此，恶性肿瘤的生长迅速并不是通过细胞倍增时间的缩短来实现的。② 生长分数。生长分数是指肿瘤细胞总数中，处于增殖期（S期 + G2期）的细胞所占的比例。生长分数越大，肿瘤细胞增生速度越快。③ 瘤细胞的生成与丢失之比。肿瘤细胞的生成超过丢失，生长分数相对较高的肿瘤，生成的瘤细胞大大超过丢失的细胞，其生长速度比那些生长分数低的肿瘤要快得多。综上所述，肿瘤的生长速度决定于生长分数和生成与丢失之比，而与瘤细胞的倍增时间无关。

2. 肿瘤血管的形成

肿瘤直径达到 1~2 mm 后，若无新生血管生成来提供营养，瘤组织缺氧，不能继续增长。实验显示，肿瘤有诱导血管生成的能力。肿瘤细胞本身及周围间质中的巨噬细胞能产生血管生成因子，如血管内皮细胞生长因子诱导新生血管的生成，形成肿瘤组织内的毛细血管，为肿瘤生长提供营养。因此，抑制肿瘤血管生成可望成为治疗肿瘤的新途径。

3. 肿瘤的演进和异质性

（1）肿瘤的演进。广义的演进是指肿瘤在生长过程中，越来越趋向于持续性、自主性、分化不成熟性，即良性肿瘤逐渐变为恶性，恶性肿瘤的恶性度更高；狭义的演进是指恶性肿瘤在不断增生的过程中，其细胞的恶性程度与日俱增，更具侵袭性的现象。

（2）肿瘤的异质性是指构成一个恶性肿瘤组织的多种不同基因表型的瘤细胞亚群，在生化特点、增生速度、浸润和转移能力、核型、对激素的反应性、对放疗和化疗的敏感性等诸方面存在的差异。多数肿瘤是单克隆发源的，在其生长过程中，多发性基因突变作用于不同的瘤细胞内，使之逐渐产生各具特性的亚细胞克隆，那些侵袭性较强、抗原性较弱的瘤细胞亚群逃避宿主的防御系统生存下来，那些需要高水平生长因子刺激的瘤细胞死亡，而那些只需要低水平生长因子刺激的瘤细胞存活。因此，当临床出现了症状，可以确定诊断的中晚期恶性肿瘤，是那些含有多量善于生存、生长、浸润、转移的亚克隆的肿瘤细胞，这样的肿瘤生长非常旺盛，治疗很困难，预后较差。

（三）肿瘤的扩散

肿瘤扩散是恶性肿瘤最重要的生物学特点。

1. 直接蔓延

肿瘤细胞沿着组织间隙、脉管壁或神经束衣不间断地浸润和破坏邻近器官或组织的现象称为**直接蔓延**，也称浸润。例如，晚期乳腺癌可沿组织间隙扩散到周围脂肪组织。

2. 转移

转移是指恶性肿瘤细胞从原发部位侵入淋巴管、血管或体腔，迁徙到他处继续生长，形成与原发瘤同样类型的肿瘤，这个过程称为**转移**。其所形成的肿瘤称为**继发瘤**或转移瘤，常见的转移途径如下。

（1）淋巴道转移：淋巴道转移是癌最常见的转移途径。瘤细胞侵入淋巴管后，随淋巴液到达局部淋巴结，瘤细胞先聚集在淋巴结的边缘窦，以后累及整个淋巴结，使淋巴结肿大，质地变硬。随后可继续转移至下一站的淋巴结，最后可经胸导管进入血流，出现血道转移。此外，有的肿瘤可以逆行转移，比如原发于肺和胃肠道的恶性肿瘤，可逆行转移至左锁骨上淋巴结。

（2）血道转移。肉瘤、肾细胞癌、绒毛膜上皮癌、肝癌及肺癌等常发生血道转移。瘤细胞侵入血管后，可随血流到达远处的器官，继续生长，形成转移瘤。血道转移的途径与栓子的运行途径相似，侵入体循环静脉的肿瘤细胞经右心到肺，在肺内形成转移瘤。例如，骨肉瘤的肺转移，胃癌及肠癌易经门静脉转移到肝。

（3）种植性转移。发生于胸腹腔等体腔内器官的恶性肿瘤，肿瘤侵及器官表面，瘤细胞脱落，像播种一样种植在体腔其他器官的表面，形成多个转移性肿瘤，这种转移方式称为种植性转移。

四、肿瘤的分级和分期

1. 恶性肿瘤的分级

恶性肿瘤的分级是描述其恶性程度的指标。人们根据恶性肿瘤的分化程度高低、异型性的大小及核分裂的多少来确定恶性程度的级别。目前应用较多的是低级别和高级别两级分级法。

2. 肿瘤的分期

分期的主要原则是根据原发瘤大小、浸润范围和深度，周围邻近器官受累情况，有无局部淋巴结及远处淋巴结的转移，以及有无血道或远距离转移等来确定。较为常用的是国际抗癌联盟提出的TNM分期。T（tumor）代表原发肿瘤，随肿瘤的增大依次用 $T_1 \sim T_4$ 表示；N（node）代表局部淋巴结转移情况，N_0 为无淋巴结转移，随着淋巴结受累及的程度和范围的加大，依次用 $N_1 \sim N_3$ 表示；M（metastasis）代表血行转移，无血行转移者用 M_0 表示，有血行转移者用 M_1 表示，有时也用 $M_1 \sim M_2$ 表示血行转移的程度。人们用这3个指标的组合划分出特定的分期。

肿瘤的分级和分期是制定治疗方案和估计预后的重要指标。医学上常常使用"5年生存率""10年生存率"等统计指标来衡量肿瘤的恶性行为和对治疗的反应，这些指标与肿瘤的分级和分期有密切关系。一般来说，分期越高，生存率越低。

第三节 肿瘤的命名和分类

一、肿瘤的命名

肿瘤的命名原则应能反映肿瘤的性质、组织起源或部位。

（一）肿瘤的一般命名原则

1. 良性肿瘤命名

良性肿瘤命名一般是在肿瘤发生的部位和来源组织名称后加"瘤"字，如甲状腺腺瘤、皮肤纤维瘤等，有时还结合肿瘤的形态特点命名，如乳头状瘤等。

2. 恶性肿瘤命名

恶性肿瘤一般称为癌或肉瘤，其中以癌多见。

（1）癌（carcinoma）是指来源于上皮组织的恶性肿瘤。命名方式是在来源上皮名称后加"癌"字，如鳞状上皮发生的恶性肿瘤称为鳞状细胞癌。

（2）肉瘤（sarcoma）是指来源于间叶组织的恶性肿瘤。间叶组织包括纤维组织、脂肪、肌肉、骨、软骨及血管组织等。命名方式是在来源组织名称后加"肉瘤"，如皮下纤维肉瘤、子宫平滑肌肉瘤等。

（3）转移瘤的命名是转移部位加上"转移性"3个字，再加上原发瘤的名称。例如，肝癌转移至肺部，肺内的肿瘤称为"肺转移性肝癌"。

（二）肿瘤的其他命名

少数肿瘤不按上述原则命名，而用以下几种特殊的命名法。

（1）发源于幼稚组织的肿瘤称为"母细胞瘤"，良性者有肌母细胞瘤、骨母细胞瘤、软骨母细胞瘤等；恶性者有神经母细胞瘤、肾母细胞瘤和视网膜母细胞瘤等。

（2）一些肿瘤，在其肿瘤名称前加"恶性"，如恶性畸胎瘤等。少数恶性肿瘤以"病"或"人名"命名，如白血病、尤文（Ewing）肉瘤、霍奇金（Hodgkin）淋巴瘤等。

（3）有些肿瘤，虽然以"瘤"命名，但实际上是恶性肿瘤，如黑色素瘤、精原细胞瘤等。

（4）一些肿瘤是介于良性和恶性之间的，如卵巢的交界性黏液性乳头状囊腺瘤，组织学上介于囊腺瘤和囊腺癌之间，但本质上是低度恶性的，同样可以发生转移。

（5）以细胞形态命名恶性肿瘤，如小细胞癌、大细胞癌、巨细胞癌、透明细胞癌、印戒细胞癌等。

> **提　示**
>
> 肿瘤的命名是肿瘤病理诊断的重要内容，对于临床实践十分重要。护理人员必须了解肿瘤病理诊断名称的含义，正确地使用它们，在与患者的交流中，也需要适当地给患者解释这些诊断名称的含义，使他们对所患疾病有正确的认识。特别是对于那些特殊命名一定要牢记，如黑色素瘤、精原细胞瘤，虽然是组织来源后面加个"瘤"字，但它们绝对不是良性肿瘤，而是恶性肿瘤。

二、肿瘤的分类

肿瘤的分类主要依据肿瘤的组织类型、细胞类型和生物学行为，包括各种肿瘤的临床病理特征及预后情况等，常见肿瘤分类见表10-1。

表10-1　常见肿瘤分类

组织来源	良性肿瘤	恶性肿瘤	好发部位
上皮组织			
鳞状上皮	乳头状瘤	鳞状细胞癌	乳头状瘤多见于皮肤、鼻、鼻窦、喉等处；鳞状细胞癌多见于子宫颈、皮肤、食管、鼻咽、肺、喉、阴茎等处
基底细胞		基底细胞癌	头面部皮肤
腺上皮	腺瘤	腺癌（各种类型）	多见于乳腺、甲状腺、胃、肠等
	囊腺瘤	囊腺癌	卵巢
	多形性腺瘤	恶性多形性腺瘤	涎腺

第十章　肿　瘤　143

续表

组织来源	良性肿瘤	恶性肿瘤	好发部位
尿路上皮（移行上皮）	乳头状瘤	移行细胞癌	膀胱、肾盂
间叶组织			
纤维组织	纤维瘤	纤维肉瘤	四肢皮下、筋膜
脂肪组织	脂肪瘤	脂肪肉瘤	脂肪瘤多见于皮下组织；脂肪肉瘤多见于下肢和腹膜后
平滑肌组织	平滑肌瘤	平滑肌肉瘤	多见于子宫和胃肠道
横纹肌组织	横纹肌瘤	横纹肌肉瘤	多见于头颈、泌尿生殖道、四肢及腹膜后
血管组织	血管瘤	血管肉瘤	皮肤和皮下组织、舌、唇等
淋巴管组织	淋巴管瘤	淋巴管肉瘤	皮肤和皮下组织、舌、唇等
软骨组织	软骨瘤	软骨肉瘤	软骨瘤多见于手足短骨；软骨肉瘤多见于盆骨、肋骨、股骨、肱骨及肩胛骨等
骨组织	骨瘤	骨肉瘤	骨瘤多见于头面骨、长骨；骨肉瘤多见于长骨两端，以膝关节上下尤为多见
	巨细胞瘤	恶性巨细胞瘤	多见于股骨上下端、胫骨上端、肱骨上端
滑膜组织	滑膜瘤	滑膜肉瘤	膝、踝、腕、肩和肘等关节附近
神经组织			
神经鞘膜组织	神经纤维瘤	神经纤维肉瘤	四肢皮下、腹膜后、后纵隔
神经鞘细胞	神经鞘瘤	恶性神经鞘瘤	头、颈、四肢等处神经
胶质细胞	星形细胞瘤	胶质母细胞瘤	大脑
神经元	神经节细胞瘤	神经母细胞瘤、髓母细胞瘤	小脑
脑膜组织	脑膜瘤	恶性脑膜瘤	脑膜
交感神经节	节细胞神经瘤	神经母细胞瘤	节细胞神经瘤多见于纵隔和腹膜后，神经母细胞瘤多见于肾上腺髓质
其他肿瘤			
黑色素细胞	色素痣	黑色素瘤	皮肤、黏膜
胎盘滋养叶细胞	葡萄胎	绒毛膜上皮癌	子宫
性索	支持细胞-间质细胞瘤	恶性支持细胞-间质细胞瘤	睾丸、卵巢
	颗粒细胞瘤	恶性颗粒细胞瘤	卵巢

续表

组织来源	良性肿瘤	恶性肿瘤	好发部位
生殖细胞		精原细胞瘤	睾丸
		无性细胞瘤	卵巢
		胚胎性瘤	睾丸、卵巢
性腺或胚胎剩件中全能干细胞	畸胎瘤	恶性畸胎瘤	卵巢、睾丸、纵隔和骶尾部

第四节 肿瘤对机体的影响

一、良性肿瘤对机体的影响

良性肿瘤分化较成熟，生长缓慢，局部生长，不浸润，不转移，故一般对机体的影响相对较小，主要影响为：① 局部压迫和阻塞，颅内或椎管内的良性肿瘤可压迫神经组织、阻塞脑脊液循环而引起颅内高压和脑积水等神经系统症状。② 引起出血和感染，如卵巢囊腺瘤发生蒂扭转，使瘤体坏死出血，引起急腹症；子宫平滑肌瘤可引起子宫内膜出血甚至宫腔感染。③ 发生恶性变，如胃肠道腺瘤可以恶变为腺癌。④ 内分泌腺良性肿瘤，可分泌过多激素而引起相应临床症状，如垂体前叶腺瘤分泌过多的生长激素，可引起巨人症或肢端肥大症。

二、恶性肿瘤对机体的影响

恶性肿瘤分化不成熟，生长迅速，浸润并破坏器官的结构和功能，还可发生转移，对机体的影响严重。除出现局部压迫和阻塞外，其还表现为：① 破坏组织器官的结构和功能，如晚期肝癌破坏肝组织，使肝功能严重损伤。② 疼痛，晚期肿瘤压迫、浸润神经组织可引起顽固性疼痛。③ 发热，恶性肿瘤产物或合并感染可引起发热。④ 出血和感染，恶性肿瘤因瘤细胞的侵袭和破坏或缺血性坏死而出血，出血部位易继发感染。⑤ 恶性肿瘤引起恶病质，表现为严重消瘦、乏力、贫血、全身衰竭，多见于癌症晚期。⑥ 副肿瘤综合征，少数肿瘤患者，可因肿瘤细胞产生的激素或激素样物质，使机体出现内分泌症状。

第五节 良性肿瘤与恶性肿瘤的区别

众所周知，若将恶性肿瘤误诊为良性肿瘤，可能延误治疗，或者治疗不彻底。相反，若将良性肿瘤误诊为恶性肿瘤，可能导致过度治疗，使患者遭受肉体的痛苦和精神负担。因此，区别良性肿瘤与恶性肿瘤，具有非常重要的意义。良性肿瘤与恶性肿瘤的主要区别见表10-2。

表 10-2　良性肿瘤与恶性肿瘤的主要区别

项目	良性肿瘤	恶性肿瘤
组织分化程度	分化程度好,与发源组织的形态相似	分化程度不好,与发源组织的形态差别大
异型性	组织和细胞异型性不明显,核分裂象无或少,一般无病理性核分裂象	组织和细胞异型性明显,核分裂象易见,可见多少不等的病理性核分裂象
生长速度	缓慢	较快
生长方式	膨胀性生长或外生性生长	浸润性生长或外生性生长
继发改变	很少出现继发变化	常发生坏死、出血、溃疡、感染等
转移	不发生转移	常有转移
复发	手术后很少复发	手术等治疗后易复发
对机体的影响	较小,主要是局部阻塞或压迫	较大,除局部阻塞或压迫外,破坏原发部位和转移部位的组织,引起出血、坏死、感染、恶病质

第六节　癌前病变、非典型增生及原位癌

一、癌前病变

某些病变(或疾病)虽然本身不是恶性肿瘤,但具有发展为恶性肿瘤的潜能,患者发生相应恶性肿瘤的风险增加。这些病变或疾病称为癌前病变(precancerous lesion)或癌前疾病。应当注意,这些癌前病变(或疾病)并不是一定会发展为恶性肿瘤。

从癌前状态发展为癌,可以经过很长时间。在上皮组织,有时可以观察到先出现非典型增生或异型增生,再发展为局限于上皮内的原位癌,再进一步发展为浸润性癌。

常见的癌前病变(或疾病)有:黏膜白斑、慢性子宫颈炎伴子宫颈糜烂、乳腺增生性纤维囊性变、慢性萎缩性胃炎及胃溃疡、慢性溃疡性结肠炎、皮肤慢性溃疡、肝硬化,特别是结肠、直肠绒毛状腺瘤及家族性腺瘤性息肉病,其癌变概率较高。

> **提示**
>
> 虽然不是所有的癌前病变都能癌变,但其具有发展为恶性肿瘤的潜能,所以医护人员首先要记住哪些属于癌前病变(或疾病),并对其引起高度重视,要严密随访,采取有效的方法进行治疗,并应掌握癌变后的一些常见临床症状及检查方法,做到及时发现、诊断和治疗,这对肿瘤预防和治疗具有重要意义。
>
> 例如,虽然大肠癌的发病因素多而复杂,但结肠、直肠绒毛状腺瘤及家族性腺瘤性

息肉病与大肠癌的发病关系极为密切,是大肠癌最重要的癌前病变。家族性多发性息肉如不适时治疗,最终将100%发生癌变。因此,一旦发现多发性肠息肉,一定要尽快到专科医院进行合理的内镜微创,甚至手术治疗。

二、非典型增生

非典型增生(atypical hyperplasia)是指增生活跃的上皮细胞出现一定的异型性,但还不足以诊断为癌的病变。增生的细胞层次增多,排列紊乱;细胞大小、形态不一,核大深染,核浆比例增大,核分裂增多,不出现病理性核分裂象。非典型增生可发生在皮肤、黏膜表面被覆的鳞状上皮,也可发生在腺上皮。由于非典型增生既可见于肿瘤性病变,也可见于修复、炎症等情况,近年来学术界倾向使用异型增生这一术语来描述与肿瘤形成相关的非典型增生。根据异型性程度和累及范围,可将非典型增生分为轻度、中度、重度3级。轻度非典型增生,细胞异型性较小,累及上皮层下部1/3;中度非典型增生,异型性中度,累及上皮层下部2/3;重度非典型增生,异型性较大,累及上皮层2/3以上,但未达到全层。轻度非典型增生可恢复正常,中、重度非典型增生较难逆转。

三、原位癌

原位癌(carcinoma in situ)是指癌细胞已经累及上皮全层,但尚未突破基底膜,仍局限于黏膜上皮层内或皮肤表皮层内的非侵袭性癌。这是最早期的癌,不发生转移,治疗效果好。常见的原位癌有子宫颈原位癌、乳腺导管内癌、食管及皮肤的原位癌等。

目前,较多使用上皮内瘤变这一概念来描述上皮组织从异型增生到原位癌这一连续过程。轻度异型增生称为上皮内瘤变Ⅰ级,中度异型增生称为上皮内瘤变Ⅱ级,重度异型增生和原位癌称为上皮内瘤变Ⅲ级。例如,子宫颈上皮内瘤变Ⅰ级、Ⅱ级、Ⅲ级。将重度异型增生和原位癌称为上皮内瘤变Ⅲ级,主要是因为二者在病理诊断上难以截然分开,其治疗原则也基本一致。

第七节 常见肿瘤举例

一、上皮组织肿瘤

(一)良性上皮组织肿瘤

1. 乳头状瘤

乳头状瘤是由被覆上皮发生的良性肿瘤,好发部位为皮肤、鼻、喉、外耳道、膀胱等处。肉眼见肿物外生性生长,形成多个乳头状或手指样突起。镜下见每个乳头由两部分构成，轴心为含血管结缔组织，表面是增生的上皮性肿瘤细胞。

2. 腺瘤

腺瘤是由腺上皮发生的良性肿瘤，常见于甲状腺、卵巢、乳腺、涎腺和胃肠等。肉眼见黏膜腺发生的腺瘤多呈息肉状、蕈伞状。腺器官内的腺瘤多呈结节状，包膜完整，与周围正常组织分界清楚。镜下根据腺瘤的组成成分及形态特点，分类如下。

（1）管状腺瘤与绒毛状腺瘤。其多见于结肠、直肠黏膜，呈息肉状，可有蒂与正常黏膜相连。镜下见肿瘤性腺上皮形成分化成熟的小管或绒毛状结构。绒毛状腺瘤发展为癌的概率较高。

（2）纤维腺瘤。其常见于乳腺，有明显包膜，切面可见裂隙状区域，由增生的腺体和纤维结缔组织构成。

（3）囊腺瘤。由于腺瘤中腺体分泌物的蓄积，腺腔逐渐扩大并融合成大的囊腔，多发生于卵巢。卵巢囊腺瘤有两种主要类型：浆液性乳头状囊腺瘤和黏液性囊腺瘤。浆液性乳头状囊腺瘤为单房，腺上皮向囊腔内呈乳头状生长，并分泌浆液；镜下见乳头状结构，囊壁表面被覆立方上皮。黏液性囊腺瘤为多房，囊壁光滑，分泌黏液，很少形成乳头；镜下见被覆高柱状上皮。

（二）恶性上皮性肿瘤

由上皮组织发生的恶性肿瘤称为癌，癌是临床上最常见的恶性肿瘤，多见于中老年人。

肉眼见癌的质地较硬，切面多为灰白色，较干燥。镜下见癌细胞（实质）可呈腺管状、巢状或条索状等方式排列（统称为癌巢），实质与间质分界清楚。网状纤维只见于癌巢的周围。癌在早期一般多经淋巴道转移，到晚期才发生血道转移。癌的常见类型有以下几种。

1. 鳞状细胞癌

鳞状细胞癌简称鳞癌，常见于鳞状上皮覆盖的部位，如皮肤、口腔、唇、喉、食管、宫颈、外阴、阴茎等处，也可发生于非鳞状上皮被覆的部位，是在鳞状上皮化生的基础上发生，如肺、肾盂、膀胱等部位，也可发生鳞癌。肉眼见肿瘤多呈菜花状或溃疡状。镜下见癌组织突破基底膜向深部组织成浸润性生长，癌细胞形成团块状或条索状的癌细胞巢，癌巢周围为结缔组织间质。鳞癌可分为高分化、中分化、低分化3级。高分化鳞癌癌巢中央可见同心圆状红染状角化物，称为角化珠或癌珠；中分化鳞癌角化少见；低分化鳞癌癌细胞有明显的异型性，可见较多的核分裂象及病理性核分裂象，无角化形成。

2. 基底细胞癌

基底细胞癌是由基底细胞发生的恶性肿瘤，多见于老年人面部，如眼睑、颊及鼻翼等处。其典型外观是在局部形成经久不愈的侵蚀性溃疡。镜下见癌巢主要由浓染的基底细胞样癌细胞构成。本癌浸润性强，破坏局部深层组织，但生长缓慢，很少发生转移，对放射治疗很敏感，临床上呈低度恶性，预后较好。

3. 尿路上皮癌

尿路上皮癌又称移行上皮癌，是由移行上皮发生的恶性肿瘤。其好发部位是膀胱、肾盂、输尿管，常呈乳头状、菜花状生长，可溃破形成溃疡。镜下见分为高级别和低级别尿路上皮癌，或移行上皮癌Ⅰ级、Ⅱ级、Ⅲ级。级别越高，异型性越大，恶性度越高，越易复发，预后越差。

4. 腺癌

腺癌是由腺上皮发生的恶性肿瘤，多见于胃肠道、子宫内膜、乳腺、甲状腺、胆囊等器官。肿瘤常呈息肉状、菜花状、结节状及溃疡型，浸润性生长。镜下见可分为：① 管状腺癌，癌细胞形成大小不等、形态不一、排列不规则的腺样结构。癌细胞异型性明显，核分裂多见，在腺管不规则地排列成多层。② 乳头状腺癌，癌细胞呈乳头状增生。③ 黏液癌，黏液聚积在癌细胞内，将核挤向一侧，癌细胞呈印戒状，故称之为印戒细胞。以后黏液堆积在腺腔内，腺体崩解而释放到间质中形成"黏液湖"。肉眼见癌组织呈灰白色，湿润，半透明如胶冻样，又称为胶样癌。④ 实性癌，恶性程度较高，癌巢以实体团块状为主，多数无腺腔样结构，常见于乳腺癌。

二、间叶组织肿瘤

（一）良性间叶组织肿瘤

1. 脂肪瘤

脂肪瘤是由脂肪组织发生的良性肿瘤，好发于躯干及四肢皮下组织。肿瘤单发或多发，呈分叶状，有包膜，质地柔软。切面淡黄色、油腻呈脂肪样。一般无明显症状，手术易切除。镜下见瘤细胞与正常脂肪细胞相似。

2. 纤维瘤

纤维瘤是指来源于纤维组织的良性肿瘤，多发生于躯干及四肢皮下组织。肿瘤呈结节状，常有包膜，与周围组织分界清楚。切面灰白色，质韧，呈编织状条纹。镜下见由分化好的成纤维细胞、纤维细胞和胶原纤维组成，胶原纤维编织状排列。本瘤生长缓慢，术后不复发。

3. 平滑肌瘤

平滑肌瘤是来源于平滑肌组织的良性肿瘤，最多见于子宫，其次为胃肠道。其呈结节状，单发或多发，界限清楚，多无包膜，质硬韧，切面灰白或灰红，可见编织状纹理。镜下见瘤细胞似正常平滑肌细胞，排列呈编织状。平滑肌瘤极少恶变，手术切除后一般不复发。

4. 血管瘤

血管瘤是由血管发生的良性肿瘤，较常见于儿童，可为先天性。可发生在身体任何部位，以皮肤最多见。边界不规则如地图样。皮肤或黏膜的血管瘤可呈突起的鲜红色肿块，或暗红色斑。内脏血管瘤（如肝脏）多为结节状。镜下见一般分为毛细血管瘤（由增生的毛细血管构成）、海绵状血管瘤（由扩张的血窦构成）及混合性血管瘤（两种改变并存）。

（二）恶性间叶组织肿瘤

由间叶组织发生的恶性肿瘤统称为肉瘤，比癌少见，多见于青少年。肉眼见肉瘤多呈结节状或分叶状，多无包膜，或挤压周围组织形成假包膜。质地比癌软，切面呈灰红色，均质细腻，湿润，似鱼肉状，故称为肉瘤。肉瘤易发生出血、坏死、囊性变等继发改变。镜下见肉瘤细胞弥漫分布，不形成巢，实质与间质分界不清，肉瘤细胞间可见网状纤维。间质的结缔组织少，但血管较丰富，故肉瘤多由血道转移。

1. 纤维肉瘤

纤维肉瘤是来源于纤维组织的恶性肿瘤，常见于四肢皮下组织。肉眼见肿物多为单发，结节状。镜下见分化好的纤维肉瘤细胞多呈梭形，异型性小，与纤维瘤有些相似；分化差的纤维肉瘤有明显异型性。

2. 横纹肌肉瘤

横纹肌肉瘤是较为常见的高度恶性的肿瘤，主要发生于10岁以下儿童和婴幼儿，少见于成人。其常见于头颈部、泌尿生殖道和四肢。肉眼见肿物界限不清，灰白色，质软，常呈黏液样外观。镜下见肿瘤由不同分化阶段的横纹肌母细胞组成，分化较好者胞浆红染，有时可见纵纹和横纹。本肿瘤早期经血道转移，预后差。

3. 脂肪肉瘤

脂肪肉瘤为肉瘤中较常见的一种类型，多见于40岁以上成人。其发生部位与脂肪瘤不同，多见于大腿、腹膜后等深部软组织。肉眼见其多呈结节状或分叶状，切面淡黄色，黏液样或鱼肉样外观。镜下见瘤细胞形态多种多样，以出现脂肪母细胞为特点，胞质内可见多少不等、大小不一的脂质空泡，可挤压异型的细胞核。

4. 平滑肌肉瘤

平滑肌肉瘤是由平滑肌发生的恶性肿瘤，多见于子宫和胃肠道，患者多为中老年人。肉眼见肿瘤常为结节状肿块，部分有假包膜。镜下见分化好的肉瘤与平滑肌瘤不易区别，分化差的肉瘤细胞具有明显异型性，核分裂象多见。分化差的肿瘤恶性程度高，手术后易复发并易发生血道转移。

5. 骨肉瘤

骨肉瘤为骨最常见的恶性肿瘤，多见于青少年，即骨骼发育生长最旺盛阶段。肉眼见其好发于四肢长骨的干骺端，尤其是股骨下端和胫骨上端，即膝关节上下方最多见。镜下见瘤细胞有明显的异型性，瘤细胞直接形成肿瘤性骨样组织或骨组织，是诊断骨肉瘤最重要的组织学证据。本瘤恶性程度高，生长迅速，早期就可发生血道转移至肺，预后差。

三、其他组织肿瘤

（一）畸胎瘤

畸胎瘤起源于有多向分化潜能的生殖细胞。畸胎瘤最常发生于卵巢，也可见于睾丸、纵隔、骶尾部、腹膜后等部位。畸胎瘤可分为良性畸胎瘤和恶性畸胎瘤两种类型。

良性畸胎瘤多为囊性，又称为囊性畸胎瘤，多见于卵巢，常为单个大囊，囊内充满皮脂样物及毛发，有时可见骨组织、软骨组织、甲状腺等结构。镜下见囊壁多由皮肤及皮肤附件组成，囊壁增厚处常见多种组织成分，如脂肪、腺体、气管或胃肠黏膜、骨、软骨、甲状腺等组织。其各种组织分化成熟，故称成熟型囊性畸胎瘤。本型肿瘤预后好。

恶性畸胎瘤常见于睾丸，一般体积较大，多为实性，常有出血坏死。镜下见其主要由分化不成熟的胚胎样组织构成，常见不成熟的神经组织组成的原始神经管和菊形团，也可见未成熟软骨或骨组织等。其含幼稚未成熟组织越多，恶性度越高，术后越易复发或转移，预后不良。

（二）色素痣和黑色素瘤

1. 皮肤色素痣

皮肤色素痣俗称黑痣，是来源于表皮基底层黑色素细胞的良性肿瘤。根据痣细胞在皮肤中的分布，其可分为皮内痣、交界痣和混合痣3种类型，后二者易恶变。① 皮内痣：痣细胞位于真皮层内呈巢状或索状排列，此型最多见。② 交界痣：痣细胞在表皮和真皮的交界处生长，形成多个细胞团块，此型痣易恶变为黑色素瘤。③ 混合痣：同时具有皮内痣和交界痣两种成分。

> **提示**
>
> 色素痣几乎人人都有，痣可恶变为黑色素瘤，黑色素瘤恶性程度高，易早期转移，使人们对痣有一定恐惧感。问题的关键是应让广大患者对色素痣有所了解，真正做到防患于未然。首先注意生长在掌跖、足底、指（趾）、腰部、生殖器等部位的交界痣，因这些部位易摩擦，有转化为恶性黑色素瘤的危险。此外，如果色素痣颜色突然变深，面积变大，边界模糊，形成隆起性结节，反复破溃、出血及出现渗液等，并且患者出现局部刺痒、灼热和疼痛等症状，以上表现均是危险信号，应及早就医，手术切除后做病理检查，确定病变的性质，及早治疗，以免延误病情。

2. 恶性黑色素瘤

恶性黑色素瘤又称为黑色素瘤，是恶性程度较高的肿瘤，一般预后比较差，多发生于皮肤，尤其是足底部，其次为眼。其是来源于黑色素细胞的恶性肿瘤，部分源于交界痣恶变。镜下可见瘤组织结构多样性，瘤细胞可呈巢状、条索状或腺泡样排列；呈多边形或梭形，核大，常有粗大的嗜酸性核仁，胞浆内可有黑色素颗粒。

四、癌与肉瘤的区别

癌与肉瘤的组织来源不同、病理特点不同、转移途径不同、临床表现不同，因此治疗方案也不相同。掌握癌与肉瘤的区别，对肿瘤的诊断和治疗均有实际意义，见表10-3。

表10-3 癌与肉瘤的区别

项目	癌	肉瘤
组织来源	上皮组织	间叶组织
发病率、年龄	较常见，发病率约为肉瘤的9倍，多见于40岁以上的成人	较少见，大多见于青少年
肉眼特点	质硬，灰白，干燥	质软，灰红，湿润，鱼肉状
组织学特点	形成癌巢，实质与间质分界清楚	瘤细胞多弥漫分布，实质与间质分界不清，间质内血管丰富，纤维组织较少
网状纤维染色	癌巢被网状纤维包绕，癌细胞间无网状纤维	肉瘤细胞间可见网状纤维
转移途径	多经淋巴道转移	多经血道转移

第八节 肿瘤的病因和发病机制

肿瘤的病因和发病机制是一个非常复杂的问题,对此,多年来国内外学者进行了广泛的研究,尤其是近年来分子生物学的迅速发展,对癌基因和抑癌基因的深入研究,已经初步揭示了某些肿瘤的病因和发病机制,但还有许多未知的领域。

一、肿瘤的病因

(一) 化学致癌因素

多数化学致癌物需要在体内(主要在肝脏)代谢活化后才有致癌作用,称为间接化学致癌物,少数化学致癌物不需要在体内进行代谢转化即可致癌,称为直接化学致癌物。

1. 间接化学致癌物

(1) 多环芳烃类致癌物。多环芳烃类致癌物是对人的健康威胁最大的一类致癌物,存在于石油、煤焦油中,其中致癌性特别强的有3,4-苯并芘等。3,4-苯并芘是煤焦油中的主要致癌成分,由有机物的燃烧产生,它存在于工厂排出的煤烟、汽车的尾气、烟草点燃的烟雾中,近年来肺癌的发生率增加,公认与吸烟和工业城市严重的大气污染有密切关系。此外,烟熏和烧烤的鱼、肉等食品中也含有多环芳烃,这与有些地区胃癌高发有关。

(2) 芳香胺类致癌物与氨基偶氮类染料。芳香胺类致癌物有乙萘胺、联苯胺等,与印染厂和橡胶厂工人的膀胱癌发生率高有关。氨基偶氮类染料如奶油黄可引起实验动物肝细胞性肝癌。

(3) 亚硝胺类致癌物。亚硝胺类致癌物具有较强的致癌作用,且致癌谱广,可在许多动物中诱发各种不同器官肿瘤,可引起人类胃肠道癌。

(4) 霉菌毒素。其中,黄曲霉毒素 B_1 的致癌性最强,在实验动物中可诱发肝细胞癌。黄曲霉毒素广泛存在于受潮霉变的食品中,尤以霉变的花生、玉米及谷类含量最多。

2. 直接化学致癌物

直接化学致癌物较少,主要为烷化剂和酰化剂,抗癌药中的环磷酰胺、氮芥、苯丁酸氮芥、亚硝基脲等属于此类,广泛应用于临床。其在应用相当长时间以后既是抗肿瘤药物,又可诱发继发性肿瘤。例如,在化疗痊愈或已控制霍奇金淋巴瘤和卵巢癌的患者,数年后可能会发生第二种肿瘤,通常是粒细胞性白血病。临床也应用烷化剂治疗一些其他疾病,如类风湿性关节炎,这些患者以后发生恶性肿瘤的概率高于正常人。因此,使用这类药物时一定要慎重。

(二) 物理致癌因素

1. 紫外线

紫外线可引起皮肤鳞状细胞癌、基底细胞癌和恶性黑色素瘤,主要见于有易感因素的个体,其对日照十分敏感,皮肤癌的发病率很高,如白种人或着色性干皮病患者。

2. 电离辐射

电离辐射包括 X 射线、γ 射线及镭、铀、氡、钴、锶等放射性同位素。例如,放射工作者如长期接触射线而又缺乏有效防护措施时，皮肤癌和白血病的发病率较一般人高。

3. 其他

慢性炎症、热辐射、创伤和异物可能与促癌有关。临床发现，某些慢性炎症如慢性胆囊炎、慢性子宫颈炎等，不及时治疗，可引起癌变。克什米尔人冬季习惯用怀炉取暖，有时在腹部引起"怀炉癌"。部分骨肉瘤、睾丸肿瘤、脑瘤等与外伤有关。子宫颈撕裂易发生宫颈癌。

（三）生物致癌因素

1. 病毒

凡是引起人类或动物肿瘤形成的病毒，称为肿瘤病毒。肿瘤病毒分为 RNA 致瘤病毒和 DNA 致瘤病毒两种。常见的肿瘤病毒有：人类乳头状瘤病毒，与宫颈癌发生有关；EB 病毒（Epstein Barr Virus，EBV），与非洲型伯基特（Burkitt）淋巴瘤、鼻咽癌等肿瘤的发生有关；乙型肝炎病毒，与肝细胞癌的发生有密切的关系。

2. 细菌

幽门螺杆菌引起的慢性胃炎（慢性萎缩性胃炎为癌前疾病）与胃低度恶性 B 细胞淋巴瘤的发生有关。

3. 寄生虫

埃及血吸虫感染患者膀胱癌发病率高；日本血吸虫流行区结肠癌发病率高，华支睾吸虫感染者胆管细胞癌发病率也较高。

（四）肿瘤发生的内在因素

肿瘤的发生和发展是一个十分复杂的问题，周围环境中众多致瘤因素在肿瘤的发生中固然重要，但不可忽视肿瘤发生的内在因素。在一些癌的高发区，接触同样的致癌因素，患癌的人群只占 0.1%~0.2%，说明机体的内在因素也起着重要作用。这些内在因素包括以下几个方面。

1. 遗传因素

根据一些高癌家族系谱的分析，人类遗传与肿瘤发生有关，可出现以下不同情况：① 呈常染色体显性遗传的肿瘤，如视网膜母细胞瘤、肾母细胞瘤、神经纤维瘤病等。② 呈常染色体隐性遗传的肿瘤，如毛细血管扩张性共济失调症患者易发生白血病和恶性淋巴瘤，着色性干皮病患者经紫外光照射后易患皮肤基底细胞癌、鳞状细胞癌或黑色素瘤。③ 有些肿瘤具有家族聚集倾向，如乳腺癌、胃肠癌等，可能与多因素遗传有关。

2. 遗传与环境致癌因素共同作用

遗传与环境致癌因素共同作用，如乳腺癌、鼻咽癌、食管癌及胃癌等，虽然有家族史或有遗传倾向，但环境的致癌因素更重要。例如，日本、冰岛等国的胃癌更多见，而在移居美国的日侨中，胃癌的发生率在第三代已有明显的下降；我国广东人鼻咽癌更多见，鼻咽癌又被称为"广东癌"。

3. 性别和年龄因素

肿瘤的发生有性别差异。例如，女性的生殖器官肿瘤、乳腺癌、甲状腺癌明显高于男性，而肺癌、食管癌、肝癌、胃癌、鼻咽癌和大肠癌等则以男性为多见。肿瘤可见于任何年龄，但不同的年龄有不同的好发肿瘤。例如，急性白血病、视网膜母细胞瘤、肾母细胞瘤和神经母细胞瘤好发于儿童；骨肉瘤多见于青少年；大部分的癌则以中老年人多见。

4. 内分泌因素

内分泌紊乱与某些肿瘤的发生、发展有密切的关系，如乳腺癌、子宫内膜腺癌的发生和发展与患者体内雌激素水平过高或雌激素受体的异常有关。

5. 免疫因素

机体的免疫功能状态在肿瘤的发生和发展中起着十分重要的作用。大量临床统计和实验证据表明，免疫功能低下的个体易患肿瘤。例如，先天性免疫功能缺陷或大量使用免疫抑制剂者，恶性肿瘤的发病率明显升高。老年人和儿童是恶性肿瘤发病的两个高发人群。老年人由于免疫功能减退，而儿童由于免疫功能不健全，所以恶性肿瘤发病率高。

二、肿瘤的发病机制

1. 原癌基因的激活

原癌基因是在正常细胞内存在的一大类促进细胞增殖、阻止其发生分化并具有诱导细胞恶性转化潜能的基因群，如 ras、myc、myb 等。正常情况下，原癌基因编码的蛋白质包括生长因子类、生长因子受体类、信号转导蛋白类及核转录因子等，它们对正常细胞的生长与分化起正性调控作用。原癌基因可在各种致癌因素作用下被激活为有致癌活性的癌基因。癌基因可在不同环节改变或干扰细胞正常代谢、生长和分化，导致细胞恶变。

2. 肿瘤抑制基因的失活

肿瘤抑制基因是在正常细胞内存在的一类抑制细胞增殖、诱导细胞分化，具有潜在抑制癌变作用的基因群，如 p53、APC、p16 等。在致癌因素作用下，肿瘤抑制基因发生缺失、突变或重排后，失去抑制活性（失活），其对细胞生长负性调控作用减弱或消失，抑癌功能也丧失，导致细胞过度增生和分化不成熟，发生恶性变。

3. 凋亡调控基因

凋亡也称为程序化细胞死亡，是机体在发育过程中或在某些因素作用下，通过细胞内在基因及其产物的调控而发生的细胞死亡。与细胞生长一样，细胞凋亡受基因的控制。调节细胞进入程序性死亡的基因称为凋亡调控基因，它在肿瘤的生长、演进和消退过程中起着重要的作用。目前已发现许多与细胞凋亡相关的基因及其表达产物参与肿瘤细胞凋亡的调控。例如，Bcl 蛋白家族中的 Bcl-2、Bcl-xl 可抑制凋亡，而 Bax、Bad、ICE 等则可促进细胞凋亡。p53 基因也促进细胞凋亡，当 p53 基因突变或失活时，则有利于细胞的生长和肿瘤的形成。

📖 **提　示**

随着人类对癌这一顽症认识的不断深化，人们逐渐意识到癌的预防是抗击癌症最有效的武器。许多科学研究及有效控制活动表明，癌症是可以避免，即可以预防的。①癌症可以从病因方面预防，消除或减少可能的致癌因素（上述致癌因素）作用于人体，可降低肿瘤的发病率，如控制空气污染；加强劳动保护，如防日光、放射线、粉尘，避免接触致癌物；纠正不良饮食习惯和生活习惯，如戒酒、改善食物中的营养结构；锻炼身体，保持心情舒畅,增强抵抗肿瘤的能力;积极治疗癌前病变,因为癌前病变是指某些病变(或疾病)虽然其本身不是恶性肿瘤,但具有发展为恶性肿瘤的潜能。②早期发现,早期诊断,早期治疗,提高治愈率,降低死亡率,如对于高发地区和危险人群定期普查,重视早期症状,做好自我监护。常见肿瘤早期总是出现一些症状,如体表肿瘤(乳腺癌)可触及肿块逐渐增大;早期食管癌吞咽食物时胸骨后存在不适感;早期肺癌出现久治不愈的咳嗽,痰中带血;早期宫颈癌可出现绝经期后不规则阴道出血,特别是接触性出血;早期大肠癌出现大便习惯改变或出现便血;早期泌尿系统肿瘤出现无痛性血尿。一旦出现上述症状及时就医,能达到较好的治疗效果。

学习活动 10-1

病例与分析

病例:

患者,男,79岁,2年前,近左侧鼻翼处形成小溃疡,2年来溃疡逐渐增大,局部红肿,出现脓性渗出物,在当地医院诊断为皮肤化脓性炎症,经长时间抗菌治疗,效果不明显,后转院住院治疗。

外科检查:溃疡2 cm×2 cm大小,表面覆盖脓性渗出物,溃疡较深,将溃疡局部切除,送病理检查(活体组织检查)。病理检查:瘤细胞形成团块结构,呈浓染的基底细胞样,诊断为"基底细胞癌"。对患者实施放射治疗,效果较好。

问题:

此病例说明什么?

分析提示:

基底细胞癌多见于老年人的面部,典型外观是在局部形成经久不愈的侵蚀性溃疡,生长缓慢,很少发生转移,临床上与炎症十分相似,肿瘤呈低度恶性,放疗敏感,预后较好。上述病例长时间抗炎治疗效果不佳,应考虑肿瘤的可能,经病理活检确定了诊断,表明病理检查是诊断肿瘤最为可靠及准确的方法。

学习活动 10-2

自测练习题

一、单项选择题

1. 肿瘤恶性程度的高低取决于(   )。

A. 肿瘤体积的大小 B. 肿瘤发生的部位
   C. 肿瘤的生长速度 D. 肿瘤细胞的分化程度
   E. 肿瘤患者的临床表现
2. 不属于肿瘤的是（ ）。
   A. 霍奇金淋巴瘤 B. 白血病
   C. 血管瘤 D. 动脉瘤
   E. 色素痣
3. 胃肠道的恶性肿瘤易经血道转移至（ ）。
   A. 肺 B. 淋巴结
   C. 肝 D. 骨
   E. 脑
4. 良性、恶性肿瘤最主要的区别是（ ）。
   A. 细胞分化程度 B. 生长速度
   C. 有无包膜 D. 有无继发改变
   E. 对机体影响大小
5. 属于癌前疾病的是（ ）。
   A. 十二指肠溃疡 B. 慢性萎缩性胃炎
   C. 乳腺纤维腺瘤 D. 肠结核
   E. 肝血管瘤
6. 癌前病变是指（ ）。
   A. 最终发展成癌的良性病变 B. 有癌变可能的良性病变
   C. 原位癌 D. 十二指肠溃疡
   E. 早期浸润性癌
7. 肿瘤的发生与内分泌因素密切相关的是（ ）。
   A. 肝癌 B. 肺癌
   C. 鼻咽癌 D. 乳腺癌
   E. 子宫颈癌
8. 发生肉瘤的组织不包括（ ）。
   A. 软骨 B. 横纹肌
   C. 脂肪 D. 血管
   E. 胆管上皮
9. 上皮组织发生的肿瘤是（ ）。
   A. 淋巴管瘤 B. 血管瘤
   C. 乳头状瘤 D. 神经细胞瘤
   E. 黑色素瘤
10. 肿瘤异型性是指（ ）。

A. 肿瘤肉眼形态的差异 B. 肿瘤间质的多样性
C. 肿瘤实质的多样性 D. 肿瘤实质与其来源组织的差异
E. 肿瘤实质与间质比例的差异性

11. 良性肿瘤对机体的影响主要取决于（ ）。
 A. 肿瘤生长的时间 B. 肿瘤体积的大小
 C. 肿瘤的组织来源 D. 肿瘤发生的部位
 E. 肿瘤的质地

12. 女，38岁，乳腺肿物切除术，病理检查：肿物为球形，直径2 cm，有包膜。镜下见乳腺腺上皮增生形成腺体，腺腔周围有大量纤维组织。此瘤最可能的诊断是（ ）。
 A. 乳腺腺瘤 B. 乳腺纤维腺瘤
 C. 乳腺病 D. 乳腺肉瘤
 E. 乳腺纤维瘤

13. 胫骨旁可见一巨大肿物，包膜不完整，切面淡红色，已侵犯骨皮质，镜检瘤细胞弥漫分布，异型性明显，有少量胶原纤维形成，应诊断为（ ）。
 A. 未分化癌 B. 纤维肉瘤
 C. 横纹肌肉瘤 D. 纤维瘤
 E. 平滑肌肉瘤

二、问答题

1. 简述肿瘤异型性的表现，举例说明肿瘤的生长方式。
2. 列表比较良性、恶性肿瘤的区别。
3. 简述肿瘤对机体的影响及肿瘤转移的途径。
4. 列表说明癌与肉瘤的区别，列举癌前病变及癌前疾病。
5. 简述肿瘤的一般命名原则，并举例说明。

（陈瑞芬）

第十一章

心血管系统疾病

学习目标

掌握：

1. 概念：动脉粥样硬化、冠状动脉粥样硬化性心脏病、高血压病、感染性心内膜炎、心功能不全、心力衰竭、劳力性呼吸困难、端坐呼吸、夜间阵发性呼吸困难。

2. 动脉粥样硬化、冠状动脉粥样硬化性心脏病的基本病变特点及临床表现，高血压病的基本病变特点及临床病理联系，心力衰竭的发病机制。

熟悉：

1. 概念：风湿病、心瓣膜病、心肌炎、心肌病。

2. 风湿病、心瓣膜病的病因及临床表现，常见心瓣膜病的类型及其对血流动力学的影响，感染性心内膜炎的病理变化及临床病理联系，心功能不全的病因，心功能不全时机体的代偿反应及机体的功能和代谢变化。

了解：

风湿小体的概念，心外器官的风湿病变，急进型高血压病的特点，心肌炎的基本病变特点。

本章知识结构

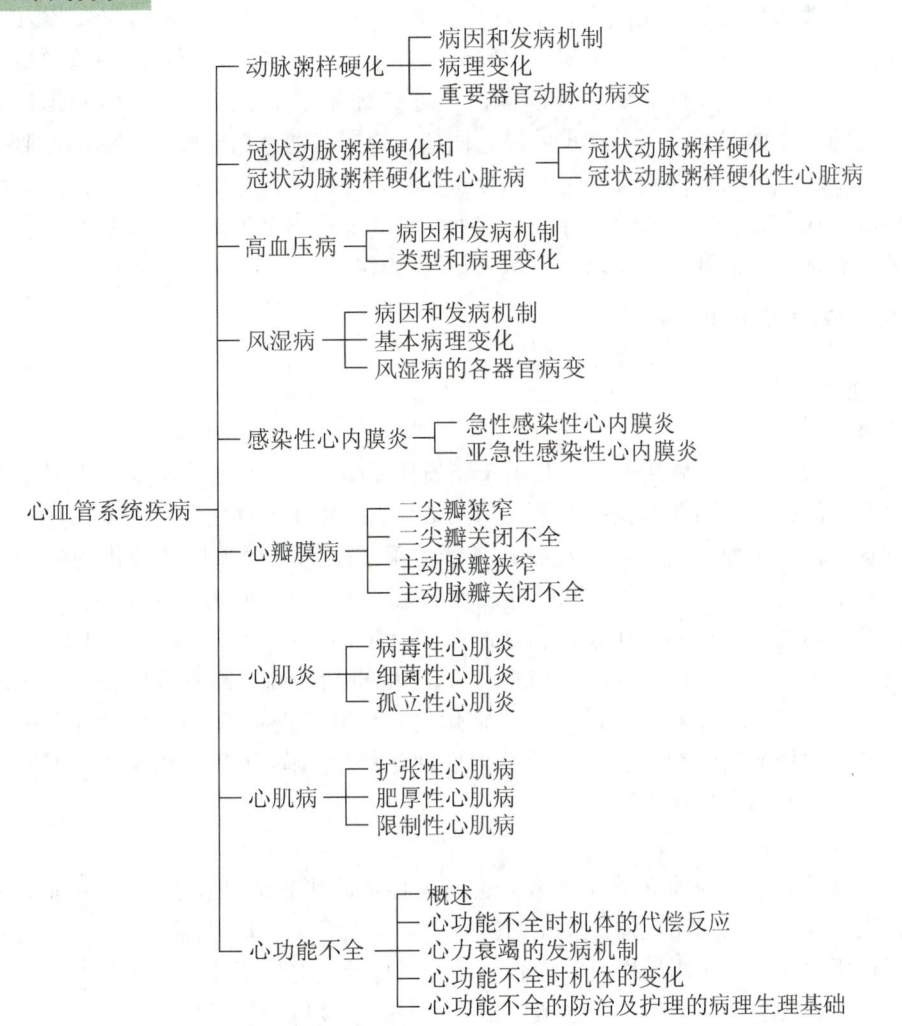

```
                    ┌─ 动脉粥样硬化 ─┬─ 病因和发病机制
                    │              ├─ 病理变化
                    │              └─ 重要器官动脉的病变
                    │
                    ├─ 冠状动脉粥样硬化和 ─┬─ 冠状动脉粥样硬化
                    │  冠状动脉粥样硬化性心脏病 └─ 冠状动脉粥样硬化性心脏病
                    │
                    ├─ 高血压病 ─┬─ 病因和发病机制
                    │           └─ 类型和病理变化
                    │
                    ├─ 风湿病 ─┬─ 病因和发病机制
                    │         ├─ 基本病理变化
                    │         └─ 风湿病的各器官病变
                    │
                    ├─ 感染性心内膜炎 ─┬─ 急性感染性心内膜炎
心血管系统疾病 ─┤                   └─ 亚急性感染性心内膜炎
                    │
                    ├─ 心瓣膜病 ─┬─ 二尖瓣狭窄
                    │           ├─ 二尖瓣关闭不全
                    │           ├─ 主动脉瓣狭窄
                    │           └─ 主动脉瓣关闭不全
                    │
                    ├─ 心肌炎 ─┬─ 病毒性心肌炎
                    │         ├─ 细菌性心肌炎
                    │         └─ 孤立性心肌炎
                    │
                    ├─ 心肌病 ─┬─ 扩张性心肌病
                    │         ├─ 肥厚性心肌病
                    │         └─ 限制性心肌病
                    │
                    └─ 心功能不全 ─┬─ 概述
                                  ├─ 心功能不全时机体的代偿反应
                                  ├─ 心力衰竭的发病机制
                                  ├─ 心功能不全时机体的变化
                                  └─ 心功能不全的防治及护理的病理生理基础
```

心血管系统疾病是危害人类健康和生命的最大一组疾病。随着经济建设日益发展，人民生活水平不断提高，心血管系统疾病，特别是高血压及冠心病的发病率和死亡率均有明显升高，其已成为威胁国人身体健康最危险的因素。本章主要叙述一些常见的、重要的心血管疾病。

第一节 动脉粥样硬化

动脉硬化症是一组动脉疾病的统称，指动脉壁增厚、硬化、弹性减退。这些疾病包括：① 动脉粥样硬化（atherosclerosis，AS）；② 动脉中膜钙化，病变主要发生在肌型动脉，以中层坏死、钙化为特征，常见于老年人，我国极少发生；③ 细动脉硬化症，常与高血压和糖尿病有关。

动脉粥样硬化是与脂质代谢障碍有关的严重危害人类健康的疾病，主要累及大、中动脉。基本病变是动脉内膜的脂质沉积，内膜灶状纤维化，粥样斑块形成，致管壁变硬、管腔狭窄，并引起一系列继发性病变。其危害在于重要器官（如心、脑）动脉的粥样硬化，导致这些器官的缺血性改变，产生严重后果。例如，心冠状动脉粥样硬化引起的心脏病，多见于老年人及中年人。动脉粥样硬化从全球分布来看，在经济发达的社会中，已经能够达到流行病的标准。在西方国家，动脉粥样硬化的死亡率和发病率远远高于其他疾病。我国动脉粥样硬化的发病率仍呈上升趋势，以 40~50 岁发展最快。

一、病因和发病机制

（一）危险因素

1. 高脂血症

此学说认为动脉粥样硬化的发生是由于脂质代谢障碍，主要是高血脂，尤其是高胆固醇血症。血浆中的脂质浸润并沉积在内膜，刺激结缔组织增生。动物实验证明，用高胆固醇和高脂肪的食物饲养家兔、狗及猪等动物，其产生了类似人类动脉粥样硬化的病变。对于人类，流行病学资料表明，大多数动脉粥样硬化的患者，动脉管壁粥样硬化的程度随血浆胆固醇水平的升高而加重，特别是血浆低密度脂蛋白（low density lipoprotein，LDL）、极低密度脂蛋白（very low density lipoprotein，VLDL）水平的持续升高和高密度脂蛋白（high density lipoprotein，HDL）水平的降低与动脉粥样硬化的发病率呈正相关。HDL 能将斑块中的胆固醇运送到肝脏并排泄到胆囊，起到抗动脉粥样硬化作用。血中 LDL 和 VLDL 水平是判断动脉粥样硬化和冠心病的最佳指标。

2. 高血压

血压升高是冠心病的独立危险因素，也与其他危险因素有协同作用。高血压患者较同龄、同性别非高血压患者动脉粥样硬化的发病率高，发病早，这是由于高血压时血流对血管壁的机械性压力和冲击作用损伤血管内膜。动脉粥样硬化好发于压力较大的部位，如主动脉各分支开口处和腹主动脉后壁，受血流冲击较大易发生动脉粥样硬化。

3. 吸烟

流行病学资料表明吸烟是心肌梗死主要的、独立的危险因子。烟中的尼古丁可直接损伤血管内皮细胞，有利于脂质渗透到内膜下。大量吸烟可使血中 LDL 易于氧化，氧化的 LDL 可促进血液单核细胞迁入内膜并转为泡沫细胞，促进动脉粥样硬化的形成。

4. 糖尿病和高胰岛素血症

糖尿病患者较无糖尿病者动脉粥样硬化发病率明显增高。糖尿病患者血中甘油三酯和 VLDL 水平明显升高，HDL 水平较低，而且高血糖可致 LDL 氧化，促进血液单核细胞迁入内膜并转为泡沫细胞。高胰岛素血症可促进动脉壁平滑肌增生，而且与血中 HDL 含量呈负相关。

5. 遗传因素

冠状动脉粥样硬化性心脏病的家族聚集现象，提示本病的发生可能与遗传性基因变异有关。

LDL 受体的基因突变导致血浆 LDL 极度升高，使得有些人年龄很小就可患有动脉粥样硬化。

6. 性别和年龄

女性在绝经期前发病率低于同年龄组男性，HDL 水平高于男性，而 LDL 水平低于男性。绝经期后，这种差别消失，是由于雌激素具有改善血管内皮的功能、降低血胆固醇水平的作用。临床上动脉粥样硬化的检出率和病变严重程度随年龄的增长而增加。

（二）发病机制

1. 脂质的作用

慢性高脂血症（高胆固醇血症）可以直接引起内皮细胞的功能障碍，高脂血症可使内皮细胞的通透性增加。高脂血症主要与 LDL 的氧化修饰有关，特别是内皮细胞和单核吞噬细胞可使 LDL 氧化修饰而成为 ox-LDL，ox-LDL 对动脉粥样硬化的作用是可与单核吞噬细胞的清道夫受体结合形成泡沫细胞，对血液中的单核细胞具有较强的趋化作用，使单核细胞在病灶内蓄积，形成动脉粥样硬化病灶。

2. 内皮细胞损伤的作用

慢性或反复内皮细胞损伤是动脉粥样硬化的起始病变。损伤的内皮细胞分泌生长因子，吸引单核细胞聚集，黏附于内皮并迁入内皮下，摄取进入内膜下发生氧化的脂质，形成单核细胞源性泡沫细胞。

3. 炎症的作用

炎症机制贯穿动脉粥样硬化病变的开始、进展和并发症形成的全过程。

二、病理变化

动脉粥样硬化主要发生在大动脉（如主动脉）、中动脉（如冠状动脉、脑底动脉、肾动脉和四肢动脉等），易发生在血压较高和血流冲击较大的部位，如腹主动脉后壁和血管分支开口处。

（一）基本病理变化

按病变的发展过程，动脉粥样硬化可分为脂纹期、纤维斑块期和粥样斑块期。

1. 脂纹期

脂纹期是动脉粥样硬化的早期病变。肉眼见动脉内膜表面出现黄色的点状或条纹状不隆起的病灶，点状病灶一般约帽针头大小。镜下见脂纹由大量的充满脂质的泡沫细胞聚集而形成。泡沫细胞体积大，呈圆形或椭圆形，胞浆内含有大量小空泡。泡沫细胞可来自迁入内膜的平滑肌细胞和血液中的单核细胞。

2. 纤维斑块期

纤维斑块期由脂纹期病变继续发展而来，肉眼见为隆起于内膜表面的灰黄色斑块。随着斑块表层的胶原纤维不断增加及玻璃样变，脂质被埋于深层，斑块逐渐变为瓷白色，且略带光泽，如滴蜡状。镜下见斑块表层出现大量纤维组织，胶原纤维可发生玻璃样变，形成厚薄不一的纤维组织帽，纤维组织帽下有不等量的泡沫细胞，深层可见针状的胆固醇结晶。

3. 粥样斑块期

粥样斑块期称粥瘤。肉眼见灰黄色的斑块向血管内膜表面隆起，向下压迫深部中膜。切面可见斑块表层为纤维帽，斑块深层组织细胞因营养不良而发生崩解坏死，并与脂质混合，形成黄白色黏稠的粥样物质，故为动脉粥样硬化，又称为粥样斑块。镜下见在纤维帽之下含有大量不定形的坏死崩解产物、胆固醇结晶和钙盐沉积，斑块底部和边缘出现肉芽组织、少量淋巴细胞和泡沫细胞；中膜因斑块压迫、平滑肌萎缩、弹力纤维被破坏而变薄。

（二）继发改变

在形成纤维斑块和粥样斑块的基础上，发生继发病变。

1. 斑块内出血

斑块内出血为最常见的继发改变，斑块底部和边缘新生的薄壁毛细血管破裂而引起出血。出血可形成血肿，使斑块体积迅速增大，斑块进一步向血管腔内隆起，动脉管腔更加狭窄甚至完全阻塞，导致急性供血中断，致使该动脉供血器官发生梗死。

2. 斑块破裂或溃疡形成

斑块表面的纤维帽破裂形成粥瘤样溃疡，粥样物自破裂口进入血流，排入血流的坏死物质和脂质可形成胆固醇栓子，引起栓塞。

3. 血栓形成

斑块溃疡形成处，胶原纤维暴露形成血栓。血栓形成后，可进一步加重血管腔的狭窄，甚至完全阻塞，引起器官血流中断而发生器官梗死（如脑梗死、心肌梗死）。血栓可以脱落成为血栓栓子，引起栓塞。

4. 钙化

在粥样斑块和纤维斑块内可发生营养不良性钙化，即钙盐的沉积。钙化使病变的动脉壁进一步变硬、变脆，容易发生破裂。

5. 动脉瘤形成

在严重的动脉粥样硬化病变中，中膜平滑肌可呈不同程度的萎缩和弹力下降，以致在血管内压力的作用下而扩张，局部膨出，形成动脉瘤。动脉瘤破裂可引起大出血。

三、重要器官动脉的病变

1. 主动脉粥样硬化

病变多见于主动脉后壁和其分支开口处，以腹主动脉最为严重，其次为胸主动脉、主动脉弓和升主动脉。由于主动脉管径大、血流急，尽管内膜粗糙，但不易继发血栓形成或引起血流障碍。病变严重者，病变部位中膜平滑肌萎缩，弹力板断裂，局部管壁变薄弱，在血管内压力的作用下局部管壁向外膨出而形成主动脉瘤，特别是腹主动脉更易发生动脉瘤，动脉瘤破裂发生致命性大出血。

> **提　示**
>
> 腹主动脉瘤对机体最严重的危害是动脉瘤破裂，其如同埋藏在体内的"定时炸弹"，一旦破裂会引起严重的内出血。据统计，腹主动脉瘤患者中有80%最终死于动脉瘤破裂。

动脉栓塞为腹主动脉瘤另一威胁生命的严重并发症，其原因是扩张的动脉内壁上易形成附壁血栓，脱落后引起血栓栓塞。护理人员应认识到腹主动脉瘤与动脉粥样硬化密切相关，因此控制动脉粥样硬化的危险因素是预防腹主动脉瘤发生的重要措施。尤其对于年龄在60岁以上的老年人来说，应定期检查血压、血脂及血糖的情况，如发现异常及时就诊并给予治疗。此外，吸烟者应争取尽早戒烟，以预防动脉瘤的形成。

2. 冠状动脉粥样硬化

冠状动脉粥样硬化的内容详见下节。

3. 颈动脉及脑动脉粥样硬化

病变最常见于颈内动脉起始部、基底动脉、大脑中动脉和Willis环。纤维斑块和粥样斑块常导致管腔狭窄，甚至闭塞。脑动脉管腔狭窄，脑组织长期供血不足而发生脑萎缩，患者可出现智力减退、痴呆。斑块常继发血栓形成而使管腔阻塞，引起脑梗死（脑软化）。严重的脑软化可引起患者失语、偏瘫甚至死亡。

> **提 示**
>
> 目前，临床采用颈动脉彩色多普勒超声来观察高血压患者颈动脉粥样硬化的变化，高血压无心脑血管病并发症时，颈动脉粥样硬化斑块病变较轻；有心脑血管病明显并发症时，颈动脉粥样硬化斑块病变较重。心脑血管病的发生与颈动脉粥样硬化斑块严重程度相关。因此，颈动脉可作为一个良好的体表窗口，反映高血压患者心脑动脉粥样硬化的病变程度。

4. 肾动脉粥样硬化

病变常累及肾动脉开口处，由于病变的动脉管腔狭窄，肾实质因缺血而发生萎缩，而间质纤维组织增生；也可因动脉血管的血栓形成，而发生相应区域的肾梗死。梗死灶机化而形成较大的凹陷性瘢痕，使肾脏体积缩小，称动脉粥样硬化性固缩肾。

5. 四肢动脉粥样硬化

病变以下肢动脉为重，由于四肢动脉吻合支较丰富，较小的动脉管腔狭窄甚至闭塞，一般不至于发生严重后果；当较大的动脉管腔明显狭窄时，可引起下肢动脉供血不足，肢体在行走时出现疼痛而休息后缓解，产生间歇性跛行症状。长期缓慢的缺血可引起肢体萎缩。在肢体动脉病变严重或继发血栓形成、管腔明显狭窄、侧支循环又不能有效代偿的情况下，身体组织可进一步发展为坏疽。

第二节　冠状动脉粥样硬化和冠状动脉粥样硬化性心脏病

一、冠状动脉粥样硬化

冠状动脉粥样硬化（coronary atherosclerosis）是动脉粥样硬化中对人类构成威胁最大的疾病。但冠状动脉粥样硬化一般较主动脉硬化晚发10年。冠状动脉狭窄在35～55岁时发展较快。有资料统计，60岁之前，男性显著高于女性，60岁之后，男女检出率相近，北方多于南方。

冠状动脉粥样硬化最常见于左冠状动脉前降支，其次为右冠状动脉主干，再次为左冠状动脉的左旋支；重症者可有一支以上的动脉受累，但各支的病变程度可以不同。在横切面上斑块多呈半月形，使管腔出现偏心性狭窄。按斑块引起管腔狭窄的程度，可将其分为4级，Ⅰ级：≤25%；Ⅱ级：26%～50%；Ⅲ级：51%～75%；Ⅳ级：≥76%。特别是斑块出现继发改变时可加重管腔狭窄程度。

冠状动脉粥样硬化常伴发冠状动脉痉挛，使原有的管腔狭窄程度加剧，甚至导致供血的中断，引起心肌缺血及相应的心脏病变（如心绞痛、心肌梗死等），并可成为心源性猝死的原因。

二、冠状动脉粥样硬化性心脏病

冠状动脉粥样硬化性心脏病（coronary atherosclerotic heart disease，CHD）简称冠心病，是由冠状动脉狭窄所引起的心肌供血不足而造成的缺血性心脏病，也称为缺血性心脏病。

冠状动脉粥样硬化性心脏病临床上主要表现为心绞痛、心肌梗死、心肌纤维化和冠状动脉性猝死。

（一）心绞痛

心绞痛是由心肌急剧的、暂时性缺血缺氧引起的一种常见的临床综合征，临床表现为阵发性胸骨后压榨性或紧缩性疼痛感，可放射至心前区或左上肢，持续数分钟。

1. 心绞痛发作的诱因

心绞痛发作的诱因包括体力活动过度、情绪激动、寒冷及暴饮暴食等。心绞痛的发生多数是在冠状动脉粥样硬化基础上心肌耗氧量暂时增加或冠状动脉痉挛，引起心肌缺血、缺氧，而使酸性代谢产物堆积，刺激心脏感觉神经末梢，信号经交感神经节传导入大脑而产生疼痛。

2. 心绞痛的分类

心绞痛根据引起的原因和疼痛的程度可分为以下几类。

（1）稳定性心绞痛：又称轻型心绞痛，一般情况下不发作，而在体力活动过度增加、心肌耗氧量增多时发作，可稳定数月。冠状动脉横切面可见斑块引起管腔狭窄。

（2）不稳定性心绞痛：是一种进行性加重的心绞痛，临床上颇不稳定，在轻微活动、休息时均可发作，患者多有一支或多支冠状动脉出现狭窄病变。

（3）变异性心绞痛：多无明显诱因，常在休息或梦醒时发作，冠状动脉明显狭窄。

（二）心肌梗死

心肌梗死是指冠状动脉供血中断，导致供血区持久的缺血、缺氧所引起的较大范围的心肌坏死。

1. 原因

心肌梗死一般是由冠状动脉粥样硬化引起，在粥样斑块的基础上并发血栓及斑块内出血，或冠状动脉持续痉挛，均可使局部血流供应减少或中断，引起梗死。此外，过度的劳累也可使心脏负荷加重，导致心肌缺血。

2. 好发部位

心肌梗死的部位与病变血管的供血区域一致。50%的心肌梗死发生于左心室前壁、心尖部及室间隔前2/3，相当于左冠状动脉的前降支供血区；25%的心肌梗死发生于左心室后壁、室间隔后1/3及右心室，相当于右冠状动脉主干供血区；少数心肌梗死发生于左心室侧壁，相当于左旋支的供血区。

3. 范围

心肌梗死的范围与受阻冠状动脉分支的大小或阻塞的部位有关系。按心肌梗死的范围和厚度，可将心肌梗死分为以下两种。

（1）薄层梗死（心内膜下心肌梗死）。其特点是梗死范围限于心内膜下心室壁内层1/3的心肌，可波及肉柱和乳头肌，常表现为多发性小灶状坏死。

（2）透壁性心肌梗死。这是典型心肌梗死的类型，也称为区域性心肌梗死。其病灶较大，梗死深达室壁2/3以上或贯穿整个心室壁。

4. 病理变化

心肌梗死属于贫血性梗死，一般在梗死发生6小时后肉眼才能辨认；8~9小时后梗死灶呈土黄色，较干燥，失去光泽；梗死灶形状不规则，呈地图样外观。心肌梗死部位的心内膜可有附壁血栓形成，相应心外膜可有纤维素渗出。镜下见心肌梗死属凝固性坏死，心肌细胞出现核缩、核碎、核溶，胞浆均质红染，仍保留心肌细胞的基本轮廓，间质水肿，少量中性粒细胞浸润，7天后肉芽组织长入，3周后形成瘢痕。

5. 临床表现

患者常出现剧烈而持久的心前区疼痛，用硝酸酯类或休息后症状不缓解。患者表现为面色苍白，皮肤湿冷，烦躁不安，脉搏细速，血压下降，听诊心音减弱，心电图呈进行性异常变化，可并发心律失常、休克或心力衰竭。

6. 合并症

（1）心力衰竭：当左心室心内膜下心肌梗死累及二尖瓣乳头肌时，可致二尖瓣关闭不全而诱发急性左心衰竭。梗死后心肌收缩力丧失，可致左、右心或全心衰竭。

（2）心脏破裂：心脏破裂较少见，为透壁性心肌梗死最严重的并发症。心脏破裂多发生在心肌梗死后2周内，好发部位为左心室前壁下1/3处、室间隔和左心室的乳头肌。左心室前壁破裂者，血液流入心包腔，出现急性心包填塞，导致患者死亡。室间隔破裂者，左心室血液流入右心室，引起急性右心功能不全。

第十一章　心血管系统疾病

（3）室壁瘤：室壁瘤较多见，可发生于心肌梗死的急性期，但更常发生在愈合期。其由于梗死期坏死组织或瘢痕组织在心腔内血液压力作用下，局部组织向外膨出而形成，多发生于左心室前壁近心尖处，可引起心功能不全，也可在室壁瘤内继发附壁血栓形成。

（4）附壁血栓形成：附壁血栓多见于左心室，由于心肌梗死部位的心内膜粗糙（内皮细胞受损），以及室壁瘤内血液出现涡流等而形成。血栓可以机化，也可以脱落形成血栓栓子，引起远处器官的栓塞。

（5）心源性休克：心源性休克是患者死亡最常见的原因之一。当梗死范围达到40%时，心肌收缩力极度减弱，心排血量显著减少，血压下降，可造成心源性休克。心肌梗死患者约9%死于心源性休克。

（6）心律失常：梗死灶累及传导系统，引起传导紊乱，常出现各种心律失常，严重者可导致心搏骤停、猝死。

（三）心肌纤维化

中度、重度冠状动脉粥样硬化性狭窄，导致心肌慢性持续性或反复加重性缺血、缺氧，逐渐发展为心力衰竭。肉眼见心脏体积增大、重量增加，左心室明显扩张，心壁间可见许多灶性白色纤维条块。镜下可见广泛多灶性心肌纤维化、瘢痕灶形成。心肌纤维化影响心脏的收缩和舒张力，严重时可引起慢性充血性心力衰竭。

（四）冠状动脉性猝死

冠状动脉性猝死是心脏性猝死中最常见的一种，多见于40～50岁的成年人，男性比女性多3.9倍。冠状动脉性猝死可发生于某种诱因后，如饮酒、劳累、吸烟及运动后，患者突然昏倒，四肢抽搐，小便失禁，或突然发生呼吸困难，口吐白沫，迅速昏迷。患者可立即死亡或在数小时后死亡；而有的则在夜间睡眠中死亡。

猝死原因：在冠状动脉粥样硬化的基础上，伴出血、血栓、动脉痉挛，导致心肌缺血。注意诊断时排除他杀或自杀，病理检查除冠状动脉和相应心肌病变外，无其他致死性疾病。

> **提示**
>
> 　　猝死是指自然发生的、出乎意料的突然死亡。冠状动脉性猝死是心源性猝死中最常见的一种。发生猝死有两种情况：①在某种诱因作用下发作，如饮酒、劳累、吸烟、运动、争吵、斗殴等。患者可突然昏倒在地、四肢肌肉抽搐、小便失禁，或突然发生呼吸困难、口吐泡沫、大汗淋漓，很快昏迷。症状发作后患者立即死亡，或在数小时后死亡。②在夜间睡眠中发病。患者多在家中或集体宿舍中死亡，且往往不被人察觉，所以多无目击者。
>
> 　　护理人员应对患有动脉粥样硬化的患者进行健康教育，让患者充分认识动脉粥样硬化的危害性，说明不良生活习惯（饮酒、吸烟）和情绪对疾病的影响，应特别注意防止冠状动脉性猝死的发生。

第三节　高血压病

原发性高血压又称高血压病（hypertension），是指不明原因引起的以体循环动脉血压持续升高为主要临床表现的独立性全身性疾病。成年人收缩压≥140 mmHg 和（或）舒张压≥90 mmHg，即可诊断为高血压病。高血压病是人类最常见的心血管疾病之一，是危害人类健康的主要疾病。

高血压可分为原发性和继发性，原发性高血压主要累及全身细小动脉以及心、脑、肾等重要器官，并可以造成严重后果。原发性高血压可以分为良性高血压和恶性高血压。继发性高血压由某些疾病引起血压升高，高血压是其中症状之一，如慢性肾小球肾炎、肾动脉狭窄和肾上腺肿瘤时，患者的血压可以升高，因此其又称为症状性高血压。本节只讨论高血压病。

一、病因和发病机制

（一）危险因素

高血压病的病因至今尚未明确，下列因素可能与高血压病发病有关。

1. 遗传因素

遗传因素是高血压病的重要易患因素。有资料显示，约有75%的原发性高血压患者具有遗传素质，患者有明显的家族发病倾向，即具有明显的家族集聚性。

2. 摄钠过多

流行病学研究发现，在食盐摄入量高的人群中，高血压病的发病率比食盐摄入量低的人群发病率高。限制盐的摄入量或服用利尿剂增加钠的排泄，可降低增高的血压。这是由于钠的潴留可使血容量增加，并可增加血管对血管紧张素的敏感性，从而导致血压升高。

3. 社会心理因素

不良情绪（如忧郁、恐惧、悲伤等）或长期精神过度紧张、疲惫等因素刺激，使大脑皮质的抑制和兴奋过程发生紊乱，皮质功能失调，失去对皮质下中枢的控制和调节，皮质下血管舒缩中枢功能紊乱。当血管舒缩中枢长期产生以收缩为主的兴奋灶时，即可引起全身细、小动脉痉挛，使外周阻力增加，从而导致血压升高。

4. 其他因素

肥胖、吸烟、酗酒、缺乏体力活动及年龄的增长均可促进血压升高。

（二）发病机制

高血压病的发病机制较为复杂，目前多认为高血压病是在一定的遗传背景下，与环境因素共同作用而产生的。

1. 遗传机制

目前已公认遗传机制是高血压病发生的基础之一。其模式有单基因遗传和多基因遗传两种。

2. 高血压产生的机制

高血压的产生涉及神经、内分泌及代谢等多种系统。

(1) 肾素-血管紧张素-醛固酮系统（RAAS）：血管紧张素Ⅱ是RAAS最重要的成分，在高血压的发病中是中心环节。其通过收缩小动脉，刺激肾上腺素皮质分泌醛固酮而增加循环血量，促进肾上腺素髓质和交感神经末梢释放儿茶酚胺，使血压升高。

(2) 交感神经系统：多种因素可促使大脑皮层下中枢功能发生紊乱，各种神经递质浓度与活性异常，导致交感神经系统活性亢进，血浆儿茶酚胺浓度增加，外周血管阻力增加，血压升高。

(3) 血管内皮功能紊乱：血管内皮能分泌几十种血管活性物质，其还是许多血管活性物质的靶器官。高血压病患者存在血管内皮功能紊乱，表现为内皮一氧化氮（NO）水平或活性下调、局部RAAS过度激活等。

(4) 胰岛素抵抗：胰岛素有舒张血管、抗炎、抗凋亡和抗动脉粥样硬化等心血管保护作用。50%的高血压病患者，特别是伴有肥胖的患者，具有胰岛素抵抗和高胰岛素血症。高胰岛素血症导致高血压的机制包括钠水潴留、内皮细胞功能障碍、交感神经活性增强、Na^+-K^+-ATP酶和Ca^{2+}-ATP酶活性降低等。

3. 血管重构机制

血管重构是指血管结构任何形式的病变。高血压病血管重构分为以下四种类型。

(1) 壁/腔比值增大型：是由于压力增加使血管壁增厚。

(2) 壁/腔比值缩小型：是由于持续的高血流状态使血管扩张。

(3) 壁/腔比值不变型：是由于血流缓慢减少。

(4) 微血管减少型：是由于毛细血管面积减少，血管外周阻力增加。

二、类型和病理变化

高血压病根据病程进展的缓急及病程的长短分为两型：良性高血压病和恶性高血压病。

（一）良性高血压病

良性高血压病又称为缓进型高血压病，约占高血压病的95%，多发生在中老年人，有家族史者发病年龄可较早，临床起病隐匿，经过缓慢，早期血压波动。随着病情的进展，患者血压逐步升高，继而出现多个脏器的继发病变。患者晚期可因心、肾功能衰竭或脑出血而死亡。合并冠状动脉粥样硬化者，易发生心肌梗死。

高血压病按病变的发展分为以下3期。

1. 动脉功能紊乱期

动脉功能紊乱期是高血压病的最早期，表现为全身细、小动脉呈间断性痉挛，故血压升高也呈波动性，当血管痉挛时血压升高，痉挛缓解后，血压即可恢复正常。血压一般在140/90 mmHg。患者多无明显症状，偶尔有头痛、头晕等临床表现，经过适当的休息和治疗，可以完全治愈。此期可持续多年。

2. 动脉系统病变期

在动脉系统病变期，病变主要表现为细、小动脉硬化。

(1) 细动脉硬化。细动脉硬化是高血压病的主要病变特征，表现为全身细动脉管壁的玻璃样变。细动脉是指中膜只有 1~2 层平滑肌细胞或直径 <1 mm 的最细动脉，如肾小球入球动脉、脾中央动脉等。其发生是细动脉长期或反复痉挛，使管壁缺氧，内皮细胞收缩，细胞间连接开放，基底膜受损，内膜透性增加，血浆蛋白渗入内皮下间隙，进而凝固成为均质的玻璃样物质。随着病变的进展，管壁增厚、变硬，管腔狭窄，细动脉管壁弹性减弱，失去原有的舒缩能力，即出现细动脉硬化。

(2) 小动脉硬化。由于动脉血压持续升高，小动脉在长期承受较高压力的情况下，内膜纤维组织和弹力纤维呈弥漫性增生，内膜弹力板分离、断裂，中膜平滑肌细胞增生肥大，结果使小动脉管壁增厚，弹性减弱，管腔狭窄。

此期，全身细、小动脉广泛硬化，致使外周阻力持续增加，左心室负荷加重，出现轻度的代偿性肥厚以克服增加的外周阻力，维持正常的心排血量，血压持续增高并相对恒定。患者症状明显，常有头痛、眩晕、心悸、疲乏、健忘、注意力不集中等表现。

(3) 动脉粥样硬化。高血压时血流对血管壁的机械性压力和冲击作用，血管内皮的损伤和功能障碍，脂质蛋白渗入内膜，导致主动脉及其主要分支并发动脉粥样硬化。

3. 内脏病变期

在内脏病变期，血压的持续升高，特别是全身细小动脉的硬化，导致全身各脏器受累，特别是以心、脑、肾的病变最为重要，对机体影响最大。

(1) 心脏的病变主要累及左心室。早期由于细动脉的硬化，外周阻力增大，左心室负荷加重，心脏收缩力增强，维持正常的心排血量。久之左心室代偿性肥大，心脏体积明显增大，重量增加，左心室壁肥厚，左心室肉柱和乳头肌明显增粗，但心腔无扩张，心肌收缩力则明显增强，心肌处于代偿期，称向心性肥大。镜下见心肌纤维肥大增粗，细胞核深染，形状不规则。左心室的这种代偿作用可维持相当长的时间。

高血压病的晚期，左心室负荷进一步加重，另外高血压易合并冠状动脉粥样硬化，从而加重心肌缺血，心肌收缩力减弱，心脏逐渐失代偿，出现心腔被动性扩张，称为离心性肥大，严重时发展为左心衰竭。左心衰竭使肺静脉回流受阻，肺组织明显淤血、水肿，肺循环阻力增加，右心负荷加重，久而久之，造成右心衰竭。这种由高血压病引起的心脏病称为高血压性心脏病。

此期患者临床上常表现为血压升高且固定于较高水平，心脏（主要是左心室）增大，叩诊心界向左下扩大，X 线检查显示左心明显肥大，当左心衰竭时患者出现肺淤血、肺水肿的临床表现，如呼吸困难、咳粉红色泡沫状痰、听诊可闻肺内水泡音等。当右心衰竭时患者出现全身淤血的表现，如下肢水肿、腹水、肝脾肿大等。

(2) 肾脏的病变主要表现为原发性颗粒性固缩肾。高血压病时，肾小球入球小动脉玻璃样变，管腔明显狭窄，肾小球因缺血缺氧发生萎缩，逐渐发展为纤维化和玻璃样变，相应的肾小管因缺血而萎缩、消失，间质纤维组织增生和淋巴细胞浸润。纤维化的肾小球和增生的纤维组织收缩，靠近肾脏表面形成微小凹陷，而相对病变较轻的肾小球出现代偿性肥大，相应的肾小管代偿性扩张,这些部分向肾脏表面突起。肉眼见双侧肾脏体积对称性缩小,重量减轻。表面呈均匀、弥漫分布的细小颗粒状。切面肾皮质变薄,皮髓质境界不清。这种肾脏病变称为"颗粒性固缩肾"。由于纤维化和玻璃样变的肾小球越来越多,肾小球过滤逐渐降低,终将出现肾功能不全,甚至可出现尿毒症。

(3) 脑的病变可表现为:① 高血压脑病。由于脑细小动脉广泛硬化及痉挛,局部组织缺血,毛细血管通透性增加,发生脑水肿及颅内高压。临床表现为头痛、呕吐、抽搐、神志不清、视力障碍,甚至昏迷等症状。② 脑软化。由于脑的细小动脉进一步硬化和痉挛,脑组织因缺血而发生多数小坏死灶,即微梗死灶,梗死灶为液化坏死,形成脑软化。③ 脑出血。脑出血俗称中风,是高血压病晚期最严重、最常见的并发症,也是最常见的死亡原因。高血压脑出血的原因是脑血管的细、小动脉硬化,血管壁变脆、弹性下降或形成微小动脉瘤,在血压突然升高时引起破裂。

出血常发生于大脑基底节和内囊部,其次为大脑白质、脑桥和小脑。最多见于基底节区域(尤以豆状核区最多见),是因为供应该区域的豆纹动脉从大脑中动脉呈直角分支,直接受到大脑中动脉压力较高的血流冲击和牵引,豆纹动脉易破裂出血。出血常为大片状,并且脑组织完全被破坏,形成充满血液和坏死脑组织的囊性病灶。有时出血范围大可破入侧脑室。

(4) 视网膜病变主要表现为视网膜中央动脉发生硬化。其病变与高血压各期细、小动脉的变化一致。眼底观察可表现为血管硬化,管腔狭窄,走行迂曲,颜色苍白,反光增强,似银丝样改变,严重者眼底可有出血或絮状渗出物,视神经乳头水肿等表现。

(二) 恶性高血压病

恶性高血压病又称急进型高血压病,是原发性高血压的另一种类型。本型较少见,多见于中青年,起病急,进展快,血压升高明显,常超过 230/130 mmHg。病理上以细动脉管壁的纤维素样坏死和增生性小动脉内膜炎为特征。全身各器官血管均可受累,以肾小球入球动脉和脑的细小动脉病变尤为严重。肾脏入球小动脉、肾小球毛细血管壁发生纤维素样坏死,常伴血栓形成,可引起出血及微梗死。脑的血管病变常造成局部缺血、微梗死和脑出血。本病病程短,预后差,绝大多数患者死于严重的肾功能衰竭,患者也可因脑出血或心力衰竭而死亡。

> **提 示**
>
> 高血压病是心脑血管疾病的危险因素,被称为影响人类健康的"无形杀手"。
>
> 护理人员应让高血压病患者了解引起高血压的危险因素,如高血压发病与精神紧张、高血压病家族史、长期大量饮酒、饮食过咸、超重和肥胖、缺乏体力活动等有关。如果从高血压病早期功能障碍期开始有效控制,经常定期检测血压,了解血压的状况,按时服药,注意戒酒,控制钠盐的食入,经常科学有序地进行体育锻炼,就会使血压得到较好的控制,不会造成严重后果,以避免高血压性心脏病、心力衰竭、肾功能不全尿毒症、脑出血及视网膜出血、视力减退或失明的发生。

第四节 风湿病

风湿病是一种与A组乙型溶血性链球菌感染有关的变态反应性疾病。病变主要累及全身结缔组织，最常侵犯心脏、关节和血管等处，其中以关节病变最为常见，但以心脏病变后果最为严重。风湿病形成具有诊断意义的风湿性肉芽肿（风湿小体）为其病变特征。

风湿病多发于5~15岁，以6~9岁为发病高峰，男女患病率无明显差别。出现心瓣膜变形一般在20~40岁。

一、病因和发病机制

目前认为风湿病的发生与A组乙型溶血性链球菌感染后的变态反应有关，其主要依据是：① 发病前2~3周患者常有咽峡炎、扁桃体炎等上呼吸道链球菌感染的病史。② 抗生素广泛使用后，不但能预防和治疗咽峡炎、扁桃体炎，而且使风湿病的发生率和复发率明显降低。③ 风湿病患者血中抗链球菌溶血素抗体滴度增高。④ 风湿病并不发生在链球菌直接感染的部位，而在远离感染处的心脏、关节和血管发病。

二、基本病理变化

风湿病的病变主要累及全身结缔组织，按其发展过程可分为以下3期。

（一）变质渗出期

变质渗出期是风湿病的早期病变，病变部位结缔组织发生黏液样变和纤维素样坏死，同时病灶内还有少量浆液渗出和炎细胞浸润。此期病变持续约1个月。

（二）增生期（肉芽肿期）

增生形成风湿小结，又称为阿少夫小体（Aschoff body）或风湿小体，为风湿病最特异性病变，对本病具有诊断意义。镜下风湿小体常见于心肌间质内小血管旁，多呈梭形。风湿小体中央为纤维素样坏死灶，周围聚集数量不等的风湿细胞，其外围有成纤维细胞和少量淋巴细胞、单核细胞的浸润。风湿细胞体积较大，胞浆丰富，嗜碱性，单核或多核，核大，空泡状，核膜清楚，核染色质集中在中央并向外伸出细丝，核的横切面呈枭眼状，纵切面上染色质如毛虫状，这种细胞由Aschoff首先描述，故又称为Aschoff细胞。此期持续2~3个月。风湿细胞的来源：在纤维素样坏死的基础上，出现巨噬细胞的增生、聚集，吞噬纤维素样坏死物质后而形成风湿细胞。

（三）纤维化期或愈合期

纤维素样坏死物质被吸收，细胞成分减少，风湿细胞和成纤维细胞相继转变为纤维细胞，产生胶原纤维，使整个风湿小体成为梭形小瘢痕，此期持续2~3个月。

整个病变的自然过程有4~6个月。风湿病具有反复发作的特性，因此在受累的组织或器官中，新旧病变常同时存在；随风湿病的病变持续反复进展、纤维化的瘢痕组织逐渐增多，可导致器官的结构破坏及功能发生障碍。此外，发生在浆膜的风湿病变不具有以上病变特征，常以浆液性或浆液纤维素性炎为主。

三、风湿病的各器官病变

（一）风湿性心脏病

风湿病可以累及心脏的心内膜、心肌和心外膜，常表现为风湿性心内膜炎、风湿性心肌炎、风湿性心外膜炎，若风湿病变同时累及心脏各层，则表现为风湿性全心炎。在儿童风湿病患者中，60%~80%有风湿性全心炎的临床表现。

1. 风湿性心内膜炎

风湿性心内膜炎主要侵犯心瓣膜，导致瓣膜变形及功能障碍，其中以二尖瓣受累最常见，其次为二尖瓣和主动脉瓣联合受累，三尖瓣和肺动脉瓣极少受累。

病变早期表现为浆液性渗出及炎细胞浸润，瓣膜肿胀、增厚；随后瓣膜内出现黏液样变和纤维素样坏死；在瓣膜的闭锁缘上出现粟粒状单行排列的疣状赘生物，这种赘生物呈灰白色，半透明，直径1~2 mm，与瓣膜紧密粘连，不易脱落。赘生物的形成是由于病变瓣膜的闭锁缘不断受到血流的冲击和瓣膜开放、关闭时机械性的碰撞，致使瓣膜表面的内皮细胞受损、脱落，暴露内皮下的胶原纤维，血液中的血小板和纤维素黏附凝聚于胶原纤维的表面，继而形成白色血栓。镜下见瓣膜闭锁缘的赘生物是由血小板与纤维素构成的白色血栓，伴有小灶状纤维素样坏死，少量风湿细胞围绕。

病变后期，风湿病反复发作，瓣膜上的风湿病变不断纤维化，赘生物（白色血栓）被机化形成瘢痕，使瓣膜增厚、变硬、卷曲、缩短，瓣叶相互粘连；受累的腱索增粗、缩短，使瓣膜口狭窄或关闭不全，最后导致慢性心瓣膜病。

瓣膜口狭窄或关闭不全，受血液反流冲击较重，尤以左心房后壁的心内膜最常受累，使内膜增厚、粗糙及皱缩，称为马氏斑。左心房有时可继发附壁血栓形成。

2. 风湿性心肌炎

病变主要侵犯心肌间质的结缔组织，心肌间小血管旁的结缔组织发生黏液样变和纤维素样坏死，继而形成风湿小体。风湿小体常呈多发灶性分布，以左心室后壁、室间隔、左心房及左心耳等处较多，同时心肌纤维可有不同程度的变性。病变后期，风湿小体纤维化，在心肌间质内形成梭形小瘢痕。

风湿性心肌炎可影响心肌的收缩力，临床上患者可出现心率加快，第一心音低钝，严重者导致心功能不全，可出现传导阻滞。

3. 风湿性心外膜炎

风湿性心外膜炎又称风湿性心包炎，病变主要累及心包膜脏层，呈浆液性及纤维素性炎症；在急性期心包腔内有大量浆液渗出，形成心包积液，叩诊心界扩大，听诊心音遥远；当大量纤维素渗出时，渗出的纤维素黏附在心外膜表面，因心脏搏动，脏层及壁层心包摩擦，致使心脏表面呈绒毛状，称绒毛心。临床听诊患者常出现心包摩擦音。纤维素也可被溶解吸收，若渗出的纤维素过多，不能完全被吸收，则发生机化。少数病例，心包脏层和壁层发生广泛粘连，形成缩窄性或闭塞性心包炎，导致心功能障碍。

(二) 风湿性关节炎

约75%的风湿病患者在疾病的早期出现风湿性关节炎。其最常侵犯膝、踝、肩、腕、肘等大关节，呈游走性，反复发作。关节局部出现红、肿、热、痛和功能障碍。关节腔内有浆液及纤维素渗出，病变滑膜充血肿胀，在周围的软组织中可见不典型风湿小体；急性期后，渗出物易被完全吸收，一般不留后遗症。

(三) 风湿性皮肤病变

急性风湿病时，皮肤出现环形红斑和皮下结节，具有诊断意义。① 环形红斑：见于躯干和四肢皮肤，出现淡红色环状红晕，中央皮肤色泽正常，一般1~2日即可消退。镜下可见红斑处真皮浅层血管充血，血管周围水肿，淋巴细胞和单核细胞浸润。② 风湿性皮下结节：多出现在腕、肘、膝、踝等关节的伸侧皮下结缔组织，直径0.5~2 cm，圆或椭圆形，质较硬，活动，压之不痛。镜下见风湿性皮下结节为增生性改变，结节中心为大片纤维素样坏死，周围出现呈栅栏状排列的风湿细胞和增生的成纤维细胞，外周是以淋巴细胞为主的炎细胞浸润。

> **提示**
>
> 护理人员应宣教患者认识风湿病的病因，预防风湿病的发病关键在儿童，风湿病以6~9岁为发病高峰，出现心瓣膜变形一般在20~40岁。
>
> 儿童风湿病主要在于平时注意保暖，预防感冒，避免链球菌感染引起咽炎、扁桃体炎，坚持锻炼，增强抵抗力。此外，要搞好个人和环境卫生，防止细菌滋长，如果发生咽炎或扁桃体炎，应立即治疗。如果能在24小时内开始治疗，则可避免风湿病发生和反复发作。风湿性心内膜炎瓣膜上的赘生物（白色血栓）随风湿病反复发作，不断被机化形成瘢痕，使柔软而有弹力的瓣膜逐渐增厚、变硬、缩短，瓣叶相互粘连，使瓣膜口狭窄或关闭不全，最后会导致严重慢性心瓣膜病。此外，风湿性心肌炎反复发作可影响心肌的收缩力，严重者导致心功能不全，可出现传导阻滞等严重后果。

第五节　感染性心内膜炎

感染性心内膜炎是由细菌直接侵袭心内膜而引起的炎症性疾病。

一、急性感染性心内膜炎

急性感染性心内膜炎主要是由致病力强的金黄色葡萄球菌等引起。通常，病原体先在身体某部位发生感染，如化脓性骨髓炎、痈、产褥热等，当机体抵抗力降低时，细菌入血引起败血症、脓毒血症并侵犯心内膜。

病理变化：急性感染性心内膜炎大多发生在正常的心瓣膜，主要侵犯二尖瓣和主动脉瓣，引起急性化脓性心瓣膜炎，瓣膜局部组织坏死脱落形成溃疡并继发血栓形成。血栓、坏死组织和大量细菌菌团混合在一起，在心瓣膜上形成赘生物。赘生物体积较大、质地松软、灰黄或浅绿色，破碎后形成含菌栓子，含菌栓子栓塞可引起心、脑、肾及脾等器官的败血性梗死。受累瓣膜可发生破裂、穿孔，腱索断裂，引起急性心瓣膜功能不全。临床上患者起病急，病情重，患者多在数周或数月内死亡。由于抗生素的广泛应用，该病死亡率逐渐下降，但治愈后常在心瓣膜上形成大量瘢痕组织而导致心瓣膜病。

二、亚急性感染性心内膜炎

亚急性感染性心内膜炎比急性感染性心内膜炎多见，大多由致病力较弱的草绿色链球菌引起（约占75%）。病原菌多从机体内某一感染灶入血侵及瓣膜。

病理变化：亚急性感染性心内膜炎常侵犯病变的瓣膜形成赘生物。赘生物呈息肉状或菜花状，质松脆，易破碎、脱落引起成血栓栓塞。病变瓣膜呈不同程度的增厚、变形、变硬，部分可发生钙化，可导致瓣膜狭窄或关闭不全。

除心脏病变外，赘生物易脱落后造成血栓栓塞，常引起脑、肾和脾的梗死。此外，因微栓塞的发生，患者可并发局灶性肾小球肾炎或因抗原抗体复合物作用引起弥漫性肾小球肾炎，皮肤出现红色、微隆起、有压痛的小结节，称为Osler结节。脱落的栓子内含有细菌，侵入血流，并在血流中大量繁殖，而引起败血症，患者可出现长期发热，脾脏肿大，白细胞增多，在皮肤、黏膜和眼底有小出血点。

亚急性感染性心内膜炎89%能够治愈，但由于愈复过程中会形成瘢痕，所以极易造成瓣膜的变形，形成慢性心瓣膜病。少数病例可因瓣膜穿孔或因腱索断裂导致急性瓣膜功能不全而猝死。

第六节 心瓣膜病

心瓣膜病是指由各种原因引起的心瓣膜的慢性器质性病变而导致的瓣膜功能障碍，大多为风湿性心内膜炎及感染性心内膜炎的结局，主要表现为瓣膜狭窄、关闭不全。瓣膜病变最常见于二尖瓣，其次为二尖瓣和主动脉瓣同时受累。三尖瓣和肺动脉瓣极少受累。

一、二尖瓣狭窄

二尖瓣狭窄大多由风湿性心内膜炎反复发作所致，少数可由感染性心内膜炎引起。瓣膜炎症反复发作，纤维组织增生，瘢痕形成，致使瓣膜口变窄。后期瓣膜呈鱼口状，引起血流动力学和心脏的变化，主要有以下表现。

1. 左心房代偿与衰竭

早期由于二尖瓣口狭窄，心脏舒张期从左心房流入左心室的血流受阻，为了维持相对正常的血液循环，左心房用力收缩克服阻力，出现左心房代偿性肥大，即左心房代偿期。后期，左心房代偿失调，左心房内血量不断增多，负荷逐渐加重，超过心肌代偿极限，左心房收缩力减弱而呈高度扩张；左心房内的血液不能充分排入左心室，造成左心房淤血，使肺静脉回流受阻，导致肺淤血，肺出现淤血性水肿和出血。

2. 肺动脉高压与右心衰竭

由于肺淤血，肺静脉压升高，当肺静脉压升高超过一定限度时，其通过神经反射引起肺内小动脉收缩，引起肺动脉压升高，使右心室负荷加重，出现代偿性肥大，继而出现右心室失代偿，心室扩张。右心室高度扩张时，三尖瓣瓣膜环随之扩大，出现相对关闭不全，当心脏收缩时，右心室内的部分血液反流至右心房，导致右心房淤血，加重了右心房的负担，最终引起右心衰竭，发生体循环淤血。

临床病理联系：二尖瓣狭窄时左心衰竭出现肺淤血可致肺水肿及漏出性出血，患者出现呼吸困难、发绀、咳嗽、咯带血丝的泡沫状痰。右心衰竭时，患者可出现颈静脉怒张、肝淤血性肿大、下肢水肿及体腔积液等体循环淤血的症状和体征。听诊心尖区可闻及舒张期隆隆样杂音。整个病变过程，左心室未受累，当二尖瓣狭窄严重时，左心室可出现轻度缩小，而左心房、右心房和右心室均肥大扩张，因而心脏呈"三大一小"，X线显示为"梨形心"。

二、二尖瓣关闭不全

二尖瓣关闭不全时，在收缩期，左心室部分血液通过关闭不全的二尖瓣口流入左心房，左心房既接受肺静脉输入的血液，又接受左心室反流的血液，左心房内血量增多，内压升高，左心房逐渐发生代偿性肥大。在舒张期，大量血液涌入左心室，左心室也逐渐发生代偿性肥大和扩张。由于左心室代偿能力很强，可以较长时间维持正常血液循环。最后，左心室和左心房均可发生代偿失调（左心衰竭），从而依次出现肺淤血、肺动脉高压、右心室和右心房代偿性肥大，X线检查，左右心房、左右心室4个腔都发生扩张与肥大，心脏呈球形。临床听诊时，在心尖区可听到收缩期吹风样杂音，其他症状和体征与二尖瓣狭窄相同。

三、主动脉瓣狭窄

主动脉瓣狭窄主要由风湿性主动脉炎引起，主动脉瓣狭窄后，左心室向主动脉排血受阻，左心室发生代偿性肥大，为向心性肥大。后期左心代偿性失调，出现左心衰竭，引起肺淤血，进而出现右心衰竭和大循环淤血。临床表现：听诊主动脉瓣区可闻及喷射性收缩期杂音。由于主动脉瓣狭窄病变，主要是左心室出现代偿性肥大、扩张，X线显示心脏呈靴形。

四、主动脉瓣关闭不全

主动脉瓣关闭不全使主动脉部分血液反流至左心室，使左心室血容量增加，发生代偿性肥大，久而久之，相继发生左心衰竭、肺淤血、肺动脉高压，进而引起右心肥大、大循环淤血。临床上听诊主动脉区，可闻及舒张期吹风样杂音。

第七节 心肌炎

心肌炎是由各种原因引起的心肌局限性或弥漫性炎症。病毒、细菌、寄生虫、免疫反应等均可引起心肌炎。心肌炎根据病因可分为病毒性心肌炎、细菌性心肌炎、孤立性心肌炎、寄生虫性心肌炎、免疫反应性心肌炎和原因不明的心肌炎，以下介绍前三种心肌炎。

一、病毒性心肌炎

病毒性心肌炎是由嗜心肌性病毒感染引起的心肌非特异性间质性炎症病变，比较常见。引起心肌炎的常见病毒有柯萨奇病毒、埃可病毒、风疹病毒、流行性感冒病毒等。镜下其可表现以心肌细胞损伤为主，心肌细胞水肿及肌质溶解和坏死；以间质损伤为主，表现为心肌间质内淋巴细胞和单核细胞浸润。晚期出现明显的间质纤维化，伴有代偿性心肌肥大及心腔扩张。

二、细菌性心肌炎

细菌性心肌炎常由葡萄球菌、链球菌、肺炎双球菌、脑膜炎双球菌等化脓菌导致的脓毒败血症引起，是含菌性栓子栓塞的结果。镜下见心肌及间质内出现多发性小脓肿，脓肿周围心肌有不同程度的变性和坏死，间质内有中性粒细胞和单核细胞浸润。

三、孤立性心肌炎

孤立性心肌炎又称特发性心肌炎，其原因至今未明，多发生于 20~50 岁中青年人。

病理上其依组织学变化分为两型：① 弥漫性间质性心肌炎，心肌间质小血管周围有较多淋巴细胞、浆细胞和巨噬细胞浸润。心肌细胞一般不发生变性、坏死。② 特发性巨细胞性心肌炎，病灶内以心肌细胞坏死及肉芽肿形成为特点。病灶中心可见红染、无结构的坏死物，周围有淋巴细胞、浆细胞、单核细胞和嗜酸性粒细胞浸润并混有多量的多核巨细胞。

第八节　心肌病

心肌病分为原发性心肌病和继发性心肌病。原发性心肌病是指原因不明的心肌原发性损害；继发性心肌病是指心肌损伤病变已知病因，并继发于某种全身性疾病，如继发于风湿病、高血压、动脉粥样硬化等。本节主要介绍原发性心肌病。

一、扩张性心肌病

扩张性心肌病以心腔扩张和心肌收缩能力下降为特征，也称充血性心肌病，是心肌病中最常见的类型，发病年龄多在 20~50 岁，男性多于女性。临床上主要表现为运动后气急、乏力、胸闷、心律失常和心力衰竭的症状和体征；部分患者可发生猝死。

肉眼见心脏体积增大，重量增加，各心腔明显扩张，心室壁略增厚或正常；心尖部肌壁变薄呈钝圆形，二尖瓣和三尖瓣因心室扩张而关闭不全。镜下见肥大和萎缩心肌细胞交错排列，心肌细胞常发生空泡变性，小灶性肌溶解；心肌间质纤维化。

二、肥厚性心肌病

肥厚性心肌病是以心肌肥大、室间隔不对称增厚、舒张期心室充盈异常、左心室流出道受阻为特征的心肌病。临床上出现心排出量下降，引起心悸、心绞痛；肺动脉高压导致呼吸困难。长期左心室负荷加重，可引起心力衰竭；部分患者出现一过性晕厥甚至猝死。

肉眼见心脏体积增大，重量增加，两侧心室壁肥厚，室间隔厚度大于左心室壁的游离侧，呈非对称性肥厚，明显突向左心室，可导致左心室流出道梗阻。镜下见心肌细胞排列紊乱，弥漫性高度肥大，细胞核大、畸形、深染。心肌间质可见多少不等的纤维化。

三、限制性心肌病

限制性心肌病最少见，是以单心室或双心室充盈受限、舒张容积缩小为特征的心肌病，男女之比为3:1，大多数发病年龄在15~50岁。肉眼见心腔狭窄，伴有附壁血栓形成，心室内膜增厚可达2~3 mm，呈灰白色，以心尖部为重，并向上蔓延，波及三尖瓣或二尖瓣，瓣膜变形，可引起瓣膜关闭不全。镜下见心内膜纤维化，玻璃样变和钙化，内膜下心肌常出现萎缩及变性的改变。临床上主要表现为心力衰竭，附壁血栓脱落引起血栓栓塞；少数患者可发生猝死。

> **提　示**
>
> 医护人员应认识到心肌病的潜在并发症是心力衰竭，随时注意心力衰竭的发生；当患者发生心力衰竭时应按心力衰竭的措施实施护理。扩张性心肌病患者对洋地黄耐受性差，使用时应警惕发生中毒。
>
> 心肌病病程漫长，反复出现心功能不全等一系列症状，预后不良，患者逐渐丧失劳动力。因缺乏有效的治疗措施，患者心情忧郁，情绪紧张，出现恐惧心理，对疾病的治疗很不利。护士应主动关怀和鼓励患者，倾听他们的感受，建立友好、信任和良好的合作关系，反复耐心进行教育指导，协助患者增强战胜疾病的信心，力争达到最好的治疗效果。

第九节　心功能不全

一、概述

心功能不全（cardiac insufficiency）是指在各种致病因素的作用下，心肌舒缩功能减弱或心室充盈受限所致的心泵功能降低的病理过程。**心力衰竭**（heart failure）是指在各种致病因素的作用下，心肌收缩和/或舒张功能发生障碍，导致心排血量绝对或相对减少，以致不能满足机体代谢需要的病理过程。心力衰竭一般是指心功能不全的失代偿阶段，患者已经出现明显的心力衰竭的临床症状和体征。心功能不全则是指从心泵功能下降但尚未出现症状和体征的代偿阶段，直至出现症状、体征的失代偿阶段的整个过程。心功能不全与心力衰竭本质相同，只是程度不同，临床上二者往往通用。

（一）心功能不全的原因

引起心功能不全的原因分为以下两类。

1. 原发性心肌舒缩功能障碍

原发性心肌舒缩功能障碍是引起心功能不全最主要的原因，常见于以下情况。

（1）心肌病变。心肌病变如病毒、细菌等引起的心肌炎，多种原因造成的心肌病等，可造成心肌细胞变性坏死，心肌组织结构的破坏直接导致其舒缩能力的降低。

（2）能量代谢障碍。冠状动脉粥样硬化、严重贫血和低血压等造成的心肌缺血、缺氧，严重维生素 B_1 缺乏等，都可以引起心肌能量代谢障碍，使心肌收缩、舒张功能降低。

2. 心脏负荷过度

心脏负荷过度包括压力负荷过度和容量负荷过度两种。

（1）压力负荷过度。压力负荷又称后负荷，是指心室射血所要克服的阻力，即心脏收缩所承受的前方阻力负荷。左心室压力负荷过度主要见于高血压、主动脉瓣狭窄等；右心室压力负荷过度主要见于肺动脉高压、肺动脉瓣狭窄等。血黏度明显增加时，左、右心室压力负荷都增加。

（2）容量负荷过度。容量负荷又称前负荷，是指心脏收缩前所承受的负荷，相当于心室舒张末期容量。左心室容量负荷过度主要见于二尖瓣或主动脉瓣关闭不全；右心室容量负荷过度主要见于室间隔缺损、三尖瓣或肺动脉瓣关闭不全。严重贫血、甲亢、维生素 B_1 严重缺乏、动静脉瘘等高动力循环状态时，左、右心室容量负荷都增加。

（二）心力衰竭的诱因

凡可加重心脏负荷和/或加重心肌损害的因素，都可能成为心力衰竭的诱因。

1. 感染

呼吸道感染是心力衰竭最常见的诱因，其次是风湿活动、泌尿系统感染及消化系统感染。感染可通过多种途径加重心脏负荷，削弱心肌的舒缩能力而诱发心力衰竭。

2. 酸中毒与高血钾

酸中毒发生时，H^+ 竞争性抑制 Ca^{2+} 与心肌肌钙蛋白的结合，抑制 Ca^{2+} 内流和肌浆网的 Ca^{2+} 释放；H^+ 抑制肌球蛋白 ATP 酶活性；酸中毒影响糖、脂肪酸等氧化过程，使 ATP 生成减少，造成心肌舒缩功能障碍。酸中毒并发血钾升高可抑制心肌动作电位复极化期 Ca^{2+} 内流，使心肌收缩性降低；高钾血症还可造成心律失常，进而诱发心力衰竭。

3. 妊娠与分娩

妊娠期血容量增加而加重前负荷。分娩时交感-肾上腺髓质系统兴奋，一方面增加静脉回流造成心脏前负荷加大，另一方面收缩外周小血管使心脏后负荷加重，从而诱发心力衰竭。

4. 心律失常

心律失常尤其是快速型心律失常时，心脏舒张期缩短，引起冠脉血流不足，心肌缺血、缺氧而使能量生成减少，而心率加快又使心肌耗氧量增加，造成心肌收缩舒张障碍，同时心律失常导致心室充盈不足，直接引起心搏出量下降而诱发心力衰竭。

(三) 心力衰竭的分类

临床按不同的标准对心力衰竭从多个角度进行分类。

1. 按发生部位分类

（1）左心衰竭。左心衰竭发生率较高，常见于高血压性心脏病、冠心病、风湿性心脏病、心肌病及主动脉（瓣）狭窄等。由于左心室排血功能障碍，血液由肺静脉回流到左心受阻，故在心排血量下降的同时，还可出现肺淤血甚至肺水肿。

（2）右心衰竭。右心衰竭常见于各种原因引起的肺动脉高压、三尖瓣或肺动脉瓣病变，以及某些先天性心脏病（如法乐氏四联症和房间隔缺损）。衰竭的右心室不能将体循环回流的血液充分排至肺循环，导致体循环淤血、静脉压升高而产生下肢甚至全身性水肿。

（3）全心衰竭。左、右心同时或先后发生衰竭，称为全心衰竭，见于病变一开始就同时侵犯左、右心室，如心肌炎、心肌病、严重贫血等；或持久的左心衰竭使右心负荷长期加重而并发右心衰竭，最终导致全心衰竭。

2. 按发生速度分类

心力衰竭按发生速度可分为急性心力衰竭和慢性心力衰竭。当心力衰竭呈慢性经过时，往往伴有血容量和组织间液增多，并出现静脉淤血和水肿，称为充血性心力衰竭，常见于高血压病、心瓣膜病和肺动脉高压等。

3. 按心排出量的高低分类

（1）低输出量性心力衰竭。大多数心力衰竭都属此类。患者发生心力衰竭后，机体在静息及运动后心排出量均明显低于正常水平，常见于心肌病、冠心病、心脏瓣膜病、高血压病等引起的心力衰竭。

（2）高输出量性心力衰竭。此类继发于代谢增高或心脏后负荷降低的疾病，如甲状腺功能亢进症、严重贫血、维生素 B_1 缺乏病和动静脉瘘等。因处于高动力循环状态，需要远高于正常人的心排出量才能满足这种病理状态的需求，故患者循环血量增多或循环速度加快，使心排出量相应增高；心脏做功增强、心肌耗能过多使得能量供应相对不足，容易发生心力衰竭。此类患者心力衰竭发生后，心排出量绝对值仍可稍高于或不低于正常水平，但却不能满足这种异常增高的代谢水平的需要。

4. 按心肌收缩与舒张功能障碍的状态分类

（1）收缩性心力衰竭。临床上 70% 以上的心力衰竭为该类型。病因致心肌细胞变性、死亡，收缩功能障碍，射血分数降低，表现为收缩末期心室容积增大，而心舒张性能尚正常，见于高血压性心脏病、冠心病等。

（2）舒张性心力衰竭。病因可不影响收缩功能，心脏射血分数正常和舒张期充盈减少是其主要特征。

二、心功能不全时机体的代偿反应

心力衰竭发病的关键环节是心排血量减少。心脏在受到病因损害时，机体存在各种防止心排血量减少的代偿机制。通过神经体液调节，心排血量能够满足机体正常活动的需要，尚无心力衰竭表现，称为完全代偿；心排血量仅能够满足机体安静状态下的需要，称为不完全代偿；心排血量不能够满足机体安静状态下的需要，出现明显心力衰竭表现，称为失代偿。心力衰竭发生时主要有以下代偿方式。

（一）心脏自身的代偿

1. 心率加快

心率加快是最容易被动员、出现得最早且见效最迅速的代偿方式，贯穿心功能不全发生、发展的全过程。一定范围内的心率加快可以增加心排血量。但是，心率加快，心肌耗氧量增加，尤其是心率过快（如成人 >180 次/分），由于心脏舒张期明显缩短，不但影响冠脉灌流，使心肌缺血、缺氧加重，而且可引起心室舒张期充盈不足，心排血量反而降低。因此，此种代偿是"应急代偿"，代偿有限。心率加快的机制：① 动脉血压下降，刺激主动脉弓和颈动脉窦压力感受器；② 心房舒张末期容积增大，右心房和腔静脉淤血，刺激该处的容量感受器；③ 机体缺氧，刺激主动脉体和颈动脉体化学感受器。以上均可反射性地引起交感神经兴奋，使心率加快。

2. 心脏紧张源性扩张

心脏紧张源性扩张是指伴有心肌收缩力增强的心腔扩张。根据 Frank-Starling 定律，在一定范围内，心肌收缩力随心脏前负荷（心肌纤维初长度）的增加而增加，但当心肌肌节的初长度被拉长超过 2.2 μm（心肌最适初长度）时，其收缩力逐渐下降。当心功能降低时，心排血量的降低使心室舒张末期容积增加，导致心肌纤维初长度增大，心肌收缩力增强，代偿性心排血量增加。因此，心脏紧张源性扩张是心脏对急性心力衰竭的一种重要代偿机制，是心脏病尤其是伴有容量负荷过度时增加心搏出量的一种重要代偿方式。但是，当前负荷过大，舒张末期容积或压力过高，则心肌初长度过长，收缩力明显下降，导致心排血量降低而转为失代偿。

3. 心肌肥大

心肌肥大是指心脏长期负荷过度时发生的以心肌细胞体积增大、重量增加为特征的心脏细胞水平的变化。当心肌肥大达到一定程度，还可有心肌细胞数量的增多。由于心室负荷分为两类，超负荷导致的心肌肥大也表现为两种类型：①向心性肥大。心脏在长期过度的压力负荷作用下，收缩期室壁张力持续增加，导致心肌肌节并联性增生，心肌纤维增粗，心室壁增厚，心腔无明显扩大。②离心性肥大。心脏在长期过度的容量负荷作用下，舒张期室壁张力持续增加，导致心肌肌节串联性增生，心肌纤维长度增加，心腔明显扩大，而室壁厚度增加较轻。心肌肥大时，心肌收缩蛋白总量增多，心脏做功增强，增加心排出量和射血速度，使肥大心脏在相当长的一段时间内处于功能稳定状态，以满足机体对心排出量的需要。

此外，心肌肥大，室壁增厚时，可通过降低心室壁张力而减少心肌的耗氧量，有助于减轻心肌负担。但是，过度肥大的心肌可因不同程度的缺血、缺氧、能量代谢障碍、心肌舒缩性减弱等使心功能由代偿转为失代偿，最终发展为心力衰竭。

（二）心脏以外的代偿

1. 血容量增加

慢性心功能不全时，机体通过神经体液的调节，增加肾小管对钠水的重吸收，血容量增加，进而使静脉回流及心排血量增加，具有一定的代偿意义。

2. 血流重新分布

心功能不全时，交感-肾上腺髓质系统兴奋使全身血流重新分布，皮肤、骨骼肌、内脏器官的血流量减少而心、脑血流量增加。这样，既能防止血压下降，又能保证重要器官的血流量。但若周围器官长期供血不足，则可导致该脏器功能障碍。此外，外周血管长期收缩，也会导致心脏后负荷增大而使心排血量减少。

3. 红细胞增多

心功能不全时，体循环淤血和血流速度减慢可引起循环性缺氧，肺淤血和肺水肿又可引起乏氧性缺氧。缺氧刺激肾分泌促红细胞生成素，促进骨髓的造血功能，使红细胞和血红蛋白增多，以提高血液携氧能力，改善机体缺氧。但红细胞过多又可使血液黏稠度增大，加重心脏后负荷。

4. 组织利用氧的能力增强

心功能不全时，组织利用氧的能力也增强，表现为组织细胞线粒体数目增多，线粒体中呼吸链酶的活性增强。

三、心力衰竭的发病机制

心力衰竭发病的基本机制是心肌收缩、舒张功能障碍及心脏各部位舒缩活动的不协调性。

（一）心肌收缩功能障碍

绝大多数心力衰竭的发生是由于心肌收缩的原发性或继发性减弱。心肌舒缩性、前负荷、后负荷和心率是决定心排出量的4个基本因素，其中心肌舒缩性是最关键的因素。引起心肌收缩性减弱的基本机制包括心肌结构被破坏、心肌能量代谢障碍、心肌兴奋-收缩耦联障碍。

1. 心肌结构被破坏

完整和正常的心肌结构是保证心肌收缩活动的基础。当心肌细胞因严重的缺血、缺氧、细菌、病毒感染等使大量收缩蛋白被分解破坏，心肌收缩性下降。

2. 心肌能量代谢障碍

心肌收缩是一个主动耗能过程，Ca^{2+}的转运和肌丝的滑行等都要消耗能量，凡能干扰能量生成、储存或利用的因素，都可影响心肌的收缩性。

（1）能量生成障碍。缺血性心脏病、休克、严重贫血、心肌过度肥大等使心肌缺血和（或）缺氧，可使心肌细胞有氧氧化发生障碍，ATP生成不足，心肌收缩减弱。尤其是代谢产物蓄积和酸中毒时，常导致心肌缺血，早期心肌收缩力明显减弱。

（2）能量利用障碍。心肌对能量的利用是指把ATP中含有的能量转化成心肌收缩做功的能量的过程。这一化学能与机械能之间的转变，是通过肌球蛋白头部ATP酶对ATP的水解实现的。当心脏因长期负荷过重而产生心肌肥大时，肌球蛋白头部ATP酶活性降低，ATP水解减少，心肌收缩性减弱。

3. 心肌兴奋-收缩耦联障碍

心肌兴奋-收缩耦联是指从心肌兴奋时膜电位的变化到心肌收缩的整个过程。在这个过程中，Ca^{2+}发挥了极为重要的中介作用。任何影响Ca^{2+}转运、分布的因素都会影响心肌的兴奋-收缩耦联。

（1）肌浆网Ca^{2+}转运障碍。肌浆网通过摄取、储存和释放3个环节来调节胞浆内的Ca^{2+}浓度，进而影响兴奋-收缩耦联。心力衰竭时，缺血、缺氧、ATP供应不足、肌浆网的Ca^{2+}泵活性减弱以及心肌改建中的基因表达改变，使肌浆网Ca^{2+}通道蛋白表达减少，造成心肌细胞复极化时肌浆网摄取Ca^{2+}不足。

（2）Ca^{2+}内流障碍。心肌收缩时胞浆中的Ca^{2+}来自肌浆网与细胞外液。来自细胞外液的Ca^{2+}不但能直接提高胞浆中的Ca^{2+}浓度，还可诱发肌浆网释放Ca^{2+}，故其对激发心肌收缩起着重要作用。严重心肌肥大导致Ca^{2+}内流受阻；酸中毒、高钾血症均使胞浆中Ca^{2+}浓度降低。

（3）肌钙蛋白与Ca^{2+}结合障碍。完成兴奋-收缩耦联过程，不但需要使胞浆中Ca^{2+}浓度迅速达到"收缩阈值"，而且要求肌钙蛋白活性正常，能迅速与Ca^{2+}结合。酸中毒时可抑制Ca^{2+}与肌钙蛋白结合，使心肌难以启动正常的收缩。

（二）心肌舒张功能障碍

心脏射血不仅取决于心肌收缩功能，也取决于心肌舒张功能。大约30%心力衰竭的发生是由心肌舒张功能障碍引起的。心肌舒张功能障碍可能与下列因素有关。

1. 钙离子复位延缓

心肌细胞复极化后，通过肌浆网摄取Ca^{2+}储存在钙池，以及通过胞浆中Ca^{2+}向胞外排出的方式，使胞质中Ca^{2+}浓度降到"舒张阈值"，Ca^{2+}与肌钙蛋白脱离，肌钙蛋白恢复到原来的构型，心肌得以舒张。但是肥大心肌细胞膜L型钙通道和肌浆网钙通道蛋白表达减少，同时肌浆网钙泵表达也明显下调，造成心肌细胞复极化后将胞浆中Ca^{2+}转入肌浆网和移出胞外的速度和量减少，导致心肌主动舒张障碍。

2. 肌球-肌动蛋白复合体解离障碍

心肌舒张必须使肌球-肌动蛋白复合体解离，完成此过程不但需要Ca^{2+}从肌钙蛋白结合处及时脱离，而且需要ATP的参与。心力衰竭时，可能由于肌钙蛋白与Ca^{2+}的亲和力增加，Ca^{2+}难以脱离，或因ATP不足，肌球-肌动蛋白复合体难以解离，致使心肌处于不同程度的收缩状态，导致心肌舒张功能障碍。

3. 心室舒张负荷降低

心室舒张功能不但取决于心肌本身的舒张性能，还与心室舒张负荷的高低有关。心力衰竭时，由于心肌收缩性减弱，收缩时心脏几何构型改变不明显，舒张势能减小，影响心室充分舒张。此外，主动脉瓣关闭后冠脉血液迅速灌流，是促使心室舒张的重要因素。心脏疾患时，因冠脉阻塞性病变，或因室壁张力和室内压增大（如高血压和心肌病），或因心率过快等，都会引起冠脉灌流不足，从而影响心室舒张功能。

4. 心室顺应性降低

心室顺应性是指心室在单位压力变化下所引起的容积改变，反映了心肌的被动伸展性能。心肌肥大引起的室壁厚度增大，炎症细胞浸润、水肿、间质增生和心肌纤维化等造成的室壁组成成分的改变,或心包炎或心包填塞导致的心脏舒张受限,均可造成心室顺应性降低,也会影响心室舒张功能。

心室舒张功能障碍一方面严重妨碍心室充盈,从而降低心排血量和造成肺淤血、水肿等临床表现;另一方面妨碍冠脉灌注,进而加重心肌缺血、缺氧。

（三）心脏各部分舒缩活动的不协调性

心排血量正常,除主要与心肌舒缩功能正常有关外,还需要心房和心室有规律地、协调地进行舒缩活动。一旦心脏舒缩活动的协调性被破坏,将会导致心泵功能紊乱而使心排血量下降,常见于各种严重的心律失常。

四、心功能不全时机体的变化

心功能不全时,心脏泵血功能下降,心排血量减少,有效循环血量减少及静脉淤血,导致器官、组织血液灌注不足,从而产生功能障碍和代谢异常。

（一）心血管功能的变化

1. 心功能的变化

心功能降低是心力衰竭时最根本的变化,表现为心力储备降低,心排血量减少。

2. 动脉血压的变化

心力衰竭对血压的影响依心力衰竭类型而定。急性心力衰竭时,心排血量锐减(如急性心肌梗死)导致动脉血压明显下降,甚至发生心源性休克;慢性心力衰竭时,机体可通过各种代偿措施使外周血管收缩、心率加快以及血容量增多,维持动脉血压在正常范围。

3. 淤血、静脉压升高和水肿

心力衰竭时,钠水潴留及舒张末期室内压升高,使静脉回流受阻,引起静脉淤血;静脉淤血和交感神经兴奋、血管收缩,可使静脉压升高。全身性水肿是全心衰特别是右心力衰竭的主要表现之一,被称为心性水肿。该类水肿首先出现于机体的低垂部位,主要由于钠水潴留和体循环毛细血管压力增高。

> **提 示**
>
> 左心衰竭和右心衰竭患者,由于静脉淤血和水肿的部位不同,临床表现差别很大。左心衰竭可引起肺淤血和肺静脉压及肺毛细血管压升高,故患者多出现肺水肿及呼吸困难;右心衰竭可引起体循环静脉淤血和压力升高,临床上常见颈静脉怒张、表浅部位静脉异常充盈、肝肿大和全身性水肿等。

（二）呼吸功能的变化

呼吸功能的改变是左心衰竭时最早出现的变化,主要表现为呼吸困难。其按程度分类如下。

1. 劳力性呼吸困难

轻度心力衰竭患者,仅在体力活动时出现呼吸困难,休息后消失,称为劳力性呼吸困难

(dyspnea on exertion），为左心衰竭的最早表现。其机制是：体力活动时四肢血流量增加，回心血量增多，肺淤血加重；心率加快，舒张期缩短，左心室充盈减少，肺循环淤血加重；机体需氧量增加，但衰竭的左心不能相应提高心排血量，因此机体缺氧进一步加重，刺激呼吸中枢使呼吸加快加深，出现呼吸困难。

2. 端坐呼吸

重症心力衰竭的患者，在安静情况下也感到呼吸困难，平卧位时尤为明显，故需被迫采取端坐位或半卧位以减轻呼吸困难的程度，称为端坐呼吸（orthopnea）。其机制是：端坐位时下肢血液回流减少，肺淤血减轻；膈肌下移，胸腔容积增大，肺活量增加，通气改善；可减少下肢水肿液的吸收，使血容量降低，减轻肺淤血。

3. 夜间阵发性呼吸困难

心力衰竭患者夜间入睡后因突感气闷而被惊醒，在坐起咳嗽和喘气后逐渐缓解，称为**夜间阵发性呼吸困难**（paroxysmal nocturnal dyspnea），为左心衰竭的典型表现。其机制是：平卧位时下半身静脉回流增多，水肿液吸收入血循环也增多，加重肺淤血；入睡后迷走神经兴奋性升高，使支气管收缩，气道阻力增大；入睡后神经反射敏感性降低，只有当肺淤血程度较为严重，动脉血氧分压降低到一定程度时，方能刺激呼吸中枢，使患者感到呼吸困难而惊醒。若患者在气促咳嗽的同时伴有哮鸣音，则称为心源性哮喘。严重急性左心力衰竭或慢性心功能不全恶化加重时，均可出现急性肺水肿。此时，患者出现发绀、气促、端坐呼吸、咳嗽、咯粉红色（或无色）泡沫样痰等症状和体征。肺水肿的发生是由于肺毛细血管内压力升高以及毛细血管壁通透性增加，使血浆渗出到肺间质及肺泡。

（三）其他器官功能的变化

1. 肝功能异常

右心衰竭时，体循环淤血使肝脏淤血、肿大，局部有压痛，颈静脉怒张和肝颈静脉回流征阳性。长期右心衰竭，还可造成心源性肝硬化、转氨酶增高及黄疸。

2. 胃肠功能改变

慢性心力衰竭时，由于胃肠淤血可出现消化系统功能障碍，表现为消化不良、食欲缺乏、恶心、呕吐、腹泻等。

3. 肾功能改变

肾血流量减少或淤血，使肾小球滤过率下降，钠水潴留，常出现少尿；夜间睡眠时体位改变，下肢组织间液回流增多，肾血流量增加，可出现夜尿。

4. 其他

心力衰竭时，由于心排血量减少，大脑供血不足，可出现头晕、失眠、记忆力减退等，四肢肌肉供血不足则表现为乏力、体力严重下降等。

（四）水、电解质和酸碱平衡紊乱

心力衰竭时，除钠水潴留导致心性水肿外，在忌盐、进食少和应用利尿剂等情况下，常常发生低钠血症、低钾血症、低镁血症和代谢性酸中毒。

五、心功能不全的防治及护理的病理生理基础

（一）防治原发病，消除诱因

积极治疗引起心力衰竭的原发心血管疾病，如冠脉搭桥术解除冠脉堵塞，用药物控制严重的高血压等。同时，积极寻找并消除心力衰竭的诱因，如控制感染，避免过度紧张和劳累，合理补液，纠正水、电解质和酸碱平衡紊乱等，减缓心力衰竭的发展。

（二）改善心脏舒缩功能

对于由心肌收缩性减弱所致的心力衰竭，可选用正性肌力药物（如洋地黄制剂）、拟肾上腺素药等来提高心肌收缩性，增加心排血量。对于由心肌舒张功能障碍所致的心力衰竭，可选用钙拮抗剂、β受体阻断剂、血管紧张素受体拮抗剂等。

（三）减轻心脏前、后负荷，提高心排血量

选用合适的动脉血管扩张剂、血管紧张素转化酶抑制剂（angiotensin converting enzyme inhibitor，ACEI）、钙离子阻断剂等降低心脏后负荷，减少心肌耗氧量，提高心排血量。使用扩张静脉的药物，可减少回心血量，减轻心脏前负荷；硝普钠能同时扩张动脉和静脉，有效降低心脏的前后负荷，改善心脏射血功能。

（四）降低血容量，控制水肿

适当限制钠盐摄入，选用合适的利尿剂以排出多余的水和钠，降低血容量。

（五）改善组织供氧和心肌代谢

严重心力衰竭或急性心肌梗死伴有休克的患者可吸氧。此外，还可给予其能量合剂、葡萄糖、氯化钾等以改善心肌代谢。

学习活动 11-1

病例与分析

病例：

患者，男，40岁，半年来心慌、气短、头晕、食欲缺乏，并逐渐加重。其有15年高血压病史。查体见面色苍白；心率100次/分，叩诊见心界向左扩大；肺部可听到散在湿性啰音；血压170/110 mmHg；心电图显示左心室肥厚；X线检查显示肺脏淤血。

问题：

试给出该患者的诊断，并分析其发病机制。

分析提示：

该患者可能出现左心衰竭。患者有心慌、气短，心率增快（100次/分）提示患者出现心力衰竭；叩诊见心界向左扩大，心电图显示左心室肥厚，提示该患者可能为左心室肥大引起的左心衰竭；左心衰竭因肺循环回流不畅而出现肺脏淤血，故该患者肺部可听到散在湿性啰音，X线检查显示肺脏淤血，进一步支持其出现左心衰竭的诊断；高血压病史可能为左心衰竭的原因。

（陈瑞芬　张立克）

学习活动 11-2

自测练习题

一、单项选择题

1. 风湿性心内膜炎最常累及的心瓣膜是（　　）。
   A. 二尖瓣　　　　　　　　　　　B. 三尖瓣
   C. 主动脉瓣　　　　　　　　　　D. 肺动脉瓣
   E. 二尖瓣、主动脉瓣联合受累

2. 引起亚急性感染性心内膜炎最常见的病菌是（　　）。
   A. 金黄色葡萄球菌　　　　　　　B. 大肠杆菌
   C. 感冒杆菌　　　　　　　　　　D. 溶血性链球菌
   E. 草绿色链球菌

3. 缓进型高血压病病变主要累及（　　）。
   A. 全身大、中型动脉　　　　　　B. 全身细、小动脉
   C. 全身毛细血管　　　　　　　　D. 视网膜中央动脉
   E. 大脑中动脉

4. 高血压病时心脏的向心性肥大是指（　　）。
   A. 左心室心肌肥厚而心腔不扩张　B. 左心室心肌肥厚而心腔扩张
   C. 左心室壁厚正常而心腔明显扩张　D. 左心室、左心房心肌明显肥厚
   E. 左心室及右心室心肌均肥厚

5. 动脉粥样硬化好发的部位是（　　）。
   A. 全身大、中动脉　　　　　　　B. 全身毛细血管
   C. 全身细、小动脉　　　　　　　D. 肾脏入球小动脉
   E. 脾小结中央动脉

6. 冠状动脉粥样硬化最常受累的动脉是（　　）。
   A. 左冠状动脉前降支　　　　　　B. 右冠状动脉主干
   C. 左冠状动脉主干　　　　　　　D. 左冠状动脉回旋支
   E. 右冠状动脉后降支

7. 动脉粥样硬化最常见的继发改变是（　　）。
   A. 斑块内出血　　　　　　　　　B. 斑块破裂
   C. 血栓形成　　　　　　　　　　D. 钙化
   E. 动脉瘤形成

8. 心肌梗死好发的部位是（　　）。
   A. 左心室前壁，心尖部，室间隔前 2/3
   B. 左心室后壁，室间隔后 1/3

C. 左心室侧壁

D. 左心室乳头肌

E. 心内膜下心室壁内1/3的心肌

9. 高血压并脑出血最常见的部位是（   ）。

A. 大脑皮质
B. 侧脑室
C. 蛛网膜下腔
D. 基底节和内囊部
E. 豆状核和丘脑

10. 良性高血压病最早期影响血压升高的主要因素是（   ）。

A. 原发性颗粒性固缩肾
B. 左心室肥大
C. 全身细、小动脉痉挛
D. 肌型动脉中膜、内膜增厚
E. 脑动脉壁的纤维素样坏死

11. 对扩张性心肌病的叙述错误的是（   ）。

A. 男性多于女性
B. 20~50岁多见
C. 心肌细胞可出现肥大
D. 心腔扩张
E. 心肌收缩力增强

12. 女，30岁，心悸、气短2年，一个半月前拔牙后出现发热、乏力，有风湿病史。查体：皮肤有出血点、脾大。听诊：心尖区可闻隆隆样及吹风样杂音，患者最大可能患病是（   ）。

A. 风湿活动
B. 肺内感染
C. 亚急性感染性心内膜炎
D. 肾盂肾炎
E. 流行性出血热

13. 心力衰竭的定义正确的是（   ）。

A. 心排血量低于正常

B. 每搏心排血量低于正常

C. 心脏指数低于正常

D. 由原发性心肌舒缩功能障碍引起的泵衰竭

E. 心排血量绝对或相对减少，不足以满足全身组织代谢需要

14. 肺水肿的表现不包括（   ）。

A. 发绀
B. 端坐呼吸
C. 咳嗽
D. 呼吸微弱
E. 咯粉红色泡沫样痰

15. 心功能降低时最早出现的变化是（   ）。

A. 心排血量降低
B. 心力储备降低
C. 心脏指数降低
D. 射血分数降低
E. 动脉血压降低

16. 右心衰竭的表现不包括（   ）。

A. 下肢水肿
B. 肝肿大
C. 少尿
D. 食欲缺乏，恶心呕吐

E. 心性哮喘
17. 心力衰竭时最常出现的酸碱平衡紊乱是（　　）。
　　　A. 代谢性酸中毒　　　　　　　　　B. 代谢性碱中毒
　　　C. 呼吸性酸中毒　　　　　　　　　D. 呼吸性碱中毒
　　　E. 代谢性碱中毒合并呼吸性酸中毒

二、问答题

1. 简述风湿性心内膜炎的病变特点及其对机体的影响。
2. 比较急性、亚急性感染性心内膜炎的相同点和不同点。
3. 简述二尖瓣狭窄的病因、病理变化、心脏血流动力学改变及临床表现。
4. 简述晚期良性高血压病可使心脏、脑和肾脏发生何病变及其对机体的影响。
5. 简述引起心肌梗死的常见病因、梗死的好发部位及病理变化。
6. 简述酸中毒引起心肌兴奋-收缩耦联障碍的机制。
7. 左心衰竭患者为什么会出现端坐呼吸？

（陈瑞芬　张立克）

第十二章

呼吸系统疾病

学习目标

掌握：

1. 概念：大叶性肺炎、小叶性肺炎、肺气肿、肺硅沉着病、肺心病、肺功能不全、呼吸衰竭。

2. 大叶性肺炎、小叶性肺炎、慢性支气管炎、肺气肿、肺心病的病变特点及临床病理联系，呼吸衰竭的发病机制及其对机体的影响。

熟悉：

1. 概念：限制性通气不足、阻塞性通气不足。

2. 支原体性肺炎，病毒性肺炎的病变特点，肺硅沉着病的病因、发病机制及病理分期，肺癌的病因、发病机制、病理变化、扩散途径。

了解：

大叶性肺炎、小叶性肺炎、慢性支气管炎、肺气肿、肺心病的病因及发病机制，呼吸衰竭的分类、防治及护理的病理生理基础。

本章知识结构

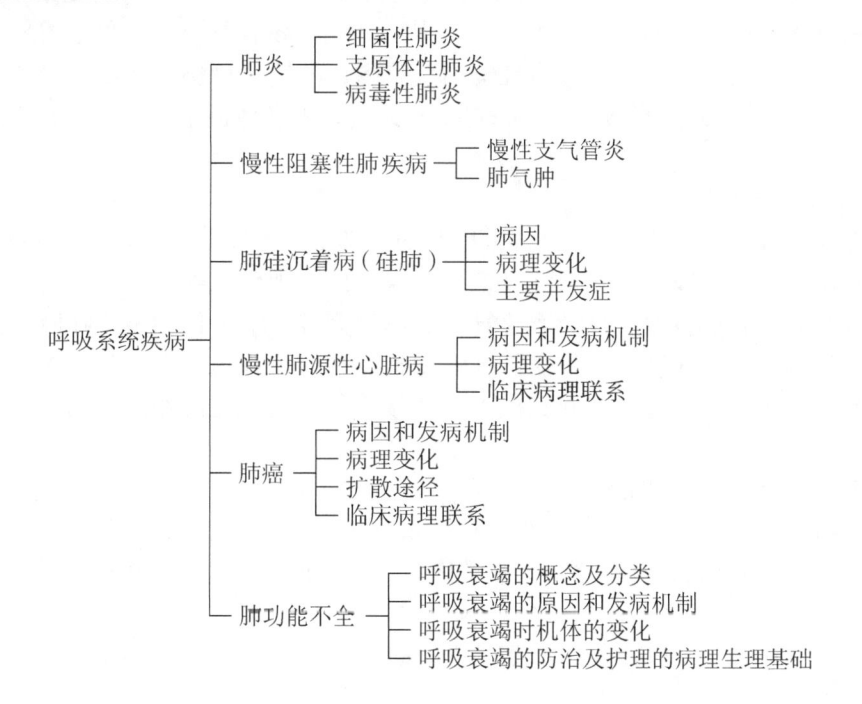

呼吸系统疾病
- 肺炎
  - 细菌性肺炎
  - 支原体性肺炎
  - 病毒性肺炎
- 慢性阻塞性肺疾病
  - 慢性支气管炎
  - 肺气肿
- 肺硅沉着病（硅肺）
  - 病因
  - 病理变化
  - 主要并发症
- 慢性肺源性心脏病
  - 病因和发病机制
  - 病理变化
  - 临床病理联系
- 肺癌
  - 病因和发病机制
  - 病理变化
  - 扩散途径
  - 临床病理联系
- 肺功能不全
  - 呼吸衰竭的概念及分类
  - 呼吸衰竭的原因和发病机制
  - 呼吸衰竭时机体的变化
  - 呼吸衰竭的防治及护理的病理生理基础

呼吸系统由鼻、咽喉、气管、支气管和肺等器官组成。虽然呼吸系统与外界直接相通，环境中有害气体、粉尘和各种病原微生物等均可随空气吸入呼吸系统引起疾病，但是健康人的呼吸系统具备完整的防御机制，能防止有害因子的侵入造成的损伤，表现为：① 纤毛 - 黏液排送系统能将吸入气管、支气管的粉尘、病原微生物黏附于气管、支气管黏膜表面黏液层上，并自下而上地向外排送。② 进入肺泡腔内的有害物质也可被肺泡内的吞噬细胞吞噬并随痰液排出体外。③ 吸入的有害物具有抗原性，还可激发呼吸道淋巴组织的体液及细胞免疫反应。呼吸系统的防御机制损伤，防御功能降低，对呼吸系统发病有重要影响。

第一节　肺炎

肺炎通常指发生在肺组织的急性渗透性炎症，为呼吸道的多发病、常见病。它可以是原发性疾病，也可以是其他疾病的并发症。

根据分类方法的不同，肺炎可有许多类型。按照致病因子不同，肺炎可分为细菌性肺炎、支原体性肺炎、病毒性肺炎、真菌性肺炎及立克次体肺炎，其中以细菌性肺炎最为常见。此外，肺炎也可根据病变累及的部位及范围分为大叶性肺炎、支气管肺炎（小叶性肺炎）及间质性肺炎3种。从有利于分析病情、指导治疗的角度出发，一般按病因结合部位对其进行分类，以便针对不同病因及时采取相应的治疗措施。

一、细菌性肺炎

（一）大叶性肺炎

大叶性肺炎（lobar pneumonia）主要是由肺炎链球菌感染引起的，病变始于肺泡，迅速进展，通常累及肺大叶的全部或大部分。本病好发于冬春季节，多见于青壮年，临床起病急，以寒战、高热开始，继而出现胸痛、咳嗽、咳铁锈色痰等症状，并常伴严重的全身反应，外周血白细胞计数升高。发病8~9天后，患者体温下降，症状消退，一般状况改善。

1. 病因和发病机制

大叶性肺炎90%以上是由肺炎链球菌引起的，其中以Ⅲ型毒力最强。肺炎链球菌寄生在健康人鼻咽部，当被吸入上、下呼吸道后，常被巨噬细胞或呼吸道其他防御功能所清除，不引发肺炎。在机体过度疲劳、感冒、醉酒和麻醉等诱因作用下，呼吸道防御功能降低，肺炎链球菌易侵入肺泡而发病。其病变特点是肺泡腔内出现大量浆液和纤维素渗出，渗出物与细菌共同通过肺泡间孔或呼吸性细支气管向邻近肺组织蔓延，从而波及一个肺段或整个肺大叶。

2. 病理变化和临床病理联系

大叶性肺炎病变表现为肺泡内急性纤维素渗出性炎症，病变以左肺下叶为常见，其次是右肺下叶。病变常由近肺门部开始，迅速累及一个肺叶或肺段。其典型的自然发生过程可分为以下4期。

（1）充血水肿期。发病后第1~2天进入此期。肉眼见病变的肺叶肿胀，呈暗红色，重量增加，切面湿润并能挤出较多量的液体。镜下可见肺泡间隔内毛细血管显著扩张、充血，肺泡腔内可见较多的浆液性渗出并混有少量红细胞、中性粒细胞及巨噬细胞。临床上患者有高热、寒战、咳嗽、呼吸急促等症状，外周血白细胞计数增高。因肺泡腔内有渗出液，听诊可闻及湿性啰音。X线检查显示肺纹理增多或呈片状分布模糊的阴影。

(2) 红色肝样变期。发病后第3~4天进入此期。肉眼见病变肺叶进一步肿大，重量增加，呈暗红色，质地变实如肝，故称为红色肝样变期。镜下见肺泡间隔内毛细血管仍处于扩张充血状态，而肺泡腔内则充满大量纤维素及红细胞，其间夹杂少量中性粒细胞和巨噬细胞。纤维素交织成网常穿过肺泡间孔与相邻肺泡内的纤维素网相连。X线检查可见大片均匀致密的阴影。临床上出现咳嗽，常咳出铁锈色痰，这是由于肺泡腔内的红细胞被巨噬细胞吞噬、崩解后，形成的含铁血黄素随痰液咳出，致使痰液呈铁锈色。病变累及胸膜时，则引起纤维素性胸膜炎，患者常感胸痛。由于大部分肺泡腔充满渗出物使肺泡换气功能下降，患者可出现发绀、缺氧及呼吸困难等症状。因病变肺叶实变，叩诊呈浊音，触诊语颤增强，听诊可闻及支气管呼吸音。

(3) 灰色肝样变期。发病后第5~6天进入此期。肉眼见病变肺叶仍肿胀，病变由红色转为灰白色，质实如肝，故称灰色肝样变期。镜下见肺泡腔内渗出纤维素量达高峰，大量的纤维素穿过肺泡间孔与相邻肺泡内的纤维素网相连。纤维素网中有大量中性粒细胞，肺泡壁毛细血管受压。此期肺泡腔充满了大量的纤维素，虽然仍不能充气，但病变肺组织内因肺泡间隔毛细血管受压，血流量显著减少，通气/血流比例趋于正常，故患者缺氧症状有所改善。临床上叩诊、听诊及X线检查所见与红色肝样变期基本相同。症状开始减轻，咳出的痰液由铁锈色渐变为黄色黏液脓痰。渗出物中的致病菌被中性粒细胞吞噬杀灭，此时机体的特异性抗体已形成，故不易检出细菌。

(4) 溶解消散期。发病后1周左右进入此期。肉眼见病变肺组织质地变软，切面挤压时有少量脓样混浊液体溢出。镜下见肺泡腔内中性粒细胞大多已变性、坏死，巨噬细胞明显增多，纤维素被中性粒细胞释放的蛋白溶解酶逐渐溶解，溶解物经由淋巴管吸收或经气道咳出，细胞碎屑被巨噬细胞吞噬清除，病变肺组织逐渐恢复正常，肺泡重新充气。临床上患者体温降至正常，症状及体征逐渐消失，由于肺泡腔内渗出物溶解液化，患者痰液较多，听诊时可闻及湿性啰音。X线检查病变区实变阴影逐渐消散，恢复正常。肺内炎症完全吸收消散需1~3周。

3. 结局和并发症

大叶性肺炎绝大多数病例经及时治疗，可以痊愈。极少数病例，由于感染严重或机体抵抗力低下，可发生下列并发症。

(1) 肺肉质变。极少数病例在灰色肝样变期，由于中性粒细胞渗出不足，坏死崩解后释放的蛋白溶解酶少，不足以全部及时溶解肺泡内纤维素性渗出物，而由肉芽组织机化这些渗出物，使病变肺组织呈褐色肉样外观，称肺肉质变。

(2) 胸膜肥厚和粘连。大叶性肺炎波及胸膜，引起胸膜纤维素性炎，若纤维素不能被吸收而发生机化，则导致胸膜肥厚和粘连。

(3) 肺脓肿及脓胸。当病原菌毒力较强或机体抵抗力低下时，由金黄色葡萄球菌和肺炎链球菌混合感染的患者，易并发肺脓肿，并常伴有脓胸。

（4）败血症及脓毒败血症。该并发症发生在少数患者，当机体抵抗力极度低下或病原菌毒力过强时，肺炎链球菌经血液扩散引起全身败血症及脓毒败血症。

（5）感染中毒性休克。该并发症见于重症病例，由严重的毒血症所致，是大叶性肺炎的一种严重并发症，主要表现为严重的全身中毒症状和微循环衰竭，故又称中毒性或休克性肺炎。临床上死亡率较高。

（二）小叶性肺炎

小叶性肺炎（lobular pneumonia）主要由化脓性细菌引起，病变常以细支气管为中心，是以肺小叶为病变单位的急性化脓性炎症，故又称支气管肺炎，主要发生于小儿、年老体弱及久病卧床者。临床上患者常出现发热、咳嗽、咳痰，病变广泛者可有呼吸困难等症状，肺部可闻及湿性啰音。

1. 病因和发病机制

小叶性肺炎大多由细菌引起，常见的致病菌有葡萄球菌、肺炎球菌、嗜血流感杆菌、肺炎克雷伯杆菌、绿脓杆菌及大肠杆菌等，且由多种病原菌混合感染引起。引起小叶性肺炎的病原菌常是口腔或上呼吸道的常驻菌群，只有当机体抵抗力降低时引起本病的发生，如患有传染病或营养不良，或在恶病质、昏迷、麻醉和手术后等情况下，全身尤其是呼吸系统防御功能低下，这些细菌就可能侵入通常无菌的细支气管及末梢肺组织生长繁殖，引起小叶性肺炎。因此，小叶性肺炎也常是某些疾病的并发症，如麻疹后肺炎、手术后肺炎、吸入性肺炎、坠积性肺炎均为小叶性肺炎。

2. 病理变化

小叶性肺炎的病理特征是以细支气管为中心的肺组织化脓性炎。肉眼见双肺表面和切面散在分布灰黄、质实病灶，以下叶和背侧多见。病灶大小不一，直径多在 0.5~1 cm（相当于肺小叶范围），形状不规则；病变严重者，病灶可相互融合，形成融合性小叶性肺炎。镜下见在不同的发展阶段，病变的表现和严重程度不一致。早期病变主要是细支气管黏膜充血、水肿，随病情进展细支气管管腔及其周围的肺泡腔内出现较多中性粒细胞浸润，肺泡腔中可见肺泡上皮细胞脱落，病灶周围肺组织充血，可有浆液渗出，部分肺泡高度扩张（代偿性肺气肿），严重时病灶内中性粒细胞渗出增多，支气管和肺组织遭破坏，呈完全化脓性炎症改变。

3. 临床病理联系

小叶性肺炎多为其他疾病的并发症，其临床症状常被原发疾病所掩盖。小叶性肺炎最常见的临床症状是发热，因支气管黏膜受炎症及渗出物的刺激引起咳嗽、咳痰，痰液往往为黏液脓性。X线检查可见肺内散在分布不规则片状模糊阴影，由于病变部位细支气管和肺泡腔内含有渗出物，听诊可闻及湿性啰音。

4. 结局和并发症

小叶性肺炎病例经及时有效治疗，大多可以痊愈。小叶性肺炎的并发症较大叶性肺炎多，尤其是婴幼儿、年老体弱者，在营养不良、麻疹、百日咳及其他疾病并发小叶性肺炎时，预后大多不良，较常见的并发症有肺功能不全、心力衰竭、脓毒血症、肺脓肿和脓胸等。

此外，昏迷患者（如脑出血、尿毒症）因吞咽咳嗽反射减弱或消失，误将上呼吸道带菌的分泌物或呕吐物吸入肺部，也能引起小叶性肺炎。

> **提 示**
>
> 小叶性肺炎常是某些疾病的并发症，所以应及时控制引起小叶性肺炎的各种疾病。吸入性肺炎是引起小叶性肺炎的常见诱因，如胎儿因宫内缺氧，可刺激胎儿的呼吸中枢，使原本在宫内不呼吸的胎儿出现呼吸，将污染的羊水和胎粪吸入而致小叶性肺炎，这是新生儿死亡的主要原因。母亲患有妊娠中毒症、高血压、胎盘老化导致胎盘血液循环不良、脐带绕颈、分娩时大出血、难产等，都可造成胎儿缺氧，所以防止新生儿小叶性肺炎的发生，减少死亡率，应及早控制新生儿缺氧。
>
> 坠积性肺炎是一种多原因引起，如脑卒中、骨折、脑损伤等导致患者长期卧床而形成的常见呼吸道并发症，长期卧床使肺部血液循环缓慢，加之血液本身的重力作用引发肺组织淤血、水肿，使侵入的致病菌易于生长与繁殖，可诱发小叶性肺炎。护士对坠积性肺炎的护理主要是保持呼吸道通畅，帮助患者把肺泡腔内的渗出物排出：① 翻身和拍背。患者长期卧床，久病体弱，咳嗽无力，护士应经常给患者翻身和拍背，有利于痰液咳出。② 吸痰。呼吸道大量分泌物易潴留，吸痰是关键，及时清除炎性渗出物和分泌物，有利于炎症的消除。③ 注意保暖。给卧床患者更换尿布、翻身、拍背，治疗时尽量少暴露患者。因为寒冷可使患者气管、血管收缩，黏膜上皮抵抗力下降，细菌容易进一步侵入加重肺部感染。

二、支原体性肺炎

支原体性肺炎是由肺炎支原体感染引起的急性间质性肺炎。病变主要发生于肺泡壁、细支气管周围与小叶间隔等肺的间质组织，因此支原体性肺炎又称为间质性肺炎。

（一）病因

本病的病原体是肺炎支原体，肺炎支原体存在于患者呼吸道分泌物中，发病前两周可在呼吸道分泌物中查到，主要为飞沫传播，经呼吸道传染；常见于冬春季节，常为散发性，偶尔流行。儿童和青少年发病率较高，发病率随年龄增长而降低。

（二）病理变化

支原体性肺炎的主要病变是急性间质性肺炎，伴有急性支气管和细支气管炎。肉眼见病变肺组织呈灶状分布，病灶常累及一叶肺组织，以下叶较为多见，严重时可累及两肺。因病变主要发生于肺间质，切面病灶实变不明显，呈暗红色，可有少量红色泡沫状液体逸出。支气管及细支气管管腔内有黏液性渗出物。镜下见病变区肺泡壁因充血、水肿、单核细胞与淋巴细胞浸润而增宽。肺泡腔内无渗出物，或仅有少量浆液与单核细胞。小支气管、细支气管及其周围间质充血、水肿，并有单核细胞及淋巴细胞浸润。

（三）临床病理联系

支原体性肺炎的病理变化与临床表现不同于大叶性肺炎和小叶性肺炎，临床起病急，发病初期多有乏力、发热、咽痛、头痛、肌肉酸痛和食欲减退等症状，之后出现明显的呼吸道症状，阵发性刺激性咳嗽为最突出症状。由于肺泡腔内渗出物较少，故咳嗽为干咳或伴有少量黏痰。肺部一般无实变体征或仅闻及细小湿性啰音。X 线检查，早期显示肺纹理增加，以后肺部出现斑点状或模糊的阴影，以肺下叶多见。本病预后良好，死亡病例少见。

三、病毒性肺炎

（一）病因

病毒感染从上呼吸道开始，向下蔓延至肺组织炎症病变，引起该肺炎。常见的病毒是流感病毒，其次是呼吸道合胞病毒、副流感病毒、腺病毒、麻疹病毒、巨细胞病毒及单纯疱疹病毒等。

（二）病理变化

病毒性肺炎主要表现为间质性肺炎，肉眼见肺组织无明显病变，仅见两肺充血、水肿。镜下见肺泡间隔增宽，充血、水肿，淋巴细胞及单核细胞浸润。肺泡腔内无炎性渗出物或仅有少量浆液。病毒性肺炎严重者，除上述间质性肺炎病变外，在肺泡腔内可见多少不等的浆液、纤维素、巨噬细胞及红细胞；由流感病毒、麻疹病毒及腺病毒引起的肺炎，肺泡腔内渗出大量浆液，并发生浓缩以及受空气的挤压，在肺泡腔表面形成一层红染膜状物，称透明膜。此外，麻疹病毒性肺炎，可见细支气管黏膜上皮及肺泡上皮明显增生、肥大呈立方形，增生的上皮细胞也常形成多核巨细胞，又称为巨细胞性肺炎。某些病毒性肺炎，在增生的支气管、肺泡上皮以及多核巨细胞中，可见病毒性包涵体。病毒性包涵体可出现在细胞的核内（如腺病毒）或胞浆中（如呼吸道合胞病毒），而麻疹病毒性肺炎包涵体既可以出现在胞核内也可以出现在胞浆内。包涵体的大小及形状不一，通常呈球形，约红细胞大小，普通 HE 染色呈嗜酸性或嗜碱性、均质或颗粒状，无论是核内包涵体还是胞浆内包涵体，其周围常出现一清晰的透明晕。包涵体的出现是病毒性肺炎组织学诊断的依据。某些严重病毒性肺炎可出现坏死性气管炎或坏死性支气管肺炎的病变。

（三）临床病理联系

轻型病毒性肺炎患者的临床表现与支原体性肺炎的症状相似，患者一般预后良好。严重感染的病例，全身中毒和缺氧症状明显，均较小叶性肺炎为重，常并发呼吸衰竭、心力衰竭及中毒性脑病。

第二节　慢性阻塞性肺疾病

慢性阻塞性肺疾病（chronic obstructive pulmonary disease，COPD）是一组慢性气道阻塞性疾病的统称。其共同特点为肺实质和小气道受损，导致慢性气道阻塞、呼吸阻力增加和肺功能不全，主要包括慢性支气管炎、支气管哮喘、支气管扩张和肺气肿等疾病。

一、慢性支气管炎

慢性支气管炎（chronic bronchitis）是发生于支气管黏膜及其周围组织的慢性非特异性炎症，是一种常见病、多发病，尤其中老年人多见，主要临床特征为反复发作的咳嗽、咳痰或伴有喘息症状，且症状每年至少持续 3 个月，连续两年以上。随病情的发展及持续多年者常并发肺气肿及慢性肺源性心脏病。

（一）病因及发病机制

慢性支气管炎病因极为复杂，往往是多种因素长期综合作用所致。大气污染、吸烟、感染因素、过敏原等是慢性支气管炎的外源性因素；机体抵抗力低下，尤其是呼吸系统的免疫功能降低是本病的内源性因素。

1. 感染因素

呼吸道病毒和细菌感染是慢性支气管炎发病和加剧的重要因素。慢性支气管炎的发病与感冒密切相关，其多发生于冬春季。凡能引起上呼吸道感染的病毒和细菌均能引起本病的发生和复发。致病的主要病毒是鼻病毒、腺病毒和呼吸道合胞病毒。病毒感染可使局部的防御功能下降，有利于细菌感染。而上呼吸道常驻菌中，肺炎球菌、肺炎克雷伯杆菌、流感嗜血杆菌等则是导致慢性支气管炎急性发作的主要病原菌。

2. 理化作用

理化作用是引起慢性支气管炎的常见因素，包括：①吸烟在慢性支气管炎的发病中起很重要的作用。吸烟者患病率较不吸烟者高 2～8 倍，戒烟后可使病情减轻。香烟烟雾中含的有害物质能损伤呼吸道黏膜上皮，降低局部抵抗力。烟雾又可刺激小气道产生痉挛，从而增加气道的阻力。②空气污染与慢性支气管炎有明显的因果关系。大气中常存在刺激性的烟雾和有害气体，如二氧化氮、二氧化硫及臭氧等，均能损害支气管黏膜上皮，并利于细菌、病毒侵入支气管，引起慢性支气管炎。③气候因素主要表现在气温骤降时，吸入寒冷的空气也是慢性支气管炎的诱因。

3. 过敏因素

过敏因素与慢性支气管炎的发生也有一定的关系，尤其是喘息型慢性支气管炎患者，有过敏史者较多见，花粉以及化学气体等都可成为过敏因素而致病。

4. 机体内在因素

机体抵抗力降低、呼吸系统防御功能受损及内分泌功能失调等也与本病的发生、发展密切相关。老年人因呼吸道免疫功能减退、性腺及肾上腺皮质功能衰退、喉头反射减弱、呼吸道防御功能退化，也可使慢性支气管炎发病增加。一般慢性支气管炎易发生于老年人。

（二）病理变化

该病早期主要累及大、中支气管，随病情的进展逐渐累及小支气管和细支气管。

1. 呼吸道黏膜上皮的损伤与修复

在各种致炎因子的作用下，炎性渗出和黏液分泌增加，使纤毛负荷加重，黏膜上皮的纤毛发生粘连、倒伏，甚至脱失。一般的上皮发生变性、坏死，通过上皮的再生可完全修复，但若刺激过强或持续时间过久，呼吸上皮失去分化成纤毛的能力，变为立方或扁平上皮，甚至化生为鳞状上皮，严重影响呼吸道的纤毛-黏液排送系统的功能。

2. 腺体的肥大、增生、黏液化及蜕变

各种有害刺激因素都可以引起支气管黏膜上皮的杯状细胞增多，分泌亢进；黏液腺肥大、增生，黏液分泌增多，浆液腺泡黏液化，腺泡常因黏液潴留而扩张。因此，该病临床主要症状是咳嗽、咳痰，多为白色黏液性痰，不易咳出。若病因不消除，病变迁延不愈，分泌亢进的腺泡细胞转向衰竭，黏膜变薄，腺泡萎缩，间质增生并有较多的淋巴细胞浸润。患者咳痰量减少甚至无痰。

3. 管壁其他组织的炎性损伤

黏膜及黏膜下层充血，淋巴细胞及浆细胞浸润。继发细菌感染呈急性支气管炎的表现，出现大量中性粒细胞浸润。在此基础上，炎症反复发作，可使支气管壁平滑肌肌束萎缩、断裂及软骨萎缩、变性、骨化。晚期病变可沿支气管向纵深发展导致细支气管炎，炎症还易向管壁周围组织及肺泡扩展，形成细支气管周围炎。细支气管炎和细支气管周围炎是引起慢性阻塞性肺气肿和肺源性心脏病的病变基础。

（三）临床病理联系

慢性支气管炎由于支气管黏膜充血、水肿及分泌黏液增多，可引起咳嗽，咳痰，痰呈白色黏液泡沫状，较黏稠，不易咳出。当急性发作伴有细菌感染时，咳嗽加重，痰为黄色脓性。气管黏膜水肿及黏稠渗出物附着，使支气管管腔狭窄，双肺听诊可闻及哮鸣音、干湿性啰音。有的患者因黏膜和腺体萎缩，分泌物减少，痰量减少甚至无痰。

二、肺气肿

肺气肿（pulmonary emphysema）是指末梢肺组织（呼吸性细支气管、肺泡管、肺泡囊和肺泡）因含气量过多，呈持久性扩张，并伴肺泡间隔破坏、肺组织弹性减弱，导致肺体积增大、通气功能降低的一种病理状态。其发病率随年龄的增长而增加，其是老年人的一种常见病和多发病。

（一）病因和发病机制

1. 阻塞性通气障碍

出现慢性支气管炎时，炎症蔓延到小支气管及细支气管，使管壁纤维组织增生，支气管管壁增厚，管腔狭窄；管腔内黏液分泌，黏液栓形成，使小支气管及细支气管发生不完全阻塞。吸气时细支气管受胸腔负压影响而扩张，气体尚能进入肺泡腔，呼气时呼吸性细支气管和肺泡长期处于高张状态，使肺的弹性回缩力减弱，肺的排气不畅，残气量过多，最终导致末梢小气道和肺泡扩张，肺泡孔扩大，肺泡间隔破裂，扩张的肺泡互相融合而形成肺气肿。

2. 细支气管支撑组织的破坏

正常时，细支气管壁的弹力纤维放射状地分布于周围的肺泡壁上，对维持支气管的形态和管径大小起着重要支撑作用。当肺部感染时，细支气管和肺泡壁上的弹力纤维遭受破坏，使细支气管和肺泡壁的弹性回缩力减弱，细支气管失去支撑力，管腔塌陷而狭窄，形成阻塞性通气障碍，而导致肺气肿。

3. α_1 - 抗胰蛋白酶水平下降

α_1 - 抗胰蛋白酶是肝细胞产生的一种糖蛋白，正常情况下，其对多种蛋白水解酶如弹性蛋白酶、胶原酶等有抑制作用，具有保护弹力纤维免遭损伤的作用。慢性支气管炎和肺部感染时，肺组织内渗出的白细胞释放出大量的氧自由基，能氧化 α_1 - 抗胰蛋白酶，使其失去活性，从而增强了弹性蛋白酶对组织的损伤作用，加剧了细支气管和肺泡壁弹力纤维的降解，使肺泡壁弹性回缩力减弱，导致肺气肿。临床资料表明，α_1 - 抗胰蛋白酶缺乏的家族，肺气肿的发病率比正常人群高 15 倍；遗传性 α_1 - 抗胰蛋白酶缺乏也是引起原发性肺气肿的原因。

(二) 类型

根据病变的发生部位，肺气肿可分为肺泡性肺气肿和间质性肺气肿两种类型。由于肺泡性肺气肿常合并小气道的阻塞性通气功能障碍，故其又称为阻塞性肺气肿。

1. 肺泡性肺气肿

肺泡性肺气肿分为腺泡中央型肺气肿、全腺泡型肺气肿和腺泡周围型肺气肿。

(1) 腺泡中央型肺气肿：最常见，终末性细支气管管腔狭窄，使位于肺腺泡中央的呼吸性细支气管呈囊性扩张，故称腺泡中央型肺气肿。而肺泡管、肺泡囊及肺泡未见明显扩张。

(2) 全腺泡型肺气肿：病变累及肺腺泡的各个部位，呼吸性细支气管、肺泡管、肺泡囊和肺泡均弥漫扩张，一般气肿囊腔较小。若肺泡间隔破坏严重，气肿囊腔融合成直径超过 1 cm 的较大囊泡，称为囊泡性肺气肿。

(3) 腺泡周围型肺气肿：也称间隔旁肺气肿，肺腺泡远端的肺泡管和肺泡囊扩张，而近端的呼吸性细支气管基本正常。

2. 间质性肺气肿

胸壁穿透伤或剧烈咳嗽、哮喘等原因引起肺泡内压急剧升高，使肺泡壁或细支气管壁破裂，空气进入肺间质，引起间质性肺气肿。肉眼见成串的小气囊分布于肺膜下、小叶间隔内，形成串珠样气泡。

3. 其他类型肺气肿

(1) 瘢痕旁肺气肿：肺组织瘢痕灶周围出现肺气肿，是由瘢痕旁肺泡破裂融合形成的局限性肺气肿，肺泡遭受严重破坏，气肿囊超过 2 cm 并破坏小叶间隔时称肺大泡，多位于胸膜下，大泡破裂可引起气胸。

(2) 老年性肺气肿：老年人肺泡壁的弹力纤维减少，肺组织的伸展性降低，弹性回缩力减弱，终因储气过多而形成肺气肿。

(3) 代偿性肺气肿：出现在肺萎陷及肺叶切除后残余肺组织，或肺实变病灶周围肺组织的肺泡，肺泡出现代偿性过度充气、膨胀，肺泡间隔无明显破坏。

(三) 病理变化

肺体积明显肿大，色灰白，边缘钝圆，柔软而缺乏弹性，指压后压痕不易消退。镜下见肺泡腔高度扩张，肺泡间隔变窄，部分断裂，相邻肺泡融合成较大的囊腔。由于肺泡过度充气，肺泡壁内毛细血管床数量减少，间质内肺小动脉内膜纤维性增厚；细小支气管呈慢性炎症改变。

（四）临床病理联系

除出现咳嗽、咳痰等慢性支气管炎的症状外，肺气肿表现为缺氧的症状，如呼吸困难、胸闷、发绀等。重度肺气肿患者的体征可表现为肋间隙增宽，胸廓前后径增大，形成肺气肿患者特有的"桶状胸"体征。肺泡腔内残气量过多，叩诊为过清音。X线检查显示两肺野扩大，透明度增强。长期严重的肺气肿可导致的并发症有慢性肺源性心脏病、呼吸衰竭及肺性脑病、自发性气胸。

第三节 肺硅沉着病（硅肺）

肺硅沉着病（silicosis）又称硅肺（曾称为矽肺），是由长期吸入含游离二氧化硅的粉尘微粒所引起的一种慢性职业病。其主要病变为肺实质的硅结节形成和广泛纤维化。晚期或重症病例，可引起呼吸功能障碍，常并发肺心病与肺结核。

游离二氧化硅在地壳的岩石中分布很广，约70%的岩石含有较多的二氧化硅，石英成分中二氧化硅的含量占97%~99%。因此，在采矿、采煤、采石、磨石粉、制玻璃、制搪瓷、凿隧道等生产与施工的场所，空气中往往含有大量硅尘微粒。如果不采取适当的防护措施及不严格的执行操作规程，长期接触硅尘就可能引起硅肺。

一、病因

吸入空气中游离的二氧化硅粉尘是引起硅肺的主要原因。机体与游离的二氧化硅粉尘接触后能否发病，取决于下述几种因素。

1. 空气中硅尘微粒浓度

生产环境空气中的硅尘微粒浓度越高，吸入硅尘颗粒也越多，硅肺发病率也越高。

2. 硅尘微粒大小

二氧化硅粉尘微粒越小，其致病作用越强，一般认为小于5 μm的硅尘微粒，在空气中悬浮时间较长，被吸入呼吸道内的机会较多，吸入后可直接进入肺泡及肺泡间隔组织，引起硅肺病变。其中以1~2 μm的微粒的致病力最强。直接进入肺实质内的硅尘粒子越多，发病越快，病变越重。此外，黏液-纤毛排送系统、肺泡巨噬细胞及间质淋巴系统是肺在不同水平上清除硅尘的3个途径，也是肺的重要防御机构，当上述呼吸道防御机能减弱（如呼吸道慢性炎症等）时，吸入的硅尘不能及时清除，则易发生硅肺。

二、病理变化

硅肺的基本病变是肺和肺门淋巴结硅结节形成及肺组织弥漫性纤维化。二者往往同时存在。

（一）硅结节形成

硅结节是硅肺特征性病变，结节境界清楚，呈圆形或椭圆形，灰白色，质硬，触之有沙粒感。硅结节可分为细胞性结节和纤维性结节。

1. **细胞性结节**

细胞性结节由吞噬硅尘的巨噬细胞聚集而成，这是早期阶段的硅结节。

2. **纤维性结节**

随着病变的发展，结节内成纤维细胞增生，逐渐转变为纤维细胞和胶原纤维，胶原纤维呈同心圆或漩涡状排列，可发生玻璃样变，结节中央可见管壁增厚、管腔狭窄的小血管。相邻的硅结节可以融合形成大的结节状病灶，其中央常因缺血、缺氧发生坏死和液化，形成硅肺性空洞。

（二）肺组织弥漫性纤维化

硅肺病变除可见硅结节外，周围肺组织可见弥漫性纤维化病灶，镜下见为致密的玻璃样变的胶原纤维。晚期病例纤维化肺组织可达全肺的 2/3 以上。胸膜也可因弥漫性纤维化而广泛增厚。硅肺根据病变进展及严重程度，可分为以下 3 期。

Ⅰ期硅肺（初期）：病变主要局限在肺门淋巴结，肺组织内硅结节较少。结节直径在 1~3 mm，主要分布在两肺的中下叶近肺门处。此期肺的重量、体积和硬度无明显改变，胸膜上可有硅结节形成，但胸膜增厚及肺气肿一般不明显。X 线检查时，肺门阴影增大，密度增加。两肺中、下叶有时可见少数硅结节阴影。临床上一般无明显症状。

Ⅱ期硅肺（中期）：硅结节由肺门淋巴结扩散到肺内。硅结节数量增多，体积增大，伴有明显的肺纤维化。硅结节弥漫散于全肺，但仍以肺门周围中、下叶较密集，此期病变范围不超过全肺的 1/3。肺的体积增大，重量及硬度均有所增加。在硅结节的周围和结节之间出现肺气肿的病变，胸膜增厚。X 线检查时，肺野内可见较多直径 1 cm 的阴影。

Ⅲ期硅肺（晚期）：两肺内硅结节密集，且与肺纤维化融合成团块。此期病变范围往往超过全肺的 2/3，致使肺的重量和硬度显著增加，周围肺组织常出现肺气肿和肺不张，胸膜明显增厚并发生粘连。X 线胸片中，硅结节直径超过 2 cm，即可诊断为Ⅲ期硅肺。

三、主要并发症

1. **硅肺结核病**

硅肺患者易并发肺结核病，称硅肺结核病，是硅肺最常见的一种并发症。此并发症可能是肺组织广泛纤维化，造成血液与淋巴循环障碍，降低了对结核杆菌的抵抗力所致。硅肺并发肺结核病多见于右肺，病变易恶化进展形成空洞。硅肺结核性空洞的特点是数目多、直径大，空洞壁极不规则。较大的血管被侵蚀，可导致患者大咯血而死亡。

2. **肺气肿和自发性气胸**

硅肺晚期的患者常有不同程度的弥漫性肺气肿，主要是阻塞性肺气肿。有时肺气肿的大泡破裂可引起自发性气胸。

3. **慢性肺源性心脏病**

慢性肺源性心脏病常见于重症硅肺患者，有 60%~75% 的硅肺患者并发慢性肺源性心脏病。肺组织广泛纤维化和肺气肿，肺内毛细血管床大量减少，使肺循环阻力增加，同时硅结节内小动脉常因闭塞性血管内膜炎使管壁纤维化，管腔狭窄，血管扭曲，造成肺动脉高压，导致慢性肺源性心脏病。

4. 肺感染

硅肺患者呼吸系统的抵抗力低下，又伴有慢性阻塞性疾病，小气道引流不畅，易继发细菌和病毒感染。在肺气肿的基础上，肺部感染可诱发呼吸衰竭而导致患者死亡。

第四节　慢性肺源性心脏病

慢性肺源性心脏病（chronic cor pulmonale）简称肺心病，是因慢性肺疾病、肺血管疾病及胸廓运动障碍性疾病引起肺循环阻力增加、肺动脉压力升高，导致以右心室肥厚、心腔扩大为特征的心脏病。本病发病率随年龄增长而增加，多在寒冷季节发病，且死亡率高，严重危害人民群众的健康。

一、病因和发病机制

肺动脉高压是肺心病发生的中心环节。其常见因素如下。

（一）肺疾病

引起肺心病最常见的因素是慢性支气管炎并发阻塞性肺气肿，另外肺硅沉着病、慢性纤维空洞型肺结核和肺间质纤维化等均为肺心病的原因。以上疾病引起肺动脉高压的机制：① 病变均能破坏肺组织的气血屏障结构，减少气体的交换面积，动脉血氧分压明显下降，缺氧引起肺小动脉痉挛，还能使肺血管结构发生改变，如肺小动脉中膜增厚，无肌性细动脉肌型化，从而导致肺循环阻力增加和肺动脉高压。② 病变还能引起肺毛细血管床减少，小血管纤维化、闭塞，也使肺循环阻力增加，肺动脉高压导致右心肥大扩张。

（二）以胸廓运动受限为主的疾病

在严重胸廓畸形，胸膜纤维化并广泛性粘连时，肺的伸展和胸廓运动受限，不仅引起限制性通气障碍，还可压迫较大的肺血管，使血管发生扭曲，导致肺循环阻力增加。

（三）慢性肺血管性疾病

复发性的肺动脉血栓栓塞和原发性肺血管疾病均可以导致肺动脉高压。

二、病理变化

（一）肺部病变

肺内可见慢性支气管炎和阻塞性肺气肿病变，也可见肺硅沉着病、慢性纤维空洞型肺结核和肺间质纤维化等病变。以上疾病是引起肺心病的原因。

肺心病的主要病变是肺小动脉的变化，特别是肺腺泡内小血管的构型重建，小动脉中膜增生及肥厚；还可见肺小动脉炎，肺小动脉弹力纤维及胶原纤维增生，腔内血栓形成并机化，以及肺泡间隔毛细血管数量减少等。

（二）心脏病变

肉眼见以右心室的病变为主，心脏体积增大，重量增加。因肺动脉高压，右心室代偿性肥厚、心腔扩张，肺动脉圆锥膨隆，心尖区钝圆。右心室乳头肌和肉柱显著增粗。通常，以肺动脉瓣下 2 cm 处右心室前壁肌层厚度超过 5 mm（正常为 3~4 mm）作为诊断肺心病的病理形态标准。镜下可见右心室壁心肌细胞肥大，核增大、深染；由于缺氧可见心肌纤维萎缩、肌浆溶解、横纹消失，间质水肿和胶原纤维增生等。

三、临床病理联系

肺心病病程进展缓慢，临床上除有肺疾病的各种症状和体征外，逐渐出现肺功能不全和右心衰竭的症状和体征，表现为呼吸困难、心悸、气急、发绀、下肢水肿、肝肿大、腹腔积液等。严重病例因缺氧和二氧化碳潴留导致呼吸衰竭。该病有时可引起脑神经功能障碍，患者出现头痛、烦躁不安、言语障碍、抽搐以至嗜睡或昏迷，称为肺性脑病。

> **提示**
>
> 慢性支气管炎是一种常见病、多发病，中老年人群发病率较高，因此被称为"老慢支"。病情持续多年者常并发肺气肿及慢性肺源性心脏病，严重威胁患者的生命。戒烟是防治慢性支气管炎最有效的方法。吸烟与慢性支气管炎的发生密切相关。吸烟开始的年龄越早，吸烟时间越长，每日吸烟量越多，患病率越高。减少吸烟或戒烟后，可使症状减轻或消失，病情缓解。长期吸烟者易引起支气管黏膜纤毛柱状上皮鳞状化生；能使支气管上皮纤毛变短，纤毛运动受抑制；破坏了纤毛-黏液排送系统的防御功能，不能把吸入的病原微生物或有害粉尘通过支气管上皮纤毛自下而上的摆动排出体外，自净能力减弱，易引起感染。长期吸烟者会引起支气管的杯状细胞及黏液腺体增生、肥大，黏液分泌增多，有利于病原微生物的侵袭。在呼吸系统疾病中，戒烟还能防治肺气肿、慢性肺源性心脏病及肺癌的发生。

第五节　肺癌

肺癌是最常见的恶性肿瘤之一。据统计，在多数发达国家肺癌居恶性肿瘤首位，近年来，我国肺癌的发病率和死亡率也较高。

一、病因和发病机制

肺癌的病因学研究一直受到高度重视，目前认为，肺癌发生与下列因素有关。

（一）吸烟

吸烟是目前国际公认的引起肺癌发生的最危险因素之一。国内外大量研究和流行病学资料表明，吸烟者比不吸烟者的肺癌发生率高 25 倍。开始吸烟的年龄越早，日吸烟量越大，发生肺癌的危险性越大。烟雾中含有多种致癌物，如烟碱、焦油、3,4-苯并芘、亚硝胺以及镍、砷等，它们都与肺癌的发生有关。

（二）大气污染

大城市和工业区肺癌的发病率和死亡率都较高，主要与交通工具或工业排放的废气或粉尘污染空气密切相关，污染的空气中3,4-苯并芘、二乙基亚硝酸胺及砷等致癌物的含量均较高。房屋装修所使用的低劣的装饰材料中含有氡和氡子体，这些物质可成为肺癌发病的危险因素。

（三）职业因素

从事某些职业的人群，如长期接触放射性物质（铀）或吸入含石棉、镍、砷等化学致癌粉尘的工人，肺癌发生率明显增高。

目前已知各种致癌因素主要作用于基因，引起基因改变而导致正常细胞癌变。

二、病理变化

肺癌绝大多数起源于支气管黏膜上皮，少数起源于支气管的腺上皮细胞和肺泡上皮细胞。

（一）大体类型

根据肿瘤在肺内发生的部位，肺癌分为3种类型：中央型、周围型和弥漫型。这种分型与临床X线分型基本一致。

1. 中央型

中央型肺癌最为常见，占肺癌的60%~70%，是发生于主支气管或叶支气管的肺癌。早期，气管壁可弥漫增厚或形成息肉状增生突入管腔，使气管腔狭窄或闭塞。随病情进展，肿瘤破坏气管壁向周围肺组织浸润生长，肺门部形成包绕支气管的巨大肿块，呈灰白色，肿块与肺组织分界不清楚。此型肺癌可较早转移到肺门淋巴结。

2. 周围型

周围型肺癌占肺癌的30%~40%，常发生于肺段或其远端支气管。肿瘤位于肺叶周边，在近胸膜处形成孤立的癌结节，因肿瘤接近肺膜，可侵犯胸膜，淋巴结转移常较中央型肺癌晚。

3. 弥漫型

弥漫型肺癌较少见，占肺癌的2%~5%，起源于末梢肺组织。癌组织沿肺泡管及肺泡弥漫性浸润生长，形成多数粟粒大小结节布满肺叶，类似肺炎样外观，也可形成大小不等的多发性结节，分布于多个肺叶内，易与肺转移癌混淆。

（二）组织学类型

1. 鳞状细胞癌

鳞状细胞癌为肺癌中最常见的类型，大部分为大体类型中的中央型肺癌，多见于中老年人，且患者大多有吸烟史。该型纤维支气管镜检查易被发现。肺癌在支气管黏膜上皮增生、鳞状上皮化生的基础上发展为鳞状细胞癌。鳞状细胞癌根据分化程度不同，可分为高分化、中分化和低分化3种类型。

2. 肺腺癌

肺腺癌的发病率仅次于鳞状细胞癌，女性患者相对多见。肺腺癌通常发生于较小支气管上皮，故大多数为周围型肺癌。肺腺癌临床治疗效果及预后常不如鳞状细胞癌。高分化肺腺癌由柱状或立方上皮细胞组成腺腔样结构。细支气管肺泡细胞癌也称肺泡细胞癌，为肺腺癌的特殊类型。癌组织沿肺泡管及肺泡弥漫性浸润生长，形成腺样结构，肺泡结构保持完整不被破坏。肺泡细胞癌肉眼可见弥漫型或结节型。

3. 小细胞癌

小细胞癌又称肺小细胞神经内分泌癌，为肺癌恶性程度最高的一型，发病率仅次于鳞状细胞癌和肺腺癌，占肺癌的10%~20%，以男性多见，多有吸烟史。其生长迅速，远处转移发生较早，患者存活期大多不超过1年。肿瘤好发于肺门附近的大支气管，小细胞癌多为中央型。癌细胞体积小，大小较一致，似淋巴细胞，也可呈梭形或燕麦形。电镜下癌细胞内可见大量神经内分泌颗粒，具有神经内分泌功能，分泌5-羟色胺（5-HT），患者可出现面色潮红、水样腹泻等相应临床表现。

4. 大细胞癌

大细胞癌又称大细胞未分化癌，占肺癌的15%~20%，恶性程度高，早期发生转移，主要特点是癌细胞体积大、胞质丰富，癌细胞高度异型性，核深染，可见畸形核、多核及巨核的瘤巨细胞。

三、扩散途径

肺癌的扩散途径有直接蔓延、淋巴道转移和血道转移3种途径：① 直接蔓延。其主要向纵隔、心包、横膈和胸膜等处直接侵犯。② 淋巴道转移。此为肺癌的主要转移途径。癌细胞侵入淋巴管，然后转移到肺门淋巴结、纵隔气管旁淋巴结，还可转移到锁骨上、腋窝及颈部淋巴结。③ 血道转移。癌组织破坏静脉系统后，癌细胞进入体静脉，可引起血道转移，特别是小细胞癌易发生血道转移。肺癌血道转移的最常见部位是脑、肾上腺及骨等脏器。

四、临床病理联系

肺癌常因早期症状不明显而使患者失去及时就诊机会。部分患者因咳嗽、痰中带血、胸痛（特别是咯血）而就医，此时疾病多已进入中晚期。患者的症状和体征与肿瘤部位有关，周围型肺癌早期无症状，而中央型肺癌发生于主支气管或叶支气管，症状出现较早，最常见症状为癌组织刺激支气管黏膜引起的阵发性、刺激性呛咳。肿瘤体积增大压迫或阻塞支气管，可引起局限性肺萎陷或并发肺部感染。癌组织破坏支气管黏膜，出现痰中带血或咯血。周围型肺癌侵及胸膜可引起胸腔血性积液。肺癌转移出现相应部位的症状，如脑转移可引起头痛、呕吐和偏瘫，骨转移可引起剧烈疼痛。此外，小细胞肺癌因分泌过多的5-羟色胺可引起类癌综合征，表现为哮喘样支气管痉挛、皮肤潮红、阵发性心动过速、水样腹泻等。

> **提　示**
>
> 　　护理人员一定要牢记肿瘤的异型性概念，异型性越大，恶性程度越高，预后差。肺癌的预后与病理组织学类型有关，一般来讲高分化鳞状细胞癌较低分化鳞状细胞癌预后好，因为高分化鳞状细胞癌与发源组织较为相似，恶性程度相对较低。小细胞癌异型性最明显，易发生血道转移，预后最差。癌灶限于肺内无区域性或远处淋巴结转移者，经治疗后远期效果较好。此外，患者的精神因素可直接影响到预后的好坏，护理人员对肺癌患者进行心理疏导十分重要，可以让患者增加对肿瘤的认识，消除恐惧心理，增强战胜肿瘤的信心；使患者保持良好精神状况，心情愉快，有利于机体维持正常的生理功能。如果患者对治疗抱有积极的态度，主动配合治疗，对肺癌的预后有一定的影响。

第六节　肺功能不全

肺的主要功能是保证全身静脉血能在肺中进行有效的气体交换，得以摄取足够的氧，供给全身代谢需要，并排除多余的二氧化碳，以维持体内二氧化碳含量和 pH 的相对稳定，保证动脉血氧分压和二氧化碳分压维持在正常范围。完整的呼吸过程由相互衔接并且同时进行的 3 个环节完成。

（1）外呼吸包括肺通气和肺换气两个过程，前者是指肺泡与外界之间的气体交换，后者是指肺泡与血液之间的气体交换。

（2）气体在血液中的运输，肺摄取的 O_2 通过血液的运行被送达组织细胞，供其利用，与此同时，细胞产生的 CO_2 被及时运送到肺，排出体外。

（3）内呼吸或组织呼吸，即组织换气，是指血液与组织、细胞之间的气体交换过程，即细胞从毛细血管血液中获取 O_2 用于氧化代谢，同时细胞代谢过程中产生的 CO_2 进入血液。

一、呼吸衰竭的概念及分类

（一）概念

肺功能不全是指各种致病因素造成外呼吸功能严重障碍，以致机体在静息状态下不能进行足够的气体交换，导致 PaO_2 低于正常范围，伴有或不伴有 $PaCO_2$ 升高的病理过程。**呼吸衰竭**（respiratory failure）是指由于外呼吸功能严重障碍，以致在静息状态下 PaO_2 低于 60 mmHg 伴有或不伴有 $PaCO_2$ 高于 50 mmHg 的病理过程。肺功能不全包括呼吸系统受损后的代偿和失代偿阶段，而呼吸衰竭特指肺功能不全的失代偿阶段。

（二）分类

呼吸衰竭的分类方法较多，可以按照血气变化特点、主要发病机制、原发病部位以及病程进行分类。

1. 按照血气变化特点

呼吸衰竭必有低氧血症。根据是否伴有高碳酸血症，呼吸衰竭可分为低氧血症型（Ⅰ型）和高碳酸血症型（Ⅱ型）呼吸衰竭。这两种类型的发病原因、发病机制、对机体的影响以及治疗原则均不尽相同，因此在临床上有必要对低氧血症型和高碳酸血症型呼吸衰竭进行鉴别诊断。

2. 按照主要发病机制

按照主要发病机制，呼吸衰竭可分为通气性与换气性两种。通气性呼吸衰竭的主要发病机制为肺泡气与外界气体交换过程的障碍，常引起Ⅱ型呼吸衰竭；换气性呼吸衰竭的主要发病机制是肺泡气与血液之间的气体交换过程的障碍，常引起Ⅰ型呼吸衰竭。但在临床上单纯的通气性或换气性呼吸衰竭并不多见，很多原发疾病会对通气和换气功能同时或相继产生影响。

3. 按照原发病部位

按照原发病部位，呼吸衰竭可分为中枢性与外周性两种。呼吸中枢发生病变造成的呼吸衰竭称为中枢性呼吸衰竭；支配呼吸肌的外周神经及神经－肌肉接头的损伤，以及外周呼吸器官（胸廓、胸膜、呼吸道、肺）的病变造成的呼吸衰竭称为外周性呼吸衰竭。

4. 按照病程

按照病程，呼吸衰竭可分为急性与慢性两种。急性呼吸衰竭起病急，一般在数分钟至数小时内发生，无明显代偿性反应；而慢性呼吸衰竭在原发病数天或更长的时间才发生，可有明显的代偿性反应。

二、呼吸衰竭的原因和发病机制

外呼吸包括通气和换气两个基本环节。肺通气是肺泡气与外界气体交换的过程；肺换气是肺泡气与血液之间的气体交换过程。各种病因通过肺通气功能障碍、弥散障碍、肺泡通气与血流比例失调等机制，导致肺功能不全，最终发生衰竭。

（一）肺通气功能障碍

正常成人静息时，肺总通气量约为 6 L/min，其中无效腔通气量约占 30%，肺泡通气量约占 70%（4 L/min）。肺泡通气量是有效通气量，因此通气功能严重障碍使肺泡通气不足，是呼吸衰竭的发病机制之一。

1. 肺通气功能障碍的类型与原因

正常的肺通气有赖于肺的正常扩张、回缩与气道的通畅。因此，肺通气功能障碍可由肺扩张受限以及气道阻塞引起。前者引起限制性通气不足，后者引起阻塞性通气不足。

（1）限制性通气不足。吸气时肺泡扩张受限引起的肺泡通气不足称为**限制性通气不足**（restrictive hypoventilation）。其发生机制有：① 呼吸肌活动障碍，常见于中枢或周围神经的器质性病变，如脑外伤、脑血管意外、脑炎、脊髓灰质炎、多发性神经炎等。② 呼吸中枢抑制，如使用镇静药、麻醉药过量，代谢产物（如尿毒症毒素）堆积。③ 呼吸肌本身收缩功能障碍，如重症肌无力、低钾血症、长时间呼吸用力与呼吸运动增强所引起的呼吸肌疲劳、营养不良引起的呼吸肌萎缩等，均可累及呼吸肌收缩功能，引起限制性通气不足。④ 胸廓顺应性降低，常见于严重的胸廓畸形、胸壁皮肤硬化、纤维性胸膜增厚、胸腔积液、气胸等可限制其扩张的疾病，使扩张时弹性阻力增加，引起限制性通气不足。⑤ 肺顺应性降低，常见于急性呼吸窘迫综合征、肺通气过度、肺水肿、肺叶或肺段切除等，因肺泡表面活性物质减少，使肺泡表面张力增加。

（2）阻塞性通气不足。呼吸道阻塞或狭窄，使气道阻力增加，引起通气不足，称为**阻塞性通气不足**（obstructive hypoventilation）。影响气道阻力的因素有气道内径、长度和形态、气流速度和形式等，其中最重要的是气道内径。管腔被异物、渗出物阻塞，管壁肿胀或痉挛，均可使气道内径变小而增加气流阻力，从而引起阻塞性通气不足。临床上气道狭窄或阻塞主要见于气道管壁痉挛或增厚，管腔阻塞，管壁受压或肺组织对小气道管壁的牵拉作用减弱。气道阻塞可分两类：① 中央气道阻塞。这是指气管分叉以上的气道阻塞。若阻塞位于胸外（如喉头水肿、声带麻痹等），吸气时气体流经病灶引起的压力降低，可使气道内压明显低于大气压，导致气道狭窄加重；呼气时气道内压大于大气压而使阻塞减轻，患者表现为吸气性呼吸困难。若阻塞位于中央气道的胸内部位（如肿瘤、炎症等），吸气时胸内压降低使气道内压大于胸内压，阻塞减轻；用力呼气时胸内压升高压迫气道，使气道狭窄加重，患者表现为呼气性呼吸困难。② 外周气道阻塞。外周气道是指内径小于 2 mm 的细支气管，因其无软骨支撑、管壁薄，与周围肺泡结构紧密相连，在呼吸时随着跨壁压改变，其内径也随之改变。吸气时肺泡扩张，细支气管受周围弹性组织牵拉，口径变大，气道伸长；呼气时其缩短变窄，患者表现为呼气性呼吸困难。临床上多见的慢性阻塞性肺疾病（慢性支气管炎、支气管哮喘、慢性阻塞性肺气肿等），病变主要侵犯小气道。

> **提　示**
>
> 　　慢性阻塞性肺疾病主要侵犯小气道，不仅可使管壁增厚或痉挛，而且管腔可被分泌物堵塞，肺泡壁的损坏还可降低其对细支气管的牵引力，因此小气道阻力增加，患者主要表现为呼气性呼吸困难。

【附】

等压点有关知识

　　当细支气管外的压力大于细支气管内的压力，这种细支气管容易被压缩。呼气时气体流过细支气管，不断克服气道阻力，气管内压进行性下降，以致在气道上出现一个气管内外压相等的部位，被称为"等压点"。由于等压点下游（通向鼻腔的一端）的气管内压小于胸内压，气道有可能被压迫闭合。正常人肺泡弹性回缩力产生的肺泡内压很大，加之细支气管数量多，横截面积大，气道阻力小，因此气道内压下降速度较慢。正常人的等压点位于壁厚且有软骨环的大气管，即使气道外压力大于气道内压力也不会使大气管闭合。而慢性阻塞性肺疾病主要侵犯细支气管，可以使细支气管管壁增厚、痉挛、变形，加之炎症分泌物堵塞，使气道阻力增大，同时肺泡大量被破坏，对细支气管的牵拉作用减弱，肺泡弹性回缩力产生的支气管内压也减少。因此，该类患者呼气时气道内压迅速下降，使等压点由大气管移到无软骨支撑的细支气管，用力呼气时细支气管外的压力大于细支气管内的压力，致使小气道闭合，患者表现为呼气性呼吸困难。

2. 肺通气不足时的血气变化

限制性与阻塞性通气不足都可以使肺泡通气减少，氧的吸入和二氧化碳的排出均受阻，使肺泡气的氧分压降低而肺泡二氧化碳分压升高，血液流经肺泡壁毛细血管时，不能得到足够的氧与排出应排的二氧化碳，使 PaO_2 下降与 $PaCO_2$ 升高，即表现为 Ⅱ 型呼吸衰竭。此时 $PaCO_2$ 的增加值与 PaO_2 的降低值呈一定的比例关系，当肺泡通气量减少一半时，PaO_2 由正常的 100 mmHg 降至 50 mmHg，$PaCO_2$ 由正常的 40 mmHg 升至 80 mmHg，二者变化的比值为 1.25，相当于呼吸商，这是单纯性肺通气不足血气变化的特点。总肺泡通气量减少必然会引起 $PaCO_2$ 相应增高，一般认为 $PaCO_2$ 是反映总肺泡通气量的最佳指标。

（二）弥散障碍

弥散是指氧和二氧化碳通过肺泡-毛细血管膜（简称肺泡膜）的过程。气体弥散的速度取决于肺泡膜两侧气体的分压差、气体的弥散系数、具有气体交换功能的肺泡膜的面积和厚度，气体弥散量还与血液与肺泡接触的时间有关。弥散障碍是指肺泡膜面积减少或肺泡膜异常增厚和弥散时间缩短所引起的气体交换障碍。

1. 弥散障碍的原因

（1）肺泡膜面积减少。正常成人约有 3 亿个肺泡，肺泡膜总面积为 60~100 m^2。静息时参与换气的面积为 35~40 m^2，运动时因肺毛细血管开放数量和开放程度增加，参与换气的肺泡膜面积可增大到 60 m^2。由于储备量大，只有当肺泡膜面积减少一半以上时，才会发生换气障碍。肺泡膜面积减少见于肺实变、肺不张、肺叶切除等。

（2）肺泡膜厚度增加。肺泡膜薄部为气体进行交换的部位，它由 6 层结构组成，即含肺泡表面活性物质的极薄的液体层、很薄的肺泡上皮细胞层、上皮基底层、肺泡上皮与毛细血管之间很小的间隙、毛细血管的基膜和毛细血管内皮细胞层。其总厚度不到 1 μm，最薄处仅有 0.2 μm。气体的弥散速度与肺泡膜的厚度成反比，当间质性肺炎、肺水肿、肺纤维化、肺泡表面透明膜形成，肺泡膜增厚，弥散距离增大，可导致弥散速度减慢。

（3）血液与肺泡的接触时间过短。正常静息时，血液流经肺泡毛细血管的时间约为

0.75 s，由于弥散距离很短，只需 0.25 s，血液氧分压就可升至肺泡气氧分压水平。肺泡膜厚度增加的患者，虽然其气体的弥散速度减慢，但静息时 0.75 s 的血气接触时间足够完成气体交换，而不出现血气异常；但在体力负荷过度增加、情绪激动等使心排血量增加和肺血流加快时，血液与肺泡接触时间缩短，会导致气体交换不充分，发生低氧血症。

2. 弥散障碍时的血气变化

单纯的弥散障碍主要影响 O_2 由肺泡弥散到血液的过程，即造成肺换气障碍，故血气呈现 I 型呼吸衰竭的特点，即 PaO_2 降低而 $PaCO_2$ 正常，甚至可出现降低。这是由于 CO_2 在水中的溶解度约为 O_2 的 24 倍，但 CO_2 的分子量略大于 O_2 的分子量，导致 CO_2 的弥散系数约为 O_2 的 20 倍。因此，血液中的 CO_2 可以较快地弥散入肺泡，迅速与肺泡气达到平衡，不致发生 $PaCO_2$ 增高。若缺氧而出现代偿性通气过度，CO_2 呼出过多，则可使 $PaCO_2$ 低于正常。当肺泡膜的病变非常严重时，才会出现 $PaCO_2$ 增高。

（三）肺泡通气与血流比例失调

血液流经肺泡时能否保证得到充足的 O_2 和充分地排出 CO_2，使血液动脉化，除要有正常的肺通气功能和良好的肺泡膜弥散功能外，还取决于肺泡通气量与血流量的正常比例。正常成人在静息状态下，肺泡通气量（V_A）约为 4 L/min，肺血流量（Q）约为 5 L/min，二者的比例（V_A/Q）约为 0.8。肺疾患时，肺部病变的分布和严重程度往往是不均匀的，导致肺泡通气与血流的改变也不平行。有时肺的总通气量与血流量可以是正常的，但局部的通气与血流分布不均和比例失调。这些变化可导致肺换气功能障碍，甚至呼吸衰竭。

1. 肺泡 V_A/Q 失调的表现形式

肺泡 V_A/Q 失调可表现为以下两种基本形式。

（1）V_A/Q 降低。支气管哮喘、慢性支气管炎、阻塞性肺气肿、肺纤维化、肺萎缩和肺水肿等原因造成部分肺泡通气不足。部分肺泡的通气减少，但流经此处的血流未减少，导致部分未经氧合或未经充分氧合的静脉血通过肺泡的毛细血管或短路流入动脉血，这种情况类似动-静脉短路，故称功能性分流，又称静脉血掺杂。正常成人由于肺内通气分布不均匀也会形成功能性分流，但仅占肺血流量的 3%，而严重阻塞性肺疾病患者的功能性分流可增加到肺血流量的 30%~50%，使 V_A/Q 显著降低，严重影响换气功能。

（2）V_A/Q 升高。肺栓塞、弥散性血管内凝血、肺动脉炎、肺血管收缩等原因造成部分肺泡血流不足。此时肺泡通气正常而血流减少，肺泡通气不能被充分利用，故又称为无效腔样通气。正常的生理无效腔量约占潮气量的 30%，肺疾病时功能性无效腔量可显著增多，占到潮气量的 60%~70%，使 V_A/Q 异常升高，严重影响换气功能。

2. 肺泡通气血流比例失调时的血气变化

肺泡通气血流比例失调主要造成肺换气障碍，血气表现为 I 型呼吸衰竭的特点，即 PaO_2 降低，而 $PaCO_2$ 可以正常或代偿性降低，极严重时也可升高。这是因为病变部分肺泡通气血流比例失调时流经该处的静脉血不能充分动脉化，氧分压与氧含量降低而二氧化碳分压与含量升高，此时，其余的肺泡则可能发生代偿性通气。由于血液氧解离曲线呈 S 形，当氧分压为 100 mmHg 时，血氧饱和度已达 95%~98%，氧分压的再度提高也不能明显地提高血中的氧饱和度与氧含量；但是反映二氧化碳分压与含量改变关系的血液二氧化碳解离曲线在分压为 40~60 mmHg 时几乎呈直线，血中二氧化碳含量随分压增减而增减。因此，肺泡通气血流比例失调的患者出现氧含量和氧分压降低，而二氧化碳分压和含量的变化则取决于代偿性通气增强的程度。若代偿性通气增强过度，可使 $PaCO_2$ 低于正常；如果通气障碍范围较大，加上代偿性通气增强不足，使总的肺泡通气量低于正常，则 $PaCO_2$ 高于正常；如果两部分程度相当，$PaCO_2$ 可在正常范围。

（四）解剖分流增加

生理情况下，肺内存在解剖分流，即一部分静脉血经支气管静脉和极少的肺内动-静脉短路直接流入肺静脉。这些解剖分流的血流量占心排血量的 2%~3%。解剖分流的血液未经气体交换过程，故称为真性分流。肺的严重病变，如肺实变和肺不张等，该部分肺泡完全失去通气功能，但仍有血流，流经的血液完全未经气体交换而掺入动脉血，类似解剖分流，也称为真性分流。解剖分流增加也导致肺换气障碍，故血气表现为Ⅰ型呼吸衰竭的特点，即 PaO_2 降低，而 $PaCO_2$ 可以正常或代偿性降低，极严重时也可升高。综上所述，呼吸衰竭由肺通气功能障碍和换气功能障碍所致，前者常引起Ⅱ型呼吸衰竭，血气表现为 PaO_2 下降与 $PaCO_2$ 升高；后者包括弥散障碍、肺泡通气与血流比例失调和解剖分流增加，常引起Ⅰ型呼吸衰竭，血气表现为 PaO_2 降低，而 $PaCO_2$ 可以正常或代偿性降低，极严重时也可升高。

> **提示**
>
> 在患者发生呼吸衰竭时，上述机制单独存在的情况较少，经常是几种机制并存或相继发生作用。例如，急性呼吸窘迫综合征，既有肺水肿、肺泡透明膜形成引起的气体弥散障碍，微血栓形成引起的无效腔样通气，还有肺不张引起的功能性分流。

急性呼吸窘迫综合征（acute respiratory distress syndrome，ARDS）是指原无心肺疾病，在各种因素作用下，发生急性肺泡-毛细血管膜损伤而引起的呼吸衰竭。引起 ARDS 的原因有很多，如胃内容物吸入肺内，严重的肺部感染、休克、败血症、血液透析和体外循环时。ARDS 的发生机制尚未完全阐明。有些致病因子可直接作用于肺泡-毛细血管膜，引起肺损伤；有些致病因子则通过激活中性粒细胞、单核吞噬细胞和血小板，间接引起肺损伤。血管内皮的损伤和中性粒细胞释放的促凝物质，导致血管内凝血，形成微血栓，通过形成纤维蛋白降解产物（FDP）使肺血管通透性增加。ARDS 患者肺部有充血、出血、水肿、肺不张、微血栓及透明膜形成等病理变化。急性肺损伤引起呼吸衰竭的机制是肺泡-毛细血管膜的损伤及炎症介质的作用使肺泡上皮和毛细血管内皮通透性增加，引起肺水肿；渗到肺泡内的血浆蛋白覆盖于肺泡内表面，形成透明膜，肺水肿和透明膜导致肺弥散功能障碍。肺泡Ⅱ型上皮细胞损伤使表面活性物质的生成减少，导致肺泡表面张力增高，肺的顺应性降低，形成肺不张，其可导致肺内分流；肺内微血栓可导致无效腔样通气。肺弥散功能障碍、肺内分流和无效腔样通气均使 PaO_2 降低，导致呼吸衰竭。肺泡通气血流比例失调为 ARDS 患者呼吸衰竭的主要发病机制。

三、呼吸衰竭时机体的变化

呼吸衰竭时，引起机体各系统代谢与功能变化的最根本原因是低氧血症、高碳酸血症以及由此引起的碱平衡紊乱，其对机体影响的程度取决于发生的速度、程度、持续时间以及机体原有的功能代谢状况。缺氧、二氧化碳潴留与酸碱平衡紊乱三者之间关系密切，使机体出现复杂情况。在发病过程中，尤其是慢性呼吸衰竭患者，常首先出现一系列代偿适应性反应，以增加组织供氧、调节酸碱平衡和改善组织器官的功能代谢以适应新的内环境。严重时，如代偿不全，则可出现严重的功能紊乱或成为死亡的直接原因。

（一）酸碱平衡及电解质紊乱

呼吸衰竭时临床最常见代谢性酸中毒、呼吸性酸中毒及呼吸性碱中毒。

1. 代谢性酸中毒

严重缺氧可使无氧代谢增强，酸性代谢产物增多，引起代谢性酸中毒。呼吸衰竭时，如果合并肾功能衰竭、肾小管排酸保碱功能降低、感染或休克等，则可因肾代偿功能障碍或酸性代谢产物排出减少、产生过多，使代谢性酸中毒加重。此类患者的血液电解质的主要变化为：① 血清 K^+ 增高，是酸中毒使细胞内 K^+ 向胞外转移及肾小管上皮细胞在酸中毒时排 H^+ 增多、排 K^+ 减少所致。② 血 Cl^- 增高，代谢性酸中毒时，HCO_3^- 降低可使肾排出 Cl^- 减少，导致血 Cl^- 增高。

2. 呼吸性酸中毒

呼吸性酸中毒主要见于通气障碍所致的Ⅱ型呼吸衰竭，其因大量二氧化碳潴留引起呼吸性酸中毒。此时血液中电解质的主要变化为：① 血清钾浓度升高。急性呼吸性酸中毒时，细胞内 K^+ 外移而引起血钾浓度升高；慢性呼吸性酸中毒时，由于肾小管泌 H^+ 增多而排 K^+ 减少，也可导致血清钾升高。② 血清氯浓度降低。当血液中二氧化碳潴留时，在碳酸酐酶作用下，红细胞中 HCO_3^- 生成增多，HCO_3^- 与细胞外 Cl^- 交换使 Cl^- 进入细胞，以及酸中毒时肾小管上皮细胞产生 NH_3 增多及 $NaHCO_3$ 重吸收增多，使尿中 NH_4Cl 排出增加，均使血清氯浓度降低。

3. 呼吸性碱中毒

Ⅰ型呼吸衰竭的患者如果通气过度，使 $PaCO_2$ 明显降低，可发生呼吸性碱中毒。此时血清 K^+ 降低，血清 Cl^- 升高。临床发病急骤，多为失代偿性呼吸性碱中毒。

（二）呼吸系统变化

呼吸衰竭时多种机制引起呼吸频率及节律的变化。例如，在肺顺应性降低所致的限制性通气障碍性疾病中，因牵张感受器或肺毛细血管旁感受器受刺激而反射性地引起浅快呼吸；阻塞性通气不足时，常表现为深慢呼吸，且随阻塞部位不同，可表现为吸气性呼吸困难或呼气性呼吸困难；中枢性呼吸衰竭往往出现呼吸浅慢或节律不整，表现为周期性呼吸（潮式呼吸、间歇呼吸等），其发生机制，可能是由于呼吸中枢兴奋性过低而引起呼吸暂停，从而使血中二氧化碳增多，增多到一定程度，使呼吸中枢兴奋，出现呼吸运动，呼出二氧化碳，使血中二氧化碳减少到一定程度，又可导致呼吸暂停，如此形成周期性呼吸运动。

呼吸衰竭引起的低氧血症与高碳酸血症也可影响呼吸功能。PaO_2降低作用于颈动脉体和主动脉体外周化学感受器，反射性地使呼吸中枢兴奋。但此作用需PaO_2低于60 mmHg时才明显。二氧化碳与H^+主要作用于中枢化学感受器，使呼吸中枢兴奋，引起呼吸加深加快，增加肺通气量。当吸入气二氧化碳浓度为1%~2%时，呼吸活动加强；浓度达4%时通气量增加1倍；浓度达10%时通气量可增加10倍。缺氧对呼吸中枢的直接作用为抑制，当PaO_2低于30 mmHg时，此作用可大于反射性兴奋作用而抑制呼吸中枢。$PaCO_2$超过80 mmHg时，则抑制呼吸中枢。慢性Ⅱ型呼吸衰竭的患者，中枢化学感受器常被抑制，对二氧化碳敏感性降低，呼吸中枢的兴奋性主要靠PaO_2降低对外周化学感受器的刺激来维持。此时若吸入高浓度的氧，虽可使PaO_2回升到正常水平，缓解缺氧，但也解除了因缺氧而反射性地进行兴奋呼吸的作用，反而引起呼吸中枢的进一步抑制，造成严重后果。因此，对慢性Ⅱ型呼吸衰竭患者的吸氧问题须持谨慎态度，以吸入低浓度氧24%~30%为宜。

正常人静息时呼吸运动的耗氧量占全身耗氧量的1%~3%。呼吸衰竭时，若存在长时间增强的呼吸运动，呼吸肌耗氧增加，加上血氧供应不足，可导致呼吸肌疲劳，呼吸肌收缩力减弱，加重限制性通气障碍，呼吸变浅而快，呼吸衰竭更趋严重。

（三）循环系统变化

轻度的PaO_2降低和$PaCO_2$升高可兴奋心血管中枢，使心率加快、心肌收缩力增强、心排血量增加，但严重的缺氧和二氧化碳潴留可直接抑制心血管中枢，抑制心脏活动，导致心肌收缩力降低、血压下降。

呼吸衰竭常伴有肺动脉高压，从而引起右心肥大和衰竭，称为肺源性心脏病。肺动脉高压的发病机制主要有：① 缺氧、高碳酸血症与电解质代谢紊乱可直接损害心肌，降低心肌舒缩功能；长期缺氧还可引起心肌变性、坏死及纤维化等病变。② 缺氧、高碳酸血症与电解质代谢紊乱可引起肺小动脉收缩，使肺动脉压升高，而慢性缺氧所致红细胞增多，使血液黏滞度增高，也可增加肺血管阻力，长期肺动脉高压使右心负荷加重，引起右心室肥大及损伤。③ 呼吸困难时，用力呼气使胸内压增高，心脏受压，不利于心脏舒张，用力吸气使胸内压降低即负压增大，右心收缩时负荷增加，从而造成右心衰竭。

（四）中枢神经系统变化

呼吸衰竭时，常出现中枢神经系统功能障碍。患者表现为淡漠、恍惚、记忆力下降、失眠、头痛、性格改变等，继而表现为精神错乱、动作离奇、定向障碍、嗜睡，最后发生昏迷、抽搐和反射消失。通常把由呼吸衰竭引起的脑功能障碍称为肺性脑病。

肺性脑病常见于慢性Ⅱ型呼吸衰竭的患者。其发病机制如下。

1. 二氧化碳潴留与酸中毒

单纯高碳酸血症并不都出现肺性脑病，其发生还取决于pH，若$PaCO_2$增高而pH无明显下降，一般不会出现神经精神症状。在慢性二氧化碳潴留时，肾脏的代偿使血中HCO_3^-增加，pH可以变化不大，临床上有患者$PaCO_2$达90 mmHg时仍可清醒。而只要短时间内$PaCO_2$迅速升高到70 mmHg，患者即可出现不同程度的意识障碍。高碳酸血症与酸中毒可直接作用于脑血管，使脑血管扩张，毛细血管通透性增加，导致脑间质水肿。

2. 缺氧

中枢神经系统对缺氧十分敏感，这与脑组织本身的代谢特点有关。缺氧使能量生成减少，供能不足可引起脑功能障碍。ATP 减少，钠泵功能障碍，使胞内钠水增多，形成脑细胞水肿。缺氧也能使脑血管扩张，血管通透性增加，导致脑间质性水肿。脑充血、水肿使颅内压增高，压迫脑血管，加重脑缺氧，形成恶性循环。此外，缺氧还可加重代谢性酸中毒，损伤血管内皮细胞，引起血管内凝血，这也是肺性脑病发生的重要因素。

3. 酸中毒和缺氧对脑细胞的作用

正常脑脊液的缓冲作用较血液弱，其 pH 也较低，PCO_2 比动脉血高。因血液中的 HCO_3^- 及 H^+ 不易通过血－脑屏障进入脑脊液，故后者的酸碱调节需时较长。呼吸衰竭时脑脊液的 pH 变化比血液更明显。当脑脊液的 pH 低于 7.25 时脑电波变慢，低于 pH 6.8 时脑电活动完全停止。神经细胞内酸中毒一方面可增加脑谷氨酸脱羧酶的活性，使 γ－氨基丁酸生成增多，导致中枢抑制；另一方面可增强磷脂酶活性，使溶酶体水解酶释放，引起神经细胞和组织的损伤。

（五）肾功能变化

呼吸衰竭时，肾功能常受损害，轻者仅尿中出现蛋白、红细胞、白细胞及管型等，重者可发生急性肾功能衰竭，出现少尿、氮质血症与代谢性酸中毒等相应变化。此时常为功能性肾功能衰竭，肾脏结构无明显改变。只要外呼吸功能改善，肾功能可较快恢复。肾功能衰竭的发病机制是缺氧与高碳酸血症反射性地通过交感神经兴奋使肾血管收缩，肾血流量严重减少。

（六）消化道功能变化

呼吸衰竭时，常出现消化道功能障碍，表现为食欲缺乏、消化不良等。这主要是消化道缺氧所致。严重缺氧可使胃壁血管收缩，降低胃黏膜的屏障作用，严重时可引起上消化道出血。二氧化碳潴留可增强胃壁细胞碳酸酐酶活性，使胃酸分泌增多，以致出现胃黏膜糜烂、坏死、出血与溃疡形成等改变。

四、呼吸衰竭的防治及护理的病理生理基础

（一）病因学防治

治疗原发疾患十分重要，原发病得不到控制与治愈，呼吸功能难以改善。对于可能引起呼吸衰竭的疾病，必须防止与去除诱因，如防治呼吸道感染，慎用呼吸中枢抑制药物；需要手术者，术前需要检查肺功能储备等。这样以避免任何增加呼吸负荷或加重呼吸功能障碍的因素。慢性阻塞性肺疾病患者合并呼吸道感染时，可诱发呼吸衰竭与右心衰竭，应注意预防呼吸道感染，一旦发生，应积极控制感染。

（二）给氧治疗

呼吸衰竭时一定存在低张性缺氧，给氧的目的在于尽快使 PaO_2 提高到能供给组织必需氧的水平（50 mmHg 以上），当 PaO_2 升至 60 mmHg 时，血氧饱和度可达 85%。对无二氧化碳潴留的 I 型呼吸衰竭患者，可吸入较高浓度的氧（一般不超过 50%）。而对有二氧化碳潴留的 II 型呼吸衰竭患者，给氧应谨慎，宜采取持续性低浓度给氧，如鼻管给氧，氧浓度为

24%~30%，流速为1~2 L/min，使PaO_2维持在60 mmHg左右。这样既能供给组织必需的氧，又不致失去低氧血症反射性兴奋呼吸中枢的作用。然后再根据病情逐步增加给氧浓度。

（三）改善通气

Ⅱ型呼吸衰竭$PaCO_2$增高是肺总通气量不足所致，需要通过增加肺泡通气量以降低$PaCO_2$。增加肺泡通气量的措施如下。

（1）畅通气道：清除气道内容物与分泌物、解除支气管痉挛、减轻黏膜肿胀，必要时行气管插管或气管切开术。

（2）增强呼吸动力：如对呼吸中枢抑制者使用呼吸中枢兴奋药，对慢性呼吸衰竭伴营养不良者，注意补充营养以减少呼吸肌疲劳的发生。

（3）人工辅助通气：用人工呼吸维持必需的通气量，也可使呼吸肌得以休息，有利于呼吸肌功能的恢复，这也是治疗呼吸肌疲劳的有效方法。呼吸肌疲劳是长期用力呼吸引起的呼吸肌过度负荷造成的呼吸肌（主要是膈肌）衰竭，表现为收缩力减弱和收缩与舒张速度减慢，往往出现在$PaCO_2$升高之前，是Ⅱ型呼吸衰竭的重要发病因素。

（4）补充营养：慢性呼吸衰竭的患者由于呼吸困难影响进食量、胃肠消化和吸收功能，常有营养不良，应补充营养，改善呼吸肌功能。

（四）综合治疗

注意纠正酸碱失衡与电解质代谢紊乱，以改善内环境，注意维持心、脑、肾等重要器官功能，预防和治疗肺源性心脏病与肺性脑病等严重并发症。

学习活动12-1

病例与分析

病例：

患者，男，27岁，淋雨后发热，体温39 ℃，咳嗽、咯铁锈色痰，左侧胸痛，听诊闻及支气管呼吸音。血化验：白细胞总数为$12×10^9$/L，中性粒细胞0.80（80%）。X线见左下肺叶大片致密阴影。

问题：

此患者应诊断为何种疾病？根据病理知识分析诊断依据。

分析提示：

患者患大叶性肺炎（红色肝变期）。①发病：大叶性肺炎好发青壮年，该患者27岁。诱因是淋雨后出现发热。②铁锈色痰：因红色肝变期肺泡腔内渗出大量纤维素及红细胞，所以患者咯铁锈色痰。③胸痛：大叶性肺炎波及胸膜出现左侧胸痛。④听诊可闻及支气管呼吸音：大叶性肺炎红色肝样变期肺部实变，传导增强，因此听诊可闻及支气管呼吸音。⑤白细胞总数：大叶性肺炎由肺炎链球菌引起，血化验白细胞总数及中性粒细胞均明显增高。⑥左下肺叶大片致密阴影：大叶性肺炎发病常见于左下叶，发生实变，所以X线显示左下肺叶大片致密阴影。

学习活动 12-2

病例与分析

病例：

患者，男，60岁，因反复咳喘13年，双下肢水肿2年，近2天加重住院。患者于13年前因感冒、发热，出现咳喘，开始少量白色痰，经治疗好转，但每年于冬春季节或气候突变，反复发作，夏天较好，其一直参加农业劳动，上述症状逐年加重。患者近2年来出现双下肢水肿、腹胀，一直在基层医院进行中西药治疗，症状稍有好转，但平时有轻咳喘，咳白色黏痰，夜间较重，多于早晨4~5点出现喘息，劳累后感心悸、气促，休息后好转，今年5月症状加重，曾来我院治疗。其3天前因感冒、发热、黄痰、咳喘加重、食欲缺乏、少尿而入院。

体检：

体温39℃，心率116次/分，呼吸26次/分。呼吸稍促，呼气明显延长。唇轻度发绀伴颜面水肿，面色黄，舌质淡，苔厚腻干。颈静脉怒张，肝颈征（+）。胸廓前后径增宽，肋间隙增宽，叩诊呈过清音，肺肝界于右第6肋间，双肺可闻及干湿啰音。心尖搏动不明显，剑突下可见心脏搏动，心界无明显增大，心音弱，可闻期前收缩杂音。腹软，右上腹压痛明显，肝大肋下2.5 cm，脾未触及，移动性浊音（+），脊柱四肢无畸形，双肾区无叩痛，双下肢凹陷性水肿（++），神经系统检查生理反射存在，病理反射未引出。

实验室检查：

白细胞计数 9.8×10^9/L，中性粒细胞75%，淋巴细胞25%；PaO_2 为50 mmHg，$PaCO_2$ 为56 mmHg，HCO_3^- 为27.3 mmol/L，pH 为7.30，肝功能正常，血清总蛋白为37 g/L，白蛋白为13 g/L。

心电图检查：

P 波高尖，顺钟向转位，右心室肥厚，心肌劳损，多源性期前收缩。

X 线检查：

肺动脉段突出，右心室弓增大，肺野透过度增强，肺门部纹理增粗。

治疗：

入院后经抗感染、祛痰、利尿、强心等治疗，病情好转。

问题：

该患者主要发生哪些综合征？根据是什么？这些综合征之间有何关系？

分析提示：

1. 患者存在Ⅱ型呼吸衰竭，根据是：①慢性呼吸系统感染的病史。②有呼吸困难、肺部啰音、肺门部纹理增粗等症状，体征和 X 线检查阳性结果。③血气检查 PaO_2 小于60 mmHg，$PaCO_2$ 大于50 mmHg。

2. 患者存在右心衰竭，根据是：①出现劳累后感心悸、气促，休息后好转症状。②存在颈静脉怒张，肝颈征（+），心率 116 次/分，可闻期前收缩杂音，右上腹压痛明显，肝大肋下 2.5 cm，移动性浊音（+），双下肢凹陷性水肿（++），心电图 P 波高尖，顺钟向转位，右心室肥厚，心肌劳损，多源性期前收缩，X 线检查见肺动脉段突出、右心室弓增大等右心衰竭相关体征，心电图及 X 线检查阳性结果。

3. 该患者的右心衰竭系呼吸衰竭所致，为肺源性心脏病。

学习活动 12 - 3

自测练习题

一、单项选择题

1. 慢性支气管炎患者咳痰的病变基础是（　　）。
    A. 支气管黏膜上皮细胞变性，坏死
    B. 黏液腺体肥大，增生，黏液分泌增多
    C. 支气管壁淋巴细胞浸润
    D. 软骨萎缩，纤维化，钙化和骨化
    E. 支气管壁瘢痕形成
2. 能够引起慢性肺源性心脏病的疾病是（　　）。
    A. 肺脓肿　　　　　　　　　　　B. 肺癌
    C. 慢性支气管炎　　　　　　　　D. 大叶性肺炎
    E. 浸润型肺结核
3. 患大叶性肺炎时不会发生（　　）。
    A. 肺肉质变　　　　　　　　　　B. 肺脓肿
    C. 脓胸　　　　　　　　　　　　D. 肺褐色硬变
    E. 败血症
4. 肺气肿的病变发生在（　　）。
    A. 支气管　　　　　　　　　　　B. 管径 <2 mm 的小支气管
    C. 终末细支气管　　　　　　　　D. 肺泡
    E. 呼吸性细支气管以及远端肺组织
5. 小叶性肺炎的病变实质为（　　）。
    A. 细支气管和肺泡的化脓性炎　　B. 由慢性支气管炎引起的炎症
    C. 肺泡的纤维素性炎　　　　　　D. 肺泡的出血性炎
    E. 肺泡的急性卡他性炎
6. 大叶性肺炎的常见致病菌是（　　）。
    A. 肺炎杆菌　　　　　　　　　　B. 肺炎链球菌
    C. 金黄色葡萄球菌　　　　　　　D. 流感嗜血杆菌
    E. 溶血性链球菌

7. 硅肺常见的并发症为（　　）。
   A. 肺肉质变　　　　　　　　　　B. 肺气肿
   C. 支气管扩张　　　　　　　　　D. 胸膜间皮瘤
   E. 中央型肺癌

8. 男性，60岁，多年吸烟史，刺激性干咳半年。查体：X线光片示右肺门处不规则分叶状巨大阴影，边界不清。最可能的诊断是（　　）。
   A. 大叶性肺炎　　　　　　　　　B. 小叶性肺炎
   C. 原发性肺结核　　　　　　　　D. 中央型肺癌
   E. 慢性纤维空洞型肺结核

9. 男，36岁，从事采矿工作。X线显示两肺密布灰白色的小结节，大小不一，部分融合成直径>2 cm的团块，伴有小空洞形成；周围肺组织广泛纤维化，胸膜增厚。最有可能的诊断是（　　）。
   A. 硅肺　　　　　　　　　　　　B. 慢性纤维空洞型肺结核
   C. 肺癌　　　　　　　　　　　　D. 肺硬变
   E. 铍沉着症

10. 在海平面条件下，诊断Ⅱ型呼吸衰竭的根据是（　　）。
    A. PaO_2小于60 mmHg　　　　　B. PaO_2小于50 mmHg
    C. $PaCO_2$大于60 mmHg　　　　D. $PaCO_2$大于50 mmHg
    E. PaO_2小于60 mmHg及$PaCO_2$大于50 mmHg

11. 阻塞性通气不足可见于（　　）。
    A. 低钾血症　　　　　　　　　　B. 多发性神经炎
    C. 胸腔积液　　　　　　　　　　D. 化脓性脑膜炎
    E. 慢性支气管炎

12. 肺动脉栓塞患者发生呼吸衰竭是由于（　　）。
    A. 功能性分流　　　　　　　　　B. 无效腔样通气
    C. 弥散障碍　　　　　　　　　　D. 通气功能障碍
    E. 肺内真性分流增加

13. 对有通气障碍致使血中二氧化碳潴留的患者，给氧治疗可（　　）。
    A. 持续高浓度氧　　　　　　　　B. 间断性给高浓度氧
    C. 给纯氧　　　　　　　　　　　D. 给高压氧
    E. 持续低浓度低流量给氧

14. 肺通气障碍所致呼吸衰竭时最常发生的酸碱平衡紊乱是（　　）。
    A. 呼吸性酸中毒　　　　　　　　B. 代谢性酸中毒
    C. 呼吸性碱中毒　　　　　　　　D. 代谢性碱中毒
    E. 混合性酸碱平衡紊乱

15. Ⅰ型呼吸衰竭患者肺过度通气，可导致（　　）。
    A. 代谢性酸中毒　　　　　　　　B. 呼吸性酸中毒

C. 代谢性碱中毒　　　　　　　　D. 呼吸性碱中毒

E. 代谢性酸中毒合并呼吸性酸中毒

二、问答题

1. 简述大叶性肺炎的分期及各期的病变特点、临床表现、并发症。
2. 简述小叶性肺炎的病变特点及临床表现。
3. 简述慢性支气管炎的病变特点。
4. 简述间质性肺炎的病变特点。
5. 试述通气与血流比例失调表现的两种形式。
6. ARDS患者肺部有哪些病理变化？简述其发生机制。
7. 试述肺性脑病的概念及发生机制。
8. 对通气障碍型呼吸衰竭患者的给氧原则是什么？

（陈瑞芬　张立克）

第十三章

消化系统疾病

学习目标

掌握：

1. 概念：慢性萎缩性胃炎、慢性消化性溃疡、肠上皮化生、肝硬化、假小叶、肝衰竭、肝性脑病。

2. 慢性浅表性胃炎、慢性萎缩性胃炎的病理变化，消化性溃疡病的病理变化及并发症，各型病毒性肝炎、肝硬化的病理特点及临床病理分型，肝性脑病的发病机制，胰腺炎的病因、病理类型及病变特点。

熟悉：

1. 概念：假性神经递质。

2. 食管癌、胃癌、大肠癌、原发性肝癌和胰腺癌的病理类型、病变特点、扩散方式，肝性脑病的诱因。

了解：

慢性肥厚性胃炎的病变特点，病毒性肝炎、肝硬化的病因和发病机制，肝性脑病的防治及护理的病理生理基础。

本章知识结构

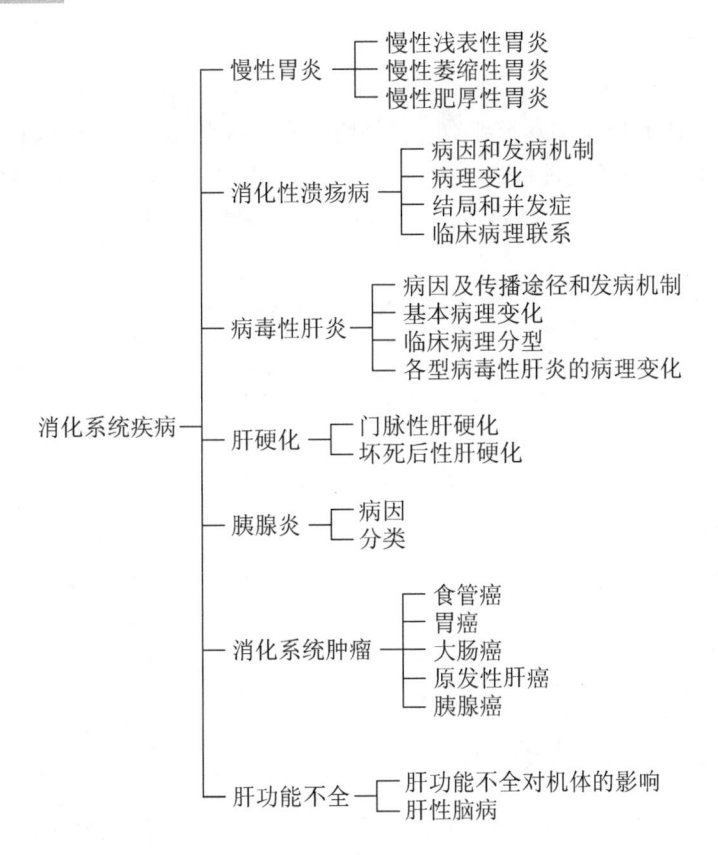

```
                    ┌─ 慢性胃炎 ─┬─ 慢性浅表性胃炎
                    │           ├─ 慢性萎缩性胃炎
                    │           └─ 慢性肥厚性胃炎
                    │
                    ├─ 消化性溃疡病 ─┬─ 病因和发病机制
                    │               ├─ 病理变化
                    │               ├─ 结局和并发症
                    │               └─ 临床病理联系
                    │
                    ├─ 病毒性肝炎 ─┬─ 病因及传播途径和发病机制
                    │             ├─ 基本病理变化
                    │             ├─ 临床病理分型
                    │             └─ 各型病毒性肝炎的病理变化
                    │
  消化系统疾病 ─────┼─ 肝硬化 ─┬─ 门脉性肝硬化
                    │         └─ 坏死后性肝硬化
                    │
                    ├─ 胰腺炎 ─┬─ 病因
                    │         └─ 分类
                    │
                    ├─ 消化系统肿瘤 ─┬─ 食管癌
                    │               ├─ 胃癌
                    │               ├─ 大肠癌
                    │               ├─ 原发性肝癌
                    │               └─ 胰腺癌
                    │
                    └─ 肝功能不全 ─┬─ 肝功能不全对机体的影响
                                   └─ 肝性脑病
```

消化系统由消化管和消化腺组成，其基本功能是摄取食物、进行物理性和化学性消化、吸收分解营养物质、排出食物残渣以及进行内分泌等。

消化系统是体内易发生疾病的部位，胃炎、消化性溃疡病、肠炎、肝炎、肝硬化等是临床上常见的疾病。在我国十大恶性肿瘤中，消化系统就占四种，分别为食管癌、胃癌、肝癌和大肠癌。

第一节 慢性胃炎

慢性胃炎是胃黏膜的慢性非特异性炎症，发病率高，是一种常见病。其根据病变特点及临床表现可分为3种类型：慢性浅表性胃炎、慢性萎缩性胃炎、慢性肥厚性胃炎。

一、慢性浅表性胃炎

慢性浅表性胃炎（chronic superficial gastritis）以胃窦部为常见，胃镜所见呈多灶性或弥漫状。病变部位胃黏膜充血、水肿，伴有点状出血和糜烂。镜下见炎症限于黏膜浅层（黏膜上1/3），主要表现为黏膜充血、水肿，表浅黏膜上皮脱落，固有层淋巴细胞和浆细胞浸润。慢性浅表性胃炎可完全治愈，也可转化为慢性萎缩性胃炎。

二、慢性萎缩性胃炎

慢性萎缩性胃炎（chronic atrophic gastritis）以胃黏膜萎缩变薄，黏膜腺体减少或消失并伴有肠上皮化生，固有层内多淋巴细胞、浆细胞浸润为特点。其根据病因和发病机制可分为A、B两型。A型为自身免疫性胃炎，少见，患者有抗内因子和抗壁细胞抗体，伴有维生素B_{12}吸收障碍和恶性贫血。而B型胃炎常见。两型区别见表13-1。两型萎缩性胃炎的胃黏膜病变基本一致。

表13-1 A型与B型慢性萎缩性胃炎的比较

	A型	B型
病因及发病机制	属自身免疫性疾病	与吸烟、酗酒、感染、滥用药物等有关
部位	胃体、胃底	胃窦部
血中抗内因子自身抗体	阳性	阴性
维生素B_{12}吸收障碍	有	无
恶性贫血	有	无
血中抗壁细胞自身抗体	阳性	阴性
我国发病情况	较少见	多见

胃镜所见：① 正常橘红色色泽消失，变为灰色；② 萎缩黏膜明显变薄；③ 黏膜下血管分支清晰可见。

镜下见：① 胃黏膜萎缩变薄，腺体变小，数目减少，并可有囊性扩张。② 肠上皮化生，是指病变区胃黏膜上皮被肠型腺上皮取代的现象。在胃窦部病变区，胃黏膜中出现分泌黏液的杯状细胞、有纹状缘的吸收上皮和潘氏（Paneth）细胞。③ 假幽门腺化生，是指胃体部或胃底部的腺体壁细胞和主细胞消失，被类似幽门腺的黏液分泌细胞所取代。④ 固有膜内有多量淋巴细胞、浆细胞浸润，病程长的病例可形成淋巴滤泡。

临床病理联系：由于胃腺萎缩，胃液分泌减少，患者可出现明显的食欲下降、消化不良、上腹部不适或疼痛等。A型患者因内因子缺乏，维生素B_{12}吸收障碍，出现恶性贫血。萎缩性胃炎伴有肠腺化生，在化生过程中，黏膜上皮细胞不断增生，当出现异常增生时，可能导致癌变。

三、慢性肥厚性胃炎

慢性肥厚性胃炎病变常发生在胃底及胃体部。胃镜所见黏膜肥厚，皱襞粗大加深变宽，呈脑回状。镜下见腺体肥大增生，腺管延长，增生的腺体可穿过黏膜肌层。黏膜表面黏液分泌细胞增多，黏膜固有层少量炎性细胞浸润。

第二节　消化性溃疡病

消化性溃疡病（peptic ulcer disease）是以胃或十二指肠形成慢性溃疡为特征的一种常见病、多发病。十二指肠溃疡较多见，占 70%，胃溃疡仅占 25%。其发生与胃液的自身消化作用有关，故又称为慢性消化性溃疡。消化性溃疡病多见于成人，年龄在 20~50 岁，男性多于女性。临床上，患者出现周期性上腹部疼痛、反酸、嗳气等症状。

一、病因和发病机制

消化性溃疡病的病因和发病机制复杂，尚未完全清楚，目前认为其与以下因素有关。

（一）黏膜抗消化能力降低

许多胃溃疡患者胃酸水平正常，一些有高胃酸的人群无溃疡形成。这提示溃疡的形成与胃、十二指肠黏膜防御屏障功能的破坏有关。正常胃和十二指肠黏膜通过胃黏膜分泌的黏液（黏液屏障）和黏膜上皮细胞的脂蛋白（黏膜屏障）保护黏膜不被胃液所消化。当胃黏液分泌不足或黏膜上皮受损时，胃黏膜的抗消化能力降低，胃液中的氢离子便可以逆向弥散入胃黏膜，使胃壁组织受损伤，形成溃疡。

（二）幽门螺杆菌的感染

大量研究表明，幽门螺杆菌在溃疡病的发病机制中具有重要的作用。在胃镜检查中，发现慢性胃炎、胃溃疡及十二指肠溃疡的幽门螺杆菌检出率均较高，幽门螺杆菌可以破坏胃黏膜的屏障功能，促使溃疡的形成。

（三）胃液的消化作用

多年研究证明，胃酸分泌过多在胃和十二指肠溃疡的发病中也起重要作用，甚至在黏膜屏障防御正常时也形成溃疡。溃疡多发生在酸性环境的胃和十二指肠，而在碱性环境中的空肠与回肠，一般不发生溃疡。

（四）神经、内分泌功能失调

消化性溃疡病患者常有精神过度紧张、忧郁及迷走神经兴奋性异常。① 精神因素刺激使大脑皮质功能失调，内分泌功能紊乱，使胃酸、胃蛋白酶分泌过多，引起消化性溃疡病。② 迷走神经兴奋性异常，可导致胃泌素分泌增多或胃蠕动减弱，最终导致胃酸分泌增加，引起消化性溃疡病。

（五）遗传因素

消化性溃疡病在一些家庭中有高发趋势；血型为 O 型的人消化性溃疡病发病率较高，说明消化性溃疡病与遗传因素有一定关系。

二、病理变化

以胃溃疡为例介绍消化性溃疡病的病理变化。肉眼见胃溃疡多发生于胃小弯近幽门侧，尤以胃窦部多见。溃疡常为一个，呈圆形、椭圆形，直径小于 2 cm，边缘整齐，形如刀切，底部平坦，深达肌层甚至浆膜层，黏膜皱襞从溃疡向周围呈放射状。镜下见慢性溃疡底部从内向外依次分为4层：① 溃疡表面的渗出层。其主要由中性粒细胞和纤维素构成。② 坏死层。其由坏死组织构成。③ 肉芽组织层。其主要由成纤维细胞和新生毛细血管组成。④ 瘢痕组织层。由于炎性刺激，溃疡底部小动脉常发生增殖性动脉内膜炎，管壁增厚，管腔狭窄或有血栓形成。溃疡底部神经纤维呈球状增生。

十二指肠溃疡形态与胃溃疡相似，多发于十二指肠球部的前壁或后壁，但一般较小，直径多在1 cm之内，溃疡较浅，易愈合。

三、结局和并发症

（一）愈合

多数患者溃疡可愈合。溃疡表层的渗出及坏死物质被吸收和排除后，底部肉芽组织增生充填溃疡，周围黏膜上皮再生，覆盖溃疡面而愈合。

（二）并发症

（1）出血：溃疡病最常见的并发症，发生率可达10%~35%。由于毛细血管破裂引起少量出血，大便化验潜血阳性。较大血管破裂则可发生大出血，临床表现为呕血（咖啡色）及便血（黑色柏油便），严重者出现失血性休克，危及生命。

（2）穿孔：约见于5%的患者，溃疡穿透胃壁或十二指肠壁所致。十二指肠壁较薄，较易发生穿孔。急性穿孔发生时，胃肠液漏入腹腔，导致急性弥漫性腹膜炎，患者出现剧烈腹痛，甚至发生休克。

（3）幽门梗阻：发生率为3%。位于幽门管的溃疡充血、水肿，或溃疡经久不愈，形成的瘢痕组织可导致幽门狭窄，使胃内容物通过困难，继发胃扩张，患者可出现反复呕吐。

（4）癌变：很少见，发生率约为1%。经久不愈的胃溃疡，溃疡边缘黏膜上皮和腺体不断遭受破坏，反复增生而发生癌变。十二指肠溃疡几乎不发生癌变。

四、临床病理联系

消化性溃疡病患者常出现上腹部周期性疼痛，疼痛与进食有明显的关系。十二指肠溃疡的疼痛发生在餐后3~4小时或夜间空腹时，这与迷走神经兴奋性增高，空腹时也使胃酸分泌增多有关。胃溃疡的疼痛常发生于餐后约1小时，至下餐前消失，这是由于进食后促使胃泌素分泌，胃酸分泌增多，刺激溃疡面和局部的末梢神经，引起疼痛。此外，胃壁平滑肌痉挛也引起疼痛。反酸、嗳气和呕吐，这与胃酸刺激引起胃幽门括约肌痉挛、胃逆蠕动以及胃内容物排空困难并发酵有关。

> **提 示**
>
> 胃溃疡镜下分为4层，这4层实际是一个"创伤愈合"的过程。消化性溃疡病因各种病因使胃壁发生坏死，坏死分离排出形成较深的缺损，即溃疡。溃疡底部渗出层及坏死层为创伤过程，而肉芽组织层及瘢痕组织层为创伤后的修复过程。

一般认为消化性溃疡病是成年人的常见病，其实不然，现在消化性溃疡病也可见于儿童，而且近年来发病率明显升高。专家一致认为儿童消化性溃疡病与下列因素有关：① 与饮食有关，孩子如长期过量摄入生冷食物或暴饮暴食，对胃黏膜可产生物理性或化学性损害；② 与精神因素有关，现在儿童的学习负担过重，精神压力较大，家长对孩子的期望值太高，无形中会使儿童精神紧张、忧郁，可能是儿童消化性溃疡病的发病原因。有报告显示，成人中的消化性溃疡病有21%～50%始于儿童期。因此，儿童期的消化性溃疡病应引起高度注意。

第三节　病毒性肝炎

病毒性肝炎（viral hepatitis）是指由一组肝炎病毒引起的以肝实质细胞变性、坏死为主要病变的一种常见传染病，世界各地均有散发和流行。

一、病因及传播途径和发病机制

1. 病因及传播途径

目前已证实引起病毒性肝炎的肝炎病毒有6种，其类型及传播途径见表13-2。

表13-2　肝炎病毒类型及传播途径

类型	传播途径
甲型（HAV）	消化道
乙型（HBV）	密切接触、输血、注射
丙型（HCV）	密切接触、输血、注射
丁型（HDV）	密切接触、输血、注射
戊型（HEV）	消化道
庚型（HGV）	输血、注射

2. 发病机制

肝炎病毒引起肝细胞损伤的机制尚未完全明确。甲型肝炎病毒可能通过细胞免疫机制而导致肝细胞损伤。乙型肝炎病毒导致肝细胞损伤的机制比较复杂，许多研究表明HBV主要通过细胞免疫反应引起肝细胞损伤。病毒在肝细胞内进行复制后释放入血，HBV的一部分抗原结合于肝细胞膜，使肝细胞表面的抗原性发生改变；致敏的T淋巴细胞与肝细胞表面的抗原结合，发挥淋巴细胞毒性作用，溶解破坏肝细胞膜及与其结合的病毒抗原。因此，细胞免疫反应的强弱是决定肝细胞损伤程度的重要因素。

二、基本病理变化

各型肝炎的病变基本相同,都是以肝细胞的变性、坏死为主,同时伴有不同程度的炎细胞浸润、肝细胞再生及纤维组织增生。

(一) 肝细胞变性、坏死

1. 肝细胞变性

(1) 肝细胞水肿:最常见的病变,肝细胞明显肿大,胞浆疏松淡染呈网状、半透明,称为胞浆疏松化。严重时肝细胞肿大呈球形,胞浆几乎透明,称气球样变。

(2) 肝细胞嗜酸性变:常累及单个或数个肝细胞,胞浆浓缩,嗜酸性增强,呈深红色;细胞核染色也较深。

2. 肝细胞坏死

(1) 嗜酸性坏死:由嗜酸性变发展而来,胞浆进一步浓缩,核也浓缩消失,最终形成深红色浓染的圆形小体,称为嗜酸性小体。其为单个肝细胞的死亡,属于细胞凋亡。

(2) 溶解性坏死:最常见,由严重气球样变发展而来,细胞核固缩、溶解消失,胞浆溶解液化,最后细胞解体。根据坏死的范围及发生的部位不同,其分为以下类型:① 点状坏死,是指单个或数个肝细胞的坏死,坏死灶出现炎细胞浸润,常见于急性普通型肝炎;② 碎片状坏死,是指肝小叶周边部界板肝细胞的灶性坏死和崩解,常见于慢性肝炎;③ 桥接坏死,即小叶中央静脉与汇管区之间或两个小叶中央静脉之间出现肝细胞的带状坏死,常见于中度或重度慢性肝炎;④ 大片坏死,即肝小叶出现大范围肝细胞坏死,仅有少量肝细胞存活,常见于重型肝炎。

(二) 炎细胞浸润

在汇管区或肝小叶内的坏死区出现不同程度的炎细胞浸润。浸润的炎细胞主要为淋巴细胞、单核细胞及少量的浆细胞、中性粒细胞。

(三) 增生

1. 肝细胞再生

肝细胞坏死后由周围的肝细胞通过直接或间接分裂再生而修复。再生的肝细胞体积较大,胞浆略呈嗜碱性,细胞核大且深染,有时可见双核。如果肝细胞坏死灶小,网状纤维支架存在,再生的肝细胞可沿原有的网状支架排列,称为原位再生。但如坏死严重,原小叶内的网状支架塌陷,再生的肝细胞则呈团块状排列,称为结节状再生。

2. Kupffer 细胞增生

增生的 Kupffer 细胞胞浆丰富,呈梭形或多角形,突出于窦壁或脱落于肝窦内,成为游走吞噬细胞,吞噬凋亡的肝细胞、坏死组织碎片及色素颗粒。

3. 间叶细胞及成纤维细胞增生

存在于肝间质中的间叶细胞具有多分化潜能,可分化为组织细胞,参与炎细胞浸润;后期也分化为成纤维细胞,参与损伤的修复。肝细胞反复发生严重变性坏死时,出现大量纤维组织增生,可导致肝纤维化或肝硬化。

三、临床病理分型

1. 急性普通型病毒性肝炎

急性普通型病毒性肝炎分为：① 急性黄疸型；② 急性无黄疸型。

2. 慢性普通型病毒性肝炎

慢性普通型病毒性肝炎分为：① 轻度慢性肝炎；② 中度慢性肝炎；③ 重度慢性肝炎。

3. 重型病毒性肝炎

重型病毒性肝炎分为：① 急性重型肝炎；② 亚急性重型肝炎。

四、各型病毒性肝炎的病理变化

（一）普通型病毒性肝炎

1. 急性普通型病毒性肝炎

急性普通型病毒性肝炎最常见，临床上分为急性黄疸型和急性无黄疸型。两型病变基本相同。我国以急性无黄疸型居多，多为乙型病毒性肝炎，部分为丙型。黄疸型肝炎病变略重，但病程短，多见于甲型、丁型和戊型肝炎。

病理变化：镜下见肝细胞广泛的变性，表现为肝细胞胞浆疏松化和气球样变（细胞水肿）。坏死轻微，可见点状坏死与嗜酸性小体。肝小叶内与汇管区可见轻度炎细胞浸润。肉眼见肝体积增大，包膜紧张，质软。

临床病理联系：因肝细胞弥漫性变性、肿胀，肝脏体积增大，肝被膜紧张，患者出现肝区疼痛和压痛；肝细胞坏死，肝细胞内的酶类释放入血，血清谷丙转氨酶（SGPT）升高，同时还会引起多种肝功能异常。肝细胞坏死较严重时，胆红素的代谢发生障碍，加之毛细胆管受压或胆栓形成等，患者可出现黄疸。

> **提示**
>
> 急性病毒性肝炎属于自限性疾病，若能在早期得到及时休息、合理营养及一般支持疗法，大多数病例能在3~6个月临床治愈。因为此型肝炎肝细胞病变为广泛胞浆疏松化和气球样变（细胞水肿），坏死轻微（点状坏死），细胞水肿是轻型变性，是可逆性病变，点状坏死可通过肝细胞（稳定细胞）再生修复。因此，护理人员可以把学过的病理临床知识讲述给患者，使患者树立治疗的信心，保持乐观稳定的情绪，争取早日恢复健康。乙型、丙型肝炎恢复较慢，乙型肝炎5%~10%、丙型肝炎约70%可发展为慢性肝炎。护理工作对疾病的恢复起着重要作用。

2. 慢性普通型病毒性肝炎

慢性普通型病毒性肝炎病程持续半年以上即为慢性肝炎。目前，我国将慢性肝炎分为轻、中、重3型。

(1) 轻度慢性肝炎：镜下见肝细胞出现明显变性，点状坏死，偶见轻度碎片状坏死，汇管区慢性炎细胞浸润，周围有少量纤维组织增生，肝小叶结构完整。

(2) 中度慢性肝炎：镜下见肝细胞变性，坏死较明显，出现特征性桥接坏死及中度的碎片状坏死。汇管区及肝小叶内炎细胞浸润明显，且有纤维间隔形成，但小叶结构尚存。

(3) 重度慢性肝炎：镜下见重度的碎片状坏死与大范围的桥接坏死。坏死区出现肝细胞不规则再生，纤维间隔分割肝小叶，开始有假小叶形成倾向。此型肝炎如不及时治疗，大部分转为肝硬化。

(二) 重型病毒性肝炎

本型病毒性肝炎病情严重，根据起病的急缓和病变的程度，分为急性重型肝炎和亚急性重型肝炎两型。

1. 急性重型肝炎

急性重型肝炎少见，起病急，进展快，病情凶险，死亡率高，临床上又称为暴发型或电击型肝炎。

肉眼见肝脏体积明显缩小，质量减至 600～800 g，质地柔软，被膜皱缩。切面呈黄色或红色，故称为黄色或红色肝萎缩。镜下见肝细胞坏死严重而广泛，肝细胞溶解，出现弥漫性大片状坏死，肝脏呈现"一片荒凉"的景象。肝血窦明显扩张充血并出血，Kupffer 细胞增生，并吞噬细胞碎屑及色素。小叶内和汇管区有多量炎细胞浸润，残留的肝细胞再生不明显。

由于大片肝细胞出现溶解坏死，临床上出现：① 胆红素大量入血引起肝细胞性黄疸；② 凝血因子合成障碍，可导致出血倾向；③ 肝细胞对各种代谢产物的解毒功能发生障碍，可导致肝功能衰竭，出现肝性脑病；④ 胆红素代谢障碍及血液循环障碍，可导致肾功能衰竭（肝肾综合征）。

本型肝炎患者多数在短期内死亡，死因主要为肝功能衰竭（肝昏迷），其次为消化道大出血、急性肾功能衰竭等。本型肝炎如果渡过急性期可发展为亚急性重型肝炎。

2. 亚急性重型肝炎

亚急性重型肝炎大多数由急性重型肝炎迁延而来。

镜下可见大片状肝细胞的坏死，又有肝细胞的结节状再生，坏死区网状纤维支架塌陷及胶原化，肝细胞的再生不能沿原有支架排列，呈不规则的结节状再生。小叶内外有明显的炎细胞浸润，小叶周边部小胆管增生，小胆管内有淤胆现象。肉眼见肝脏体积不同程度的缩小，包膜皱缩，切面呈黄绿色。病程长者可形成大小不等的结节，质地变硬。

本型肝炎如治疗及时，有停止进展和治愈的可能性，多数可发展为坏死后性肝硬化。

第四节　肝硬化

肝硬化（liver cirrhosis）是由多种原因引起的一种常见的慢性肝病。肝细胞发生弥漫性的变性、坏死，继而出现纤维组织增生和肝细胞结节状再生，3 种病变反复交错进行，使肝脏的正常小叶结构和血液循环途径逐渐被破坏和改建，导致肝脏变形、质地变硬，形成肝硬化。临床上早期无症状，后期可出现不同程度的门脉高压和肝功能不全。

肝硬化按病因分类分为病毒性肝炎性肝硬化、酒精性肝硬化、寄生虫性肝硬化及胆汁性肝硬化；按形态分类分为小结节型肝硬化、大结节型肝硬化及大小结节混合型肝硬化。目前我国多使用的是结合病因、病变特点及临床表现的综合分类法，主要肝硬化类型有：门脉性（相当于小结节型）、坏死后性（相当于大结节型或混合型）、胆汁性、淤血性、寄生虫性肝硬化等。其中，门脉性肝硬化最常见，其次为坏死后性肝硬化，其他类型少见。

一、门脉性肝硬化

门脉性肝硬化（portal cirrhosis）属于小结节型肝硬化，是各型肝硬化中最常见者。

（一）病因和发病机制

1. 病毒性肝炎

在我国，病毒性肝炎是引起门脉性肝硬化的主要原因，尤其是乙型和丙型肝炎。

2. 慢性酒精中毒

长期酗酒是引起门脉性肝硬化的另一重要原因，是欧美国家引起肝硬化的主要原因。酒精在体内代谢过程中对肝细胞有直接毒害作用，使肝细胞发生脂肪变而逐渐进展为肝硬化。

3. 营养缺乏

动物实验表明，喂养缺乏胆碱和蛋氨酸食物的动物，肝脏合成磷脂发生障碍，引起肝细胞脂肪变，可发展为肝硬化。

4. 毒物中毒

许多毒性物质（砷、四氯化碳、磷、亚硝胺等）和药物（异烟肼、辛可芬、氯仿等）对肝细胞有损伤作用，这些毒物长期作用可导致肝硬化。

上述各种因素均可引起肝细胞弥漫性损害，如长期作用可导致肝硬化形成：① 因肝细胞坏死，局部的网状纤维支架塌陷融合并胶原化而形成胶原纤维间隔；② 广泛的肝细胞变性、坏死后，出现成纤维细胞增生、局部的储脂细胞产生胶原纤维；③ 广泛的肝细胞变性、坏死后，肝小叶内网状支架塌陷，再生的肝细胞不能沿原有支架排列，而形成不规则的再生肝细胞结节。这些病变随着肝细胞不断坏死与再生而反复进行，最终肝脏形成弥漫的假小叶，并导致肝内血液循环途径改建和肝功能障碍而形成肝硬化。

（二）病理变化

肉眼见早期肝体积可正常或稍增大，重量增加，质地正常或稍硬。晚期由于肝细胞不同程度的坏死，纤维组织增生，肝体积明显缩小，重量减轻，质地明显变硬，被膜增厚。肝脏的表面和切面弥漫分布圆形或椭圆形的结节，结节大小较一致，直径一般不超过 1 cm。镜下见正常的肝小叶结构破坏，广泛增生的纤维组织将肝小叶分割成圆形或类圆形的肝细胞团，称为假小叶。假小叶内肝细胞可发生不同程度的变性和坏死，也可见到肝细胞再生结节，肝细胞排列紊乱，小叶中央静脉偏位、缺如或出现两个以上的中央静脉，有时在假小叶内可见汇管区。在周围包绕的纤维间隔内可见增生的小胆管及少量的慢性炎细胞浸润。

(三) 临床病理联系

患者可出现不同程度的门脉高压症和肝功能不全。

1. 门脉高压症

门脉压力增高的原因：① 广泛的纤维组织增生使肝窦闭塞，门静脉循环受阻（窦性阻塞），而出现门脉高压；② 假小叶形成及纤维组织的增生，压迫小叶下静脉及中央静脉，使肝窦内血液流出受阻，导致门静脉回流受阻（窦后性阻塞）；③ 肝动脉和门静脉之间形成异常吻合支，压力高的肝动脉血流入门静脉，导致门静脉压力升高。患者可出现一系列的症状和体征，主要表现如下。

(1) 脾肿大。门脉高压出现后，脾静脉血液回流受阻，导致慢性脾淤血。脾脏淤血肿大，被膜增厚。镜下见脾窦扩张充血，脾小体萎缩，并出现结缔组织增生。脾肿大患者可出现脾功能亢进引起的贫血或出血等临床表现。

(2) 胃肠道淤血、水肿。胃肠静脉回流受阻，黏膜淤血、水肿，导致消化吸收功能障碍，患者出现食欲缺乏、消化不良、腹胀、腹泻等症状。

(3) 腹水形成。腹水形成一般在肝硬化晚期出现，腹腔内聚积大量草绿色清亮的液体（漏出液），形成机制为：① 门脉高压。肠壁、肠系膜等处的毛细血管内压升高，血管壁的通透性也增加，使水、电解质及血浆蛋白漏入腹腔，形成腹水。② 肝细胞受损。肝细胞合成蛋白质的功能出现障碍，血浆胶体渗透压降低，也与腹水形成有关。③ 肝细胞损伤。肝脏对醛固酮和抗利尿激素的灭活能力下降，使血液内醛固酮和抗利尿激素增多，导致钠水潴留，促进腹水形成。

(4) 侧支循环的建立。门脉高压形成以后，门静脉的血液回流受阻，使部分门静脉的血绕过肝脏，经侧支循环回心，主要侧支循环与并发症有：① 食管下段静脉丛曲张。门静脉血液经胃冠状静脉、食管下段静脉丛、奇静脉进入上腔静脉回右心。这条侧支循环的形成常导致食管下段静脉丛曲张，曲张的静脉破裂后可引起上消化道大出血，是肝硬化患者死亡的常见原因之一。② 脐旁静脉丛曲张。门静脉血液经脐静脉、脐旁静脉丛，向上经胸腹壁静脉进入上腔静脉；向下经腹壁下静脉进入下腔静脉。这条侧支循环的形成常导致脐旁静脉丛曲张，形成"海蛇头"现象。③ 直肠静脉丛曲张。门静脉血液经肠系膜下静脉、直肠静脉丛、髂内静脉进入下腔静脉。这条侧支循环的形成常导致直肠静脉丛曲张（痔静脉丛曲张），破裂可引起出血，长期便血可引起贫血。

2. 肝功能不全

肝实质长期反复遭受破坏，引起肝功能不全，可出现下列临床表现。

(1) 蛋白质合成障碍。肝细胞损伤后，合成蛋白的功能降低，血浆总蛋白量明显减少。

(2) 出血倾向。患者出现鼻出血、牙龈出血、皮肤及黏膜瘀斑等，这是由于肝细胞合成凝血酶原、凝血因子和纤维蛋白原减少及脾功能亢进，导致血小板被破坏，从而引起出血。

(3) 黄疸。这是晚期肝硬化患者重要的临床表现之一，多因肝内胆管的不同程度阻塞及肝细胞坏死引起。

(4) 对雌激素的灭活作用减弱。其表现为：① 男性乳房发育、睾丸萎缩及性欲减退；

② 女性出现月经不调、闭经和不孕症等；③ 出现蜘蛛状血管痣，由小动脉末梢扩张所致，常出现在患者的颈部、胸部、面部等处皮肤。

（5）肝性脑病（肝昏迷）。其出现在肝硬化的晚期，是最严重的并发症，系肝功能极度衰竭的表现；由于肠内含氮的物质不能在肝内解毒，而引起氨中毒，是肝硬化患者常见的死因。

（四）结局

肝硬化时肝脏的组织结构已经被增生的纤维改建，从形态结构上难以恢复正常，但由于肝脏有强大的代偿能力，只要及时治疗，常使病变处于相对稳定状态。如果病变持续进展，最终导致肝功能衰竭，则患者因肝昏迷死亡。此外，食管下段静脉丛曲张破裂大出血、合并肝癌及感染也为常见的死因。

> **提　示**
>
> 对肝硬化患者护理应注意的问题有：① 蛋白质的摄入。肝硬化主要病变之一是肝细胞出现弥漫的变性坏死，而蛋白质是肝细胞修复和维持血浆蛋白正常水平的主要基础，患者应保证摄入量，促进肝细胞的修复。但对于血氨升高，患者应限制或禁食蛋白质，血氨升高是引起肝性脑病（肝昏迷）的主要原因，血氨生成过多是由于摄入大量含氮的物质（高蛋白饮食），所以血氨升高患者待病情好转后再逐渐增加蛋白质摄入量，并应尽量选择植物蛋白（如豆制品，因其含甲硫氨酸、产氨氨基酸较少）。② 注意避免损伤曲张的食管静脉。肝硬化门脉高压的临床表现可出现食管的静脉曲张，这样的患者应注意食入软食（如菜泥、肉末等），进餐时要细嚼慢咽；切勿食入坚硬、粗糙的食物，以防粗糙的食物损伤曲张的食管静脉，导致致命性的大出血。

二、坏死后性肝硬化

坏死后性肝硬化相当于大结节型和大小结节混合型肝硬化，多在肝细胞大片坏死的基础上形成。肉眼见肝脏体积缩小，重量减轻，质地变硬。其与门脉性肝硬化的不同之处是肝脏变形明显，结节大小悬殊，最大结节直径可达6 cm。切面见结节周围有较宽的纤维条索包绕。镜下见正常的肝小叶结构破坏，代之出现大小不等的假小叶，在较大的假小叶内可见一个或数个完整的肝小叶。假小叶内的肝细胞常有不同程度的变性、坏死和胆色素的沉积，假小叶周围的纤维间隔较宽，其中炎细胞浸润、小胆管增生较显著。

第五节　胰腺炎

胰腺炎（pancreatitis）是胰酶的自身消化作用所引起的胰腺疾病，系胰液内的胰蛋白酶原被激活成胰蛋白酶，后者又激活其他的酶，从而对胰腺发生自身消化作用，引起胰腺组织出血、坏死和炎症反应。

一、病因

1. 胆汁反流

胆总管和胰管共同开口于十二指肠壶腹部。当壶腹部有胆石、蛔虫引起阻塞或括约肌痉挛时，胆汁反流进入胰管，将无活性的胰蛋白酶原激活成胰蛋白酶，引起胰腺组织出血、坏死和炎症反应。

2. 胰液分泌亢进

暴饮暴食和酒精的刺激使十二指肠的促胰液素分泌增多，使胰液大量分泌，胰管内压增高，严重者可致胰腺小导管及腺泡破裂，释放出细胞溶酶体内的蛋白水解酶，激活胰蛋白酶原，引起胰腺炎症反应。

二、分类

（一）急性胰腺炎

根据病变特点，急性胰腺炎（acute pancreatitis）分为急性水肿性（间质性）胰腺炎和急性出血性胰腺炎。

1. 急性水肿性（间质性）胰腺炎

急性水肿性（间质性）胰腺炎较多见，病变多局限于胰尾。胰腺肿大变硬，间质充血、水肿及中性粒细胞、单核细胞浸润，但无明显出血。此型预后好，经治疗可痊愈。

2. 急性出血性胰腺炎

急性出血性胰腺炎较少见，发病急剧，病情及预后较水肿性胰腺炎严重。病变以广泛胰腺出血坏死为特征。胰腺肿大、质软、暗红色。胰腺、大网膜及肠系膜等处有散在混浊的黄白色斑点（脂肪被酶解为甘油及脂肪酸后，又可与组织液中的钙离子结合形成不溶性的钙皂）或小灶状脂肪坏死。镜下见胰腺组织大片凝固性坏死，因间质小血管壁坏死，故引起胰腺大量出血。坏死周围可见中性粒细胞及单核细胞浸润。

（二）慢性胰腺炎

慢性胰腺炎多由急性胰腺炎反复发作所致，有的患者急性胰腺炎症状不明显，发现时即为慢性。胰腺呈结节状萎缩，质较硬。切面可见纤维结缔组织增生，胰管扩张，管内偶见结石。有时可见胰腺实质坏死，坏死组织液化后被纤维包裹成假性囊肿。镜下见胰腺组织内广泛纤维化，腺泡萎缩、消失，间质有淋巴细胞、浆细胞浸润。

第六节　消化系统肿瘤

一、食管癌

食管癌（esophageal carcinoma）是由食管黏膜上皮或腺体发生的恶性肿瘤，我国较常见，以华北、西南、华南等地为高发区。食管癌发病年龄多在40岁以上，男性多见。

（一）病因

目前食管癌的病因尚未完全确定，可能与下列因素有关：① 饮食习惯。长期食用过热、过硬食物及过量饮酒，均可刺激和损伤食管黏膜，可能与食管癌发生有关。我国有些地区居民食品中含有较多的亚硝酸盐，如自制的酸菜，此类物质可诱发食管癌。② 微量元素和维生素缺乏。我国食管癌高发区土壤中钼元素含量较低，钼缺乏可使农作物中硝酸盐的含量增高，被认为是引起食管癌的重要因素。③ 遗传因素。高发区中食管癌的家族聚集现象较为明显。

（二）病理变化

食管癌好发于食管的中段，下段次之，上段最少。食管癌分为早期和中晚期两类。

1. 早期食管癌

早期食管癌，病变局限，多为原位癌、黏膜内癌或黏膜下癌，尚未累及肌层，无淋巴结转移。食道镜检查见黏膜轻度糜烂或表面呈颗粒状，或有微小的乳头状形成。镜下均为鳞癌。临床尚无明显症状，钡剂检查食管基本正常或局部轻度僵硬。早期发现、及时治疗预后较好。

2. 中晚期食管癌

中晚期食管癌患者多出现吞咽困难等典型的临床症状，癌已侵及食管肌层和外膜。根据肉眼形态可将其分为以下4种类型：① 髓质型。此型最多见。癌组织向食管壁内浸润生长，使食管壁均匀增厚，管腔狭窄。切面癌组织呈灰白色，质地较软似脑髓组织，故称为髓质型食管癌。② 蕈伞型。圆形或卵圆形扁平肿块如蘑菇状突入食管腔内，呈外生性生长。③ 溃疡型。肿瘤表面形成溃疡，溃疡外形不整，边缘隆起，底部凹凸不平，深达肌层。④ 缩窄型。癌组织在食管壁内呈浸润型生长，累及食管全周，使管腔明显狭窄。镜下见绝大多数为鳞状细胞癌，腺癌少见。

（三）扩散和转移

（1）直接蔓延。癌组织穿透食管壁后连续不断地向周围组织及器官浸润，根据所发生的部位不同，其累及的范围及器官不同，影响也不同。例如，食管中段癌可侵入支气管和肺，癌组织侵入支气管出现坏死后，可形成食管气管瘘。

（2）淋巴道转移。淋巴道转移为常见的转移方式。上段癌常转移至颈及上纵隔淋巴结，中段癌常转移至食管旁或肺门淋巴结，下段癌常转移至食管旁、贲门旁或腹腔上部淋巴结。

（3）血道转移。血道转移主要见于晚期患者，以肝、肺转移最常见。

（四）临床病理联系

早期食管癌多无明显症状，部分患者出现胸骨后疼痛、烧灼感、哽噎感，但均较轻微。中晚期食管癌患者出现吞咽困难，由于进食困难，逐渐出现恶病质，最后因全身衰竭死亡。

二、胃癌

胃癌（carcinoma of stomach）是消化系统中最常见的恶性肿瘤之一，在我国高发地区主要分布在西北及沿海各省。胃癌的好发年龄为40~60岁，男性多于女性。

(一) 病因

胃癌病因尚未完全阐明，可能与下述因素有关：① 胃癌的发生在世界上有一定的地理分布特点，如日本、智利、哥伦比亚、哥斯达黎加、匈牙利等国家发病率较高。研究认为胃癌的发生与居民的生活、饮食习惯有关。例如，习惯食用熏鱼、熏肉类食品，食用滑石粉处理过的大米等均与胃癌发生有关。② 动物实验证明用黄曲霉素污染或含亚硝酸盐的食物喂养动物可诱发胃癌。③ 流行病学调查揭示，幽门螺杆菌感染与胃癌发生可能有关。④ 胃溃疡、腺瘤、慢性萎缩性胃炎伴不完全性大肠上皮化生是胃癌发生的病理基础。

(二) 病理变化

胃癌好发于胃窦部，特别是小弯侧。胃癌根据发展过程分为早期胃癌和进展期胃癌。

1. 早期胃癌

癌组织浸润仅限于黏膜层及黏膜下层。早期胃癌可由纤维胃镜活检发现，及时手术治疗预后良好。早期胃癌肉眼类型分为：① 隆起型（Ⅰ型）。癌肿明显高出周围黏膜，也可呈息肉状。② 表浅型（Ⅱ型）。癌肿比较平坦，较周围黏膜有轻度隆起或凹陷。③ 凹陷型（Ⅲ型）。此型又名溃疡周边癌性糜烂，系溃疡周边黏膜的早期癌，此型最多见。早期胃癌镜下以管状腺癌最常见，其次为乳头状腺癌。

2. 进展期胃癌

进展期胃癌指癌组织浸润超过黏膜下层或浸润胃壁全层的胃癌，肉眼类型分为：① 蕈伞型或息肉型。癌组织向黏膜表面外生性生长，呈蕈伞状或息肉状，突入胃腔内。② 溃疡型。癌组织坏死脱落，形成边缘隆起似火山口状的较深溃疡，直径多超过2 cm，溃疡底部凹凸不平，常有出血和坏死，须注意其与良性溃疡（胃溃疡）的区别（见表13-3）。③ 浸润型。癌组织向胃壁内局限性或弥漫性浸润生长，与周围正常组织无明显界限。当癌组织弥漫性浸润时，胃壁增厚、变硬，胃腔缩小，黏膜皱襞消失。典型弥漫型胃癌，胃似皮革的囊袋，称为"革囊胃"。④ 胶样癌。以上任何一种类型，当癌细胞形成大量黏液而呈半透明胶冻外观时，称为胶样癌。

表13-3　胃良性、恶性溃疡的肉眼形态鉴别

项目	良性溃疡（胃溃疡）	恶性溃疡（溃疡型胃癌）
外形	圆形或椭圆形	不规则、皿状或火山口状
大小	直径一般 < 2 cm	直径一般 > 2 cm
深度	较深	较浅（早期）或较深（晚期）
边缘	平整，不隆起	不规则，明显隆起
底部	较平坦、清洁	凹凸不平，坏死、出血常见
周围黏膜	胃黏膜皱襞向溃疡集中	胃黏膜皱襞中断，呈结节状隆起

> **提 示**
>
> "革囊胃"是胃癌的一种肉眼类型，此型胃癌可弥漫浸润胃壁全层，胃似革制的囊袋，患者大多表现为胃蠕动减弱，胃腔缩小，胃壁变厚僵硬。主要临床症状是食欲下降，易早饱。因为此型癌胃腔内病灶并不明显，既没有明显溃疡，又没有明显蕈伞或息肉形成，所以胃镜检查常常不能及时发现病灶，造成漏诊。如怀疑"革囊胃"者，应行钡剂检查可观察胃蠕动状况、胃腔的大小等，这有助于明确诊断。

胃癌的组织学类型主要为腺癌，常见类型有乳头状腺癌、管状腺癌、黏液腺癌、印戒细胞癌和未分化癌等。少见类型有鳞癌、腺鳞癌等。

（三）扩散和转移

（1）直接蔓延。癌组织穿透胃壁达浆膜，直接扩散到周围的器官和组织，如肝、胰、大网膜等。

（2）淋巴道转移。淋巴道转移为主要转移方式。癌首先转移到幽门下和胃小弯侧局部淋巴结，进而转移到腹主动脉旁、肝门及肠系膜根部淋巴结，再沿腹后壁上行至纵隔淋巴结。晚期癌细胞可经胸导管到达左锁骨上淋巴结。

（3）血道转移。血道转移多发生在晚期。癌经门静脉首先转移至肝，也可转移至肺、骨、脑等部位。

（4）种植性转移。癌细胞浸润到浆膜面时，癌细胞可脱落种植到腹壁或盆腔器官腹膜上。例如，在双侧卵巢形成转移性黏液癌，称 Krukenberg 瘤。

（四）临床病理联系

早期胃癌患者多无明显的临床表现；进展期胃癌患者随着肿瘤的生长和扩散，可出现上腹部不适、疼痛、食欲缺乏、消瘦、贫血等表现，可有大便潜血，侵袭大血管引起上消化道大出血；晚期胃癌患者出现腹水、肝转移性肿块、锁骨上淋巴结肿大、恶病质等。

三、大肠癌

大肠癌包括结肠癌与直肠癌，发生率仅次于胃癌和食管癌。近年来我国的大肠癌发病率呈逐年上升的趋势，老年男性患者多见。

（一）病因

大肠癌病因尚未完全明确，目前认为可能与下列因素有关。

（1）饮食因素。高脂肪少纤维饮食的人群大肠癌发病率高，原因可能是此种膳食使大便中含胆酸和胆固醇较多，肠道内的细菌可分解这些物质产生致癌物，另外此种膳食不利于规律排便，又延长了粪便中致癌物与结肠黏膜的接触时间。

（2）遗传因素。遗传性家族多发性大肠息肉病癌变率极高。

（3）大肠的疾病。例如，慢性溃疡性结肠炎、绒毛状大肠腺瘤或息肉等，由于黏膜上皮过度增生，进一步发展为癌。

（二）病理变化

大肠癌的好发部位以直肠最多见，其次为乙状结肠，后依次为盲肠、升结肠、横结肠和降结肠。大肠癌肉眼形态分为以下4型。

（1）隆起型。肿瘤呈菜花状、息肉状或蕈伞状突入肠腔内生长，常继发溃疡形成。

（2）溃疡型。本型较多见，肿瘤表面形成较深溃疡或呈火山口状。

（3）浸润型。癌组织向肠壁深层弥漫浸润，常累及肠壁全周，肠壁增厚，当伴有纤维组织增生时，肠壁变硬，肠腔形成环状狭窄，也称环状狭窄型。

（4）胶样型。胶样型比较少见，癌组织富于黏液，外观与切面呈半透明胶冻状。此型预后较差。

镜下大肠癌的组织学类型以高分化腺癌多见，其次为低分化腺癌、黏液癌、印戒细胞癌，少见者为未分化癌和鳞癌。

WHO肿瘤分类对大肠癌的定义有明确界定，大肠肿瘤组织只有侵犯黏膜肌层到达黏膜下层才称为癌。肿瘤组织不超过黏膜肌层的称为上皮内瘤变。例如，原先的上皮重度非典型增生和原位癌，归入高级别上皮内瘤变，黏膜内癌称黏膜内瘤变。

（三）大肠癌的分期

大肠癌经典和简明的分期是Dukes分期。此分期方法根据肿瘤浸润深度和淋巴结转移情况将大肠癌分为4期，具有重要的临床意义（见表13-4）。

表13-4 大肠癌分期及预后

分期	肿瘤生长范围	五年存活率
A	肿瘤限于黏膜层（重度上皮内瘤变）	100%
B1	肿瘤侵及肌层，但未穿透，无淋巴结转移	67%
B2	肿瘤穿透肌层，但无淋巴结转移	54%
C1	肿瘤未穿透肌层，但有淋巴结转移	43%
C2	肿瘤穿透肠壁，并有淋巴结转移	22%
D	有远隔脏器转移	极低

（四）扩散和转移

（1）直接蔓延。癌组织穿透肌层浸润到浆膜后，直接蔓延到邻近的器官，如前列腺、膀胱、子宫、阴道、腹膜等。

（2）淋巴道转移。癌组织一般首先转移到局部淋巴结，再沿淋巴引流方向到达远隔淋巴结，偶尔可侵入胸导管而转移到锁骨上淋巴结。

（3）血道转移。晚期大肠癌可经血道转移到肝、肺、骨等处。

（4）种植转移。当癌肿穿透肠壁浆膜后，到达肠壁表面，癌细胞脱落后，在腹腔内形成种植转移，常见的部位为膀胱直肠陷凹处和子宫直肠陷凹处。

（五）临床病理联系

贫血、消瘦、大便次数增多，特别易出现黏液血便。大肠癌的临床表现与发生部位有关：右侧大肠肠腔较宽，右侧大肠癌很少引起肠梗阻；左侧大肠肠腔较窄，左侧大肠癌易引起肠梗阻，出现腹痛、腹胀、便秘和肠蠕动增强等表现。

大肠癌细胞可产生癌胚抗原（carcinoembryonic antigen，CEA），在患者血清中可检出。但消化系统其他器官的恶性肿瘤（如胃癌、肝癌及胰腺癌等）也可产生 CEA，故 CEA 的检出不能作为确诊大肠癌的依据。

四、原发性肝癌

原发性肝癌（primary carcinoma of the liver）是由肝细胞或肝内胆管上皮细胞发生的恶性肿瘤，简称肝癌，是我国常见的恶性肿瘤之一，发病年龄多在中老年，男多于女。

（一）病因

原发性肝癌的病因尚未确定，可能与以下因素有关。

1. 病毒性肝炎

流行病学及病理学资料均表明乙型肝炎病毒与肝癌关系密切，其次为丙型肝炎。有报道称肝癌高发地区高达 60%~90% 的肝癌患者有 HBV 感染。

2. 肝硬化

肝硬化与肝癌之间有密切关系。肝细胞肝癌合并肝硬化的比例很高，其中以坏死后性肝硬化多见，其次为门脉性肝硬化。

3. 霉菌及其毒素

黄曲霉菌、青霉菌等可以引起实验性肝癌，尤其是黄曲霉素 B_1 与肝细胞肝癌的密切关系受到人们的高度重视。在肝癌的高发区，食物被黄曲霉菌污染的情况也很严重。

（二）病理变化

1. 肉眼类型

（1）早期肝癌（小肝癌），是指单个癌结节直径在 3 cm 以下或两个癌结节合计最大直径小于 3 cm 的原发性肝癌。肉眼见癌组织多呈球形或呈分叶状，与周围组织分界清楚，切面无出血和坏死，患者常无临床症状，但血清甲胎蛋白（alpha fetoprotein，AFP）为阳性。

（2）晚期肝癌：① 巨块型。肿瘤体积巨大，可达儿头大，圆形，多位于肝右叶。切面中心部常有出血、坏死。瘤体的周围常有散在的卫星状癌结节。本型不合并或仅合并轻度肝硬化。② 结节型。此型最多见，癌结节多个散在，圆形或椭圆形，大小不等，肝被膜下的结节向表面隆起使肝表面凹凸不平，常伴有明显肝硬化。③ 弥漫型。此型较少见。癌组织在肝内弥漫分布，无明显的结节形成，常发生在肝硬化基础上，形态上与肝硬化易混淆。

2. 组织学类型

（1）肝细胞癌：最多见，由肝细胞发生。癌的分化程度差异较大：分化好者，癌细胞形态上类似正常的肝细胞，并可分泌胆汁，癌细胞排列呈巢状，血管多（似肝血窦），间质少；分化差者，癌细胞异型性明显，癌细胞大小不一，常可见巨核及多核癌细胞。

(2) 胆管上皮癌：较为少见，由肝内胆管上皮细胞发生。癌细胞呈腺管状排列，可分泌黏液，癌组织间质较多。

(3) 混合细胞型肝癌：最少见，具有肝细胞癌和胆管上皮癌两种结构。

（三）扩散和转移

1. 肝内蔓延扩散

肝癌首先在肝内蔓延和转移，癌细胞沿门静脉分支播散，在肝内形成多个转移性癌结节，有时还可逆行蔓延至肝外门静脉主干，形成癌栓，导致门静脉高压。

2. 肝外转移

① 淋巴道转移：通过淋巴道可转移至肝门、上腹部和腹膜后淋巴结。② 血道转移：通过肝静脉可转移至肺、肾上腺、脑及骨等处。③ 种植转移：肝表面癌细胞脱落可直接种植到腹膜和卵巢表面。

（四）临床病理联系

早期肝癌可无明显的症状和体征，合并肝硬化者出现肝硬化的症状，但血清甲胎蛋白（AFP）为阳性。晚期肝癌出现肝脏肿大，肝区疼痛、黄疸、腹水、进行性消瘦。患者常因肝昏迷、上消化道出血，肝表面癌结节自发破裂引起腹腔内大出血而死亡。肺、脑转移及合并感染等也是导致患者死亡的重要原因。

五、胰腺癌

胰腺癌（carcinoma of the pancreas）为发生在胰腺外分泌部的恶性肿瘤，较少见，但近年发病有增高趋势。患者年龄多在40~70岁，男多于女。肿瘤的发生可能与吸烟、饮食因素及化学致癌物有关。

肉眼见胰腺癌的发生以胰腺的头部多见，肿瘤大小和形态不一，呈硬结节突出于胰腺表面。癌周组织常出现硬化，有时甚至剖腹探查时都很难将其与慢性胰腺炎相鉴别。有时结节埋藏于胰腺内，必须深部取材才能确诊。镜下可见主要类型为腺癌（呈腺管样或腺泡样），少数为未分化癌或鳞状细胞癌。

胰腺癌早期可直接蔓延到邻近器官（胆管、十二指肠），后经淋巴道转移到局部或远处淋巴结，经血道转移到肺和骨等处。

胰腺癌大多因累及胆总管而表现为进行性阻塞性黄疸，因癌侵入门静脉引起腹水和脾肿大，另外可见贫血、呕血、便秘及进行性消瘦等症状。因胰腺较隐蔽，胰腺癌难以早期发现，所以预后较差，患者多在1年内死亡。

第七节　肝功能不全

各种致肝损伤因素使肝细胞（包括肝实质细胞和Kupffer细胞）发生损害，使其代谢、分泌、合成、解毒与免疫功能发生严重障碍，机体往往出现黄疸、出血、继发性感染、肾功能障碍、肝性脑病等一系列临床综合征，称为肝功能不全（hepatic insufficiency）。肝衰竭（hepatic failure）是指肝功能不全的晚期阶段，临床主要表现为肝性脑病与肾功能衰竭（肝肾综合征）。

一、肝功能不全对机体的影响

肝脏是机体最大的腺体，具有分泌、排泄、合成、生物转化和屏障解毒等功能，是维持机体内环境稳定最重要的器官之一。动物实验证明，肝脏切除70%~80%后，并不显示出明显的生理功能紊乱，说明肝脏有强大的功能储备。只有当肝损害严重且广泛，同时肝再生能力又受到抑制的情况下，才会发生肝功能不全。肝脏的功能由肝细胞（肝实质细胞和Kupffer细胞）完成。肝实质细胞发生功能障碍时，首先影响分泌功能，引起高胆红素血症；其次影响合成功能，造成凝血功能障碍、低蛋白血症；最后影响解毒功能，表现为激素灭活障碍，血氨、芳香族氨基酸水平增高等。Kupffer细胞是肝脏重要的屏障细胞，具有强大的吞噬功能，并可分泌多种细胞因子和炎症介质，对机体的防御、免疫功能有着极其重要的作用。Kupffer细胞受损或功能障碍所导致的肠源性内毒素血症，可加重肝功能的障碍。因此，肝功能不全可产生多种肝脏功能障碍的临床表现。

（一）物质代谢障碍

肝脏在糖、蛋白质、脂类、维生素和激素等物质代谢中起着重要的作用。肝脏受到严重损害时上述物质的代谢往往出现紊乱。

1. 糖代谢障碍

肝糖原是血糖的主要来源，其合成与分解受到胰高血糖素和胰岛素的调节，故肝脏在维持糖平衡中发挥重要作用。肝脏糖代谢功能障碍可引起低血糖症和糖耐量降低。

（1）低血糖症。肝功能严重障碍可导致低血糖。其机制与下列因素有关：① 大量肝细胞坏死致肝糖原储备减少；② 受损肝细胞内质网葡萄糖-6-磷酸酶受到破坏，致使糖原转变为葡萄糖的过程出现障碍；③ 肝细胞对胰岛素的灭活降低，血液胰岛素含量增加，肝硬化患者可出现高胰岛素血症，引起低血糖。严重肝病患者往往因低血糖而诱发肝性脑病。

（2）糖耐量降低。这见于部分肝功能严重障碍的患者。患者可出现类似糖尿病患者的糖耐量降低。一旦患者摄入较多葡萄糖时，就会出现高血糖。这与血浆中的胰高血糖素高于胰岛素有关。

2. 蛋白质代谢障碍

肝脏与机体的蛋白质代谢关系极为密切，是人体合成及分解蛋白的主要器官。肝脏蛋白质代谢功能障碍主要导致低白蛋白血症和氨基酸代谢失衡。

（1）低白蛋白血症。肝是人体合成和分解蛋白质的主要器官，也是血浆蛋白质的重要来源（包括血浆白蛋白、凝血因子、运载蛋白、多种酶类等）。由于血浆蛋白可作为体内各种组织蛋白更新之用，故肝合成血浆蛋白的作用对维持机体蛋白代谢具有重要意义。血浆白蛋白量受到肝脏对其合成、分解、释放等因素的调节。严重的肝损害时，由于有效肝细胞总数的减少和肝细胞代谢的障碍，白蛋白合成明显减少，出现低白蛋白血症，使血浆胶体渗透压下降，导致水肿。

（2）氨基酸代谢失衡。肝脏是鸟氨酸循环与某些氨基酸分解代谢的场所，肝功能疾患时，鸟氨酸循环障碍，导致尿素合成减少，血氨增高。此外，血浆氨基酸含量也发生改变，其中芳香族氨基酸升高，支链氨基酸减少，由此出现氨基酸失衡。

3. 脂类代谢障碍

肝在脂类的消化、吸收、分解、合成以及运输等代谢过程中均起重要作用。肝内脂肪酸的分解是在线粒体内进行的，通过β氧化最后将脂肪酸氧化为乙酰辅酶A，并产生大量能量。此外，肝脏还合成甘油三酯和脂蛋白，参与磷脂和胆固醇的代谢等。当肝功能严重受损时，肝内脂肪氧化降低或脂肪转运发生障碍，中性脂肪在肝细胞内堆积，引起脂肪肝。此外，肝细胞大量受损时，影响胆固醇的合成，血浆胆固醇酯化减少，血浆胆固醇酯浓度降低。

4. 维生素代谢障碍

肝脏合成的凝血因子Ⅱ、凝血因子Ⅶ、凝血因子Ⅸ、凝血因子Ⅹ，均需维生素K参与。肝功能障碍时，维生素K吸收减少引起体内维生素K缺乏，进而影响肝脏合成上述凝血因子，成为导致出血的原因之一。肝功能障碍也可导致维生素A储存减少，引起暗适应能力降低。

5. 电解质代谢紊乱

（1）低钾血症。肝脏受损时，肝细胞对醛固酮的灭活功能减弱，而且严重肝病时经常伴有腹水形成，致使有效循环血量减少，引起醛固酮分泌增多，导致钾随尿排出增多而引起低钾血症。

（2）低钠血症。水潴留是形成稀释性低钠血症的重要原因，可能与肝病时有效循环血量减少而引起的抗利尿激素分泌增多及抗利尿激素灭活障碍有关。

（二）分泌和排泄功能障碍

肝脏的分泌功能主要表现为肝细胞对胆汁酸的分泌，其排泄功能主要表现为肝脏对胆红素、药物和（或）毒物的排泄。当肝功能受损时，比较常见的症状是因肝脏对胆红素的摄取、结合和排泄障碍而出现的黄疸。

（三）凝血与纤维蛋白溶解障碍

生理状况下血液中的凝血和抗凝血系统之间保持着动态平衡。肝脏在这一动态平衡的调节中起着重要作用，这是因为肝脏几乎合成所有的凝血因子（除凝血因子Ⅲ和凝血因子Ⅳ即Ca^{2+}外），并且是清除多种活化凝血因子的场所；肝脏合成纤溶酶原和抗纤溶酶，并可清除循环中的纤溶酶原激活物。肝功能障碍时，常伴有凝血功能的紊乱，易发生出血倾向或出血。其凝血障碍主要表现为：① 凝血因子合成减少；② 凝血因子消耗增多；③ 循环中抗凝物质增多，如类肝素物质、FDP增多；④ 易发生原发性纤维蛋白溶解，由于血循环中抗纤溶酶减少，不能充分地清除纤溶酶原激活物，从而增强了纤溶酶的活力；⑤ 血小板量与功能异常，约50%急性肝功能衰竭患者和肝硬化患者血小板数目严重减少。肝病时血小板功能异常表现为释放障碍、聚集性缺陷和收缩不良。

（四）免疫功能障碍

Kupffer细胞有很强的吞噬能力，能吞噬血中的异物、细菌、内毒素及其他颗粒物质，是肝脏抵御细菌、病毒感染的主要屏障。肠道革兰氏阴性细菌释放内毒素，在正常情况下小量间歇地进入门静脉，或漏入肠淋巴并转漏至腹腔，在进入肝脏后被Kupffer细胞吞噬而被清除，故不能进入体循环。在严重肝病情况下，肝小叶正常结构遭到破坏，又由于门脉高压形成，部分血液未接触 Kupffer 细胞，内毒素便可通过肝进入体循环。肝内淤积的胆汁酸和结合胆红素也可抑制 Kupffer 细胞功能。严重肝病时结肠壁发生水肿，肠结膜屏障可能受损，致使内毒素从结肠漏入腹腔增多，故肝脏免疫功能障碍主要表现为肠源性内毒素血症。

（五）生物转化功能障碍

对于体内产生的多种活性物质（如激素等）、代谢终末产物，特别是来自肠道的毒性分解产物（如氨、胺类、酚类等）以及由外界进入体内的各种异物（如药物、毒物等），肝脏或将它们通过胆道排出体外，或先经过生物转化作用（氧化、还原、水解、结合等反应）将其转变为水溶性物质，再从肾排出体外。肝脏在这种生物转化中具有重要作用。

1. 药物代谢障碍

肝脏疾患时，可因肝细胞功能受损导致生物转化功能障碍，或由于肝硬化后出现门-体分流，使经肠吸收入门脉的药物或毒物绕过肝细胞的代谢，引起药物在血中的半衰期明显延长，增加了药物的毒性作用，尤其是使用镇静、催眠类药物时极易发生药物中毒。

> **提示**
>
> 血液中只有游离型（未与血浆蛋白结合）的药物可被组织利用。肝病时由于白蛋白合成减少，药物同白蛋白结合率降低，从而使药物在体内的分布、代谢及排泄也发生改变。此外，肝病可造成体液分布的改变（如肝硬化腹水），这也可能进一步改变药物在体内的分布。

2. 毒物的解毒障碍

正常时体内代谢产生和肠道吸收的蛋白质代谢终末产物（如氨、胺类、酚类等）也会因肝脏的生物转化功能降低而不能被转化，蓄积在体内引起中枢神经系统的功能障碍，以致发生肝性脑病。

3. 激素的灭活减弱

肝脏既是许多激素作用的靶器官，也是激素降解、排泄、转化和储存的主要场所。激素降解涉及一系列特异酶，其中许多酶是由肝脏制造的。因此，肝功能障碍时可见胰岛素、雌激素、皮质醇、醛固酮和抗利尿激素等灭活减弱。

二、肝性脑病

肝性脑病（hepatic encephalopathy）是继发于严重肝病的神经精神综合征。临床又称肝性昏迷。值得提出的是，轻症患者往往只有神经、精神症状，主要表现为性格和行为异常；重症患者主要表现为精神错乱、睡眠障碍、行为失常及神经体征，仅在最后阶段才会出现昏迷。肝性脑病与一般脑病及精神疾病不同，它的神经及精神系统症状和体征继发于严重肝脏疾病，换言之，肝性脑病是肝病的继发综合征。

（一）病因、分类和分期

1. 病因

大约85%的肝脏疾病由环境因素引起，其中以肝炎病毒、酒精和化学物质三大因素所引起的肝损害最为多见，其余约15%属遗传性肝病。任何急、慢性肝病发展至肝功能衰竭阶段，均可导致肝性脑病。

2. 分类

肝性脑病根据发病原因和病程进行分类。

（1）根据发病原因，肝性脑病分为A、B、C 3种类型。① A型，又称为"与急性肝衰竭相关的肝性脑病"，常见于暴发性病毒性肝炎，伴有肝细胞广泛变性、坏死的中毒或药物型肝炎（如对乙酰氨基酚、氟烷）和急性脂肪肝等。此型脑病大多起病急、预后差，常无明显诱因，如无适当治疗，多数患者在数小时或数天后死亡。② B型，是存在明显门－体分流，但无内在肝病的脑病，很少见，需要肝活检方能诊断。③ C型，是在肝硬化或慢性肝病基础上发生的，患者大多因门脉高压而有侧支循环建立（门－体分流），以致由肠道吸收入门脉系统的毒性物质，大部分通过分流而绕过肝脏，未经解毒即直接进入体循环而引起肝性脑病，故该型脑病被称为"门－体分流性脑病"。此类肝性脑病血氨大多升高，起病缓慢、病程长，发作时常有诱因。经适当治疗后患者脑病症状可减轻甚至完全消失；如未给予治疗，患者可出现持久的精神神经综合征，病程可长达数月或数年，而且有反复发作的特点。

（2）根据临床表现和发展过程的急缓程度，将肝性脑病分为急性和慢性肝性脑病。急性肝性脑病多见于暴发性肝功能衰竭患者，此型相当于内源性肝性脑病。慢性肝性脑病多见于肝硬化患者，此型相当于外源性肝性脑病。

3. 分期

肝性脑病根据病情轻重可以分为4期。一期，又称为前驱期，患者出现轻微的神经、精神症状，如反应迟钝，轻度扑翼样震颤等；二期，又称为昏迷前期，除了症状加重外，患者还表现为嗜睡、定向力减退、行为失常、精神错乱等，并经常出现扑翼样震颤；三期，又称为昏睡期，此期患者有明显的精神错乱、昏睡等症状；四期，又称为昏迷期，患者不易被唤醒，对疼痛刺激无反应，无扑翼样震颤。

（二）发病机制

肝性脑病发生时脑组织没有明显特异性的病理形态学改变，有时可见脑含水量增加，脑细胞及血管周围星形细胞突起肿胀及脑水肿，但并非是肝性脑病的特异性改变。因此，目前认为肝性脑病主要是由于肝细胞的代谢和解毒功能障碍，引起血液中多种毒性物质浓度升高、假神经递质产生、氨基酸代谢失平衡等，最终导致脑组织的代谢和功能障碍。迄今为止，有关肝性脑病发病机制的学说主要有氨中毒学说、假性神经递质学说、血浆氨基酸失衡学说和γ-氨基丁酸学说等，下面对这几种较为公认的肝性脑病发病机制学说进行介绍。

> **提 示**
>
> 肝性脑病患者脑组织无特异性病理形态学改变是指患者脑组织发生的病理变化与昏迷程度无平行关系，而且这些变化也不是肝性脑病特有的。

1. 氨中毒学说

大量临床观察证实，肝性脑病发作时，多数患者血液及脑脊液中氨水平升高至正常的 2~3 倍；严重肝病患者进食大量蛋白质后，随着血氨水平增高发生与肝性脑病相似的症状和脑电图改变；肝性脑病患者限制蛋白质摄入后，随着血氨水平下降其神经精神症状也有所好转，提示肝性脑病的发生与血氨升高有明显关系。

（1）血氨的主要来源。

① 肠道产氨。人肠道内每天产生的氨约 4 g，这是血氨的主要来源。在肠腔内，食物中的蛋白质经消化变成的氨基酸以及由血液弥散入结肠的尿素，可分别在肠道细菌释放的氨基酸氧化酶和尿素酶作用下水解生成氨而被吸收入血，氨经门静脉入肝后，通过鸟氨酸循环合成尿素而解毒。在肝脏内合成的尿素约有 25% 再由肠黏膜渗入肠腔，并几乎被含有尿素酶的肠道细菌分解而形成氨，此过程称为尿素的肠-肝循环。此外，肠道氨的吸收与肠道 pH 有关，当 pH 降低时，非离子氨与氢离子结合成不易吸收的离子铵而随粪便排出，肠道吸收氨减少；反之，肠道内 pH 增高时，离子铵转变成非离子氨，从粪便排氨减少，肠道吸收氨增加。

② 肾脏产氨。肾脏产氨主要是通过谷氨酰胺的水解。血液中的谷氨酰胺在肾小管上皮细胞内经谷氨酰胺酶的作用，生成谷氨酸及氨。一部分氨进入肾小管腔内，与氢离子结合成铵，从尿中排出；另一部分氨则弥散进入血液中。谷氨酰胺酶活性增加时，氨生成也增加。例如，肾小管腔内 pH 增高，氨与氢合成铵的作用减弱，则氨弥散入血的量也随之增加。

③ 其他。肌肉、血管壁、肠黏膜和脑也可产氨，但数量很少。

血氨主要有 3 种清除方式：① 合成尿素。在肝脏中经鸟氨酸循环合成尿素，这是血氨的主要去路。② 合成谷氨酰胺。在肝脏、肾、脑，氨与谷氨酸结合形成谷氨酰胺。③ 合成嘧啶、嘌呤等其他物质。正常情况下，氨的生成和清除保持动态平衡，血氨浓度一般不超过 59 μmol/L。当肝脏功能受损时血氨水平升高，升高的血氨通过血-脑屏障进入脑组织，干扰脑细胞的功能和代谢，从而引起脑功能障碍。

（2）血氨水平升高的原因与机制。

① 氨清除不足。氨在体内被清除的主要途径是在肝内经鸟氨酸循环合成尿素而解毒，再由肾排出体外。鸟氨酸循环需多种酶参与，同时消耗大量的 ATP。肝细胞严重受损时，引起氨清除不足的原因主要有两个：其一，ATP 供给不足，同时肝内各种酶系统也严重受损，尤其是精氨酸酶活性下降，使鸟氨酸循环障碍，尿素合成减少，血氨水平增高。其二，门-体分流增加。例如，已经建立肝内、外侧支循环的肝硬化患者或门-体静脉吻合术后的患

者，可使一部分或大部分肠道氨通过分流绕过肝直接进入体循环，使血氨升高。此外，尿素合成酶的遗传性缺陷也可导致高血氨症。

② 氨生成过多。肝功能严重障碍时产氨增多的机制包括以下几方面：其一，门静脉血流受阻（如肝硬化时），致使肠黏膜淤血、水肿、肠蠕动减慢以及胆汁分泌减少等，食物的消化、吸收和排空都发生障碍，导致肠道细菌大量繁殖，氨的生成明显增多。其二，肝功能衰竭患者常合并上消化道出血，血液蛋白质在肠道内的细菌作用下可产生大量的氨。其三，肝硬化晚期合并肾功能障碍而发生氮质血症，尿素排出减少，可使弥散至肠道的尿素增加，经肠道内细菌尿素酶作用，产氨剧增。此外，肝性脑病患者在前驱期出现躁动和抽搐，使肌肉活动增强，这种病理状态下肌肉组织中腺苷酸分解增加也是重要的产氨方式。

（3）氨对脑组织的毒性作用。

① 干扰脑组织的能量代谢。大脑皮质是人类精神和意识活动的高级中枢，皮质细胞代谢和功能的正常是保持意识清醒和精神正常的基础。正常脑功能的活动，需要能量保障，其能量来源主要依靠葡萄糖的有氧氧化，而脑内糖原储存极少，主要依赖血糖供给能量。氨干扰脑组织的能量代谢主要是影响葡萄糖的生物氧化的正常进行，使 ATP 的产生减少而消耗增多，导致脑细胞各种代谢功能所需的能量严重不足，从而不能维持中枢神经系统的兴奋活动而产生昏迷。

② 使脑内神经递质发生改变。正常人脑内兴奋性神经递质与抑制性神经递质保持平衡。氨引起肝性脑病是由于氨干扰了神经递质间的相互平衡，使脑内兴奋性递质减少，抑制性递质增多，造成中枢神经系统的功能紊乱。减少的兴奋性递质主要是乙酰胆碱和谷氨酸。前者是由于高浓度的氨抑制丙酮酸氧化脱羧过程，导致脑组织内乙酰辅酶 A 的生成减少，致使乙酰胆碱的合成减少。后者是由于脑组织中高浓度的氨与脑中兴奋性神经递质谷氨酸结合形成谷氨酰胺，这一反应既使谷氨酸含量下降，又使抑制性神经递质谷氨酰胺增加。增加的抑制性神经递质除谷氨酰胺外还包括 γ-氨基丁酸。γ-氨基丁酸是由谷氨酸经谷氨酸脱羧酶作用而形成的，它是中枢神经系统重要的抑制性神经递质，可经 γ-氨基丁酸转氨酶作用形成琥珀酸半醛进而变为琥珀酸进入三羧酸循环。氨对 γ-氨基丁酸转氨酶有抑制作用，使 γ-氨基丁酸不能被分解，导致脑组织中 γ-氨基丁酸蓄积，使中枢神经抑制加深。

③ 抑制神经细胞膜。氨可以干扰神经细胞膜上的 Na^+-K^+-ATP 酶的活性，从而影响复极后细胞膜对离子的转运，干扰静息电位和动作电位的产生，使神经的兴奋和传导过程受到干扰。

2. 假性神经递质学说

脑干网状结构是维持意识的基础。脑干网状结构上行激动系统可以激动整个大脑皮质的活动，维持其兴奋性，使机体处于醒觉状态。脑干网状结构中主要兴奋性递质是儿茶酚胺类物质，它们来源于芳香族氨基酸。正常情况下，蛋白质在肠道中分解成氨基酸，其中芳香族氨基酸如苯丙氨酸和酪氨酸经细菌作用生成苯乙胺和酪胺，这类生物胺经门静脉入肝，经单胺氧化酶的作用被氧化解毒；进入神经系统的苯丙氨酸、酪氨酸也可在酪氨酸羟化酶的作用下形成多巴，进而形成多巴胺、肾上腺素、去甲肾上腺素。

（1）假性神经递质的产生。当肝功能障碍或有门-体侧支循环时，在肠道形成的苯乙胺和酪胺可通过体循环进入中枢神经系统，在脑细胞非特异性β-羟化酶作用下形成羟苯乙醇胺和苯乙醇胺。羟苯乙醇胺和苯乙醇胺的化学结构与去甲肾上腺素和多巴胺等正常神经递质相似，但生理效应远较正常神经递质弱，故称为假性神经递质。

（2）假性神经递质对脑组织的毒性作用。当脑干网状结构中假性神经递质增多时，其竞争性地取代去甲肾上腺素、多巴胺等正常神经递质而被神经末梢所摄取和储存，当发生神经冲动时再释放出来。假性神经递质传递信息的功能远不及正常神经递质强，致使网状结构上行激动系统功能失常，传至大脑皮质的兴奋冲动受阻，以致大脑功能发生抑制，出现意识障碍。

3. 血浆氨基酸失衡学说

此学说认为肝性脑病患者血浆氨基酸比值明显失衡，主要表现为支链氨基酸减少和芳香族氨基酸增多，从而引起脑内假性神经递质和（或）抑制性神经递质增多，导致神经传导与觉醒功能障碍。正常情况下，血浆中支链氨基酸与芳香族氨基酸的比值为3~3.5。当肝功能受损时，支链氨基酸（亮氨酸、异亮氨酸、缬氨酸）明显减少，而芳香族氨基酸（酪氨酸、苯丙氨酸、色氨酸）增多，二者比值可降至0.6~1.2。

（1）血浆氨基酸失衡的原因与机制。肝脏功能严重障碍时，肝细胞对胰岛素和胰高血糖素的灭活减弱，使两种激素含量升高，但以胰高血糖素的增多更显著，血中胰岛素与胰高血糖素的比值降低。胰高血糖素具有增强组织蛋白分解代谢的作用，这致使大量芳香族氨基酸由肝脏和肌肉释放入血，而肝脏又失去降解氨基酸的能力，从而导致血浆芳香族氨基酸增多。

（2）血浆氨基酸失衡对脑组织的毒性作用。芳香族氨基酸与支链氨基酸均为电中性氨基酸，二者借同一载体转运系统通过血-脑屏障并被脑细胞摄取。血中芳香族氨基酸的增多和支链氨基酸的减少，使芳香族氨基酸竞争进入脑组织增多。当脑细胞内酪氨酸、苯丙氨酸增多时，其在芳香族氨基酸脱羧酶和羟化酶的作用下，分别生成羟苯乙醇胺和苯乙醇胺，脑内假性神经递质明显增多。同时，可通过抑制酪氨酸羟化酶与多巴脱羧酶使多巴胺和去甲肾上腺素合成减少。脑内色氨酸增多的机制除前述原因外，还与严重肝病时血浆白蛋白减少有关，与白蛋白结合的色氨酸不能通过血-脑屏障，而游离的色氨酸可进入脑内，增多的色氨酸在色氨酸羟化酶作用下，生成大量的5-羟色胺。5-羟色胺是重要的抑制性神经递质，能抑制酪氨酸转变为多巴胺，同时也可作为一种假性神经递质而被肾上腺素能神经元摄取、储存和释放，从而干扰脑细胞的功能。由此可见，血中氨基酸的失平衡，使脑内产生大量假性神经递质，并使正常神经递质的产生受到抑制，最终导致昏迷。血浆氨基酸失衡学说，实际上是对假性神经递质学说的补充和发展。

4. γ-氨基丁酸学说

γ-氨基丁酸（GABA）是谷氨酸在谷氨酸脱羧酶作用下脱羧的产物，属于抑制性神经递质。临床研究也证明，急性肝功能衰竭患者，血清γ-氨基丁酸水平比正常人高10倍。目前认为，GABA的增加与肝性脑病的发生密切相关。

(1) γ-氨基丁酸增高的原因与机制。血中γ-氨基丁酸主要来源于肠道，由谷氨酸在细菌脱羧酶作用下产生，正常情况下通过肠壁经门静脉吸收入肝，由肝脏分解清除。当肝脏功能严重障碍时，γ-氨基丁酸分解减少或通过侧支循环绕过肝脏，使其在血中含量增加，特别是如果伴有上消化道出血时，由于血液是细菌形成γ-氨基丁酸的良好底物，来自肠道的 GABA 增多，血中γ-氨基丁酸浓度明显增加。同时，严重肝功能障碍所致的内环境紊乱可引起血-脑屏障通透性明显增加，则进入脑内的γ-氨基丁酸增多。

(2) γ-氨基丁酸增加对脑组织的毒性作用。γ-氨基丁酸被认为是哺乳动物最主要的抑制性神经递质。脑内γ-氨基丁酸储存于突触前神经元的胞质囊泡内。在细胞内，γ-氨基丁酸是无生物活性的。当突触前神经元兴奋时，γ-氨基丁酸从囊泡中释放，与突触后神经元胞膜上的γ-氨基丁酸特异受体结合，引起 Cl^- 通道开放，由于胞外 Cl^- 浓度比胞内高，Cl^- 由细胞外进入细胞内增多，神经细胞膜产生超极化，从而发挥突触后的抑制作用，产生肝性脑病。

总之，肝性脑病的发病机制较为复杂，并非单一因素所致，而是多种因素同时并存，相互影响。

(三) 肝性脑病的诱因

凡能增加体内毒性物质生成和（或）加重脑代谢、功能障碍的因素，都可成为肝性脑病的诱因。

1. 消化道出血

消化道出血是肝硬化患者发生脑病最常见的诱因。肝硬化患者食道下端静脉曲张，食入粗糙食物或腹压升高，静脉破裂，大量血液进入消化道，血中的蛋白质经肠道细菌作用生成大量氨。此外，出血还可造成低血容量，损害肝、脑和肾脏功能。肾功能不全促进尿素的肠肝循环，使产氨增多并易诱发脑病。休克和缺氧时，组织分解增强，氨产生增多。同样，高蛋白质饮食也能因血氨增高，诱发肝性脑病。

2. 电解质和酸碱平衡紊乱

严重肝病患者由于血氨升高，刺激呼吸中枢，呼吸加深加快，引起呼吸性碱中毒。肝硬变伴有腹水或有肝肾综合征的患者常需要进行利尿治疗，反复使用利尿剂，可使钾丢失过多，引起低钾性碱中毒。碱中毒可使血氨水平升高，肾小管上皮细胞产生的氨以铵盐形式排出减少，而以游离氨形式弥散入血增多。

3. 感染

肝功能不全时，由于肝脏巨噬细胞功能减弱，常常伴发严重感染及内毒素血症。感染可造成缺氧和体温升高，全身各组织分解代谢增强，氨的产生增多，同时脑组织的能量消耗增加，使脑对氨与其他毒性物质的敏感性增加。机体还可因过度通气引起呼吸性碱中毒。发热患者若有明显脱水也可加重肾前性氮质血症。此外，高热和细菌毒素还能加重肝损害，增加氨的毒性效应。

4. 镇静药和麻醉药使用不当

肝功能减退时，肝脏对药物的分解代谢作用降低，长期使用镇静药的肝病患者，由于药物蓄积，对中枢产生抑制作用。此外，在毒性物质作用下，脑对中枢神经抑制药物具有较高的敏感性，因而易诱发肝性脑病。

此外，腹腔放液、摄入高蛋白饮食、肾功能衰竭等因素也可诱发肝性脑病。

（四）肝性脑病的防治及护理的病理生理基础

1. 防止诱因

严重肝脏疾病的患者应避免摄入粗糙、坚硬的食物，预防上消化道出血；控制蛋白摄入，以减少氮负荷；纠正水、电解质和酸碱平衡紊乱，尤其要注意纠正碱中毒；防止便秘，以减少肠道有毒物质进入体内；慎用镇静剂和麻醉剂。

2. 降低血氨

通过减少来源，增加去路而降血氨。例如，口服乳果糖、使用稀酸性液灌肠等方法使肠道pH降低，口服不易被肠道吸收的抗生素来抑制肠道细菌，均可使肠道内氨的生成和吸收减少。也可使用谷氨酸钠或精氨酸通过结合氨或促进尿素形成而达到降血氨的目的。

3. 其他治疗措施

可口服或静脉注射以支链氨基酸为主的氨基酸混合液，纠正氨基酸的不平衡。可给予左旋多巴，促进患者清醒。应用苯二氮䓬受体拮抗剂可阻断GABA的毒性作用。此外，临床上也配合采取一些保护脑细胞功能、维持呼吸道通畅、防止脑水肿的措施。

总之，由于肝性脑病的发病机制复杂，而且其发病机制是多因素综合作用的结果，应结合患者的具体情况，采取一些综合性治疗措施进行治疗，才能获得满意的疗效。

学习活动 13-1

病例与分析

病例：

患者，28岁，男性，右肋痛、乏力4年，呕血、便血、昏迷15小时急诊入院。患者5年前被诊断为肝炎，经半年的治疗，症状、体征好转而恢复工作。1年半前其因工作劳累疲乏感加重，右肋经常疼痛，食欲缺乏，常有头昏而停止工作。半年前上述症状加重，其身体日渐消瘦。1个月前其继续少量呕血，黑便。入院前一天晚，同事发现该患者站立不稳，意识欠清晰，烦躁不安，送至本院时其已昏迷。医护人员给予止血、输液输血后将其送入病房。

查体：

脉搏140次/分，血压90/56 mmHg，呼吸32次/分，深度昏迷；手背、颈部有多数蜘蛛痣，肝掌；瞳孔稍散大，角膜、腹壁、提睾反射消失，膝反射减弱，巴宾斯基征阳性；有特殊肝臭味。

实验室检查：

白细胞计数20.6×10^9/L，中性分叶核粒细胞92%，血氨1 403 μmol/L。

问题：

1. 该患者是否发生肝性脑病？根据是什么？

2. 该患者肝性脑病的可能发病机制是什么？

3. 诱发该患者肝性脑病的诱因可能有哪些？根据是什么？

分析提示：

1. 该患者发生了肝性脑病，根据是：① 5 年前被诊断为肝炎，肝功能严重不正常；② 有明显诱发肝性脑病的诱因——消化道出血；③ 出现神经、精神症状和体征。

2. 鉴于该患者血氨增高，推测该患者肝性脑病的可能发病机制之一是：血氨增高导致脑中氨增高，其干扰脑组织的能量代谢，使脑内神经递质发生改变，抑制神经细胞膜，导致神经、精神症状和体征。

3. 诱发该患者肝性脑病的诱因可能有：① 消化道出血，根据是呕血、便血；② 细菌感染，根据是白细胞计数及中性分叶核粒细胞均增高。

学习活动 13-2

自测练习题

一、单项选择题

1. 关于十二指肠溃疡的叙述，错误的是（　　）。
   A. 溃疡为圆形或椭圆形　　B. 比胃溃疡小
   C. 比胃溃疡易穿孔　　D. 比胃溃疡易癌变
   E. 可有出血的临床表现

2. 对原发性肝癌有诊断意义的是（　　）。
   A. 甲胎蛋白（AFP）阳性　　B. 血清酸性磷酸酶活性增加
   C. 癌胚抗原（CEA）高度阳性　　D. 谷丙转氨酶活性增加
   E. 转肽酶活性增加

3. 直肠癌特别易出现的临床症状是（　　）。
   A. 贫血　　B. 体重减轻
   C. 食欲减退　　D. 肠梗阻
   E. 黏液血便

4. 与食管癌发生无关的因素是（　　）。
   A. 遗传　　B. 过量饮酒
   C. 土壤中钼的含量明显偏低　　D. 食管痉挛
   E. 食用过热饮食

5. 胃溃疡最常见的并发症是（　　）。
   A. 梗阻　　B. 穿孔
   C. 出血　　D. 癌变
   E. 粘连

6. 胃癌最主要的转移途径是（　　）。

A. 消化道内转移 B. 腹腔内种植
C. 淋巴道转移 D. 血道转移
E. 直接蔓延

7. 肝硬化引起脾肿大的原因是（　　）。
   A. 慢性脾淤血 B. 脾功能亢进
   C. 纤维组织增生 D. 淋巴组织增生
   E. 含铁结节形成

8. 晚期肝硬化患者的临床表现不包括（　　）。
   A. 脾肿大 B. 睾丸萎缩
   C. 男性乳房发育 D. 肝肿大
   E. 皮肤蜘蛛痣

9. 肝硬化时可造成严重上消化道出血的是（　　）。
   A. 脐旁静脉丛曲张 B. 直肠静脉丛曲张
   C. 食管上段静脉丛曲张 D. 食管下段静脉丛曲张
   E. 以上均不是

10. 我国引起门脉性肝硬化的主要原因是（　　）。
    A. 化学毒物 B. 酒精中毒
    C. 黄曲霉毒素 D. 营养缺乏
    E. 病毒性肝炎

11. 发展为门脉性肝硬化最常见的病毒性肝炎类型是（　　）。
    A. 急性普通型肝炎 B. 轻度慢性肝炎
    C. 重度慢性肝炎 D. 亚急性重型肝炎
    E. 急性重型肝炎

12. 肝硬化时肝功能不全的表现有（　　）。
    A. 出血倾向 B. 腹水
    C. 脾功能亢进 D. 胃肠道淤血
    E. 食道下段静脉曲张及破裂出血

13. 门脉性肝硬化最严重的并发症是（　　）。
    A. 脾肿大 B. 腹水
    C. 肝性脑病 D. 睾丸萎缩
    E. 痔静脉曲张

14. 男性，50岁，20年前曾患"乙肝"，近几年来，面、胸部出现蜘蛛状血管痣，1个月前发现黄疸，肝脏明显肿大，表面高低不平，质较硬，X线摄片发现肺内多个球形阴影，AFP阳性，最可能的诊断是（　　）。
    A. 乙型病毒性肝炎后肝硬化合并肝癌，肺转移性肝癌
    B. 肝硬化，肝转移性肺癌
    C. 酒精后肝硬化，合并肝癌及肺转移癌

D. 胆汁性肝硬化，合并肝癌及肺转移癌

E. 肝硬化，肺癌合并肝癌（双原发癌）

15. 氨对脑的毒性作用不包括（　　）。
    A. 干扰脑组织的能量代谢　　　　　　B. 使脑内兴奋性递质减少
    C. 使脑内抑制性递质增多　　　　　　D. 使脑的敏感性增高
    E. 抑制神经细胞膜

16. 肝性脑病时血氨生成过多最常见的来源是（　　）。
    A. 肠道产氨增多　　　　　　　　　　B. 肌肉产氨增多
    C. 脑产氨增多　　　　　　　　　　　D. 氨从肾重吸收增多
    E. 血中 NH_4^+ 向 NH_3 转化增多

17. 假性神经递质的毒性作用是（　　）。
    A. 对抗乙酰胆碱　　　　　　　　　　B. 阻碍三羧酸循环
    C. 抑制糖酵解　　　　　　　　　　　D. 降低谷氨酸和天门冬氨酸
    E. 干扰去甲肾上腺素和多巴胺的功能

18. 下述诱发肝性脑病的因素中最为常见的是（　　）。
    A. 消化道出血　　　　　　　　　　　B. 利尿剂使用不当
    C. 便秘　　　　　　　　　　　　　　D. 感染
    E. 尿毒症

二、问答题

1. 简述胃溃疡的病理变化（肉眼、镜下）。
2. 简述病毒性肝炎的基本病理变化、临床病理类型及各型的主要病变特点。
3. 简述门脉性肝硬化时门脉高压症和肝功能不全的临床表现。
4. 简述门脉性肝硬化的病理变化（肉眼、镜下）。
5. 血氨升高对脑有何毒性作用？
6. 假性神经递质是如何形成的？其在引起肝性脑病的过程中有何作用？

（陈瑞芬　张立克）

第十四章

泌尿系统疾病

学习目标

掌握：

1. 概念：肾小球肾炎、肾盂肾炎、急性肾功能衰竭、慢性肾功能衰竭、尿毒症。
2. 肾盂肾炎的类型、病理特点及临床病理联系，肾细胞癌及膀胱尿路上皮肿瘤病变特点及临床表现，急性肾功能衰竭的发病机制，急性肾功能衰竭时少尿期及多尿期的病理变化，慢性肾功能衰竭时的功能和代谢变化。

熟悉：

1. 概念：氮质血症、肾性高血压、肾性骨营养不良、肾性贫血。
2. 肾小球肾炎的类型、各型病理特点及临床病理联系，肾细胞癌及膀胱尿路上皮肿瘤的转移途径，慢性肾功能衰竭的发病机制，尿毒症的机体变化。

了解：

肾小球肾炎及肾盂肾炎的病因和发病机制，急、慢性肾功能衰竭的防治及护理的病理生理基础。

本章知识结构

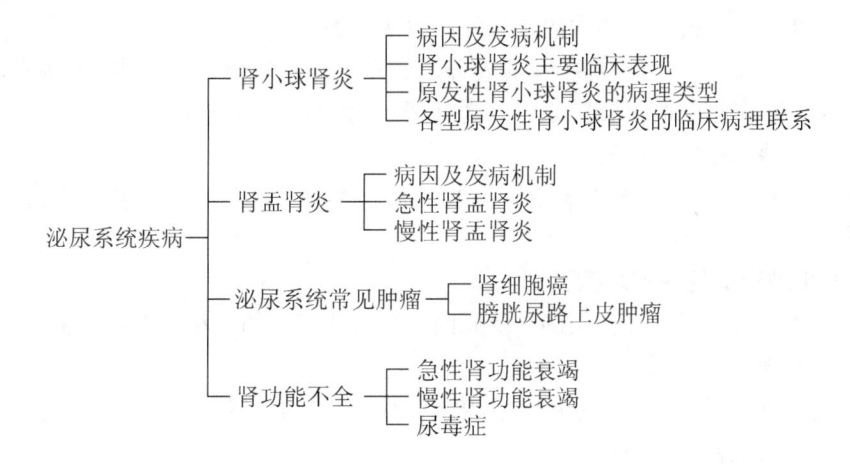

泌尿系统疾病
- 肾小球肾炎
  - 病因及发病机制
  - 肾小球肾炎主要临床表现
  - 原发性肾小球肾炎的病理类型
  - 各型原发性肾小球肾炎的临床病理联系
- 肾盂肾炎
  - 病因及发病机制
  - 急性肾盂肾炎
  - 慢性肾盂肾炎
- 泌尿系统常见肿瘤
  - 肾细胞癌
  - 膀胱尿路上皮肿瘤
- 肾功能不全
  - 急性肾功能衰竭
  - 慢性肾功能衰竭
  - 尿毒症

泌尿系统包括肾脏、输尿管、膀胱和尿道，其中肾脏是泌尿系统中最重要的脏器，主要功能是排泄代谢产物，调节水、电解质和酸碱平衡。肾脏还具有内分泌功能，分泌肾素、促红细胞生成素、前列腺素等。泌尿系统的疾病有很多，本章重点介绍常见病及多发病，如肾小球肾炎、肾盂肾炎、泌尿系统常见肿瘤及肾功能衰竭。

第一节 肾小球肾炎

肾单位是肾的基本结构和功能单位，由肾小球和肾小管组成。肾小球包括毛细血管丛和肾小球囊，毛细血管壁从内向外分为内皮细胞、基底膜、足突细胞，三者共同组成肾小球的滤过膜。

> **提 示**
>
> 肾小球损伤后不能完全再生，只能由残存的肾单位肥大代偿，故肾小球发生弥漫性严重损害时，可给患者造成严重后果。肾小管再生能力强，发生损伤后，只要引起损伤的因素及时消除，肾小管可以完全再生，并能恢复功能。

肾小球肾炎（glomerulonephritis）是由抗原-抗体反应引起的以肾小球损伤和改变为主的变态反应性炎，简称"肾炎"。肾小球肾炎可分为原发性和继发性两类：原发性肾小球肾炎指原发于肾脏的独立性疾病，肾为唯一和主要受累的脏器。继发性肾小球肾炎是其他疾病引起的肾小球的损伤，如红斑狼疮性肾炎、过敏性紫癜性肾炎等。此外，高血压、糖尿病等都可引起继发性肾小球病变。本节主要介绍原发性肾小球肾炎。

一、病因及发病机制

（一）引起肾小球肾炎的抗原

引起肾小球肾炎的抗原分为内源性和外源性两大类。

（1）内源性抗原：① 肾小球本身的成分，如肾小球基底膜抗原、内皮细胞和系膜细胞的细胞膜抗原、足突细胞的足突抗原等。② 非肾小球抗原。如核抗原、DNA、免疫球蛋白、肿瘤抗原、甲状腺球蛋白抗原等。

（2）外源性抗原：① 生物性病原体，如细菌、病毒、寄生虫、真菌和螺旋体等感染产物。② 药物、异种血清等。

（二）肾小球肾炎的免疫发病机制

抗原-抗体反应是肾小球损伤的主要原因，与抗体有关的肾小球损伤的主要机制如下。

1. 原位免疫复合物性肾炎

抗体直接与肾小球本身的抗原成分或植入在肾小球内的非肾小球抗原反应，在肾小球形成免疫复合物，引起肾小球损伤。

（1）抗肾小球基底膜抗体引起的肾炎。肾小球毛细血管基底膜本身作为抗原成分，机体内产生抗自身肾小球基底膜的抗体，这种抗体直接与肾小球基底膜结合形成免疫复合物，并激活补体引起肾小球的损伤。用免疫荧光法可见免疫复合物沿肾小球毛细血管基底膜沉积，呈连续的线形荧光。关于机体产生抗自身肾小球基底膜抗体的原因目前尚不十分清楚。可能在感染或某些因素的作用下，基底膜的自身结构发生改变而具有抗原性，可刺激机体产生自身抗体；或者某些抗原如细菌、病毒或其他物质与肾小球基底膜有相同的抗原性，这些抗原刺激机体产生的抗体可与肾小球毛细血管基底膜发生交叉反应，引起肾小球的损伤。

（2）植入性抗原。非肾小球抗原进入肾小球内可与肾小球内的某种成分结合，形成植入性抗原而引起抗体生成。抗体与植入性抗原在肾小球内原位结合形成免疫复合物，引起肾小球肾炎。大多数植入性抗原引起的肾小球肾炎，用免疫荧光法检查可见免疫复合物在肾小球内呈不连续的颗粒状荧光。

2. 循环免疫复合物性肾炎

非肾小球性可溶性抗原在机体内产生相应抗体，抗原与抗体在血液循环中结合，形成抗原-抗体免疫复合物，随血液流经肾脏，沉积于肾小球，进而引起免疫损伤。免疫复合物在电镜下表现为高电子密度的沉积物。用免疫荧光法检查可见免疫复合物在肾小球内呈颗粒状荧光。

二、肾小球肾炎主要临床表现

1. 急性肾炎综合征

急性肾炎综合征起病急，常表现为明显的血尿、轻至中度蛋白尿，常有水肿和高血压。严重者出现氮质血症。急性肾炎综合征主要出现在急性弥漫性增生性肾小球肾炎。

2. 急进性肾炎综合征

急进性肾炎综合征起病急，进展快，出现水肿、血尿和蛋白尿等改变后，迅速发展为少尿或无尿，伴氮质血症，并发生急性肾衰竭。急进性肾炎综合征主要出现在急进性肾小球肾炎。

3. 肾病综合征

肾病综合征主要表现为大量蛋白尿、明显水肿、低蛋白血、高脂血症。多种类型的肾小球肾炎（如膜性肾小球肾炎、膜性增生性肾小球肾炎及轻微病变性肾小球肾炎）均可表现为肾病综合征。

4. 慢性肾炎综合征

慢性肾炎综合征主要表现为多尿、夜尿、尿比重降低、高血压、贫血、氮质血症和尿毒症，见于各型肾炎的终末阶段，如慢性肾小球肾炎。

三、原发性肾小球肾炎的病理类型

随着电镜及免疫荧光技术应用于肾组织活检，人们对肾小球肾炎有了更深入的认识，肾小球肾炎的分类较为复杂。现在，国内较为普遍采用的是根据肾组织活检的病理变化进行分类，常见的原发性肾小球肾炎类型如下：① 急性弥漫性增生性肾小球肾炎。② 新月体性（快速进行性）肾小球肾炎。③ 肾病综合征及相关的肾炎类型，包括膜性肾小球肾炎（膜性肾病）、轻微病变性肾小球肾炎（脂性肾病）、膜性增生性肾小球肾炎和系膜增生性肾小球肾炎。④ 慢性肾小球肾炎。

四、各型原发性肾小球肾炎的临床病理联系

(一) 急性弥漫性增生性肾小球肾炎

急性弥漫性增生性肾小球肾炎的病变特点是弥漫性毛细血管内皮细胞及系膜细胞明显增生，伴中性粒细胞和单核细胞浸润。大多数病例与感染有关，称为感染后肾炎，易发生在链球菌感染后，又称链球菌感染后性肾炎。临床表现为急性肾炎综合征。此型肾炎以 6~10 岁学龄期儿童最为多见，成人也可发生，但病变一般比儿童严重。

1. 病因

肾炎与 A 组乙型溶血性链球菌感染引起的变态反应有关，通常发生于咽部或皮肤链球菌感染 1~4 周之后。这一间隔期与抗体和免疫复合物形成所需的时间相符。除链球菌外，其他细菌如葡萄球菌、肺炎球菌和某些病毒及寄生虫也可以引起本型肾小球肾炎。其发生机制是链球菌或其他病原体的抗原成分使机体产生相应的抗体，抗原-抗体复合物在血液循环中形成，并沉积在肾小球内，引起肾小球肾炎。

2. 病理变化

肉眼见肾轻度或中度肿大，被膜紧张，表面光滑、充血，有的肾脏表面出现散在粟粒大小的出血点，故称为大红肾或蚤咬肾。镜下见双侧肾脏肾小球弥漫性受累，肾小球体积增大，细胞数目显著增多，主要病变为肾小球系膜细胞和内皮细胞增生肿胀，并有少量中性粒细胞及单核细胞浸润。电镜显示电子密度较高的沉积物，呈驼峰状，多位于脏层上皮细胞和肾小球基底膜之间，沉积物表面的上皮细胞足突多消失。基底膜有时出现轻度不规则。用免疫荧光法检查可见免疫复合物在肾小球内呈颗粒状荧光。肾小球内增生肿胀的内皮细胞和系膜细胞压迫毛细血管，使毛细血管腔狭窄甚至闭塞，肾小球呈缺血状。病变严重时，毛细血管腔内血栓形成，毛细血管壁可发生纤维素样坏死。坏死的毛细血管破裂出血，大量红细胞进入肾球囊。

肾小管的病变。由于肾小球的病变可引起出球小动脉血流量减少，相应的肾小管缺血，肾小管上皮细胞常出现变性。肾小管管腔内含有从肾小球滤过的蛋白、红细胞、白细胞和脱落上皮细胞。这些物质在肾小管内凝集，形成各种管型，如蛋白管型、细胞管型（如红细胞、白细胞或上皮细胞管型）、颗粒管型。肾间质常有不同程度的充血、水肿和少量淋巴细胞、中性粒细胞浸润。

3. 临床病理联系

本病多见于儿童，主要临床表现为急性肾炎综合征。

(1) 尿的改变。① 少尿甚至无尿。内皮细胞及系膜细胞增生肿胀，压迫肾小球毛细血管，肾小球的血流量减少，滤过率降低，而肾小管的重吸收功能基本正常，而出现少尿或无尿。② 血尿、蛋白尿和管型尿。肾小球毛细血管壁损伤，通透性增加，出现血尿、蛋白尿或管型尿，血尿为常见症状。

(2) 高血压。肾小球滤过率降低，钠水潴留，引起血容量增加，引起血压升高。

(3) 水肿。肾小球滤过率降低，钠水潴留，引起水肿，在眼睑等疏松部位较为明显。

4. 结局

儿童链球菌感染后肾小球肾炎的预后好，95%以上可在数周或数月内症状消失，病变逐渐消退，完全恢复。少数患者逐渐发展为慢性硬化性肾小球肾炎。极少数患者病情严重，发展较快，可发展为新月体性肾小球肾炎，常迅速出现急性肾功能衰竭，预后差。

成人患急性弥漫性增生性肾小球肾炎一般预后较差，发生肾功能衰竭和转变为慢性肾炎者较多。此外，由其他细菌感染引起的肾炎转变为慢性肾小球肾炎较多见，预后较差。

> **提示**
>
> 急性弥漫性增生性肾小球肾炎的病因，大多数与溶血性链球菌感染有关，上呼吸道感染占60%~70%，皮肤感染占10%~20%。其他的细菌、病毒、霉菌、原虫感染等皆可引起急性肾小球肾炎。因此，医务人员应积极宣传教育儿童，预防肾小球肾炎的发病，儿童应做到：① 积极参加体育锻炼、增强体质。② 注意清洁卫生，避免或减少上呼吸道及皮肤感染，可大大降低急性肾小球肾炎的发病率。③ 若发生感染性疾病，应及时使用抗菌药物治疗，对于慢性感染病灶，如扁桃腺炎、咽炎、龋齿及中耳炎等，应尽早彻底治疗。④ 在链球菌感染流行时，注意预防，以减少发病。

（二）新月体性肾小球肾炎

新月体性肾小球肾炎以球囊壁层上皮增生，形成大量新月体为主要病变特点，大多见于青年人或中年人，临床表现为急进性肾炎综合征。其起病急骤，进展迅速，患者常在数周至数月内发生肾功能衰竭，死于尿毒症，故其又称快速进行性肾小球肾炎。

1. 发病机制

新月体性肾小球肾炎发病机制分为3个类型：① Ⅰ型为抗肾小球基底膜抗体性肾炎。免疫荧光检查显示在肾小球基底膜内出现线性荧光，主要为IgG和C_3沉积。部分患者抗基底膜抗体与肺泡基底膜发生交叉反应，临床出现肺咯血，伴有肾功能改变，称为肺出血肾炎综合征。② Ⅱ型为免疫复合物性肾炎。这在我国较常见，如链球菌感染后性肾炎。免疫荧光检查显示颗粒状荧光，电镜检查显示肾小球内出现电子致密沉积物。③ Ⅲ型为免疫反应缺乏型肾炎。免疫荧光和电镜检查不能显示抗基底膜抗体及免疫复合物。

2. 病理变化

肉眼可见肾体积增大，颜色苍白，皮质内有时可见散在的点状出血。镜下的特征性病变是弥漫性肾小球新月体形成。新月体主要由增生的壁层上皮细胞和渗出的单核细胞构成，可有淋巴细胞浸润。以上增生和渗出的成分附着在球囊壁，形成月牙状或环绕，称其为新月体或环状体。新月体细胞间有较多渗出纤维素，纤维素是刺激新月体形成的主要因素。肾小球内新月体形成后，可以压迫毛细血管丛，又与肾小球毛细血管丛粘连，使肾球囊腔闭塞，肾小球的结构和功能严重被破坏，影响肾小球滤过，最后毛细血管丛萎缩，整个肾小球纤维化玻璃样变，功能丧失。电镜下几乎所有病例均可见肾小球基底膜的缺损和断裂。免疫荧光检查结果不一，与致病原因有关。Ⅰ型抗肾小球基底膜抗体性肾炎，肾小球毛细血管基底膜呈现连续的线形荧光。Ⅱ型免疫复合物性肾炎，肾小球基底膜出现不规则的粗颗粒状荧光。Ⅲ型免疫反应缺乏型肾炎，免疫荧光检查呈阴性。

肾小管的病变。肾小管上皮细胞常出现变性，因吸收蛋白而出现玻璃样变；后期由于肾小球纤维化，其所属的肾小管也萎缩、纤维化甚至消失。间质内纤维组织增生，有多数淋巴细胞、单核细胞等炎性细胞浸润。

3. 临床病理联系

（1）尿的改变。新月体性肾小球肾炎肾小球毛细血管纤维素样坏死，基底膜出现缺损和裂孔，因此血尿比较明显，常伴有红细胞管型；中度蛋白尿，出现不同程度的水肿。大量新月体形成后，阻塞肾球囊腔，出现少尿甚至无尿。肺出血肾炎综合征的患者可有反复发作的咯血，严重者可导致死亡。

（2）氮质血症及肾功能衰竭。因少尿甚至无尿，代谢废物不能排出，其在体内潴留引起氮质血症。随病变进展，肾小球发生玻璃样变，肾单位功能丧失，最终发生肾功能衰竭。

（3）高血压。晚期大量肾单位纤维化，玻璃样变，肾组织缺血，通过肾素－血管紧张素的作用，出现高血压的临床表现。

4. 结局

新月体性肾小球肾炎，预后效果一般与病变的广泛程度和新月体的数量有关。如果病变广泛，发展迅速，预后较差。如果不及时采取措施，多数患者往往于数周至数月内死于尿毒症。

【附】

肺出血肾炎综合征

肺出血肾炎综合征主要临床表现为肺出血合并肾小球肾炎，此型肾炎主要因为抗肾小球基底膜抗体可与肺泡基底膜发生交叉反应，引起肺出血。其大多为抗肾小球基底膜抗体引起的新月体性肾小球肾炎，临床表现一般发病急，常为爆发性，表现为肺咯血和肾脏快速进行性肾功能衰竭。本病较少见，多发生于青壮年，小儿及老人较少见，男性多于女性。

（三）肾病综合征及相关的肾炎类型

肾病综合征主要的改变是肾小球毛细血管壁的损伤，血浆蛋白滤过增加，临床表现为大量蛋白尿、明显水肿、低蛋白血症、高脂血症。下列类型的肾小球肾炎均可表现为肾病综合征。

1. 膜性肾小球肾炎

膜性肾小球肾炎的病变特点是弥漫性肾小球毛细血管基底膜增厚，因肾小球无明显炎症性反应，故又称为膜性肾病，是临床上引起成人肾病综合征的常见原因。

(1) 病因和发病机制。大多数患者原因不明，膜性肾小球肾炎为慢性免疫复合物介导的疾病，在脏层上皮细胞与基底膜之间形成免疫复合物。其大部分属于原发性的，少数患者为继发性的，如可继发于系统性红斑狼疮、糖尿病及慢性乙型病毒性肝炎等疾病。诊断原发性膜性肾小球肾炎时，应注意排除各种继发性疾病。

(2) 病理变化。肉眼见双肾肿大，颜色苍白，有"大白肾"之称。镜下见弥漫性肾小球毛细血管壁明显增厚，用六胺银染色将基底膜染成黑色，可显示增厚的基底膜及与之垂直的钉突，形如梳齿。发展到晚期，基底膜极度增厚，有少量系膜细胞轻度增生。这样使肾小球毛细血管管腔阻塞，最后肾小球可发生纤维化和玻璃样变。

(3) 临床病理联系。绝大多数膜性肾小球肾炎患者都有明显蛋白尿或肾病综合征。肾病综合征主要表现为：大量蛋白尿；明显水肿，往往为全身性水肿，以眼睑和身体下垂部分最明显，严重者可有胸水和腹水；低蛋白血症；高脂血症。

(4) 结局。膜性肾小球肾炎常为慢性进行性疾病，对肾上腺皮质激素疗效不明显。病变轻者，症状可消退或部分缓解，多数则反复发作，发展到晚期，大量肾单位纤维化、硬化，可导致肾功能衰竭和尿毒症。

2. 轻微病变性肾小球肾炎

轻微病变性肾小球肾炎（脂性肾病）是引起儿童肾病综合征最常见的原因。

(1) 病因和发病机制。轻微病变性肾小球肾炎与其他类型肾炎不同，肾小球内无免疫复合物沉积，而轻微病变性肾小球肾炎的发生与免疫功能异常有关。免疫功能异常导致细胞因子释放和脏层上皮细胞损伤，引起蛋白尿。

(2) 病理变化。肉眼见肾脏肿胀，色苍白。切面肾皮质因肾小管上皮内脂质沉积而出现黄白色条纹。镜下见肾小球基本正常；因肾小球毛细血管通透性增加，大量脂蛋白通过肾小球滤出，被近曲小管重吸收。近曲小管上皮内出现大量脂滴和多数玻璃样小滴，又称为脂性肾病。电镜下见弥漫性肾小球脏层上皮细胞足突消失，细胞胞体扁平，因此又称为足突病。

(3) 临床病理联系。本病多发生于 2～6 岁的儿童，表现为肾病综合征，尿内蛋白主要为小分子的白蛋白，为高度选择性蛋白尿；可发生在呼吸道感染或免疫接种后。肾小球的病变轻微，故一般无血尿和高血压，肾功能也不受影响。

(4) 结局。大多数患者对皮质激素治疗敏感，经皮质激素治疗后，足突细胞可恢复正常。临床上 90% 以上儿童可以完全恢复，病变在数周内消失。

3. 膜性增生性肾小球肾炎

膜性增生性肾小球肾炎的病变特点是弥漫性的系膜细胞增生、系膜基质增多及基底膜不规则增厚。此型肾炎多见于中年人和青年人。本病临床特点是起病缓慢，是一种慢性进行性疾病。早期症状一般不明显。病变逐渐发展，临床表现不一，常有血尿、蛋白尿，也有约半数患者发病早期就出现肾病综合征，易发生肾功能不全。

(1) 病理变化。镜下见肾小球体积增大，细胞数目增多，主要由于肾小球系膜细胞增生，同时分泌的基质增多，使系膜区增宽，由于系膜区增宽使毛细血管丛呈分叶状。在系膜区可见数量不等的中性粒细胞浸润，增生的系膜组织逐渐向周围毛细血管伸展，应用六胺银和 PAS 染色，增厚的基底膜呈双轨状或分层状。病变继续发展，增生的系膜组织可环绕全部毛细血管壁，使管壁显著增厚，管腔明显狭小，甚至阻塞。晚期系膜区纤维化，肾小球硬化，转变为慢性硬化性肾小球肾炎。

（2）临床病理联系。本病多发生于儿童和青年，主要表现为肾病综合征，常伴有血尿，也可仅表现为蛋白尿。

（3）结局。本病预后较差，为一种慢性进行性疾病，对肾上腺皮质激素治疗不敏感。患者可出现慢性肾功能衰竭。

4. 系膜增生性肾小球肾炎

系膜增生性肾小球肾炎的病变特点是弥漫性系膜细胞增生及系膜基质增多。本病在我国和亚太地区常见。

（1）病因和发病机制。其发病可因循环免疫复合物沉积或原位免疫复合物形成等引起。免疫反应通过介质的作用刺激系膜细胞，导致系膜细胞增生及系膜基质增多。

（2）病理变化。镜下见弥漫性系膜区内系膜细胞增生和系膜基质增多。电镜下系膜区见有电子致密物沉积。

（3）临床病理联系。本病多见于青少年，男性多于女性。患者起病前常有上呼吸道感染等前驱症状。其临床表现多样，可表现为肾病综合征，也可表现为无症状蛋白尿和（或）血尿。

（4）结局。本病可用激素和细胞毒药物治疗，病变轻者疗效好；病变严重者可伴有节段性硬化，甚至出现肾功能障碍与衰竭，预后较差。

（四）慢性肾小球肾炎

慢性肾小球肾炎（慢性硬化性肾小球肾炎）是各型肾小球肾炎发展到晚期的病理类型，多见于成人，预后差。

1. 病因

慢性肾小球肾炎是其他肾小球肾炎演变而来的晚期变化。例如，新月体性肾小球肾炎（快速进行性肾小球肾炎），患者渡过急性期，几乎发展为慢性肾小球肾炎。膜性肾小球肾炎和膜性增生性肾小球肾炎也可缓慢地演变为慢性肾小球肾炎，也有部分患者无肾炎病史。

2. 病理变化

镜下见肾小球的纤维化、玻璃样变，以及相应肾小管的萎缩，甚至消失；间质的纤维组织增生更显著；残存的相对正常的肾单位发生代偿性变化。肾小球体积增大（肥大），肾小管也扩张。这种硬化的体积变小的肾单位和代偿肥大的肾单位交错分布，使得肾脏表面凹凸不平而呈细颗粒状。肉眼见两侧肾脏对称性缩小，色苍白，质地变硬；表面呈弥漫性细颗粒状，颗粒大小比较一致，形成"颗粒性固缩肾"；切面可见肾皮质因萎缩而变薄，皮髓质境界不清，可有微小的囊肿形成。肾盂周围脂肪组织增多。小动脉壁硬化、增厚，动脉切口哆开。

3. 临床病理联系

慢性肾小球肾炎常继发于其他类型肾炎，其早期一般还保留了原肾小球肾炎的特点，如从膜性肾小球肾炎转变而来的病例，临床上长期表现为肾病综合征。晚期由于大量肾单位丧失，血流只能通过少数残留的肾单位，血流通过肾小球的速度加快，肾小球的滤过速度和尿液通过肾小管的速度也加快，但肾小管的重吸收有一定限度，所以大量水分不能被重吸收，肾的浓缩功能相对降低，从而出现多尿、夜尿，尿的比重降低，常固定在1.010左右。大量肾单位纤维化，肾组织严重缺血，肾素分泌增加，患者出现明显高血压。慢性肾炎时的高血压，一般不出现波动，并保持在较高水平。长期高血压可引起左心室肥大，甚至导致左心衰竭。当大量肾单位被破坏时，残留的相对正常的肾单位逐渐减少，最后可导致氮质血症和肾功能衰竭。此外，由于肾组织大量被破坏，促红细胞生成素生成减少，长期肾功能不全引起的氮质血症和自身中毒抑制造血功能，患者常出现贫血。

4. 结局

慢性肾小球肾炎早期进行合理治疗，及时进行有效的血液透析或肾移植术，可取得较好的治疗效果。否则病变发展到晚期，大量肾单位被破坏，患者可因肾功能不全引起的尿毒症而死亡，还可因高血压引起的脑出血和心力衰竭、机体抵抗力的降低而引起继发感染而死亡。

> **提 示**
>
> 慢性肾小球肾炎患者应不断增强机体抵抗力，预防感染，避免劳累。慢性肾小球肾炎患者免疫功能较低，尤其伴有贫血及低蛋白血症者，本身体质与抵抗力更低，其可因生活与工作无规律、感染、劳累等因素而诱发病情加重，导致肾功能不全。患者应注意不能服用对肾脏有毒性的药物，以免加重肾功能的损害，最后引起肾功能衰竭、尿毒症。而肾功能已经受损者，饮食上应按医生的要求选择食品，切忌盲目进补，因不适当的饮食而加重肾功能不全。患者切忌有病乱投医，迷信偏方，应严格遵照专科医生的指导选择和服用药物。

第二节 肾盂肾炎

肾盂肾炎（pyelonephritis）是由细菌感染引起的，病变主要累及肾盂和肾间质的化脓性炎性疾病，分为急性肾盂肾炎和慢性肾盂肾炎两类。肾盂肾炎可发生于任何年龄，多见于女性，临床上常有发热、腰部酸痛、血尿和脓尿等症状。

一、病因及发病机制

肾盂肾炎是细菌直接感染引起，最常见为大肠杆菌，其次为变形杆菌、产气杆菌和葡萄球菌等。

（一）感染途径

（1）上行性感染。此类型较常见，主要致病菌是大肠杆菌。细菌从尿道或膀胱通过输尿管管腔或输尿管周围的淋巴管上行到肾盂、肾盏和肾间质，引起化脓性炎症，病变可累及一侧或双侧肾脏。

（2）血源性（下行性）感染。此类型少见，主要致病菌是金黄色葡萄球菌，引起败血症或感染性心内膜炎时，细菌进入血流，形成细菌性栓子，栓塞于肾小球或肾小管周围的毛细血管，从而引起肾脏化脓性炎症，两侧肾脏可同时受累。

（二）常见诱因

1. 尿路完全或不完全的阻塞

尿路完全或不完全的阻塞是诱发肾盂肾炎的主要因素。引起阻塞的原因有很多，如泌尿道结石、尿道炎或尿道损伤后的瘢痕收缩、前列腺肥大等均可引起尿路的阻塞，阻塞影响正常的排尿，引起尿液的潴留。尿液是细菌良好的培养基，细菌可生长繁殖而引起肾盂肾炎。即使是血源性感染，从血流进入肾脏的细菌能否在肾脏繁殖，也和尿路阻塞有关。

2. 导尿、膀胱镜检查和其他尿道手术

导尿、膀胱镜检查和其他尿道手术，有时可将细菌带入膀胱，并易损伤黏膜，导致细菌感染，诱发肾盂肾炎。女性尿道短，上行性感染机会较多；妊娠子宫压迫输尿管可引起不完全梗阻；黄体酮可使输尿管的张力降低，蠕动减弱容易引起尿潴留，可诱发感染。因此，女性肾盂肾炎发病率比男性高。慢性消耗性疾病如糖尿病和截瘫等使全身抵抗力低下时，常并发肾盂肾炎。

二、急性肾盂肾炎

急性肾盂肾炎是细菌感染引起的以肾盂、肾间质和肾小管为主的急性化脓性炎症。

（一）病理变化

肉眼见肾肿大、充血，表面散在多数大小不等的脓肿，呈黄色或黄白色，周围有紫红色充血带环绕。切面髓质内可见黄色条纹向皮质伸展，皮质和髓质可见脓肿形成。肾盂黏膜充血、水肿，可有散在的小出血点，黏膜表面出现脓性渗出物覆盖，肾盂腔内可见积脓。上行性感染引起的急性肾盂肾炎首先引起肾盂炎。镜下可见肾盂黏膜充血、水肿，大量中性粒细胞渗出，形成表面化脓。以后炎症沿肾小管及其周围组织扩散，在肾间质内大量中性粒细胞浸润，并可形成大小不等的脓肿。肾小管腔内充满脓细胞和细菌，故临床上常出现脓尿和蛋白尿。尿培养可找到致病菌。早期肾小球多不受影响，病变严重时大量肾组织坏死可破坏肾小球。血源性感染的特点是病变首先累及肾小球或肾小管周围的间质，病变逐渐扩大，破坏邻近组织，肾组织内出现多数散在的小脓肿，并可破入肾小管，进而引起肾盂肾炎。

（二）并发症

1. 急性坏死性乳头炎

急性坏死性乳头炎主要发生于糖尿病或严重尿路阻塞的患者，病变可为单侧或双侧。肉眼可见肾切面乳头部坏死，范围大小不等。坏死区呈灰黄色，周围有充血带与邻近组织分界明显。镜下见坏死区为缺血性凝固性坏死，坏死区内可见肾小管轮廓，周围有充血和中性粒细胞浸润。

2. 肾盂积脓

在严重尿路阻塞特别是高位完全性尿路阻塞时，脓性渗出物不能排出，淤积充满肾盂，引起肾盂积脓。

3. 肾周围脓肿

肾组织内的化脓性炎症可穿过肾包膜扩展到肾周围的组织中，引起肾周围脓肿。

（三）临床病理联系

急性肾盂肾炎出现急性炎症的全身表现，起病急，突然出现发热、寒战，血中性粒细胞增多等。肾肿大使肾被膜紧张，出现腰部酸痛；可出现脓尿、蛋白尿、管型尿、菌尿，有时还有血尿等。当病变累及肾脏时白细胞管型可在肾小管内形成，对急性肾盂肾炎的诊断有意义。由于膀胱和尿道急性炎症的刺激，患者可出现尿频、尿急、尿痛等症状。

急性坏死性乳头炎时常有明显血尿，严重时肾小管被破坏，相应的肾小球被阻塞，可引起少尿和氮质血症。乳头坏死组织脱落可阻塞肾盂，有时坏死组织碎块通过输尿管排出，可引起绞痛。

（四）结局

急性肾盂肾炎如能及时彻底治疗，大多数可以治愈；如治疗不彻底或尿路阻塞未消除，则易反复发作而转为慢性肾盂肾炎。

三、慢性肾盂肾炎

慢性肾盂肾炎可由急性肾盂肾炎发展而来，引起的原因：① 尿路阻塞未解除或因急性肾盂肾炎治疗不彻底使病变迁延，反复发作而转为慢性。② 反流性肾病，具有先天性膀胱输尿管反流或肾内反流的儿童常反复发生感染，可引起一侧或双侧慢性肾盂肾炎。

（一）病理变化

肉眼见其特征性病变是一侧或双侧肾脏体积缩小，出现不规则的大凹陷性瘢痕。两侧肾脏病变不对称，大小不等。切面可见皮髓质界限模糊，肾乳头部萎缩。肾盂、肾盏因瘢痕收缩而变形。肾盂黏膜增厚、粗糙。镜下见病变呈不规则片状瘢痕区，其夹杂于相对正常的肾组织之间。瘢痕区的肾组织被破坏，肾间质和肾盂黏膜纤维组织大量增生，伴有大量慢性炎细胞浸润；肾小管多萎缩、坏死，由纤维组织替代。而有些肾小管腔扩张，腔内有红染的胶样管型，形似甲状腺滤泡。早期肾小球尚完好，由于间质的慢性炎症，肾球囊周围纤维化，球囊壁常因纤维化增厚，这是慢性肾盂肾炎时肾小球病变的一个特点。后期肾间质病变严重，肾小球可发生纤维化和玻璃样变。病灶间的肾组织部分肾小球正常，部分代偿性肥大。

（二）临床病理联系

慢性肾盂肾炎时病变首先累及肾小管，肾小管功能障碍出现较早，也比较严重。肾小管尿浓缩功能降低，患者可有多尿和夜尿。在急性发作时，患者出现脓尿，并伴有急性肾盂肾炎的其他症状，如发热、腰背酸痛等。

高血压也是本病常见的并发症，这是由于在慢性肾盂肾炎晚期，肾组织广泛纤维化，肾单位损害造成肾缺血。严重和持久的高血压可引起心力衰竭。

晚期病例，由于肾单位大量丧失，可引起氮质血症甚至尿毒症。慢性肾盂肾炎是引起慢性肾功能衰竭的一个重要原因。有人统计，在接受肾移植或透析治疗的患者中，10%~20%是慢性肾盂肾炎患者。

（三）结局

慢性肾盂肾炎病变迁延，常反复急性发作，如能及时彻底治疗，可控制其病变的发展。如诱因未能去除，治疗较晚或不彻底，两侧肾脏受累严重时，患者可死于尿毒症，也可因顽固的高血压而死于心力衰竭。

> **提示**
>
> 护士应对患者进行健康教育，指导患者了解肾盂肾炎的发病原因及机制，并让患者认识到此病是能够预防和治愈的：① 平时保持规律生活，坚持体育锻炼，增加机体的免疫力。② 上行性感染为肾盂肾炎较常见的感染途径，主要的致病菌是大肠杆菌。细菌从尿道、膀胱通过输尿管管腔上行到肾盂、肾盏和肾间质，引起化脓性炎症。多饮水、勤排尿是预防尿路感染最简单有效的措施，每天应摄入足够的水分，以保证足够的尿量和排尿的次数，这样可使进入尿路中的细菌随尿排出，防止上行感染。③ 注意个人卫生，尤其女性，女性尿道短，上行感染机会较多，要注意会阴部及肛门周围皮肤的清洁，特别是月经期、妊娠期及产褥期。④ 与性生活有关的反复发作者，注意性生活后马上排尿。⑤ 膀胱-输尿管反流者，需要二次排尿，即每次排尿后数分钟再排一次尿。

第三节 泌尿系统常见肿瘤

一、肾细胞癌

肾细胞癌简称肾癌，是由肾小管上皮细胞发生的恶性肿瘤，又称肾腺癌。肾癌是肾脏常见的恶性肿瘤，占肾脏恶性肿瘤的85%，多见于50~60岁的中老年人，男性发生率较高。

（一）病因及发病机制

肾细胞癌的病因及发病机制尚未明了。流行病学研究表明，吸烟者肾细胞癌发病率高于正常人群。吸烟是肾细胞癌最重要的危险因子。其他危险因素包括肥胖，高血压，接触石棉、石油产品和重金属等。此外，遗传因素在发病中也起着重要作用。

（二）病理变化

肾细胞癌镜下主要类型如下。

（1）透明细胞癌：肾细胞癌最常见的类型，占肾细胞癌的70%~80%。肿瘤细胞体积较大，呈圆形或多边形，胞质丰富，呈透明或颗粒状；核小、深染，位于瘤细胞的中央或边缘。间质具有丰富的毛细血管和血窦。

（2）乳头状癌：占肾细胞癌的10%~15%。肿瘤细胞呈立方或矮柱状、乳头状排列。乳头中轴间质内常见砂粒体和泡沫细胞，并可发生水肿。

（3）嫌色细胞癌：在肾细胞癌中约占5%。镜下可见细胞大小不一，细胞膜较明显，胞质淡染或略嗜酸性，核周常有空晕。患者预后较好。

肉眼见肾细胞癌大多发生于一侧肾脏，多发生于肾脏上下两极，尤以上极更为常见。肿瘤一般为单个、圆形，大小差别较大。肿瘤与周围肾组织常有较明显分界，可有假包膜形成。因肿瘤细胞富含脂质和糖原，并有坏死、钙化及出血等继发性变化，切面肿瘤呈灰黄色、灰白色或红棕色等多彩状。乳头状癌可为多灶和双侧性。肿瘤较大时常伴有出血和囊性变。肿瘤还可侵入肾静脉，并引起血道转移，在肾静脉内柱状的瘤栓可延伸至下腔静脉，甚至右心。

（三）临床病理联系

肾细胞癌早期临床表现较为隐蔽，不易早期诊断，有些患者可有发热、乏力、消瘦等全身性症状；发现时肿瘤体积常已较大。肾细胞癌的3个典型症状为：腰痛、肾区肿块、血尿。无痛性血尿是肾细胞癌早期的主要症状，早期可仅表现为镜下血尿，逐渐发展为肉眼血尿，血尿常为间歇性。肿瘤可产生异位激素和激素样物质，患者可出现多种副肿瘤综合征，如红细胞增多症、高钙血症、Cushing综合征和高血压等。

（四）扩散及转移

肾细胞癌可直接侵入肾盂、肾盏及输尿管，引起尿路的阻塞，并突破肾包膜向周围邻近组织和器官蔓延扩散，也可通过血道和淋巴道转移，而以血道转移更为重要和常见，因为肾细胞癌间质血管丰富，而且半数以上病例有侵犯血管（肾静脉）倾向。最常见的血源性转移部位是肺，其次是骨、肝、肾上腺和脑。肾细胞癌转移的另一个特点是有时肾脏局部无任何症状，而首先在转移灶出现症状。淋巴道转移常先至肾门及主动脉旁淋巴结。

二、膀胱尿路上皮肿瘤

绝大多数膀胱肿瘤起源于上皮组织，少数来源于间叶组织，如肌组织肿瘤。绝大多数上皮性肿瘤成分为尿路上皮即移行上皮，称为尿路上皮肿瘤或移行上皮肿瘤。膀胱也可发生鳞状细胞癌、腺癌和间叶起源的肿瘤，但均较少见。根据世界卫生组织和国际泌尿病理学会分类，尿路（移行）上皮肿瘤分为：① 尿路上皮乳头状瘤；② 低恶性潜能尿路上皮瘤；③ 低级别尿路上皮乳头状癌；④ 高级别尿路上皮乳头状癌。

（一）病因和发病机制

尿路上皮肿瘤的发生与吸烟、接触芳香胺、埃及血吸虫感染、辐射和膀胱黏膜的慢性刺激等有关。吸烟可明显增加尿路上皮肿瘤发病的危险性，是最重要的影响因素。其发生也与遗传有关。

（二）病理变化

尿路上皮肿瘤好发于膀胱侧壁和膀胱三角区近输尿管开口处。肿瘤可为单个，也可为多灶性。肿瘤大小不等，可呈乳头状或息肉状，也可呈扁平斑块状。肿瘤可为浸润性或非浸润性。

1. 尿路上皮乳头状瘤

这是来自移行上皮的良性肿瘤，发病率较低，多见于青年。肿瘤呈绒毛状突起，体积较小，由于乳头纤细易折断，临床出现无痛性出血。镜下见乳头状瘤轴心为纤维和血管，表面被覆与正常移行上皮相似的细胞，肿瘤呈乳头状生长，细胞分化好，无异型性。

2. 低恶性潜能尿路上皮瘤

其组织学特征与乳头状瘤相似，但主要区别表现在上皮增生较厚，乳头粗大，细胞核普遍增大。

3. 低级别尿路上皮乳头状癌

其癌细胞和组织结构较规则，细胞排列紧密，维持正常极性，但有明显的小灶状核异型性改变，表现为核浓染、少量核分裂象。低级别非浸润性尿路上皮乳头状癌术后可复发，很少出现浸润。

4. 高级别尿路上皮乳头状癌

其癌细胞核浓染，部分细胞异型性明显，核分裂象较多，可见病理性核分裂象。细胞排列紊乱，极性消失。高级别尿路上皮乳头状癌多为浸润性生长，可直接浸润到邻近的器官，如前列腺、精囊和输尿管等，有的可形成膀胱－阴道瘘或膀胱－直肠瘘。浸润性肿瘤可发生局部淋巴结转移，分化较差的肿瘤晚期可发生血行转移。

（三）临床表现

无痛性血尿是膀胱肿瘤最常见的症状，乳头的折断、肿瘤表面坏死和溃疡形成均可引起血尿，患者可出现尿频、尿急及尿痛等症状，可因肿瘤浸润膀胱壁伴有感染而引起。由于肿瘤波及输尿管开口处，出现尿路阻塞，引起肾盂积水、肾盂肾炎，病变进一步发展可引起肾盂积脓。

预后：膀胱肿瘤术后易复发。尿路上皮肿瘤患者的预后与肿瘤的分级、分化程度和浸润范围有密切关系。

（四）扩散及转移

膀胱肿瘤首先通过淋巴道转移至局部淋巴结如髂动脉旁和主动脉旁淋巴结。血道转移一般发生在晚期，见于分化较差的肿瘤，血道转移常见于肝、肺和骨髓。患者常因肿瘤广泛转移或因癌组织浸润输尿管引起阻塞和感染而死亡。

> **提示**
>
> 护理人员应认识到：血尿是膀胱肿瘤最常见和最早出现的症状，是患者就诊的主要原因。血尿的特点是间歇性无痛性的，血尿还可自行减轻或停止，给患者造成"好转"或"自愈"的错觉，贻误患者的治疗。出血量的多少与肿瘤的大小、数目及恶性程度不成比例，分化较好的乳头状肿瘤，因肿瘤乳头纤细，易折断，可有严重血尿；而分化不好的浸润性癌，多向深部浸润性生长，并可浸润到邻近的器官，乳头不明显，血尿程度不严重。膀胱刺激症状：尿频、尿急，尿痛只有到晚期，肿瘤出现坏死、溃疡伴继发感染时出现。

第四节 肾功能不全

肾功能不全是指各种病因引起肾功能严重障碍时，代谢废物及毒性物质不能排出体外，以致产生水、电解质和酸碱平衡紊乱并伴有肾脏内分泌功能障碍的综合征。肾功能衰竭是肾功能不全的晚期阶段。根据发病的急缓和病程的长短，肾功能衰竭可分为急性肾功能衰竭和慢性肾功能衰竭，其均可发展为尿毒症。

一、急性肾功能衰竭

急性肾功能衰竭（acute renal failure，ARF）是各种原因引起肾脏泌尿功能在短期内急剧降低，以致不能维持机体内环境稳定，从而引起水、电解质、酸碱平衡紊乱及代谢废物蓄积的综合征。临床上根据有无少尿，可将急性肾功能衰竭分为少尿型和非少尿型两大类。患者若每天排出尿量低于 400 mL，称为少尿型急性肾功能衰竭，若每天尿量可超过 400 mL，称为非少尿型急性肾功能衰竭。少尿型或非少尿型急性肾功能衰竭，肾小球滤过率（glomerular filtration rate，GFR）均显著降低，故 GFR 降低被认为是急性肾功能衰竭发生的中心环节。与少尿型急性肾功能衰竭相比，非少尿型急性肾功能衰竭的发病率和死亡率均较低。

（一）病因

造成急性肾功能衰竭的原因有很多，主要可以归纳为肾前性、肾性和肾后性因素。

1. **肾前性因素**

肾前性因素常见于有效循环血量减少、心排血量下降及肾血管收缩等，主要造成肾脏血液灌流量急剧减少，即引起肾缺血，如各类休克、创伤及大手术、胃肠液丢失、严重脱水、急性心力衰竭、严重感染等，肾小球滤过率显著降低。此时肾小管重吸收钠的功能没有受损，同时继发性醛固酮和抗利尿激素分泌增多，增强了远曲小管和集合管对钠、水的重吸收，因而尿量显著减少。肾前性因素导致的急性肾功能衰竭也被称为**肾前性急性肾功能衰竭**，其早期尚无肾脏器质性损害，当肾脏血液灌流量恢复正常时，肾脏泌尿功能也随即恢复正常。因此，其又称为功能性急性肾功能衰竭。若肾缺血持续过久就会引起肾脏器质性损害，从而导致肾性急性肾功能衰竭。

2. **肾性因素**

肾性因素引起肾实质病变，包括肾血管、肾小球、肾小管和肾间质的病变。如果说肾前性因素主要影响肾小球功能，肾性因素一定会造成肾小管坏死。肾性因素引起的急性肾功能衰竭称为**肾性急性肾功能衰竭**，又称为器质性急性肾功能衰竭。持续性肾缺血和肾毒物是引起急性肾小管坏死的主要原因。

（1）肾缺血。肾血流灌注不足导致持续性肾缺血是引起急性肾小管坏死的常见原因，患者尿中含有蛋白质，红、白细胞及各种管型，尿钠浓度明显升高，说明肾小管已因受损而致保钠功能减退。

（2）肾毒物。肾脏由于其生理特点而易受肾毒性物质损害。重金属（汞、砷、锑、铅）、抗生素（新霉素、多黏菌素、庆大霉素、先锋霉素等）、磺胺类、某些有机化合物（四氯化碳、氯仿、甲醇、酚、甲苯等）、杀虫药、毒蕈、某些血管和肾脏造影剂、蛇毒、肌红蛋白等经肾脏排泄时，均可直接损害肾小管，甚至引起肾小管上皮细胞坏死。此时若并发肾脏血液灌流量不足，则更会加剧肾小管的损害。

（3）肾脏疾病。急性肾小球肾炎和狼疮性肾炎（见于全身性红斑狼疮），由于炎性或免疫性损害，可使大量肾小球的功能发生障碍，故可引起急性肾功能衰竭。双侧肾动脉栓塞、双侧肾静脉血栓形成和动脉栓塞性疾病也可引起急性肾功能衰竭。急性肾盂肾炎、巨细胞病毒感染和急性过敏性肾间质肾炎可引起肾间质损伤。此外，癫痫、结节性多动脉炎等也都能引起急性肾功能衰竭。

3. 肾后性因素

肾后性因素是指从肾盂至尿道的尿路急性梗阻。膀胱以上的梗阻，多由结石引起。然而由于肾脏的代偿储备功能强大，只有当结石使两侧尿路同时梗阻或一侧肾已丧失功能而另一侧尿路又被阻塞时才会引起急性肾功能衰竭。膀胱及尿道的梗阻可由膀胱功能障碍或前列腺肥大、前列腺癌等引起。肾后因素引起的急性肾功能衰竭被称为**肾后性急性肾功能衰竭**，又称梗阻性急性肾功能衰竭。在肾后性急性肾功能衰竭的早期并无肾实质的器质性损害，及时解除梗阻可使肾脏泌尿功能迅速恢复，因此对这类患者，应及早明确诊断，并给予适当的处理。长期梗阻可以引起器质性急性肾功能衰竭。

（二）发病机制

急性肾功能衰竭的发生往往是多种因素、多种机制综合作用的结果。大量的动物实验及临床观察发现，急性肾功能衰竭发病机制的关键是肾小球滤过率的降低。

1. 肾小球因素

肾血流量减少和肾小球病变均可导致肾小球滤过率降低，引起少尿或无尿。

（1）肾血流量减少。研究发现，无论是何种类型急性肾功能衰竭早期，均出现肾血流量减少，甚至减少 50% ~ 70%。有报道称，肾急性缺血 20 min，肾脏组织 ATP 含量只是缺血前的 20%。由于代谢形成的能量大部分用于肾小管的离子转运，故肾血流灌注减少早期就出现肾小管重吸收功能障碍；持续肾血流灌注减少可以造成肾小管上皮细胞坏死。因此，肾血流灌注减少，对肾小球和肾小管功能都有损伤作用，而肾血流量减少被公认为是急性肾功能衰竭初期主要的发病机制，其机制如下。

① 肾灌注压降低。当动脉血压波动在 80 ~ 180 mmHg 时，肾血管通过自身调节可使肾血流量和肾小球滤过率保持稳定。当全身血压降到 50 ~ 70 mmHg 时，肾血流失去自身调节，肾血管平滑肌收缩，肾小球滤过率降低 1/2 ~ 2/3。

② 肾血管收缩。在全身血容量降低、肾缺血时，肾入球小动脉收缩，肾血流重新分布。其发生机制与许多体液因素有关：A. 肾素 - 血管紧张素系统激活，血管紧张素 Ⅱ 增加，引起肾入球动脉痉挛。B. 交感 - 肾上腺髓质系统兴奋，血中儿茶酚胺增加。因皮质肾单位的入球小动脉对儿茶酚胺敏感性高，故肾皮质外层血流量减少最为明显。C. 肾髓质间质细胞合成前列腺素减少，特别是扩血管的前列腺素如 PGE_2 合成减少，导致肾血管痉挛。

③ 肾血管阻塞。当肾缺血时，由于组织缺血、缺氧造成钠泵运转功能减弱，使钠、水在细胞积聚，引起细胞内水肿，导致肾血管内皮细胞肿胀；而败血症、休克等原因引起弥散性血管内凝血时，血管内微血栓形成。上述情况均增加了血流阻力，减少了肾血流量。

（2）肾小球病变。急性肾小球肾炎患者，免疫反应引起的肾小球滤过膜通透性降低，导致肾小球滤过率降低。

2. 肾小管因素

肾小管细胞损伤在急性肾功能衰竭的发生、发展中起重要作用。急性肾功能衰竭有两种肾小管损伤的病理特征，即小管破裂性损伤和肾毒性损伤。小管破裂性损伤表现为肾小管上皮细胞坏死、脱落，基底膜被破坏，见于肾中毒及肾持续缺血的病例。肾毒性损伤见于肾中毒的病例，主要损伤近球小管，肾小管上皮细胞大片坏死，但基底膜完整。上述病理变化主要通过阻塞肾小管和造成肾小管原尿反流的方式导致少尿。

（三）急性肾功能衰竭时的功能及代谢变化

1. 少尿型急性肾功能衰竭

其发病过程一般可分为少尿期、多尿期和恢复期3个阶段。

（1）少尿期。在肾缺血或肾中毒后12天内，肾血流灌流量急剧减少，肾小球滤过率明显降低，此期尿量显著减少，患者出现少尿或无尿，并有体内代谢产物的蓄积。

> **提 示**
>
> 少尿期一般持续8～16天，机体发生水、电解质和酸碱平衡紊乱，是患者发病最严重、死亡率最高的时期。

① 尿量及尿液成分变化。A. 尿量：多数急性肾功能衰竭患者尿量迅速减少，通常表现为少尿或无尿。B. 尿比重：功能性急性肾功能衰竭早期阶段，尿比重常大于1.020。器质性急性肾功能衰竭阶段，尿比重常保持在1.010～1.012。C. 尿钠含量：功能性急性肾功能衰竭早期阶段，尿钠含量低于20 mmol/L。器质性急性肾功能衰竭阶段，尿钠含量高于40 mmol/L。D. 患者出现血尿、蛋白尿、管型尿。

> **提 示**
>
> 24小时尿量少于400 mL称为少尿，24小时尿量少于100 mL称为无尿。肾血流减少、肾小管阻塞和肾小管原尿反流等可引起少尿或无尿；尿比重和尿钠含量变化反映肾小管对水、钠重吸收的功能状态，肾小管对水的重吸收增加或降低，可致尿比重升高或固定，肾小管对原尿中Na^+重吸收障碍可致尿钠含量降低或升高；由于肾小球滤过功能障碍和肾小管上皮坏死脱落，尿中可出现蛋白、红细胞、白细胞等；尿沉渣检查可见透明、颗粒和细胞管型。

② 水中毒。急性肾功能衰竭患者调节水、钠代谢功能减弱或丧失，由于少尿或无尿以及机体分解代谢增强，内生水增多，可导致钠水潴留。

> **提 示**
>
> 急性肾功能衰竭少尿期因摄入或输入液体过多，均可引起体内水潴留、稀释性低钠血症；由于细胞外液呈低渗，水向细胞内转移可引起细胞水肿，严重者可出现急性肺水肿、脑水肿和心力衰竭，常常危及生命；严重的低钠血症可引起中枢神经系统功能紊乱，患者表现为全身无力、抽搐甚至昏迷。因此，此期护士应严密观察和记录水的出入量，严格控制补液的总量和速度，防止水中毒的发生。

③ 高钾血症。高钾血症是急性肾功能衰竭患者在少尿期最危险的并发症，在少尿期1周内死亡的病例大多数是高血钾所致。其原因主要是：A. 肾小球滤过率降低，肾排钾减少；B. 组织分解代谢增强，钾释放增多；C. 酸中毒时，钾从细胞内向细胞外转移；D. 低血钠时，远曲小管钾、钠交换减少。

> **提 示**
>
> 此期即使没有外源性钾摄入增多，因为少尿或无尿及机体分解代谢增强，患者的血钾浓度也会蓄积增加，严重时出现心室颤动或心脏骤停。

④ 代谢性酸中毒。由于机体分解代谢增强，酸性代谢产物生成增多，伴有肾小球滤过率下降时又不能及时排出，加之肾小管产氨和排泌氢离子的能力降低，会出现代谢性酸中毒。酸中毒可使心肌收缩力降低，并可降低心肌和外周血管对儿茶酚胺的反应性，从而使心排血量下降，血管扩张，血压下降。患者可出现恶心、呕吐、疲乏等表现，严重酸中毒时中枢神经代谢紊乱可导致意识障碍。此外，酸中毒也能促进高钾血症发生。

⑤ 氮质血症。肾功能衰竭时，由于肾小球滤过率下降，尿素、肌酐和尿酸在体内蓄积，血中非蛋白含氮化合物的含量增加，称为 氮质血症。此外，某些原始病因（如创伤、烧伤时）也促进现组织分解，参与了血中非蛋白含氮物质的升高过程。轻度的氮质血症对机体影响不大，中度或重度氮质血症时，可引起恶心、呕吐、腹泻、意识障碍甚至昏迷。

> **提 示**
>
> 正常人血中有9种非蛋白含氮化合物（尿素、尿酸、肌酐、嘌呤、核苷酸、氨基酸、多肽、谷氨酰胺和肌酸），其中前3种化合物必须通过肾排出体外。当肾功能衰竭时，这3种化合物特别是尿素和肌酐在血中浓度升高，故临床上常用血尿素氮和血肌酐浓度作为氮质血症的指标。

(2) 多尿期。一般到 21 天，患者每 24 小时尿量达到 400 mL 以上，标志进入多尿期。进入多尿期时尿量进行性增多，后期昼夜排尿可达 3~5 L。产生多尿的机制可能是：① 肾血流量逐渐恢复，肾小管上皮细胞再生修复，肾小管内管型被冲走，肾小管阻塞解除，间质水肿消退。② 少尿期滞留的水分及代谢产物等得以排出，尿素等代谢产物增加原尿渗透压，起到渗透性利尿作用。③ 新生的肾小管上皮细胞排泌和重吸收功能尚未恢复，钠水重吸收相对低下。尿量的进行性增加是肾功能逐渐恢复的信号，但是在多尿期早期由于肾脏功能尚未完全恢复，肾小球滤过率仍低于正常值；新生肾小管功能不完善，在少尿期表现的氮质血症、高钾血症和代谢性酸中毒仍将存在，甚至在多尿开始时，血尿素氮和血钾还可继续上升。一般在多尿 1 周后氮质血症可以逐渐改善。随着尿量增多，肾小管浓缩功能未完全恢复，又可使大量水、电解质丧失，造成脱水、低钠血症、低钾血症等电解质代谢紊乱，甚至发生血压下降，导致休克。若不及时纠正，内环境紊乱仍将非常严重。

(3) 恢复期。患者一般在发病后 1 个月进入恢复期，肾功能恢复正常需要 3 个月到 1 年时间。此期患者的尿量基本恢复正常，代谢产物的潴留和水、电解质、酸碱平衡紊乱得到纠正，但肾小管浓缩功能完全恢复正常需要较长时间。少数患者由于肾小管上皮细胞破坏严重和修复不全，可能转变为慢性肾功能衰竭。

2. 非少尿型急性肾功能衰竭

患者的临床症状一般较轻，病程相对较短，预后较好，肾小球滤过率下降不如少尿型患者严重，肾小管损伤也较轻，主要表现为尿浓缩功能障碍，尿渗透压较低。因此，尿量即使正常或增多，仍然不能充分排出溶质，各种代谢产物仍在体内潴留，导致氮质血症和代谢性酸中毒等。其主要特点是：无明显少尿、尿比重低、尿钠含量低、出现氮质血症、多无高钾血症。

> **提 示**
>
> 非少尿型急性肾功能衰竭可因治疗不及时或措施不当而转为少尿型急性肾功能衰竭，常表示患者病情恶化。

(四) 急性肾功能衰竭的防治及护理的病理生理基础

1. 预防急性肾功能衰竭的发生

慎用对肾脏有损害的药物，积极治疗原发病，消除导致或加重急性肾功能衰竭的因素，是防治急性肾功能衰竭的重要原则。具体的预防措施包括：① 控制原发病或致病因素，对伴发功能性肾衰的休克患者，快速准确地补充血容量，维持足够的有效循环血量，解除血管痉挛，尽早恢复肾血液灌注，解除肾中毒和尿路梗阻，纠正代谢紊乱，等等。② 合理用药，避免使用对肾脏有损害作用的药物。③ 利尿，可以降低肾小管内压以增加肾小球滤过率。

2. 发病学防治

(1) 控制水、钠摄入。对于发生肾小管坏死者，少尿期要严格控制水、钠的摄入量，维持出入液平衡，防止水中毒和心力衰竭的发生。坚持"量出而入，宁少勿多"的输液原则，对于已经发生脑水肿者，可以使用脱水剂。

（2）预防和处理高钾血症。例如，静脉内滴注葡萄糖和胰岛素，促进细胞外钾进入细胞内，或静脉内注入葡萄糖酸钙，对抗高钾血症对心脏的毒性作用。

（3）其他。纠正酸中毒、控制氮质血症、防治感染、合理提供营养等。

3. 透析疗法

透析疗法为抢救急性肾小管坏死最有效的措施。血液透析疗法是通过选择合适的透析技术，将血液中各种可透析物质进行交换和排出，从而使机体内环境接近正常水平，达到治疗目的。急性肾功能衰竭一旦确立，对有透析指征者应尽快予以早期透析治疗，这样不但可以减少急性肾功能衰竭的致命并发症（如心力衰竭、消化道出血、感染等），使患者顺利渡过少尿期，降低死亡率，而且有利于原发病的恢复和治疗。

二、慢性肾功能衰竭

各种慢性肾脏疾病，使残存的肾单位不能充分排出代谢废物和维持内环境稳定，因而体内出现代谢废物的潴留和水、电解质与酸碱平衡紊乱以及肾内分泌功能障碍，这一病理过程称为**慢性肾功能衰竭**（chronic renal failure，CRF）。

（一）病因

凡能引起肾实质慢性破坏的疾患均能引起慢性肾功能衰竭，其原因可以分为以下几种。

（1）肾小球病变，以慢性肾小球肾炎为最常见，占50%~60%，其次如糖尿病肾病以及系统性红斑狼疮等。

（2）肾小管、肾间质疾病，如慢性肾盂肾炎、尿酸性肾病、多囊肾、肾结核、放射性肾炎等。

（3）肾血管疾病，如高血压性肾小动脉硬化症、结节性动脉周围炎等。

（4）慢性尿路梗阻，如慢性尿路结石、肿瘤、前列腺肥大等。

（二）发病过程

慢性肾功能衰竭是各种慢性肾脏疾病最后的共同结局。一般以内生肌酐清除率和血肌酐来评判肾功能水平，前者为衡量肾小球滤过率的较好指标，后者能反映氮质血症的程度。根据肾功能水平，慢性肾功能衰竭分为4个时期。

1. 肾脏储备功能降低期（代偿期）

肾实质破坏尚不严重，肾脏能维持内环境稳定，无临床症状。内生肌酐清除率在正常值的30%以上，血液生化指标无异常。但肾脏储备功能降低，肾功能的适应范围小，在应激刺激作用下，如钠、水负荷突然增大或发生感染等时，可出现内环境紊乱。

2. 肾脏功能不全期

肾实质进一步受损，肾储备功能明显降低，已不能维持机体内环境的稳定，可出现夜尿和多尿、轻度氮质血症和贫血等。内生肌酐清除率下降至正常值的25%~30%。

3. 肾功能衰竭期

肾脏内生肌酐清除率下降至正常值的20%~25%。临床表现有较重的氮质血症，一般有酸中毒、高磷血症、低钙血症，也可出现轻度高钾血症。肾脏浓缩及稀释功能均有障碍，易发生低钠血症和水中毒，贫血严重。

4. 尿毒症期

尿毒症期为慢性肾功能衰竭的晚期。内生肌酐清除率下降至正常值的20%以下，毒性物质在体内的积聚明显增多，有明显的水、电解质和酸碱平衡紊乱及多种器官功能衰竭。临床有一系列自体中毒的症状出现。

（三）发病机制

慢性肾功能衰竭是肾单位广泛地被破坏，具有功能活动的肾单位逐渐减少，并且病情进行性加重的过程。对其原因和机制目前尚在探讨之中，可能与下列机制有关。

1. 健存肾单位进行性减少

在慢性肾疾病时，肾单位不断遭受破坏而丧失功能，残存的部分肾单位轻度受损或仍属正常，称为健存肾单位。健存肾单位由于功能过度代偿，发生代偿性肥大，随着疾病的发展，加重了肾脏的损伤。最后，当健存肾单位少到不能维持正常的泌尿功能时，内环境就开始发生紊乱，即慢性肾功能不全开始发生、发展。

2. 矫枉失衡

矫枉失衡是指机体在对肾小球滤过率降低的适应过程中，因代偿不全而发生的新的失衡，这种失衡使机体进一步受到损害。例如，当肾单位和肾小球滤过率进行性减少以致某一溶质（如血磷）的滤过减少时，机体可通过分泌某种体液因子（如甲状旁腺激素）抑制残存肾单位肾小管对磷的重吸收，从而使该溶质随尿排出量相对增多，血磷趋向正常水平。但这种体液因子（甲状旁腺激素）除影响肾小管功能外，长期高浓度也可影响机体其他系统的功能，因此溶骨活动增强，肾性骨营养不良，软组织坏死，皮肤瘙痒与神经传导障碍等相继发生。换言之，这种矫枉失衡使肾功能衰竭进一步加剧。

3. 肾小球过度滤过

部分肾单位功能丧失后，健存肾单位的肾小球毛细血管血压和血流量增加，从而导致单个健存肾单位的肾小球滤过率增多。长期负荷过重会导致肾小球发生纤维化和硬化，因而促进肾功能衰竭的发生。

4. 肾小管间质损伤

约20%的慢性肾功能不全系由肾小管间质疾病所致，慢性肾小球肾炎等肾小球疾病时也往往伴有肾小管间质损害。

（四）慢性肾功能衰竭时的功能及代谢变化

1. 泌尿功能障碍

（1）尿量的变化。慢性肾功能衰竭的早、中期，主要表现为：① 多尿，24 小时尿量一般在2 000～3 000 mL。② 夜尿，早期即有夜间排尿增多的症状，甚至超过白天尿量，称为夜尿。③ 少尿，每日终尿量可少于 400 mL。

慢性肾功能衰竭早期，产生多尿的机制为：① 健存肾单位的血流量代偿性增加，滤过的原尿量超过正常量。② 原尿溶质的浓度增高、流速快，通过肾小管时未能被及时重吸收，产生渗透性利尿作用。③ 在慢性肾盂肾炎时，髓袢发生病变，髓质间质不能形成高渗环境，使尿液不能被浓缩，故出现多尿。患者尿量虽多，但因肾小球滤过率降低，滤过的原尿总量少于正常，不能充分排泄代谢产物，仍会发生氮质血症。

（2）尿液渗透压的变化。正常尿比重为 1.001~1.035，在慢性肾功能不全早期，由于肾浓缩能力减退而稀释功能正常，出现低渗尿（尿比重最高只能达到 1.020）。随着病情发展，肾浓缩和稀释功能均丧失，终尿的渗透压接近血浆晶体渗透压，尿比重保持在 1.008~1.012，尿渗透压为 266~300 mmol/L，称为等渗尿。

（3）尿液成分的变化。① 蛋白尿。很多肾疾患可使肾小球滤过膜通透性增加，致使肾小球滤出蛋白增多；或肾小球滤过功能正常，但因肾小管上皮细胞受损，使滤过的蛋白重吸收减少，而出现蛋白尿。② 血尿和脓尿。当肾小球基底膜严重受损时，红细胞、白细胞也可以经肾小球滤过，尿中混有红细胞时称为血尿，尿沉渣中含有大量变性白细胞时称为脓尿。

2. 水、电解质及酸碱平衡紊乱

（1）水代谢障碍。慢性肾功能衰竭时，当摄入大量水分，因肾脏不能及时增加排水量，患者可发生水潴留、水肿、水中毒甚至充血性心力衰竭；当限制入水或伴有呕吐、腹泻等体液丢失，患者容易发生血容量减少、脱水等。

（2）钠代谢障碍。慢性肾功能衰竭患者的肾为"失盐性肾"，故易出现血钠浓度的降低。其发生原因是：① 过多地限制钠的摄入；② 多尿；③ 肾小管对醛固酮反应性下降；④ 尿素、肌酐等溶质增多产生的渗透性利尿作用；⑤ 体内甲基胍等肾毒物也可直接抑制肾小管对钠的重吸收。缺钠引起细胞外液和血容量减少，可进一步减少肾小球滤过率，加重尿毒症，患者还可出现软弱无力、血压偏低、嗜睡和昏迷等症状。但若摄入钠量增多，短时间内难以排出，易形成钠水潴留，则导致血容量增多、水肿、高血压以及心力衰竭等。

（3）钾代谢障碍。慢性肾功能衰竭早期，由于远曲小管代偿性泌钾增多，只要尿量不减少，且内源性或外源性钾负荷没有剧烈变化，血钾可长期维持正常水平。多尿、反复使用排钾利尿剂、呕吐、腹泻等还可导致低钾血症。慢性肾功能衰竭晚期，由于少尿、长期使用保钾利尿剂、酸中毒、感染等则可引起高钾血症。

（4）钙磷代谢障碍。慢性肾功能衰竭时，往往有血磷增高和血钙降低。

① 血磷增高。在慢性肾功能不全早期，由于肾小球滤过率下降，血磷暂时上升，但由于钙磷乘积为一常数，血中游离钙减少，刺激甲状旁腺分泌甲状旁腺激素（parathyroid hormone，PTH）。根据矫枉失衡学说，PTH 就是针对血磷滤过减少而在血液中增多的抑制物，通过抑制肾小管对磷的重吸收，使磷排出增多。慢性肾功能衰竭晚期，由于肾小球滤过率极度下降，继发性 PTH 分泌增多已不能使磷充分排出，故血磷水平显著升高。PTH 的增多又加强溶骨活动，使骨磷释放增多，从而形成恶性循环，使血磷水平不断上升。

② 血钙降低。其原因是：A. 血磷升高。由于钙磷乘积为一常数，血磷升高必然导致血钙降低，同时血磷过高时，肠道分泌磷酸根增多，其可在肠内与食物中的钙结合形成不易溶解的磷酸钙，妨碍钙的吸收。B. 维生素 D 代谢障碍。由于肾实质破坏，$25-(OH)-D_3$ 羟化为 $1,25-(OH)_2-D_3$，功能发生障碍，所以肠道对钙的吸收减少。C. 体内某些毒性物质的滞留可使肠黏膜受损，钙的吸收因而减少。D. 血磷升高刺激甲状旁腺细胞分泌降钙素，抑制肠道对钙的吸收。

(5) 代谢性酸中毒。在慢性肾功能不全的早期，酸中毒的产生主要是由于肾小管上皮细胞氨生成障碍使 H^+ 分泌减少。由于泌 H^+ 减少，$Na^+ - H^+$ 交换也减少，故 HCO_3^- 重吸收也减少。当肾小球滤过率降至正常人的 20% 以下时，血浆中非挥发性酸不能由尿中排出，特别是硫酸、磷酸等在体内积蓄。

3. 氮质血症

氮质血症实际上指血中尿素、肌酐和尿酸的增多，而其中以尿素增多为主。

（1）血浆尿素氮。在慢性肾功能不全早期，当肾小球滤过率减少到正常值的 40% 之前，血尿素氮仍在正常范围内。当肾小球滤过率减少到正常值的 20% 以下时，血中血尿素氮可高达 71.4 mmol/L。由此可见，血尿素氮浓度的变化并不是反映肾功能改变的敏感指标。

（2）血浆肌酐。肌酐浓度主要取决于肌肉磷酸肌酸分解而产生的肌酐量和肾脏排出肌酐的功能，与外源性的蛋白摄入无关。与血尿素氮相似，肌酐浓度的变化，只是在慢性肾功能衰竭的晚期才明显升高。因此，临床上必须同时测定血浆肌酐浓度和尿肌酐排泄率，根据计算的肌酐的清除率（尿中肌酐浓度 × 每分钟尿量/血浆肌酐浓度）反映肾小球滤过率。

（3）血浆尿酸。慢性肾功能衰竭时，血清尿酸浓度虽有一定程度的升高，但较尿素、肌酐为轻，这主要与肾脏远曲小管分泌尿酸增多和肠道尿酸分解增强有关。

4. 肾性高血压

肾性高血压是指因肾实质病变引起的血压升高。其发生机制可能与下列因素有关。

（1）肾素－血管紧张素系统的活动增强。部分肾疾病患者，由于肾相对缺血，激活肾素－血管紧张素系统，使血管紧张素Ⅱ增多，它可收缩小动脉，引起高血压。这类患者主要由于肾素和血管紧张素Ⅱ增多引起高血压，钠水潴留不明显，称为**肾素依赖性高血压**。

> **提　示**
>
> 对肾素依赖性高血压，采用血管紧张素转换酶抑制剂（ACEI）或血管紧张素Ⅱ受体拮抗剂（ARB）药物治疗效果较好。

（2）钠水潴留。慢性肾功能衰竭患者因少尿或无尿，肾脏排钠功能降低常有钠潴留，进而引发水潴留。钠水潴留可增加血容量和心排血量，使血压升高，主要由钠水潴留所致的高血压称为**钠依赖性高血压**。对该类高血压，限制钠盐摄入和应用利尿剂效果较好。

（3）肾分泌的抗高血压物质减少。正常肾髓质能合成多种减压物质，如前列腺素 E2 和 A2、缓激肽等，这类物质可扩张肾血管，增加肾皮质血流量，有排钠排水、对抗肾素的作用。当肾实质被破坏时，这些物质分泌减少，也是血压升高的一个原因。

5. 肾性贫血

慢性肾功能衰竭伴有的贫血称为**肾性贫血**。其发病机制与促红细胞生成素分泌减少、血液中毒性物质蓄积、红细胞破坏增多、出血等有关。

6. 肾性骨营养不良

慢性肾功能衰竭导致的骨病称为**肾性骨营养不良**,包括幼儿的肾性佝偻病、成人的骨软化、骨质疏松、骨囊性纤维化和骨硬化等病变。其发病机制与慢性肾功能衰竭时出现的高磷血症、低钙血症、甲状旁腺激素分泌增多、$1,25-(OH)_2-D_3$形成减少、胶原蛋白代谢障碍以及酸中毒等有关。

7. 出血倾向

慢性肾功能衰竭的患者常有出血倾向,其主要临床表现为皮下瘀斑和黏膜出血,如鼻出血和胃肠道出血等。目前认为,出血是由血小板质的变化而非数量减少所引起。血小板功能障碍可能与某些毒性物质抑制血小板第3因子释放,造成血小板的黏着和聚集功能减弱有关。

(五)慢性肾功能衰竭的防治及护理的病理生理基础

对于早、中期慢性肾功能衰竭的治疗,其主要原则是治疗原发病和去除加重因素、治疗并发症、合理营养等。

1. 治疗原发病和去除加重因素

及时有效地治疗原发病,防止健存肾单位继续受到破坏,可终止或延缓慢性肾功能衰竭的病程。去除加重因素包括控制感染、降低高血压、避免使用血管收缩药和肾毒性药物等,及时纠正水、电解质和酸碱平衡紊乱,提高慢性肾功能衰竭患者的生活质量和生存率。

2. 治疗并发症

例如,有效控制慢性肾功能衰竭患者的高血压,以延缓肾功能恶化,减少心力衰竭和脑血管意外的发生率;采用限制水、钠摄入及使用利尿剂以降低心脏前负荷,应用血管扩张剂降低心脏后负荷等方法防治心力衰竭;纠正电解质和酸碱平衡紊乱;正确使用重组人促红细胞生成素,适当补充铁剂和叶酸来纠正贫血;采用限制食物中磷的摄入,控制钙、磷代谢失调,应用维生素D等方法预防和治疗肾性骨营养不良。

3. 合理营养

应根据患者的肾功能、代谢水平、肥胖程度和营养状态等,及时制定个体化营养方案,保证足够能量供给,减少蛋白质分解。限制蛋白质摄入,但要摄入足够的必需氨基酸和维生素。

三、尿毒症

尿毒症(uremia)是指急性和慢性肾功能衰竭发展到最严重的阶段,代谢终产物和内源性毒性物质在体内潴留,水、电解质和酸碱平衡发生紊乱以及某些内分泌功能失调,从而引起一系列自体中毒症状。

(一)尿毒症的主要临床表现

1. 物质代谢

慢性肾功能衰竭患者常伴有糖、蛋白质及脂肪代谢的障碍。

(1)糖耐量障碍。大约70%的尿毒症患者对糖的耐量降低,其葡萄糖耐量曲线与轻度糖尿病患者相似，但这种变化对外源性胰岛素不敏感。其可能与患者血中存在胰岛素拮抗物，导致外周组织对胰岛素反应降低有关。

（2）蛋白质代谢障碍。尿毒症患者蛋白质代谢障碍表现为负氮平衡，可造成消瘦、恶病质和低白蛋白血症。低白蛋白血症是引起肾性水肿的重要原因之一。引起负氮平衡的因素有：① 患者摄入蛋白质受限制或因厌食、恶心和呕吐而致蛋白质摄入减少；② 某些物质（如甲基胍）可使组织蛋白分解代谢加强；③ 合并感染时可导致蛋白分解增强；④ 因出血而致蛋白丢失；⑤ 随尿丢失一定量的蛋白质。

（3）脂肪代谢障碍。许多慢性肾功能不全患者会发生高脂血症，主要由于肝脏合成甘油三酯所需的脂蛋白（前β-脂蛋白）增多，故甘油三酯的生成增加，同时还可能因脂蛋白脂肪酶活性降低而引起甘油三酯的清除率降低，故易形成高甘油三酯血症。此种改变可能与甲基胍的蓄积有关。

2. 神经系统

神经系统的症状是尿毒症的主要症状，称为**尿毒症性脑病**。患者在尿毒症早期常有头昏、头痛、乏力、理解力及记忆力减退等症状；随着病情的加重可出现烦躁不安、肌肉颤动、抽搐；最后可发展到表情淡漠、嗜睡和昏迷。其发生机制与下列因素有关：① 某些毒性物质蓄积，使 $Na^+ - K^+ - ATP$ 酶活性降低，造成脑细胞内钠含量增加，导致脑水肿形成；② 肾性高血压所致脑血管痉挛，缺氧和毛细血管通透性增加，可引起脑神经细胞变性和脑水肿。

3. 心血管系统

约有50%慢性肾功能衰竭和尿毒症患者死于充血性心力衰竭和心律失常。高血压和容量负荷增加被认为是充血性心力衰竭的主要原因，贫血、动脉粥样硬化、尿毒症毒素以及高钾血症、酸中毒等可促进心力衰竭的发生、发展。晚期可出现尿毒症性心包炎，多为纤维蛋白性心包炎，可能是尿毒症毒性物质直接刺激心包所致。

4. 呼吸系统

尿毒症时的酸中毒使呼吸加深、加快，严重时由于呼吸中枢兴奋性降低，可出现潮式呼吸或深而慢的 Kussmaul 呼吸。肺部并发症包括肺水肿、肺炎、胸膜炎与肺钙化。肺水肿的发生与充血性心力衰竭、尿毒症毒素使肺泡毛细血管通透性增加、钠水潴留、低蛋白血症、贫血等有关；胸膜炎的发生与心力衰竭使胸膜毛细血管内压增高、低蛋白血症使血浆胶体渗透压降低以及尿素刺激胸膜有关；肺钙化则是磷酸钙在肺组织内沉积导致。患者呼出气体有氨味，这是尿素经唾液酶分解成氨所致。

5. 消化系统

消化系统的症状是尿毒症患者最早出现和最突出的症状，早期表现为厌食，以后出现恶心、呕吐、口腔黏膜溃疡以及消化道出血等症状。其发生可能是消化道排出尿素增多，受尿素酶分解生成氨，刺激胃黏膜产生炎症以致溃疡发生。

6. 免疫系统

免疫功能低下，突出表现为细胞免疫功能降低，迟发型变态反应及淋巴细胞转化试验反应减弱，中性粒细胞吞噬和杀菌能力低下，多数常有严重感染。感染为尿毒症死亡的主要原因之一。

7. 皮肤

尿毒症患者面色苍白或呈黄褐色，皮肤干燥，眼皮肿胀，有时可见到"尿素霜"，那是因为患者皮肤表面细小的白色结晶沉着。皮肤瘙痒为困扰患者的常见症状，其机制被认为与甲状旁腺激素增多使钙盐沉积在皮肤和神经末梢有关。

（二）发病机制

在肾功能衰竭时，许多蛋白质代谢产物不能由肾脏排出而蓄积在体内，可引起中毒症状，这类物质称为尿毒症的毒性物质。除毒性物质作用外，尿毒症患者的症状可能还与水、电解质、酸碱平衡紊乱及某些内分泌功能障碍有关。

1. 甲状旁腺激素

尿毒症时出现的许多症状和体征均与甲状旁腺激素含量增加密切相关。甲状旁腺激素能引起尿毒症的大部分症状和体征。例如，甲状旁腺激素可引起肾性骨营养不良；甲状旁腺激素增多可刺激胃酸分泌，促使溃疡发生；甲状旁腺激素可增加蛋白质的分解，使含氮物质在血内大量蓄积；甲状旁腺激素可引起高脂血症与贫血。

2. 胍类化合物

胍类化合物是体内精氨酸的代谢产物，正常情况下精氨酸在肝脏通过鸟氨酸循环生成尿素等。肾功能不全晚期，这些物质的排泄发生障碍，精氨酸通过另一途径生成甲基胍和胍基琥珀酸。甲基胍是毒性最强的小分子物质，给动物注射大剂量甲基胍，其可出现呕吐、腹泻、肌肉痉挛、嗜睡等尿毒症症状。胍基琥珀酸的毒性比甲基胍弱，它能抑制脑组织的转酮醇酶的活性，引起脑病变。

3. 尿素

尿素在尿毒症发生中的作用一直存在争议。近年来研究发现，尿素的毒性作用与其代谢产物——氰酸盐有关。氰酸盐与蛋白作用后产生氨基甲酰衍生物。突触膜蛋白发生氨基甲酰化后，高级神经中枢的功能可能受损，患者产生头痛、恶心、呕吐、嗜睡等症状。

4. 胺类

胺类包括芳香族胺、脂肪族胺和多胺。这些胺可抑制某些酶（如 Na^+-K^+-ATP 酶）的活性，可引起恶心、呕吐、蛋白尿和溶血，抑制促红素的生成，增加微血管通透性，故胺类在尿毒症发病中的作用已引起广泛重视。

5. 中分子物质

中分子物质是指分子量在 500～5 000 的一类物质。这类物质可引起中枢及周围神经病变和降低细胞免疫功能等。

综上所述，尿毒症的临床症状和体征繁多，难以用单一毒性物质去解释，因此尿毒症是各种毒性物质和代谢障碍等综合作用的结果。

（三）尿毒症的防治及护理原则

治疗原发病，以防止肾实质的继续破坏。任何加重肾脏负荷的因素，均可加重肾功能衰竭，因此应消除诱发肾功能恶化的有害因素。此外，还应及时纠正水、电解质和酸碱平衡紊乱。肾功能衰竭患者出现尿毒症时，应积极采取措施维持内环境稳定，必要时可采用腹膜透析、血液透析和肾移植方法。

学习活动 14-1

病例与分析

病例：
　　患者，男，40岁，半年来心慌、气短、头晕、食欲不振，并逐渐加重，夜间尿量增多，每次刷牙均见牙龈出血，20年前曾有眼睑浮肿和血尿史，有15年高血压病史。查体见：面色苍白，心率100次/分，叩诊心界向左扩大，肺部可闻及散在湿性啰音，血压170/110 mmHg。心电图显示左心室肥厚。X线检查显示肺脏淤血。血液检查：红细胞 2×10^{12}/L，血红蛋白60 g/L，血小板 80×10^{9}/L，血肌酐500 μmol/L。尿蛋白（+++），尿液检查可见管型。

问题：
　　试给出患者近期主要的临床诊断，并指出诊断根据。

分析提示：
　　该患者主要临床诊断：① 左心衰竭。患者有心慌、气短、心率增快，并逐渐加重，提示患者出现心力衰竭；叩诊见心界向左扩大，心电图显示左心室肥厚，提示该患者可能为左心室肥大引起的左心衰竭；左心衰竭因肺循环回流不畅而出现肺脏淤血，故该患者肺部可听到散在湿性啰音及X线检查显示肺脏淤血，进一步支持其出现左心衰竭；高血压病史可能成为左心衰竭的原因。② 慢性肾功能衰竭。该患者被怀疑有肾小球肾炎病史（20年前曾有眼睑浮肿和血尿史）；近期有夜间尿量增多、血液及尿液检查阳性（血尿素氮增高、尿蛋白阳性及尿液检查可见管型）；有高血压（170/110 mmHg）、贫血（红细胞及血红蛋白均低于正常）、出血（血小板低于正常、牙龈出血）等临床表现，提示该患者存在慢性肾功能衰竭。

学习活动 14-2

自测练习题

一、单项选择题

1. 不属于肾小球肾炎临床表现的是（　　）。
   A. 急性肾炎综合征　　　　　　　B. 肾病综合征
   C. 急进性肾炎综合征　　　　　　D. 血尿、蛋白尿
   E. 脓尿、蛋白尿、管型尿、菌尿
2. 与肾小球肾炎发病机制关系最密切的是（　　）。
   A. 抗原-抗体复合物形成　　　　　B. T淋巴细胞致敏
   C. 机体免疫功能低下　　　　　　D. 抗体直接损伤
   E. B淋巴细胞致敏

3. 肾小球肾炎所累及的主要部位是（　　）。
　　A. 双侧肾脏的肾小球　　　　　　B. 双侧肾脏的肾小管
　　C. 双侧肾脏的集合管　　　　　　D. 双侧肾脏的间质
　　E. 双侧肾脏的肾单位

4. 肾细胞癌的好发部位是（　　）。
　　A. 肾的任何部位　　　　　　　　B. 肾下极
　　C. 肾中部　　　　　　　　　　　D. 肾门
　　E. 肾上极

5. 慢性肾盂肾炎患者出现多尿、夜尿，表明肾的主要损害部位是（　　）。
　　A. 肾小球　　　　　　　　　　　B. 肾小管
　　C. 基底膜　　　　　　　　　　　D. 肾间质
　　E. 以上都不是

6. 膀胱尿路上皮癌常见的组织学类型是（　　）。
　　A. 移行细胞癌　　　　　　　　　B. 鳞状细胞癌
　　C. 腺癌　　　　　　　　　　　　D. 基底细胞癌
　　E. 混合型癌

7. 临床诊断急性肾盂肾炎最可靠的依据是（　　）。
　　A. 尿培养找到致病菌　　　　　　B. 尿频、尿急、尿痛
　　C. 蛋白尿和菌尿　　　　　　　　D. 白细胞管型尿
　　E. 脓尿和菌尿

8. 早期肾细胞癌的主要临床表现为（　　）。
　　A. 脓尿　　　　　　　　　　　　B. 尿急、尿频、尿痛
　　C. 肾病综合征　　　　　　　　　D. 无痛性血尿
　　E. 多尿、夜尿、低密度尿

9. 肾盂肾炎最主要的感染途径是（　　）。
　　A. 上行性感染　　　　　　　　　B. 血源性感染
　　C. 多种途径感染　　　　　　　　D. 医源性感染
　　E. 邻近器官炎症的蔓延

10. 引起肾前性急性肾功能衰竭的病因是（　　）。
　　A. 急性肾炎　　　　　　　　　　B. 前列腺肥大
　　C. 休克　　　　　　　　　　　　D. 汞中毒
　　E. 尿路结石

11. 引起肾后性肾功能衰竭的病因是（　　）。
　　A. 急性肾小球肾炎　　　　　　　B. 汞中毒
　　C. 急性间质性肾炎　　　　　　　D. 输尿管结石
　　E. 肾结核

12. 急性肾功能衰竭少尿期，水代谢紊乱的主要表现是（　　）。
    A. 高渗性脱水　　　　　　　　　B. 低渗性脱水
    C. 等渗性脱水　　　　　　　　　D. 水肿
    E. 水中毒
13. 急性肾功能衰竭少尿期，常见的电解质紊乱是（　　）。
    A. 高钠血症　　　　　　　　　　B. 高钾血症
    C. 低钾血症　　　　　　　　　　D. 高钙血症
    E. 低镁血症
14. 急性肾功能衰竭少尿期，最常见的酸碱平衡紊乱类型是（　　）。
    A. 代谢性酸中毒　　　　　　　　B. 代谢性碱中毒
    C. 呼吸性酸中毒　　　　　　　　D. 呼吸性碱中毒
    E. 呼吸性碱中毒合并代谢性碱中毒
15. 急性肾功能衰竭多尿期出现多尿的机制不包括（　　）。
    A. 肾小球滤过功能逐渐恢复　　　B. 肾小管阻塞解除
    C. 抗利尿激素分泌减少　　　　　D. 新生的肾小管上皮细胞浓缩功能低下
    E. 渗透性利尿
16. 慢性肾功能衰竭患者较早出现的症状是（　　）。
    A. 少尿　　　　　　　　　　　　B. 夜尿
    C. 高钾血症　　　　　　　　　　D. 尿毒症
    E. 肾性骨营养不良
17. 慢性肾功能衰竭患者出现等渗尿表明（　　）。
    A. 健存肾单位极度减少　　　　　B. 肾血流量明显降低
    C. 肾小管重吸收钠减少　　　　　D. 肾小管泌钾减少
    E. 肾小管浓缩和稀释功能均丧失
18. 引起肾性贫血的原因不包括（　　）。
    A. 促红细胞生成素分泌减少　　　B. 血液中毒性物质蓄积
    C. 消化道铁吸收增多　　　　　　D. 出血
    E. 红细胞破坏增多
19. 慢性肾功能衰竭患者易发生出血的主要原因是（　　）。
    A. 毛细血管壁通透性增加　　　　B. 血小板功能异常
    C. 血小板数量减少　　　　　　　D. 凝血物质消耗增多
    E. 纤溶系统功能亢进

二、问答题
1. 简述肾小球肾炎的主要临床表现。
2. 简述慢性肾小球肾炎的临床病理联系。
3. 简述肾盂肾炎的病因及发病机制。
4. 简述急性肾盂肾炎的临床病理联系。

5. 简述肾细胞癌的病变特点及扩散与转移。
6. 急性肾功能衰竭少尿期最危险的并发症是什么？简述其发生机制。
7. 简述肾性贫血发生的机制。

（陈瑞芬　张立克）

第十五章

生殖系统和乳腺疾病

学习目标

掌握：
1. 概念：子宫颈上皮内瘤变。
2. 子宫颈癌、子宫体癌及乳腺癌的病理分型及病变特点，临床病理联系及转移扩散途径。

熟悉：
葡萄胎、侵袭性葡萄胎、绒毛膜癌的病变特点，葡萄胎、绒毛膜癌的临床病理联系，前列腺增生症及前列腺癌的病因、病变特点及其对机体的影响。

了解：
子宫颈癌、子宫体癌、乳腺癌、绒毛膜癌的病因，慢性子宫颈炎、子宫内膜异位症、子宫平滑肌瘤、乳腺增生性疾病、乳腺纤维腺瘤的病变特点。

本章知识结构

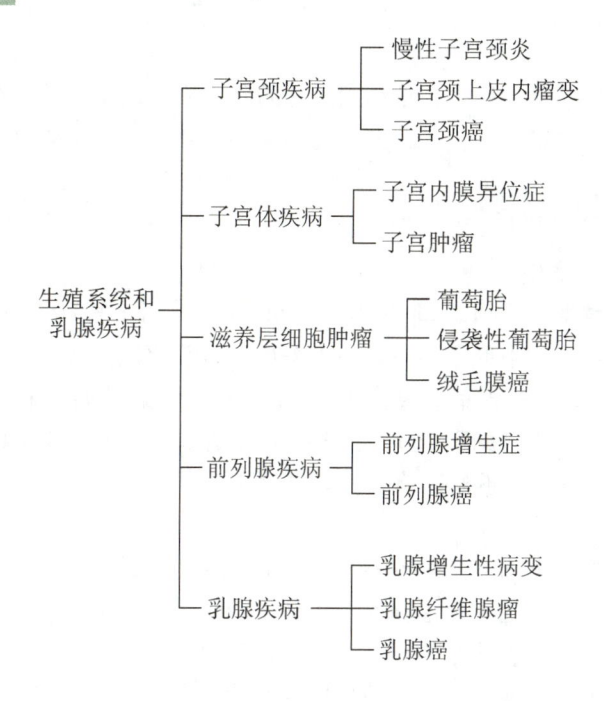

生殖系统和乳腺疾病
- 子宫颈疾病
  - 慢性子宫颈炎
  - 子宫颈上皮内瘤变
  - 子宫颈癌
- 子宫体疾病
  - 子宫内膜异位症
  - 子宫肿瘤
- 滋养层细胞肿瘤
  - 葡萄胎
  - 侵袭性葡萄胎
  - 绒毛膜癌
- 前列腺疾病
  - 前列腺增生症
  - 前列腺癌
- 乳腺疾病
  - 乳腺增生性病变
  - 乳腺纤维腺瘤
  - 乳腺癌

第一节 子宫颈疾病

一、慢性子宫颈炎

慢性子宫颈炎是育龄妇女常见的妇科疾病。其常见病菌有链球菌、葡萄球菌和肠球菌；也可由特殊的病原微生物引起，包括沙眼衣原体、淋球菌、单纯疱疹病毒和人乳头瘤病毒。此外，分娩时宫颈撕裂也是促其发病的诱因。临床症状主要为白带增多，偶为血性分泌物。镜下见子宫颈黏膜充血水肿，间质内淋巴细胞、浆细胞和单核细胞浸润。慢性炎时还可以出现以下类型的病变。

1. 子宫颈糜烂

慢性宫颈炎时，子宫颈阴道部鳞状上皮坏死脱落形成表浅缺损（真性糜烂）。以后子宫颈管的柱状上皮增生，并向子宫颈阴道部鳞状上皮缺损处延伸，将创面覆盖。由于复层鳞状上皮被较薄的单层柱状上皮取代，黏膜下充血之小血管易显露；临床妇科检查，病变黏膜呈鲜红色糜烂样改变，似没有上皮被覆，称为子宫颈糜烂，又称为"假性糜烂"。

2. 子宫颈息肉

慢性宫颈炎时，宫颈黏膜上皮、腺体及间质结缔组织呈局限性增生，形成突出黏膜表面带蒂的息肉。

3. 子宫颈腺囊肿

在子宫颈慢性炎症进展过程中，结缔组织和鳞状上皮的增生压迫或阻塞腺管，致使腺体分泌物潴留，腺腔逐渐扩张成囊状，称子宫颈腺囊肿，又称纳博特囊肿。

二、子宫颈上皮内瘤变

1. 子宫颈上皮异型增生

子宫颈上皮异型增生（cervical epithelial dysplasia）是指子宫颈上皮层内出现异型细胞，属癌前病变，表现为细胞大小形态不一，核大深染，核浆比例增大，可见核分裂象，细胞排列紊乱，异型细胞的增生从基底层逐渐向表层发展。根据其病变程度和范围分为3级：Ⅰ级，异型细胞局限于上皮层的下1/3；Ⅱ级，异型细胞累及上皮层的下1/3至2/3；Ⅲ级，异型细胞超过全层的2/3，但还未累及上皮全层。

2. 子宫颈原位癌

子宫颈原位癌是指异型增生的细胞累及子宫颈黏膜上皮全层，但病变局限于上皮层内，未突破基底膜。原位癌中癌细胞可沿基底膜延伸入腺体内，使整个腺体或某一部分被癌细胞所取代，但腺体轮廓尚存，腺体基底膜完整，称原位癌累及腺体。

近年来将子宫颈上皮异型增生和原位癌这一系列病变的连续过程统称为子宫颈上皮内瘤变（CIN）。CINⅠ级相当于Ⅰ级异型增生，CINⅡ级相当于Ⅱ级异型增生，CINⅢ级包括Ⅲ级异型增生和原位癌。这种分类现已逐渐被临床和病理接受。

三、子宫颈癌

子宫颈癌是女性生殖系统中最常见的恶性肿瘤之一,以 40~60 岁妇女最常见。由于子宫颈脱落细胞学检查的推广和普及,子宫颈上皮内瘤变(CIN)的检测及治疗水平的提高,晚期宫颈癌发病率明显下降,子宫颈癌的预后大为改善,5 年生存率和治愈率显著提高。

(一) 病因

子宫颈癌的真正原因至今尚未完全了解,可能和下列因素有关:① 与早婚、早育、多产、分娩过程中宫颈裂伤、慢性子宫颈炎等有关;② 流行病学调查表明性生活过早和性生活紊乱是子宫颈癌发病的最主要原因,经性传播人乳头瘤病毒(HPV)感染可能是子宫颈癌致病的主要因素,尤其是 HPV-16、18 等与子宫颈癌发生密切相关。

(二) 类型及病理变化

1. 肉眼类型

① 糜烂型:似宫颈糜烂,局部黏膜潮红,呈颗粒状,质脆触之易出血。② 外生菜花型:癌组织在宫颈口外形成乳头状或菜花状肿物。③ 内生浸润型:较多见,癌组织向子宫颈深部浸润生长,使宫颈前唇或后唇增大变硬。表面较光滑,临床上易漏诊。④ 溃疡型:癌组织坏死脱落,形成溃疡,似火山口状。

2. 组织学类型

① 鳞状细胞癌:按癌细胞分化程度分为角化型鳞癌和非角化型鳞癌。角化型鳞癌,癌细胞分化程度高,癌巢中央有角化珠(癌珠),细胞间桥发育良好。非角化型鳞癌,癌细胞多为梭形,无明显癌珠形成。② 腺癌:较少见,依据腺癌组织结构和细胞分化程度也可分为高分化、中分化和低分化 3 型。

(三) 扩散和转移

(1) 直接蔓延:子宫颈癌可直接蔓延至周围组织和器官,如膀胱、直肠等。

(2) 淋巴道转移:淋巴道转移是子宫颈癌最常见和最重要的转移途径,易转移到子宫颈旁淋巴结。

(3) 血道转移:血道转移很少见,晚期经血道转移至肝、肺及全身其他器官。

(四) 临床病理联系

(1) 阴道出血:因癌组织破坏血管,患者出现不规则阴道流血及接触性出血。

(2) 出现腥臭味:癌组织坏死继发感染,宫颈腺体分泌亢进,使白带增多,出现特殊腥臭味。

(3) 腹部及腰骶部疼痛:晚期因癌组织浸润盆腔神经引起。

> **提 示**
>
> 大部分妇女都有患宫颈癌的危险,所以子宫颈脱落细胞学检查得到大力的推广和普及,这样使许多癌前病变及早期癌得到较早的防治,可以不发展为浸润癌。特别是有

的患者，存在宫颈癌发生的危险因素，如早婚、早育、多产、分娩过程中宫颈裂伤、慢性子宫颈炎及遗传等，更应定期做妇科体检，做子宫颈刮片细胞学检查。此外，临床上年轻患者出现月经期和月经量异常，老年患者绝经后又出现不规则阴道出血，应及时到专科医院就医，排除宫颈癌的可能性。

第二节　子宫体疾病

一、子宫内膜异位症

子宫内膜异位症是指子宫内膜腺体和间质出现于子宫内膜以外的部位，最易发生于卵巢，也可以发生于子宫阔韧带、直肠阴道陷窝、盆腔腹膜等部位。

病理变化：受卵巢分泌激素影响，异位子宫内膜产生周期性反复性出血；肉眼见异位的部位出现紫红或棕黄色的结节，质软。例如，发生在卵巢，反复出血可致卵巢体积增大，形成囊腔，内含较稠的咖啡色液体，称巧克力囊肿。子宫壁的子宫内膜异位，在子宫肌壁深肌层内出现子宫内膜腺体和间质，其可以是局灶的，也可以是弥漫的；当弥漫的子宫内膜异位伴有平滑肌增生时，称子宫壁腺肌症。子宫内膜异位症的临床症状和体征以宫内膜异位的位置不同而表现不一，如子宫壁的子宫内膜异位常表现为子宫增大、痛经、月经增多等。

二、子宫肿瘤

（一）子宫平滑肌瘤

子宫平滑肌瘤是女性生殖系统最常见的肿瘤，是由子宫平滑肌细胞发生的良性肿瘤。其发病有一定遗传倾向，雌激素与其发生和生长有关。临床上很多患者无明显症状，但压迫膀胱可引起尿频，黏膜下肌瘤易引起阴道出血。平滑肌瘤很少恶变。

肉眼见肿瘤可发生于子宫的肌壁间、黏膜下或浆膜下，呈结节状，单发或多发，大小不等，界限清楚，多无包膜，质硬韧，切面灰白或灰红色，具有编织状或漩涡状纹理。镜下见肿瘤细胞与正常子宫平滑肌细胞相似；细胞排列成不规则的束状或编织状，细胞大小比较一致，核呈长杆状，两端钝圆，瘤细胞之间可见多少不等的纤维结缔组织。

（二）子宫内膜癌

子宫内膜癌又称子宫体癌，由子宫内膜腺上皮发生的恶性肿瘤，多见于绝经期后的老年妇女，主要症状是白带增多和不规则阴道出血。本癌的发生与过量的雌激素长期刺激有关。子宫内膜癌生长缓慢，较长时间局限在子宫腔内，主要是直接浸润及淋巴道转移，晚期可经血行转移到肺、肝和骨。

肉眼见分为弥漫型和局限型两种：弥漫型可见子宫内膜弥漫性增厚，灰白色，质脆，常有出血坏死和溃疡形成。局限型可呈息肉状或乳头状突入宫腔。子宫内膜癌镜下以高分化腺癌多见，腺管排列拥挤紊乱，细胞轻度异型性，结构貌似增生的内膜腺体，少数为中分化腺癌和低分化腺癌。

第三节　滋养层细胞肿瘤

一、葡萄胎

葡萄胎又称水泡状胎块，在我国较常见，与妊娠有关，多发生于20岁以下和40岁以上，这可能与卵巢功能不足或衰退有关，可分为完全性葡萄胎和部分性葡萄胎。

（一）发病机制

染色体异常在完全性和部分性葡萄胎的发生中起着主要作用。

（二）病理变化

完全性葡萄胎大部分胎盘绒毛都发生水肿，呈半透明的水泡状，状似葡萄。部分性葡萄胎则有部分正常胎盘组织，部分绒毛呈水泡状，常伴有胎儿。镜下有3种主要病变：① 绒毛间质高度水肿；② 绒毛间质血管减少以至完全消失；③ 滋养层细胞呈不同程度的增生，增生的细胞为合体滋养层细胞和细胞滋养层细胞，有轻度的异型性。

（三）临床病理联系

胎盘绒毛高度水肿，子宫体增大程度远超过同月份正常妊娠子宫的大小；葡萄胎滋养层上皮细胞侵袭破坏血管能力很强，常出现子宫不规则出血；胎死宫内，听不到胎心音；滋养层细胞产生多量人绒毛膜促性腺激素（human chorionic gonadotropin，HCG），故患者血和尿中HCG水平明显增高，是协助诊断的重要指标。

> **提示**
>
> 葡萄胎经彻底刮宫后，绝大多数能完全治愈；少数患者转为侵袭性葡萄胎和绒毛膜癌。医护人员对葡萄胎清宫术后患者进行健康指导时，应特别强调定期随访。定期随访对葡萄胎患者具有重要意义。医护人员通过随访可了解葡萄胎是否彻底清除干净。此外，葡萄胎刮宫后少数患者可转为侵袭性葡萄胎和绒毛膜癌，医护人员通过随访可及时发现，及时诊断，及早对其进行治疗。随访的内容包括：① HCG定量测定：葡萄胎清宫术后每周随访一次，检查血和尿的HCG水平，直至连续3次正常，然后每月1次，持续至少半年，此后每半年1次，共随访2年；② 月经是否规则，有无阴道异常流血，有无咳嗽、咯血及其他转移灶症状，并做妇科检查，必要时可做胸部X线检查。

二、侵袭性葡萄胎

侵袭性葡萄胎为介于葡萄胎和绒毛膜癌之间的交界性肿瘤。侵袭性葡萄胎和良性葡萄胎的主要区别是水泡状绒毛侵入子宫肌层，引起子宫肌层出血坏死。镜下见水泡状绒毛结构浸润并破坏子宫肌壁，出现出血坏死，增生的滋养层细胞异型性较葡萄胎明显。侵袭性葡萄胎对化疗敏感，预后较好。

三、绒毛膜癌

绒毛膜癌简称绒癌，是来源于绒毛滋养层细胞的高度恶性肿瘤，绝大多数发生与妊娠有关，约50%继发于葡萄胎后，25%继发于自然流产后，20%继发于正常分娩后，5%发生于早产和宫外孕后。

（一）病理变化

肉眼见肿块多呈结节状，出血坏死明显，质地较脆，色暗红，颇似血肿；多发生于子宫体的顶部，常向子宫腔内突出；癌组织常浸透子宫壁达浆膜层下。镜下见癌组织由两种细胞成分组成，第一种为似细胞滋养层细胞，其特点是细胞界限清楚，胞浆透明，核圆淡染，异型性明显，核分裂象多见。第二种为似合体细胞滋养层细胞，细胞体积大，胞浆红染呈合体性，似多核巨细胞，异型性明显。两种细胞混杂在一起排列成片块状或条索状，没有绒毛结构，没有血管和间质，癌细胞依靠侵袭宿主血管获取营养，所以癌组织和周围正常组织出现明显的出血坏死。

（二）扩散和转移

绒毛膜癌侵袭破坏血管能力很强，除可引起局部的破坏和蔓延外，极易通过血道转移，首先转移到肺，其次为脑、胃肠道、肝和阴道壁。

（三）临床病理联系

癌组织侵袭血管，引起子宫不规则出血；子宫增大，尿或血HCG显著升高；肺转移则出现咯血、胸痛；脑转移出现头痛、呕吐、昏迷、偏瘫等；肾转移出现血尿等症状。绒毛膜癌对化疗敏感，效果较好，死亡率明显下降。

第四节 前列腺疾病

一、前列腺增生症

前列腺增生症又称良性前列腺肥大，为老年人常见的一种疾病，主要表现为前列腺结节状增生，伴不同程度的排尿困难。一般认为其与男性更年期后，雄激素和雌激素平衡失调有关。

肉眼见前列腺呈结节状增大，颜色和质地与增生的成分有关。以腺体增生为主者，其呈淡黄色，质地较软，切面可见大小不一的蜂窝状腔隙，挤压可见奶白色前列腺液流出；而以纤维组织、平滑肌增生为主者，其呈灰白色，质地较韧。镜下见腺体、纤维组织和平滑肌可有不同比例增生。增生的腺体和腺泡相互聚集，或散在于增生的间质中，腺体的上皮由两层细胞构成，内层细胞呈柱状，外层细胞呈立方或扁平形，周围有完整的基膜包绕。增生上皮细胞形成乳头突入腺腔内，腺腔内可见红染、同心圆层状的浓缩分泌物（淀粉样小体）。

临床病理联系：前列腺增生症主要压迫尿道，表现为排尿困难、尿潴留。尿路不畅可继发膀胱壁的高度肥厚及扩张，引起肾盂积水，肾实质发生压迫性萎缩。前列腺增生极少癌变。

二、前列腺癌

前列腺癌是来源于前列腺腺上皮的恶性肿瘤，其发生率随年龄增加而升高，老年人多见。其在欧美国家发生率较高，在我国目前有逐年增多的趋势。本病的病因和发生机制不十分清楚，推测与老年人激素紊乱有关。

肉眼见大多数前列腺癌发生于前列腺外周区的腺体。其呈灰白色的结节状，质硬，边界不清。镜下见多数为高分化腺癌，癌细胞排列呈腺样结构，腺体排列拥挤，可见背靠背现象；腺体由单层细胞构成，外层基底细胞缺如，有时可呈乳头状腺癌结构。癌细胞有不同程度的异型性，癌组织易浸润间质或包膜。

临床病理联系：早期前列腺癌无症状。5%～20%的前列腺癌可发生局部浸润和远方转移，常直接向精囊和膀胱底部浸润。血道转移主要转移到骨，尤以脊椎骨最常见。男性出现肿瘤骨转移，应首先考虑前列腺癌转移的可能。前列腺癌的癌细胞与正常前列腺上皮均分泌前列腺特异性抗原（prostate specific antigen，PSA），前列腺癌患者PSA的分泌量比正常量明显增高，临床上常以此作为前列腺癌的一个检测指标。

第五节 乳腺疾病

一、乳腺增生性病变

（一）乳腺纤维囊性变

乳腺纤维囊性变又称纤维囊性乳腺病，多见于中年妇女。本病与体内雌激素水平过高有关，以末梢导管和腺泡扩张、间质纤维组织和上皮不同程度的增生为特点。其病理特点是在乳房内出现无明显界限的硬韧包块。镜下可见导管上皮增生，管腔扩张呈囊状；增生的上皮可出现乳头状结构，伴有纤维组织增生。如果囊肿伴有上皮增生，尤其是有上皮异型增生时，有演化为乳腺癌的可能，应视为癌前病变。

（二）硬化性腺病

在乳腺增生性病变中，间质纤维增生显著，同时有小叶内管泡数目增多，没有囊肿结构，称硬化性腺病。肉眼见质硬灰白色，与周围乳腺界限不清。镜下见每一终末导管的细胞数目增加，小叶体积增大，轮廓尚存。病灶中央部位纤维组织呈程度不等的增生，腺泡受压而扭曲，病灶周围的腺泡扩张，腺泡外层的肌上皮细胞明显可见。在偶然情况下，腺泡明显受挤压，管腔消失，成为细胞条索，组织学特征和浸润性小叶癌很相似。

二、乳腺纤维腺瘤

乳腺纤维腺瘤是乳腺最常见的良性肿瘤，可发生于青春期后的任何年龄，多在 20~35 岁。其通常单个发生，偶多发，单侧或双侧发生。肉眼见圆形或卵圆形结节状，与周围组织界限清楚；切面灰白色、质韧，略呈分叶状，可见裂隙状区域。镜下见肿瘤主要由增生的纤维间质和腺体组成；部分腺体周围被纤维结缔组织围绕，挤压呈裂隙状。

三、乳腺癌

乳腺癌是乳腺导管上皮及腺泡上皮发生的恶性肿瘤，发病率呈缓慢上升趋势，在我国已跃居女性恶性肿瘤的第一位，常发生于 40 岁以上妇女，男性乳腺癌少见。乳腺癌的病因学与发病学尚未完全明了，其发生可能与雌激素长期作用、家族遗传倾向、环境因素和长时间大剂量接触放射线等有关。乳腺癌最常发生在乳腺的外上象限，单侧多见，常为单发。其根据组织发生及形态结构分为导管癌及小叶癌两型，根据是否浸润又分为非浸润性癌（原位癌）及浸润性癌。

（一）非浸润性癌（原位癌）

非浸润性癌（原位癌）分为导管内原位癌及小叶原位癌。它们均来自终末导管—小叶单元上皮细胞。

1. 导管内原位癌

导管明显扩张，癌细胞局限于扩张的导管内，导管基膜完整。其根据组织学的改变分为：① 粉刺癌。肉眼见肿块呈条索状或小结节状，切面可见扩张的导管内含坏死物质，挤压时可挤出粉刺样物，故称粉刺癌。镜下见扩张的导管腔内癌细胞排列紧密，体积较大，胞浆嗜酸，分化程度不等。癌细胞团中央发生坏死，是其特征性改变。② 非粉刺型导管内癌。导管腔内增生的癌细胞体积较小，形态比较规则，无明显的坏死。

2. 小叶原位癌

镜下见扩张的小叶终末导管及腺泡内充满呈实性排列的癌细胞。癌细胞体积较小，形态大小较一致，核圆形或卵圆形，核分裂象罕见，基底膜完整。

（二）浸润性癌

浸润性癌是指癌细胞穿破导管或腺泡的基底膜向间质浸润。

1. 浸润性导管癌

浸润性导管癌是乳腺癌最常见的类型，由导管内原位癌发展而来。肉眼见肿瘤呈灰白色，质硬与周围组织无明显界限，活动度差。由于真皮淋巴管被瘤栓阻塞而发生皮肤水肿，毛囊、汗腺处的皮肤因受皮肤附件牵引而相对下陷，乳房表面皮肤呈橘皮样。当癌组织侵犯乳头又伴有大量纤维组织增生时，纤维组织收缩可使乳头下陷。镜下见癌细胞排列多呈实体团块或不规则的条索，癌细胞大小形态各异，核分裂象易见。局部癌细胞常发生坏死，周围间质纤维结缔组织增生。其根据纤维组织和癌实质的多少分为单纯癌、硬癌和不典型髓样癌。纤维组织和癌实质大致相等，为单纯癌；纤维组织多而癌实质少，为硬癌；纤维组织少而癌实质丰富，为不典型髓样癌。

2. 浸润性小叶癌

小叶原位癌可穿破基底膜向间质浸润性生长即为浸润性小叶癌。肉眼见切面呈橡皮样，灰白色柔韧，与周围组织界限不清。镜下见癌细胞形态与小叶原位癌相同，癌细胞大小一致，核分裂象少，癌细胞呈单行串珠样或条索状浸润于间质中。浸润性小叶癌有特殊的转移和扩散途径，常转移至脑脊液、浆膜表面、卵巢、子宫和骨髓。

(三) 特殊类型癌

① 典型髓样癌：癌细胞巢周围间质较少，间质中伴有丰富的淋巴细胞、浆细胞浸润。② 黏液癌。③ Paget病（Paget disease）：管内癌的癌细胞沿乳腺导管向上扩散累及乳头和乳晕，在乳头和乳晕的表皮内可见大而异型的肿瘤细胞浸润，此处皮肤可见渗出和浅表溃疡，形成湿疹样病变，因此又称湿疹样癌。

(四) 扩散和转移

乳腺癌直接蔓延到乳腺实质、乳头、皮肤、筋膜、脂肪、胸肌等处。淋巴道转移是乳腺癌常见的转移途径，发生也较早，常见同侧腋窝淋巴结转移。晚期可发生锁骨上、下淋巴结，乳内淋巴结及纵隔淋巴结转移；晚期乳腺癌癌细胞进入体静脉，转移到肺、骨、肝、脑等处。

学习活动 16-1

病例与分析

病例：
患者，女，29岁，反复咯血两周，咯血量不多，痰为鲜红色，近日渐消瘦伴乏力。既往患者足月顺产一胎，人工流产一次，在3个月前曾自然流产，阴道出血不止，淋漓不断。

妇科检查：
子宫如孕两个月大小，阴道后壁见一个紫结节。X线显示两肺多个球样结节，边界清楚。住院后患者明显头痛，呕吐。CT检查发现大脑出现占位性病变，患者病情逐渐加重，经治疗无效死亡。

尸体解剖所见：
子宫体积增大，宫腔内可见暗红色球形结节，肌层内也可见大小不一的出血性结节。在肝、脑、肾和肺出现绒毛膜癌出血性转移灶。镜下见异型的细胞滋养层细胞及合体滋养层细胞，呈巢状排列，无绒毛形成，无间质及血管，广泛出血及坏死。

问题：
给出该患者可能的病理诊断并分析诊断依据。

分析提示：
本患者应诊断为"绒毛膜癌伴广泛血道转移"。绒毛膜癌是来源于绒毛滋养层细胞的高度恶性肿瘤，绝大多数发生与妊娠有关。患者在3个月前曾自然流产，阴道出血不止，淋漓不断，为自然流产后引起的绒毛膜癌。患者反复咯血两周，咯血量不多，痰为鲜红色，X线显示两肺多个球样结节，边界清楚；住院后患者明显头痛，呕吐，CT检查发现大脑出现占位性病变，分别为绒毛膜癌肺转移和脑转移的表现。尸体解剖可见肝、脑、肾和肺出现绒毛膜癌出血性转移灶。为什么绒毛膜癌易出现广泛的血道转移？因绒毛膜癌侵袭破坏血管能力很强，除可引起局部的破坏和蔓延外，极易通过血道转移。值得注意的是孕妇妊娠后出现阴道出血有几种可能，可能是流产，也可能是滋养层细胞肿瘤（葡萄胎、侵袭性葡萄胎、绒毛膜癌），所以妊娠后出现阴道出血应及时到医院检查，从本病例中吸取教训。

学习活动 16-2

自测练习题

一、单项选择题

1. 关于子宫平滑肌瘤的叙述，错误的是（　　）。
   A. 女性生殖系统最常见的肿瘤　　B. 肿瘤界限清楚，但常无包膜
   C. 可单发也可多发　　D. 瘤组织呈编织状排列
   E. 常发生恶变

2. 前列腺增生症对人体最大的影响是（　　）。
   A. 易引起癌变　　B. 常引起性功能障碍
   C. 常引起排尿障碍　　D. 常引起内分泌紊乱
   E. 以上都不是

3. 绒毛膜癌常继发于（　　）。
   A. 正常妊娠　　B. 早产
   C. 异位妊娠　　D. 葡萄胎
   E. 自然流产

4. 乳腺癌最常见的类型是（　　）。
   A. 小叶原位癌　　B. 浸润性导管癌
   C. 导管内癌　　D. 典型髓样癌
   E. 浸润性小叶癌

5. 前列腺癌中最常见的是（　　）。
   A. 高分化腺癌　　B. 中分化腺癌
   C. 低分化腺癌　　D. 鳞状细胞癌
   E. 移行细胞癌

6. 绒毛膜癌血道转移首先到（　　）。
   A. 骨　　B. 肺
   C. 肝　　D. 肠
   E. 脑

7. 乳腺癌最常发生在乳腺的（　　）。
   A. 外上象限　　　　　　　　　B. 外下象限
   C. 内上象限　　　　　　　　　D. 内下象限
   E. 中央部
8. 乳腺最常见的良性瘤是（　　）。
   A. 脂肪瘤　　　　　　　　　　B. 腺瘤
   C. 纤维腺瘤　　　　　　　　　D. 纤维瘤
   E. 导管内乳头状瘤

二、问答题

1. 简述子宫颈癌的病理变化（肉眼、镜下）。
2. 简述葡萄胎的 3 种镜下主要病变。
3. 叙述绒毛膜癌的病理变化（肉眼、镜下），并说明为什么其容易发生血行转移。
4. 简述乳腺癌的病理分型及各型的病变特点。

（陈瑞芬）

第十六章

内分泌系统疾病

学习目标

掌握：
1. 概念：弥漫性非毒性甲状腺肿、弥漫性毒性甲状腺肿、糖尿病。
2. 弥漫性非毒性甲状腺肿和弥漫性毒性甲状腺肿的病理变化及临床表现，糖尿病的分类、病因及发病机制、病理变化及其对机体的影响。

熟悉：
慢性甲状腺炎、甲状腺腺瘤、甲状腺癌的常见类型及病变特点。

了解：
弥漫性非毒性甲状腺肿和弥漫性毒性甲状腺肿的病因及发病机制，甲状腺功能低下的病因及病变特点。

本章知识结构

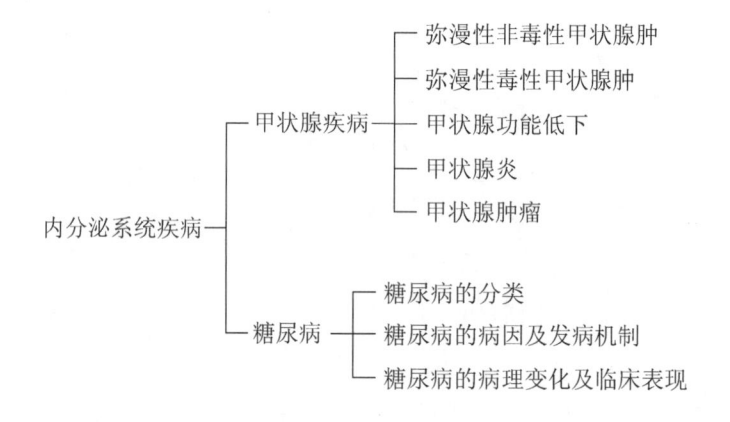

内分泌系统疾病
- 甲状腺疾病
  - 弥漫性非毒性甲状腺肿
  - 弥漫性毒性甲状腺肿
  - 甲状腺功能低下
  - 甲状腺炎
  - 甲状腺肿瘤
- 糖尿病
  - 糖尿病的分类
  - 糖尿病的病因及发病机制
  - 糖尿病的病理变化及临床表现

第一节 甲状腺疾病

一、弥漫性非毒性甲状腺肿

弥漫性非毒性甲状腺肿（diffuse nontoxic goiter）也称为单纯性甲状腺肿，可分为地方性甲状腺肿和散发性甲状腺肿两种。地方性甲状腺肿尤以远离海岸的内陆山区和半山区多见，在我国分布相当广泛，散发性甲状腺肿可见于全国各地。该病女性显著多于男性。

（一）病因及发病机制

1. 内源性因素

机体对甲状腺素或碘需求量增加（如青春期、妊娠期、授乳期等），引起甲状腺素相对缺乏，导致甲状腺肿。

2. 外源性因素

缺碘是地方性甲状腺肿的原因。饮水及土壤中缺碘，导致甲状腺素的合成减少，机体通过反馈作用刺激垂体前叶合成较多促甲状腺素，促进甲状腺滤泡上皮增生，摄碘功能增强，合成较多的甲状腺素，血中甲状腺素水平恢复正常，增生的滤泡上皮复旧。但如果长期持续缺碘，一方面，甲状腺滤泡上皮持续增生，产生大量甲状腺球蛋白；另一方面，由于缺碘，合成的甲状腺球蛋白不能碘化，因而不能被上皮细胞吸收利用，堆积在滤泡腔内，致使滤泡腔高度扩张，甲状腺肿大。

（二）病理变化

弥漫性非毒性甲状腺肿根据发生、发展过程和病变特点一般分为3个时期。

1. 增生期

增生期又称弥漫性增生性甲状腺肿。肉眼见甲状腺弥漫、对称性中度肿大，一般不超过150 g（正常为20~40 g），表面光滑。镜下见滤泡上皮增生呈立方状或低柱状，有小滤泡和小假乳头形成，胶质含量少，间质充血。

2. 胶质贮积期

胶质贮积期又称弥漫性胶样甲状腺肿。因长期持续缺碘，大量的甲状腺球蛋白贮积在滤泡腔内，滤泡腔扩张，挤压滤泡上皮呈进行性萎缩。肉眼见甲状腺弥漫性对称性显著增大，表面仍光滑，切面呈淡褐色或棕褐色，半透明胶冻状。镜下见大部分滤泡上皮扁平，滤泡腔高度扩张，腔内大量胶质贮积；可见部分滤泡上皮增生，小滤泡形成。

3. 结节期

结节期又称结节性甲状腺肿。随着病变的发展，不同部位滤泡上皮的增生与复旧不一致，形成不规则结节。肉眼见甲状腺明显增大，可超过2 000 g，表面结节状，结节大小不等、境界模糊、无完整包膜，切面可有出血、坏死、钙化、囊性变和瘢痕形成。镜下见部分滤泡呈增生期改变，有小滤泡形成；部分滤泡上皮复旧或萎缩，胶质贮积，滤泡高度扩张；增生的纤维组织包绕大小不等的滤泡形成不规则的结节。

（三）临床病理联系

本病主要表现为甲状腺肿大，一般无临床症状，部分患者甲状腺显著肿大可压迫气管和食管，造成呼吸和吞咽困难。

二、弥漫性毒性甲状腺肿

弥漫性毒性甲状腺肿（Graves 病）（diffuse toxic goiter）指甲状腺滤泡上皮显著增生，血中甲状腺素过多，作用于全身各组织所引起的临床综合征，临床上统称为甲状腺功能亢进症，简称"甲亢"。临床主要表现为甲状腺肿大、心悸、脉搏快、多食、消瘦、多汗、眼球突出等症状。本病以 20~40 岁女性患者多见。

（一）病因及发病机制

目前一般认为本病与下列因素有关：① 本病是一种自身免疫性疾病，其根据是血中球蛋白增高，并有多种抗甲状腺的自身抗体，本病常与一些自身免疫性疾病并存；② 遗传因素，本病有明显的家族史，提示可能与遗传有关。

（二）病理变化

肉眼见甲状腺弥漫性对称性肿大，表面光滑、血管充血，切面棕红色、质实如肌肉，小叶结构比正常情况下更为明显。镜下见：① 滤泡上皮增生呈高柱状，有的呈乳头状增生，有小滤泡形成；② 滤泡腔内胶质稀薄，滤泡周围的胶质常见吸收空泡；③ 间质血管丰富，充血状，有淋巴细胞浸润和淋巴滤泡形成。

（三）临床病理联系

本病除了甲状腺的病变外，还可引起心脏的肥大、扩张；全身淋巴组织增生，胸腺肥大，脾肿大。眼球突出是眼外肌水肿、球后纤维组织增生，淋巴细胞浸润和黏液样水肿所致。

> **提 示**
>
> 突眼为弥漫性毒性甲状腺肿的特征之一，突眼会使患者视力减退、畏光、流泪等，严重突眼患者眼球活动受限，眼睑闭合不全，角膜外露可形成溃疡或全眼球炎，甚至失明。突眼护理十分重要：① 睡眠或休息时让患者抬高头部，使眶内液回流减少，减轻球后水肿；② 保护突眼，避免刺激、感染的伤害，白天可戴眼罩，以防光线的刺激、尘土或异物的侵害，睡眠时涂抗生素眼膏，防治结膜炎和角膜炎；③ 经常用人工泪液湿润眼睛，避免过度干燥。

三、甲状腺功能低下

甲状腺功能低下的主要原因为：① 甲状腺炎、非功能性甲状腺肿、外伤、放射等实质性损伤；② 缺碘、长期使用抗甲状腺药物及先天性或后天性甲状腺素合成障碍；③ 自身免疫性疾病；④ 甲状腺过多切除或垂体的功能低下。由于以上原因使甲状腺素合成和释放减少或缺乏而出现的综合征称为甲状腺功能低下。

（一）克汀病

克汀病是新生儿或幼儿甲状腺功能低下的表现，多见于地方性甲状腺肿流行区。患者身体发育障碍，四肢短小，大脑发育不全，智能低下，呈特有的愚钝颜貌。

（二）黏液水肿

黏液水肿因甲状腺功能低下，组织间质内出现大量类黏液积聚。患者基础代谢显著低下，主要器官功能降低，临床上可出现怕冷、嗜睡、月经周期不规律，动作、说话及思维减慢；患者皮肤发凉、苍白、粗糙及非凹陷性水肿。

四、甲状腺炎

（一）急性甲状腺炎

急性甲状腺炎是由细菌引起的化脓性炎，甲状腺对细菌感染有较强的抵抗力，故急性甲状腺炎少见。急性甲状腺炎多因血流或淋巴道扩散的病原菌引起。

（二）亚急性甲状腺炎

亚急性甲状腺炎又称肉芽肿性甲状腺炎，是与病毒感染有关的巨细胞性或肉芽肿性炎症，女性多于男性，中青年多见。临床上起病急，甲状腺发生疼痛性结节，常伴有发热，可出现短暂性的甲状腺功能异常，病程短，常在数月内恢复正常。

肉眼见甲状腺结节状，轻至中度增大，常与周围组织粘连，切面灰白或黄白色，质实，橡皮样。镜下见滤泡上皮炎性破坏，胶质溢出，引起类似结核结节的肉芽肿形成，并有多量的中性粒细胞及不等量的嗜酸性粒细胞、淋巴细胞和浆细胞浸润，也可形成微小脓肿，伴异物巨细胞反应。

（三）慢性甲状腺炎

1. 慢性淋巴细胞性甲状腺炎

慢性淋巴细胞性甲状腺炎又称桥本甲状腺炎，是一种自身免疫性疾病。中年女性多见，临床上晚期一般有甲状腺功能低下的表现，促甲状腺激素（thyroid stimulating hormone，TSH）较高，T_3、T_4低，患者血内出现多种自身抗体。

肉眼见双侧甲状腺弥漫性对称性肿大，表面光滑或细结节状、质韧，被膜完整、轻度增厚，与周围组织无明显粘连。切面灰白或灰黄、分叶明显。镜下可见甲状腺实质广泛破坏、萎缩，间质大量弥漫性淋巴细胞浸润，不等量的嗜酸性粒细胞浸润，有淋巴滤泡形成，纤维组织不同程度增生，有时可出现多核巨细胞。

2. 慢性纤维性甲状腺炎

慢性纤维性甲状腺炎又称Riedel甲状腺炎或慢性木样甲状腺炎。此病罕见，原因不明，男女之比为1:3，发病年龄为30~60岁。临床上早期症状不明显，功能正常，晚期甲状腺功能低下，增生的纤维瘢痕组织压迫可产生声音嘶哑、呼吸及吞咽困难。肉眼见甲状腺中度肿大，表面结节状，质硬似木样，常侵犯甲状腺被膜与周围组织紧密粘连，切面灰白。镜下可见：① 甲状腺滤泡萎缩，小叶结构消失；② 纤维组织广泛增生，玻璃样变；③ 少量淋巴细胞浸润。

五、甲状腺肿瘤

（一）甲状腺腺瘤

甲状腺腺瘤是甲状腺滤泡上皮发生的一种常见的良性肿瘤，中青年女性多见。肿瘤生长缓慢，随吞咽活动而上下移动。肉眼见多为单发，圆形，直径一般在3~5 cm，表面有完整的包膜，压迫周围组织，切面多为实性，色灰白或棕黄色，可有出血、坏死、囊性变、纤维化、钙化等改变。其根据肿瘤的组织形态特点分为以下几型：① 单纯性腺瘤，又称正常大小滤泡型腺瘤，由与成人甲状腺相似的滤泡构成。肿瘤包膜完整，肿瘤组织滤泡排列紧密，大小较一致，内含有胶质。② 胶样腺瘤（巨滤泡型腺瘤），肿瘤滤泡体积大，充满胶质，并可互相融合成大的囊腔，间质少。③ 胎儿性腺瘤（小滤泡型腺瘤），主要由小滤泡构成，上皮细胞为小立方形，滤泡内含少量胶质，间质丰富，呈水肿样或黏液样变。④ 胚胎性腺瘤（梁状或实性腺瘤），瘤细胞体积小，大小一致，排列成条索状，偶见不完整的小滤泡，无胶质，间质疏松，形似胚胎期甲状腺。⑤ 嗜酸细胞型腺瘤，又称许特莱细胞腺瘤，瘤细胞体积大、多角形，胞浆内有嗜酸性颗粒，瘤细胞排列成条索状或巢状，很少形成滤泡。

（二）甲状腺癌

甲状腺癌是一种较常见的恶性肿瘤，可发生在任何年龄，男女之比约2∶3。甲状腺癌的主要组织学类型如下。

（1）乳头状癌，是甲状腺癌最常见的类型。肿瘤生长慢，恶性度低，预后较好。肉眼见肿瘤一般呈圆形，直径2~3 cm，无明显包膜，质硬，切面灰白色。镜下可见乳头细长，乳头中心有纤维血管间质，癌细胞立方或矮柱状；核内染色质少，呈空泡或毛玻璃状；核内染色质聚中线排列形成核沟。间质内常有同心圆状钙化小体，即砂粒体。

（2）滤泡性癌，仅次于甲状腺乳头状癌而居第2位，多见于女性，恶性度较乳头状癌高，早期易出现血道转移。肉眼见孤立的结节，无包膜，切面灰白，质软，癌组织侵犯周围组织或器官。镜下可见其由不同分化程度的滤泡构成。

（3）髓样癌，从滤泡旁细胞发生，较少见，40~60岁为高发年龄，部分为家族性常染色体显性遗传，部分肿瘤分泌降钙素，产生严重腹泻和低血钙症。肉眼见癌组织呈黄褐色，较软，无包膜，但境界清晰。镜下可见瘤细胞呈圆形、多角形或梭形，排列成索状或实性巢状，间质内常有淀粉样物质沉着。

（4）未分化癌，较少见，肿瘤生长快，早期浸润和转移，恶性度高，预后差。肉眼见肿块体积大，无包膜，切面灰白色，常有出血、坏死。镜下可见肿瘤由高度异型性的癌细胞组成。

第二节 糖尿病

糖尿病是由于胰岛素缺乏或（和）胰岛素的生物效应降低而引起代谢障碍，以持续的血糖升高和出现尿糖为主要临床表现的常见病。

一、糖尿病的分类

糖尿病依病因可分为原发性及继发性两种类型。继发性糖尿病是由于炎症、肿瘤、手术等已知疾病造成胰岛广泛破坏，或由于其他内分泌的异常影响胰岛素的分泌所导致的糖尿病。一般所谓糖尿病是指原发性糖尿病。原发性糖尿病又可分为胰岛素依赖性糖尿病及非胰岛素依赖性糖尿病两个类型。

二、糖尿病的病因及发病机制

（一）胰岛素依赖性糖尿病

胰岛素依赖性糖尿病（IDDM）又称 1 型糖尿病，占糖尿病的 10%，患者多为青少年，胰岛 B 细胞明显减少，血中胰岛素明显降低，易合并酮血症甚至昏迷，主要依赖胰岛素进行治疗。目前认为本病的原因是：① 遗传易感性为 1 型糖尿病发病原因，主要依据是一卵双生的一方患幼年期糖尿病，另一方有 50% 的患病率。② 病毒感染。在遗传易感性的基础上，胰岛感染了病毒（如腮腺炎病毒、风疹病毒及柯萨奇病毒等），使胰岛 B 细胞损伤，释放出致敏蛋白，引起自身免疫反应，导致胰岛的自身免疫疾病，进一步引起胰岛 B 细胞严重破坏，血中胰岛素水平明显降低。有些患者血清中抗病毒抗体滴度显著增高，提示与病毒感染有关。

（二）非胰岛素依赖性糖尿病

非胰岛素依赖性糖尿病（NIDDM）又称 2 型糖尿病或成人期糖尿病，占糖尿病的 90%。此型常在 40 岁以后发病，病变发展较缓慢。其发病机制目前仍不清楚，认为肥胖是本型糖尿病发生的重要因素，60%~80% 的成年糖尿病患者在发病前均为肥胖者。肥胖的程度与糖尿病的发病率成正比。控制饮食、降低体重是此型糖尿病治疗的重要组成部分。

三、糖尿病的病理变化及临床表现

糖尿病病变累及全身很多组织和脏器，病变为非特异性。每位患者病变的分布和严重程度也不一致。

（一）胰岛病变

不同类型的糖尿病及其不同时期，病变差异较大。1 型糖尿病表现为胰岛的非特异炎症，早期 B 细胞颗粒脱失，空泡变性，继而细胞坏死消失，纤维组织增生，玻璃样变。胰岛周围有多量淋巴细胞浸润。2 型糖尿病胰岛早期病变不明显，血中胰岛素水平无明显降低，后期胰岛细胞减少，间质内有淀粉样物质沉积。

（二）血管病变

糖尿病患者的各级动脉硬化，发病早，分布广且病变严重。

① 大、中动脉粥样硬化。大、中动脉粥样硬化较常见，糖尿病有促进大、中动脉粥样硬化发生的作用，并出现严重并发症，如心肌梗死、脑卒中和下肢坏疽等。

② 细小动脉玻璃样变。内皮细胞增生，管壁出现玻璃样变，细动脉硬化引起高血压。

③ 糖尿病性微血管病。糖尿病性微血管病表现为毛细血管基底膜增厚，血管壁通透性增加，血浆蛋白外渗。糖尿病性微血管病是糖尿病性肾病、神经疾病、视网膜病的发病基础。

（三）肾脏病变

肾脏常常是糖尿病受累最重的器官，许多糖尿病患者均因肾脏严重病变而死于肾功能衰竭，主要病变如下。

1. 糖尿病性肾小球硬化

糖尿病性肾小球硬化有两种类型。① 弥漫性肾小球硬化：肾小球毛细血管基底膜弥漫性增厚，血管系膜细胞增生及基质增多，毛细血管间有多量 PAS 阳性的物质沉着，这些物质包绕毛细血管周围的细胞，使毛细血管腔狭窄，最后整个肾小球硬化。② 结节性肾小球硬化：本型肾小球硬化对糖尿病有诊断意义。病变的肾小球内有 1 个至数个卵圆形或圆形常呈同心圆形分层玻璃样结节，位于小球边缘，结节周围常被通畅的毛细血管袢围绕。

2. 糖尿病合并急性和慢性肾盂肾炎

糖尿病合并急性和慢性肾盂肾炎易伴有肾乳头坏死。肾乳头坏死是由于炎症累及肾血管，在肾组织缺血的基础上，又进一步引起细菌感染而出现的病变。

（四）眼的病变

眼的病变是糖尿病的严重并发症之一，部分患者可出现失明。视网膜病变、白内障或青光眼可导致视力障碍。视网膜内微血管扩张有微动脉瘤形成、视网膜水肿、出血，新生血管形成和纤维化。视网膜病变的发生率与病程长短有密切关系。

（五）神经系统病变

营养血管的病变可引起周围神经缺血性损伤，表现为对称性周围神经脱髓鞘和糖原沉积。

（六）糖尿病合并肢体坏疽

糖尿病引起的动脉粥样硬化及血栓形成可引起肢体缺血，以及毛细血管基底膜增厚、内皮细胞增生、血液黏度增加、微循环发生障碍，导致肢端溃烂、感染、坏疽。

临床病理联系：糖尿病患者出现血糖及尿糖升高，临床上表现为多饮、多食、多尿和体重减轻（"三多一少"），可使一些组织或器官发生形态结构改变和功能障碍，并发酮症酸中毒、肢体坏疽、多发性神经炎、失明和肾衰竭等。

> **提 示**
>
> 糖尿病是一种常见病，如果不及时及有效控制，可出现心肌梗死、脑卒中、肾功能衰竭、失明等严重并发症。因此，应对糖尿病患者进行以下几方面的健康教育和护理：① 饮食治疗和护理。饮食治疗以控制总热量为原则，强调饮食要定时、定量，目的是减轻体重，使血糖及血脂达到正常水平。② 运动疗法和护理。适当的运动有利于减轻体重，提高胰岛素的敏感性，改善血糖及血脂代谢紊乱，通过运动减轻压力和紧张情绪，使人心情舒畅，有利于糖尿病的恢复。③ 药物护理。护士应了解各种降糖药的作用、剂量和注意事项，指导患者按时服药，不能随便停药。

学习活动 17-1

自测练习题

一、单项选择题

1. 关于结节性甲状腺肿，下列叙述错误的是（   ）。
   A. 结节具有完整包膜 B. 甲状腺明显增大
   C. 结节大小、数目不等 D. 部分滤泡增生
   E. 结节内常有出血、坏死、钙化

2. 最常出现砂粒体的甲状腺癌是（   ）。
   A. 滤泡性癌 B. 乳头状癌
   C. 髓样癌 D. 未分化癌
   E. 鳞状细胞癌

3. 克汀病的主要病因是（   ）。
   A. 缺碘 B. 垂体或下丘脑病变
   C. 免疫异常 D. 遗传因素
   E. 发育异常

4. 关于糖尿病的叙述，正确的是（   ）。
   A. 1型糖尿病与肥胖有关 B. 2型糖尿病主要与遗传有关
   C. 常伴有明显的动脉粥样硬化 D. 病变不累及细动脉
   E. 肾脏一般不受累

5. 导致地方性甲状腺肿最主要的原因是（   ）。
   A. 遗传因素 B. 食物中缺钙
   C. 水和食物中缺碘 D. 自身免疫反应
   E. 长期摄入大量钙

6. 糖尿病的临床表现为（   ）。
   A. 多饮、多尿、体重增加 B. 满月脸容貌
   C. 皮肤、黏膜黑色素沉着 D. 多饮、多尿、体重减少
   E. 多食、多汗、心率加快

7. 关于慢性淋巴细胞性甲状腺炎，叙述错误的是（   ）。
   A. 女性多 B. 甲状腺肿大、质韧
   C. 甲状腺滤泡上皮增生 D. 发病与自身免疫有关
   E. 晚期出现甲状腺功能低下

8. 下述不符合1型糖尿病的是（   ）。
   A. 患者多为青少年 B. 胰岛B细胞明显减少
   C. 血胰岛素水平明显降低 D. 有遗传倾向
   E. 与自身免疫反应无关

第十六章　内分泌系统疾病

9. 下述不符合2型糖尿病的是（　　）。
    A. 多为中老年患者　　　　　　　B. 无抗胰岛细胞抗体
    C. 胰岛数目正常或轻度减少　　　D. 血胰岛素水平明显降低
    E. 肥胖是重要因素

10. 某患者，29岁，多饮、多食、多尿，消瘦，易感染，血糖升高多年，近期出现肾功能衰竭，失明。可能的诊断是（　　）。
    A. 慢性淋巴细胞性甲状腺炎　　　B. 甲状腺功能亢进
    C. 甲状腺功能低下　　　　　　　D. 髓样癌
    E. 糖尿病

二、问答题

1. 简述非毒性甲状腺肿的3个时期及各期病变特点。
2. 简述弥漫性毒性甲状腺肿的病理变化及临床表现。
3. 简述慢性淋巴细胞性甲状腺炎的病变特点。
4. 简述甲状腺癌组织形态分型。
5. 糖尿病可累及哪些组织和器官？引起哪些相应的临床表现？

（陈瑞芬）

第十七章

传染病和寄生虫病

学习目标

掌握：

1. 概念：结核病、细菌性痢疾、流行性脑脊髓膜炎、流行性乙型脑炎、艾滋病。

2. 结核病的基本病理变化及转化规律、原发性肺结核病和继发性肺结核病病变特点及临床病理联系，细菌性痢疾病理变化及临床病理联系，流行性脑脊髓膜炎、流行性乙型脑炎和艾滋病的病理变化。

熟悉：

结核病、细菌性痢疾、伤寒、流行性脑脊髓膜炎、流行性乙型脑炎、性传播疾病的病因及传播途径，肺外器官结核病的病变特点，梅毒分型与分期及临床病理联系，淋病、尖锐湿疣的病理变化。

了解：

流行性乙型脑炎与流行性脑脊髓膜炎的区别，血吸虫病的病因及传播途径。

本章知识结构

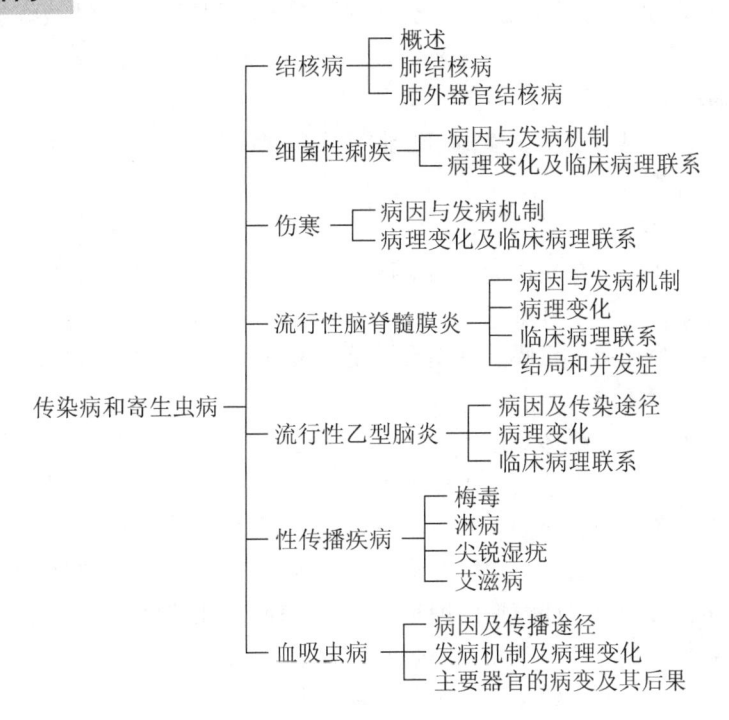

传染病和寄生虫病
- 结核病
  - 概述
  - 肺结核病
  - 肺外器官结核病
- 细菌性痢疾
  - 病因与发病机制
  - 病理变化及临床病理联系
- 伤寒
  - 病因与发病机制
  - 病理变化及临床病理联系
- 流行性脑脊髓膜炎
  - 病因与发病机制
  - 病理变化
  - 临床病理联系
  - 结局和并发症
- 流行性乙型脑炎
  - 病因及传染途径
  - 病理变化
  - 临床病理联系
- 性传播疾病
  - 梅毒
  - 淋病
  - 尖锐湿疣
  - 艾滋病
- 血吸虫病
  - 病因及传播途径
  - 发病机制及病理变化
  - 主要器官的病变及其后果

第一节 结核病

一、概述

结核病是由结核杆菌感染所致的慢性传染病，本病可累及全身各脏器，但以肺结核最常见。其典型的病变为结核结节形成并伴有不同程度的干酪样坏死。

（一）病因与发病机制

1. 病原菌及传播途径

病原菌为结核杆菌，对人有致病性的主要是人型结核杆菌、牛型结核杆菌。结核杆菌绝大多数经呼吸道传播，少数患者可因食入带菌的食物经消化道感染，如饮用被牛型结核杆菌污染的牛奶，极少数通过损伤的皮肤感染。

2. 发病机制

结核杆菌侵入机体后能否发病，不仅取决于结核杆菌的数量和致病力的大小，而且取决于人体免疫力的强弱和变态反应的高低。结核病的免疫反应机制以细胞免疫为主，即 T 细胞起主要作用。T 细胞在初次受到结核杆菌的抗原刺激后，转化为致敏淋巴细胞，当致敏淋巴细胞再次遇到结核杆菌时，可以很快分裂、增生，并释放各种淋巴因子，这些因子激活巨噬细胞，使巨噬细胞移向结核杆菌所在处，并聚集于其周围并不再移动，将结核杆菌吞噬消灭。与此同时，人体对结核杆菌菌体蛋白及其代谢产物可产生变态反应，属第Ⅳ型（迟发型）变态反应，常表现为局部渗出与坏死，过强的变态反应可促使结核病变进一步发展，对机体不利。

（二）结核病基本病理变化

结核病属于炎症，具有变质、渗出和增生 3 种基本病理变化，并具有形成结核结节和发生干酪样坏死的特异性病变。

1. 渗出为主的病变

渗出为主的病变出现在结核性炎症的早期或细菌量多、毒力强、机体免疫力低及变态反应较强时，表现为浆液或浆液纤维素性炎症，早期病灶内为中性粒细胞浸润，很快被巨噬细胞取代。此型病变好发于肺、浆膜、滑膜及脑膜，病灶内可查见结核杆菌。

2. 增生为主的病变

当细菌量少、毒力低，机体免疫力较强时，则发生以增生为主的病变，形成具有诊断价值的结核结节。镜下见结核结节由上皮样细胞、朗罕斯巨细胞，加上外周集聚的淋巴细胞及少量增生的成纤维细胞构成，典型者结节中央出现干酪样坏死。噬结核杆菌的巨噬细胞体积增大，逐渐转变为上皮样细胞，上皮样细胞呈梭形或多角形；多数上皮样细胞互相融合或细胞核分裂、胞质不分裂而形成朗罕斯巨细胞，其为一种多核巨细胞，胞质丰富，胞核呈环形或马蹄形排列。单个结核结节非常小，肉眼不易看见。三四个结节融合成较大结节时才能见到。这种融合结节境界分明，约粟粒大小，呈灰白半透明状。

3. 坏死为主的病变

坏死为主的病变出现在细菌数量多、毒力强，机体免疫力低下或变态反应强烈时。肉眼见坏死组织呈灰黄色或浅黄色，均匀细腻，质地较实，状似奶酪，故称干酪样坏死。镜下见坏死病变为一片红染无结构的颗粒状物质，坏死组织中常有大量结核杆菌，干酪样坏死对结核病病理诊断具有一定的意义。上述以渗出为主或以增生为主的病变均可继发出现干酪样坏死。病变一开始就出现干酪样坏死的情况十分罕见。

（三）结核病基本病理变化的转化规律

结核病变的发展和结局取决于机体抵抗力和结核杆菌致病力的强弱。当人体抵抗力增强，结核杆菌的毒力弱时，细菌逐渐被控制而消灭，结核病变转向愈合；反之则转向恶化。

1. 转向愈合

结核病变转向愈合主要表现为病变的吸收消散，纤维化、纤维包裹及钙化。① 吸收消散是最好的愈复方式，也是渗出性病变主要的愈复方式。渗出物逐渐通过淋巴道吸收，病灶缩小或完全吸收消散。② 纤维化、纤维包裹及钙化。增生性结核结节转向愈复时，结节周围增生的成纤维细胞长入结节内形成纤维组织，使结节逐渐纤维化。小的干酪样坏死灶可完全纤维化，最后形成瘢痕愈合；较大的干酪样坏死灶难以完全纤维化，而由坏死灶周围的纤维组织增生，将干酪样坏死物质加以包裹。干酪样坏死逐渐干燥浓缩，并有钙质沉着而发生钙化。

2. 转向恶化

结核病变转向恶化主要表现为病灶扩大和溶解播散。① 病灶扩大。病变恶化进展时，在病灶周围出现渗出性病变（病灶周围炎），病变范围不断扩大，继而发生干酪样坏死。坏死区又随渗出性病变的扩延而增大。② 溶解播散。干酪样坏死物发生溶解液化后，可经体内的自然管道（如支气管、输尿管等）排出，致局部形成空洞。空洞内液化的干酪样坏死物中含有大量结核杆菌，可通过自然管道播散到其他部位，引起新的结核病灶。例如，空洞型肺结核可通过支气管播散，在同侧或对侧肺内形成多数新的结核病灶。此外，结核杆菌还可以通过淋巴道播散至淋巴结，经血道播散至全身，在各器官内形成结核病灶。

二、肺结核病

结核杆菌的感染途径主要是呼吸道，所以肺结核病在结核病中最常见。肺结核病可因初次感染和再次感染结核菌时机体反应性的不同，而致肺部病变的发生、发展各有不同的特点，从而可分为原发性肺结核病和继发性肺结核病两大类型。

（一）原发性肺结核病

原发性肺结核病是指人体初次感染结核杆菌而发生的肺结核，多发生于儿童，故又称儿童型肺结核，也可以发生于成人。

1. 病变特点

原发性肺结核病的病理特征是原发综合征形成。结核杆菌经支气管到达肺组织最先引起的病灶称原发病灶。原发病灶多位于肺上叶的下部或肺下叶的上部，靠近胸膜；原发病灶通常直径1 cm，色灰黄。由于第一次感染，人体缺乏免疫力，结核杆菌沿着淋巴管播散到肺门淋巴结，引起结核性淋巴管炎和肺门淋巴结炎，此时淋巴结迅速明显肿大，发生干酪样坏死。原发病灶、结核性淋巴管炎和肺门淋巴结炎三者共同构成**原发综合征**，为原发性肺结核病的病变特点，X线检查呈哑铃状阴影。大多数原发性肺结核病临床症状不明显。

2. 发展和结局

（1）痊愈。大多数（98%）原发综合征随着被感染机体的免疫力不断增强，病变可吸收、纤维化和钙化，患者自然痊愈。

（2）恶化进展。少数病儿因营养不良或患有其他传染病，机体抵抗力较低，病变可进展恶化，原有病灶扩大，并通过以下途径播散。

① 支气管播散。原发病灶的干酪样坏死范围扩大，侵及相连的支气管，干酪样坏死物液化后通过支气管排出，肺局部形成空洞；坏死物吸入，通过支气管播散在同侧或对侧肺内，形成多数新的结核病灶。原发性肺结核病支气管播散较少见。

② 淋巴道播散。肺门的淋巴结结核恶化进展时，结核杆菌可经淋巴管蔓延至气管分叉，气管旁，纵隔及锁骨上、下淋巴结或逆流到腹膜后、肠系膜淋巴结及颈部淋巴结。受累的淋巴结明显肿大，出现干酪样坏死，并相互粘连形成肿块。

③ 血行播散。其引起血源性结核病。A. 全身粟粒性结核。肺内原发病灶中干酪样坏死不断扩大，侵入肺静脉分支，大量结核杆菌短期内由肺静脉经左心至大循环，播散到全身各脏器，如肺、脾、肝、肾、脑膜等处，而引起全身粟粒性结核。肉眼见病变器官内密布圆形、灰白色、分布均匀的粟粒大小的结核病灶。镜下见主要为增生性病变，形成结核结节，偶尔出现渗出或坏死性病变。少数患儿可因结核性脑膜炎而死亡。B. 肺粟粒性结核。本病分急性和慢性肺粟粒性结核。急性肺粟粒性结核多为全身粟粒性结核的一部分，也可由于肺门、纵隔、支气管旁的淋巴结干酪样坏死破入邻近大静脉，结核杆菌经静脉回右心，沿肺动脉播散于两肺，而引起两肺急性肺粟粒性结核病。双肺可见分布均匀、大小一致的粟粒大小的结核病灶。慢性肺粟粒性结核多为肺外器官结核（如肾结核、骨结核等），结核杆菌经长时间多次、少量、间歇性入血，在肺内先后引起大小不一、新旧不一的病变。C. 肺外器官结核。淋巴结结核由淋巴道播散所致，消化道肠结核可由咽下含菌的食物或痰液直接感染引起，皮肤结核可通过损伤的皮肤感染，其他各器官的结核病多为原发性肺结核病血源播散所形成的潜伏病灶进一步发展所致。

（二）继发性肺结核病

继发性肺结核病指机体再次感染结核杆菌引起的肺结核病，多见于成年人，又称为成人型肺结核病。成人机体对结核杆菌有一定的免疫力，病灶多局限在肺内，主要通过支气管播散。根据病变及临床经过特点，继发性肺结核病分为以下6个类型。

1. 局灶型肺结核

患者无明显临床症状，多在体检时发现，属于无活动性肺结核，为继发性肺结核病早期病变。病变多位于右肺尖下，病灶直径0.5～1 cm。镜下见多以增生性病变为主，常发生纤维化、钙化而痊愈。X线示肺尖部出现小结节状病灶。患者免疫力降低时，其可发展成浸润型肺结核。

2. 浸润型肺结核

临床最常见的继发性肺结核病，大多是局灶型肺结核发展的结果。病变以渗出为主，中央常有较小的干酪样坏死灶，周围出现病灶周围炎。X线示锁骨下可见边缘模糊的云絮状阴影。镜下见病变以渗出为主，肺泡内充满浆液、单核细胞、淋巴细胞和少数中性粒细胞，病灶中央常发生干酪样坏死。患者常有低热、盗汗、食欲不振、全身无力等中毒症状，还可出现咳嗽、咯血等临床表现，属于活动性肺结核，痰中常可查出结核杆菌。本型结核如能早期适当治疗，渗出性病变可吸收，干酪样坏死可通过纤维化、钙化而愈合。如果病变继续发展，干酪样坏死扩大，坏死物液化后经支气管排出，局部形成急性空洞，洞壁坏死组织内含大量结核杆菌，经支气管播散，可引起干酪性肺炎。

3. 慢性纤维空洞型肺结核

该型肺结核多在浸润型肺结核形成急性空洞的基础上发展而来，病变特点是在肺内有一个或多个厚壁空洞形成，空洞多位于肺上叶，大小不一，呈不规则形，洞壁厚可达1 cm以上。洞内常见残存的梁柱状组织，其为血栓形成并已机化闭塞的血管。空洞附近肺组织有显著纤维组织增生和肺膜增厚。同时，在同侧肺或对侧肺组织可见由支气管播散引起的新旧不一、大小不等、病变类型不同的病灶。镜下见洞壁内层为干酪样坏死物质，其中含有大量结核杆菌；中层为结核性肉芽组织（含有结核结节的肉芽组织）；外层为增生的纤维组织。病情迁延，病变广泛，新旧不等，肺组织遭到严重破坏，可导致肺组织的广泛纤维化，最终演变为硬化型肺结核，使肺体积缩小、变硬，肺膜广泛增厚并与胸壁粘连，可严重影响肺功能。

因含有大量结核杆菌的空洞与支气管相通，成为结核病的传染源，故慢性纤维空洞型肺结核又有开放性肺结核之称。如果空洞壁的干酪样坏死侵蚀较大血管，引起大咯血，患者可因吸入大量血液窒息死亡。空洞波及胸膜可引起气胸或脓气胸。经常排出含菌痰液可引起喉结核，咽下含菌痰液可引起肠结核。后期肺广泛纤维化，引起肺动脉高压而致肺源性心脏病。

4. 干酪性肺炎

该型肺炎由浸润型肺结核恶化进展而来，或由急、慢性空洞内的结核杆菌经支气管播散所致。其按病变范围大小的不同分为小叶性和大叶性干酪性肺炎。后者可累及一个肺叶或几个肺叶。肉眼见肺叶肿大变实，切面呈黄色干酪样，干酪样坏死物液化排出后可有急性空洞形成。镜下见肺泡腔内有大量浆液纤维素渗出物，且见广泛的干酪样坏死。该型肺炎病情严重，如果不及时有效治疗，患者可迅速死亡，故其又有"奔马痨"之称，目前已少见。

5. 结核球

结核球，又称结核瘤，是孤立的有纤维包裹、境界分明的球形干酪样坏死灶，直径为2～5 cm，多为一个，有时多个，常位于肺上叶。X线检查其有时很难与周围型肺癌相鉴别。结核球大多由浸润型肺结核的干酪样坏死灶纤维包裹而形成。结核球为相对静止的病变，可保持多年无进展，临床上多无症状。但由于结核球存在纤维包膜，抗结核药不易发挥作用，且有恶化进展的可能，临床上多采取手术切除。

6. 结核性胸膜炎

结核性胸膜炎按病变性质可分为：① 湿性结核性胸膜炎，又称为渗出性结核性胸膜炎，较常见，多见于年轻人。病变主要表现为浆液纤维素性炎。② 干性结核性胸膜炎，又称为增生性结核性胸膜炎，是由肺膜下结核病灶直接蔓延至胸膜所致，常发生于肺尖，多为局限性病灶。病变以增生性变化为主，很少有胸腔积液。

三、肺外器官结核病

（一）肠结核

肠结核分为原发性肠结核和继发性肠结核。原发性肠结核比较少见，多见于小儿，一般是饮用带有结核杆菌的牛奶，由牛型结核杆菌感染引起。原发性肠结核表现为肠原发综合征，即肠原发性结核性溃疡、结核性淋巴管炎及肠系膜淋巴结结核。继发性肠结核绝大多数是由于肺活动性空洞型肺结核病，患者反复咽下含有结核杆菌的痰液而引起。肠结核多发于回盲部，此段肠壁淋巴组织较为丰富，结核杆菌通过肠壁淋巴组织侵入肠壁。其依病变特点不同分为以下两型。

1. 溃疡型肠结核

溃疡型肠结核较多见，结核杆菌侵入肠壁淋巴组织，形成结核结节，以后结节逐渐融合并发生干酪样坏死，坏死物脱落形成溃疡。由于细菌随肠壁环形淋巴管播散，典型的肠结核溃疡多呈环形，溃疡长轴与肠腔长轴垂直；溃疡边缘参差不齐，一般较浅。溃疡底部为干酪样坏死物，其下为结核性肉芽组织。溃疡愈合后可形成瘢痕，造成肠狭窄。

2. 增生型肠结核

增生型肠结核较少见，病变特点是肠黏膜下层出现大量结核性肉芽组织及纤维组织的增生，肠壁变厚变硬，也可有息肉形成，使肠腔狭窄而发生梗阻。临床检查右下腹可触及肿块，故需与肠肿瘤相鉴别。

（二）骨与关节结核

骨、关节结核多由血源播散所致，好发于青少年。青少年骨正处于发育旺盛时期，骨内血管丰富，感染机会较多，诱因多与局部外伤有关。

1. 骨结核

骨结核以脊椎结核最常见，多侵犯第 10 胸椎至第 2 腰椎，病变起自椎体，常发生干酪样坏死，进一步破坏椎间盘和邻近椎体，病变椎体因不能负重而发生塌陷，引起脊椎后突畸形。液化的干酪样坏死穿破骨皮质可在脊柱两侧形成"脓肿"，由于局部无红、热、痛的表现，又称为"冷脓肿"，液化的坏死物也可以沿筋膜间隙下流，在远离部位（如腰大肌鞘膜下、腹股沟韧带等部位）形成"冷脓肿"。

2. 关节结核

关节结核以髋、膝、踝、肘等多见，多继发于骨结核，病变开始于骨骺或干骺端，发生干酪样坏死。病变侵入关节软骨及滑膜引起关节结核，关节滑膜内有结核性肉芽组织形成，关节腔内大量浆液及纤维素渗出，或干酪样坏死物形成。关节结核一般治愈后，由于渗出的纤维素被机化、纤维化，最终造成关节强直。

第二节 细菌性痢疾

细菌性痢疾（bacillary dysentery）简称菌痢，是由痢疾杆菌所引起的一种常见肠道传染病。

一、病因与发病机制

痢疾杆菌是革兰氏阴性短杆菌，按抗原结构和生化反应可分4型，即福氏菌、宋内氏菌、鲍氏菌和志贺氏菌，均能产生内毒素，志贺氏菌尚可产生强烈外毒素。

本病的传染源是患者和带菌者。痢疾杆菌从粪便中排出后可直接或间接（苍蝇为媒介）经口传染给健康人。食物和饮水的污染有时可引起菌痢的暴发流行。菌痢全年均可发病，但以夏秋季多见。其好发于儿童，其次是青壮年，老年患者较少。

经口进入肠道的痢疾杆菌，是否致病还取决于多种因素，如细菌的数量、致病力和机体的抵抗力。对于抵抗力较强的健康人，大部分的病菌被胃酸杀灭，仅少部分进入肠道，也可以通过正常菌群的拮抗作用将其排斥，使其不致病。而当侵入的细菌数量多、毒力强或机体抵抗力降低时，痢疾杆菌侵入黏膜上皮细胞后，先在上皮细胞内繁殖，然后侵入黏膜固有层，在该处进一步繁殖，菌体裂解后释放具有破坏细胞作用的内毒素，使肠黏膜发生坏死、溃疡。菌体内毒素吸收入血，引起全身毒血症。

> **提 示**
>
> 菌痢在我国各地区全年均有发生，但有明显的季节性高峰，发病率一般从每年5—6月开始上升，7—9月达高峰，10月下降。季节性增高的原因除与苍蝇活动有关外，也与气候适宜痢疾杆菌繁殖，夏季人们喜喝冷饮、吃凉菜、瓜果，以及胃肠功能易于失常有一定关系。因此，在菌痢流行季节里应注意：确诊菌痢的患者要进行严格的隔离治疗，注意饮食卫生，不吃不干净的食物，生吃的瓜果要洗干净。

二、病理变化及临床病理联系

菌痢病变主要发生于结肠，特别是乙状结肠和直肠为重，少数严重的病例，病变可累及整个结肠。根据肠道病变表现，按临床经过的不同，将菌痢分为下述3种类型。

（一）急性细菌性痢疾

急性细菌性痢疾病变早期呈急性卡他性炎改变，表现为黏液分泌亢进，黏膜及黏膜下层充血，中性粒细胞浸润，上皮细胞变性、坏死、脱落，形成表浅的糜烂。而后病变进一步发展为纤维素性炎（假膜性炎），为本病的特征性改变。肉眼见假膜出现在黏膜表面呈灰白色，破絮状。镜下可见黏膜表面有大量纤维素渗出，连同白细胞、红细胞及坏死的黏膜组

第十七章 传染病和寄生虫病

织、细菌共同构成假膜。白细胞等坏死后释放出蛋白溶解酶，使构成假膜的纤维素及坏死组织发生溶解液化，继而假膜脱落形成溃疡。溃疡为大小不一、形状不规则的"地图状"，溃疡比较浅表，一般仅限于黏膜层。当病变趋向愈合时，肠黏膜渗出物和坏死组织逐渐被吸收或排出，经周围健康组织再生，缺损的组织被修复。

临床表现：由于毒血症，患者可出现发热、头痛、乏力、食欲减退等全身症状和白细胞增多；病变肠管蠕动亢进出现痉挛，引起阵发性腹痛、腹泻等症状。由于炎症刺激直肠壁内的神经末梢及肛门括约肌，患者出现里急后重和排便次数增多的症状，与肠道的病变相对应，最初为稀便混有黏液，待肠内容物排尽后转为黏液脓血便，偶尔排出片状假膜。急性细菌性痢疾的病程一般为1~2周，经适当治疗大多数患者痊愈。其很少出现肠出血、肠穿孔并发症，少数病例可转为慢性细菌性痢疾。

（二）中毒性细菌性痢疾

中毒性细菌性痢疾起病急骤，多见于2~7岁儿童，病原菌常为毒力较低的福氏或宋内氏痢疾杆菌。患者发病后数小时即可出现中毒性休克或呼吸衰竭而死亡。但其肠道病变较轻，肠黏膜仅呈卡他性炎症改变，或表现为肠壁的集合淋巴结和孤立淋巴小结增生肿大，呈滤泡性肠炎的改变。临床上无明显腹痛、腹泻和黏液脓血便，但全身中毒症状严重，如高热、惊厥及昏迷，出现循环衰竭和呼吸衰竭等症状。

（三）慢性细菌性痢疾

慢性细菌性痢疾是指急性菌痢病程迁延超过2个月以上者，也称为慢性菌痢，有的病程可长达数月或数年。在此期间肠道病变此起彼伏，原有溃疡尚未愈合，新的溃疡又形成。这种肠黏膜新老病变混杂和交替出现的表现是本型菌痢的特点。一般慢性菌痢的溃疡比急性菌痢深，可达肌层，溃疡底部高低不平，有肉芽组织及瘢痕形成，且溃疡边缘有黏膜增生及息肉形成，肠壁的反复受损可引起肠壁纤维性增厚，甚而导致肠腔狭窄。

提 示

中毒性细菌性痢疾是儿童最常见、最严重的一种急性肠道传染病。中毒性细菌性痢疾有3个特点：① 起病急。当痢疾杆菌随污染食物进入体内后几个小时就可发病，病情便可急转直下。② 病势凶险。大多病儿以突发高烧或超高热（42℃）起病，患者手脚发凉、面色苍白、血压下降、口唇和指甲发青、呼吸急促，还出现抽风、神志不清、反复惊厥等症状，如抢救不及时，常导致病儿死亡。③ 患儿肠道炎症不明显，易被家长忽视。医护人员应积极做好预防菌痢的健康教育，在痢疾流行季节，如果孩子出现高热、手脚发凉、面色苍白，虽然没有胃肠道腹痛、腹泻的临床表现，家长也必须及早带孩子去医院，由专科医生来确定诊断，及时抢救治疗。

第三节 伤寒

伤寒是指由伤寒杆菌引起的急性传染病,以全身单核巨噬细胞系统细胞的增生为病变特征。回肠末端淋巴组织的病变最为突出。临床主要表现为持续高热、相对缓脉、脾大、皮肤玫瑰疹及中性粒细胞和嗜酸性粒细胞减少,少数病例可并发肠出血及肠穿孔。

一、病因与发病机制

1. 病原菌及传播途径

伤寒杆菌系沙门菌属的 D 群,革兰氏阴性短杆菌,菌体有周鞭毛,不产生芽孢,无荚膜。伤寒的传染源是患者及带菌者,病菌随粪便和尿液排出体外,排泄物污染食物或水,经消化道传播,苍蝇为本病的传播媒介。其多见于儿童和青壮年,全年均可发病,以夏秋两季最多。

> **提示**
>
> 伤寒杆菌菌体 O 抗原、鞭毛 H 抗原和表面 Vi 抗原,都能使人体产生相应的抗体,尤以 O 及 H 抗原性较强,可用血清凝集试验(肥达反应)来测定血清中抗体增高,作为临床诊断伤寒的依据之一。

2. 发病机制

伤寒杆菌进入消化道后,大部分被胃酸杀灭。当机体抵抗力低下或被侵入的病菌多时,细菌经胃进入肠,病菌在小肠通过黏膜上皮细胞侵入肠壁淋巴组织,尤其是回肠末端的集合淋巴小结或孤立淋巴小结病变明显。淋巴组织中的伤寒杆菌被巨噬细胞吞噬,并在其中生长繁殖,又可经胸导管进入血液,引起菌血症;血液中的细菌很快就被全身单核巨噬细胞系统的细胞所吞噬,并在其中大量繁殖,致肝、脾、淋巴结肿大。这段时间患者无明显临床症状,故称潜伏期,长达 10 天左右。此后随着细菌在全身单核巨噬细胞系统的繁殖和内毒素释放再次入血,患者出现败血症和毒血症,出现全身中毒症状和各器官的病变,回肠下段淋巴组织明显增生肿胀,即为发病的第 1 周。约在发病的第 2 周、第 3 周,伤寒杆菌在胆囊中大量繁殖,并随胆汁再次入肠,侵入已致敏的淋巴组织,使其发生强烈的过敏反应致肠黏膜坏死、脱落及溃疡形成。随着病程的进展,人体防御能力逐渐增强,约于发病的第 4、第 5 周,病菌逐渐被消灭或长期隐藏于体内(胆囊为主),体温逐步下降,症状渐趋消失,损伤组织逐步修复。

二、病理变化及临床病理联系

伤寒的基本病变是巨噬细胞增生形成伤寒肉芽肿。伤寒杆菌引起的炎症是以巨噬细胞增生为特征的急性增生性炎。增生活跃的巨噬细胞的胞浆内可见吞噬的伤寒杆菌、红细胞和细胞碎片,而吞噬红细胞的作用尤为明显。这种巨噬细胞称伤寒细胞。伤寒细胞聚集成团形成伤寒小结或伤寒肉芽肿，是伤寒的特征性病变，具有病理诊断价值。

（一）肠伤寒病

伤寒的病理特点是全身单核巨噬细胞系统出现增生性反应，以回肠下段的集合淋巴结和孤立淋巴结的病变最为显著。其按病变发展过程分为以下4期。

1. 髓样肿胀期

髓样肿胀期（起病第1周）回肠末段淋巴组织肿胀，隆起于黏膜表面，类圆形，色灰红，质软。隆起的表面常形成曲折的沟回，宛如脑髓外观，故名髓样肿胀期。镜下可见伤寒细胞集聚成团，形成伤寒肉芽肿。

2. 坏死期

坏死期（发病第2周）多种原因致肿胀的淋巴结发生坏死。其最初坏死在淋巴组织的中心部分，以后逐渐扩大，可达黏膜表层。

3. 溃疡期

溃疡期（发病第3周）坏死病变波及表面黏膜后，黏膜可逐渐崩解脱落，病灶局部形成溃疡。溃疡一般限于黏膜及黏膜下层，如果侵蚀血管则致出血。坏死严重者溃疡可穿透肌层达浆膜，甚至导致穿孔。溃疡外形与受侵集合淋巴小结相似，呈椭圆形外观，溃疡长轴与肠的长轴平行，孤立淋巴小结处的溃疡小而圆。

4. 愈合期

愈合期（发病第4周）溃疡处肉芽组织增生将溃疡填平，溃疡边缘黏膜上皮再生覆盖，溃疡逐渐愈合，不留瘢痕。

肠伤寒病的并发症：① 肠出血。较深的溃疡，血管易遭破坏而引起出血，出血量多时可导致出血性休克。② 肠穿孔。严重病例的溃疡可深达肠壁肌层及浆膜层，甚至穿孔，可引起急性腹膜炎。

（二）其他单核巨噬细胞系统病变

在肝、脾、骨髓及肠系膜淋巴结内巨噬细胞增生活跃，伤寒肉芽肿形成，器官体积增大。此外，心肌纤维和肾小管上皮细胞可发生变性，肌肉组织特别是腹直肌发生凝固性坏死，皮肤也常因表皮下毛细血管细菌性栓塞而出现淡红色小丘疹（玫瑰疹）。胆囊常表现为轻度的炎症，但由于伤寒杆菌在胆汁内可以大量繁殖并从消化道排出体外，故其具有重要的流行病学意义。

第四节 流行性脑脊髓膜炎

流行性脑脊髓膜炎（epidemic cerebrospinal meningitis）是由脑膜炎双球菌引起的急性化脓性炎，临床上有高热、头痛、呕吐、颈项强直等症状，部分患者出现中毒性休克。本病多见于儿童和青少年，好发于冬春季。

一、病因与发病机制

脑膜炎双球菌存在于鼻咽部，通过呼吸道飞沫传播。大多数患者只出现上呼吸道炎症，不发病，成为带菌者，仅少数人因抵抗力降低，病菌侵入血液，在血中生长繁殖，引起菌血症和败血症。病菌随血液抵达脑脊膜，诱发了脑脊膜的化脓性炎。

二、病理变化

根据病情进展，病变可分为3期。

1. 上呼吸道感染期

细菌在鼻黏膜繁殖，经2~4天潜伏期后，出现上呼吸道感染症状，主要为鼻黏膜充血水肿，少量中性粒细胞浸润，分泌物增多。

2. 败血症期

上期经过1~2天后，部分患者进入败血症期。多数患者的皮肤、黏膜出现瘀斑。此期血培养为阳性，出血处刮片也常可查出细菌。患者可因内毒素作用，出现高热、头痛、呕吐及末梢血中性粒细胞增高等现象。

3. 脑膜炎症期

肉眼见脑脊膜血管明显充血，高度扩张，出现大量的灰黄色的脓性渗出液，覆盖了脑沟、脑回，以至沟、回结构难以分辨。病变以大脑顶叶、额叶最明显。镜下见蛛网膜血管高度扩张充血，蛛网膜下腔明显增宽，腔内可见大量变性坏死的嗜中性粒细胞、浆液和纤维素。病变一般不累及深部的脑实质。

三、临床病理联系

1. 颅内压增高症状

脑膜充血、蛛网膜下腔渗出物的堆积，脓性分泌物使蛛网膜颗粒对脑脊液吸收产生障碍，伴有脑水肿等因素，引起颅内压增高。患者出现头痛、喷射状呕吐、小儿前囟饱满等症状。

2. 脑膜刺激症状

脑脊髓膜炎症累及脊神经根，神经根在通过椎间孔处受压，当颈、背部肌肉运动时引起强烈疼痛，因此颈背部肌肉产生保护性痉挛。临床上表现为颈强直、角弓反张、Kernig 征（屈髋伸膝）阳性。

3. 脑脊液变化

脑脊液压力增高，混浊不清，含大量脓细胞，蛋白增多，糖减少；脑脊液涂片及培养检查可查到病原体。脑脊液检查是本病诊断的一个重要依据。

4. 颅神经麻痹

基底部脑膜炎症常累及Ⅲ、Ⅳ、Ⅴ、Ⅵ、Ⅶ对脑神经，可出现相应的神经麻痹征。

四、结局和并发症

大多数患者因及时治疗和抗生素的应用可痊愈，现在本病死亡率明显降低，仅有极少数患者因治疗不当，可并发以下后遗症：① 脑神经麻痹引起耳聋、视力障碍、面神经麻痹等；② 因脑膜粘连，脑脊液循环障碍引起脑积水；③ 脑底部动脉阻塞引起脑梗死。

少数儿童发生暴发性流行性脑脊髓膜炎（暴发性脑膜炎球菌败血症，沃-弗综合征）。

临床上起病急骤，病情凶险，患者多在起病 24 小时内死亡，表现为败血症性休克，迅速出现皮肤和黏膜广泛出血点和瘀斑；与此同时，两侧肾上腺严重出血，肾上腺皮质功能衰竭，称为沃-弗综合征；而脑膜的变化轻微。其发病机制是脑膜炎球菌败血症时，大量的内毒素释放到血液中引起中毒性休克及弥散性血管内凝血，二者相互作用使病情恶化。

第五节　流行性乙型脑炎

流行性乙型脑炎（epidemic encephalitis B）是乙型脑炎病毒导致的急性传染病，简称乙脑。本病多在夏秋季流行，且儿童发病率高于成人，起病急，病情重，死亡率高，临床表现为高热、嗜睡、抽搐及昏迷等。

一、病因及传播途径

乙型脑炎病毒为嗜神经性 RNA 病毒，其传播媒介是蚊虫，在我国主要是库蚊，传染源为乙型脑炎患者和中间宿主家畜、家禽。带病毒的蚊子叮人吸血时，病毒可侵入人体，入血后引起短暂病毒血症；凡机体免疫力强，血-脑屏障功能正常者，病毒不能进入脑组织致病，成为隐性感染，多见于成人。免疫功能低下，血-脑屏障不健全者，多见于儿童，病毒可侵入中枢神经系统而致病。

二、病理变化

病变广泛累及脑脊髓实质，以大脑皮质及基底核、视丘为最重，小脑皮质、延髓及脑桥次之，脊髓特别是颈以下部位很少发病。本病主要引起神经细胞变性坏死、胶质细胞增生和血管周围炎细胞浸润。肉眼见脑膜充血，脑水肿使脑回变宽，脑沟变窄。可见粟粒或针尖大小的半透明软化灶，其境界清楚。镜下见以下基本病变：① 血管变化和炎症反应。脑实质血管高度扩张充血，血管周围间隙增宽，形成以淋巴细胞、单核细胞为主的炎性细胞浸润，围绕血管周围间隙呈"袖套状浸润"。② 神经细胞变性坏死。细胞肿胀，尼氏体溶解消失，胞浆内空泡形成，细胞核偏位等；病变严重时可进一步发展为坏死，神经细胞核可发生核固缩、溶解、消失。可见小胶质细胞及巨噬细胞侵入并吞噬坏死的神经细胞，为噬神经细胞象。在变性、坏死的神经细胞周围，出现增生的少突胶质细胞包绕，称为神经细胞卫星现象。③ 软化灶形成。神经组织灶性液化坏死，形成边界清楚的类圆形软化灶。软化灶内残存的组织疏松、淡染，称为筛状软化灶，对本病的诊断具有重要意义。④ 胶质细胞增生。神经胶质细胞尤其是小胶质细胞增生明显，形成小胶质细胞结节，后者多位于小血管或坏死的神经细胞附近。

三、临床病理联系

本病早期有高热、全身不适等病毒血症的表现。由于神经细胞广泛受累，患者常表现嗜睡和昏迷。脑神经核团损伤后，出现肌张力增强、抽搐、痉挛等上运动神经元损害的表现。随着炎症加重，脑水肿引发颅内高压，患者出现头痛和呕吐，严重者可发生脑疝，其中小脑扁桃体疝可使延髓呼吸中枢受压而出现呼吸骤停，引起患者死亡。

第六节 性传播疾病

性传播疾病是指通过性接触而传播的一类疾病，其在社会上有重要的流行病学意义。

一、梅毒

（一）病因及传播途径

梅毒（syphilis）是由梅毒螺旋体引起的传染病。梅毒分先天性和后天性两种，梅毒患者是唯一的传染源，后天性梅毒95%以上通过性交传播，少数可因输血、接吻、医务人员不慎受染等直接接触传播。先天性梅毒是母体的梅毒螺旋体经胎盘感染胎儿。

（二）基本病变

1. 闭塞性动脉内膜炎和小血管周围炎

闭塞性动脉内膜炎和小血管周围炎是指病变部位的小动脉内皮细胞和成纤维细胞明显增生，致管壁增厚，管腔狭窄或闭塞。小血管周围炎是在小血管周围出现浆细胞、单核细胞、淋巴细胞呈围管性浸润，大量浆细胞的恒定出现为本病的特点之一。闭塞性动脉内膜炎和小血管周围炎在梅毒的各期中均能见到。

2. 梅毒树胶肿

梅毒树胶肿（又称梅毒瘤）为类似结核肉芽肿的病变。肉芽肿韧而有弹性、质地如树胶，故称树胶肿。病灶灰白色，大小相差很大，大者可达3~4 cm或更大，而小者仅见于显微镜下。镜下见树胶肿颇似结核结节，中央为凝固性坏死，形态类似干酪样坏死，坏死不如干酪样坏死彻底，弹力纤维尚保存；坏死灶周围肉芽组织中富含淋巴细胞和浆细胞，而上皮样细胞和Langhans细胞较少；可见闭塞性动脉内膜炎和小血管周围炎。树胶样肿后期可被吸收、纤维化，最后使器官变形，但一般不发生钙化。

（三）后天性梅毒分期及病变

后天性梅毒分为一、二、三期。一期、二期梅毒称早期梅毒，传染性大，破坏性小。三期梅毒又称晚期梅毒，因常累及内脏，故又称内脏梅毒，破坏性大。

1. 一期梅毒

螺旋体首先在入侵部位繁殖，经2~3周的潜伏期，侵入局部，出现炎性反应，多见于男性的阴茎冠状沟、龟头，女性的子宫颈、阴唇等处。其病变特点为硬性下疳形成，局部先出现一个小红斑或丘疹，很快形成无痛性溃疡，溃疡直径1~2 cm，质硬如软骨，故称硬性下疳。镜下见溃疡底部呈闭塞性动脉内膜炎和小血管周围炎改变。下疳的分泌物中可查到梅毒螺旋体，具有传染性。下疳经1个月左右多自然消退，仅留浅表的瘢痕。临床上处于静止状态，但体内螺旋体仍继续繁殖。

2. 二期梅毒

在硬性下疳发生后7~8周，下疳虽愈合，但潜伏于体内的螺旋体再次大量繁殖并侵入血流，播散全全身引起皮肤、黏膜广泛的梅毒疹。梅毒疹对称性分布于全身皮肤和黏膜，常为斑疹、丘疹。镜下见病变部位呈闭塞性动脉内膜炎和小血管周围炎改变。病灶内可找到螺旋体，故此期梅毒传染性大。几周后梅毒疹可自行消退，再一次进入无症状的静止状态；若及时治疗将阻止其向三期梅毒发展。

3. 三期梅毒

三期梅毒又称晚期梅毒或器官梅毒期，常发生于感染后 4~5 年，病变累及内脏，特别是心血管和中枢神经系统。其病变表现除有早期梅毒的闭塞性动脉内膜炎和血管周围炎外，此期特征性的树胶样肿形成，可引起组织的坏死及结构破坏。树胶样肿纤维化、瘢痕收缩引起严重的组织破坏、变形和功能障碍。

三期梅毒病变侵犯主动脉，可引起梅毒性主动脉炎、主动脉瓣关闭不全、主动脉瘤形成等。梅毒性主动脉瘤破裂常是患者猝死的主要原因。神经系统病变主要累及中枢神经及脑脊髓膜，可导致麻痹性痴呆和脊髓痨。肝脏病变主要形成树胶肿，肝呈结节性肿大，继而发生纤维化、瘢痕收缩，以致肝呈分叶状。此外，病变常造成骨和关节损害，如鼻骨受累，常破坏鼻中隔而致鼻梁塌陷，鼻孔向前，形成所谓的马鞍鼻。

（四）先天性梅毒病变

先天性梅毒根据被感染胎儿发病的早晚，有早发性和晚发性之分。胎儿或婴幼儿期发病的为早发性先天性梅毒，最突出的病变为皮肤、黏膜广泛性大疱和剥脱性皮炎，骨软骨炎、骨膜炎，马鞍鼻等，肝、肺等发生弥漫性间质性炎。发病在 2 岁以上的幼儿为晚发性先天性梅毒，晚发性先天性梅毒的患儿发育不良，智力低下，可引发间质性角膜炎、神经性耳聋及楔形门齿等体征。

> **提示**
>
> 硬性下疳是早期梅毒的表现，即使不经治疗，在 1 个月后大多能够自行消失，只遗留下一个浅色瘢痕或轻度色素沉着斑，虽然临床上处于静止状态，但这时体内螺旋体仍继续繁殖，病变并非痊愈，而是进入二期梅毒的潜伏阶段。若此时能得到及时的诊断和治疗，患者是可以迅速治愈的。但是，如果患者缺乏这方面的知识，或羞于看病，或医生误诊，则会丧失早期诊治的良机，进一步发展为二期梅毒（全身梅毒疹出现）。未得到治疗的二期梅毒，其症状体征往往能自然消退而进入无症状期，称为潜伏期。但在感染后 4~5 年，病变累及内脏，发展为三期梅毒，此期梅毒又称器官梅毒期，组织器官遭受严重坏死和结构破坏，治疗只是杀死体内梅毒螺旋体，但已经损害的器官功能和结构难以恢复和治愈，而出现明显的临床症状。

二、淋病

淋病是由淋球菌引起的急性化脓性炎，是最常见的性传播性疾病。多发生于 15~30 岁年龄段，以 20~24 岁最常见。

（一）病因及传播途径

淋球菌离体后在干燥环境下可存活 1~2 小时，在潮湿衣裤、毛巾、被褥中能存活 10~

74小时，在脓痂和分泌物中可存活6~8天。成人几乎通过性交而传染，儿童可通过接触患者用过的衣物等传染。

（二）病理变化

淋球菌主要侵犯泌尿生殖系统，引起急性卡他性化脓性炎，男性一般在受感染的2~7天，淋球菌侵入前尿道黏膜和尿道的附属腺体，脓液从尿道口流出。女性的病变累及外阴和阴道腺体、子宫颈内膜、输卵管及尿道。

三、尖锐湿疣

尖锐湿疣是由人乳头瘤病毒（主要是HPV6型和11型）引起的性传播性疾病，最常发生于20~40岁，好发于潮湿温暖的黏膜和皮肤交界的部位。患者或带病毒者为主要的传染源，通过性接触直接传染。男性常见于阴茎冠状沟、龟头、尿道口或肛门附近。女性多见于阴蒂、阴唇、会阴部及肛门周围。临床表现常有局部瘙痒、烧灼痛。

本病潜伏期通常为3个月。初起为小而尖的突起，逐渐扩大，出现淡红色或暗红色疣状颗粒。病变融合呈菜花状。镜下见鳞状上皮呈乳头状增生，角质层轻度增厚或角化不全，棘层肥厚，表皮浅层凹空细胞出现，有助于诊断。凹空细胞较正常细胞大，胞质空泡状。核增大居中，圆形、椭圆形或不规则形，染色深，可见双核或多核。真皮层可见毛细血管及淋巴管扩张，大量慢性炎症细胞浸润。

四、艾滋病

艾滋病又称获得性免疫缺陷综合征（acquired immune deficiency syndrome，AIDS），是人类免疫缺陷病毒（HIV）所引起的严重传染病。其特点为免疫功能缺陷，并出现各种严重机会性感染和肿瘤，而导致患者死亡。

（一）病因及传播途径

HIV是一种逆转录病毒。患者及无症状带病毒者为传染源。病毒存在于血液、精液、子宫、阴道分泌物、唾液、泪液及乳汁中。其传播途径：① 主要是性接触传播，70%是通过性途径；② 通过注射针头或医用器械等传播，吸毒者共用注射器具是血液传播的主要原因；③ 通过输血或血制品传播；④ 母体病毒经胎盘感染胎儿或通过哺乳、黏膜接触等方式感染婴儿。

（二）病理变化

1. 淋巴组织病变

HIV感染早期淋巴结肿大。镜下见早期出现淋巴滤泡明显增生，生发中心活跃，髓质出现较多的浆细胞。随后滤泡外层的淋巴细胞减少或消失；小血管增生，生发中心被零落分割，副皮质区$CD4^+$进行性减少，而大量浆细胞浸润。晚期的淋巴结呈现一片荒芜景象，淋巴滤泡副皮质区已无法辨认，T、B淋巴细胞消失殆尽，仅可见巨噬细胞和浆细胞的残留。脾脏、扁桃体、肠道的淋巴样组织，均表现淋巴滤泡消失，淋巴细胞减少，淋巴组织萎缩改变。胸腺与正常同龄人相比，呈现过早萎缩，表现淋巴细胞减少、胸腺小体钙化等改变。

2. **继发性感染**

多发性、多种病原的机会感染是本病的又一特征。病原种类繁多；原虫感染（如卡氏肺孢子虫、隐孢子虫、兰氏贾第鞭毛虫等），真菌感染（如白念珠菌、曲菌、新型隐球菌等），病毒感染（如巨细胞病毒、单纯疱疹病毒等）。由于患者有严重的免疫缺陷，故感染所引起的炎症反应轻微，病变也不典型，如肺部结核菌感染，很少形成典型的肉芽肿性病变，而病灶中的结核杆菌却甚多。

大部分患者可经历一次或多次肺孢子虫感染，在艾滋病因机会感染而死亡的病例中，约一半死于肺孢子虫感染，因此肺孢子虫感染对诊断本病有一定参考价值。

3. **恶性肿瘤**

约有30%的患者可发生Kaposi肉瘤，表现为皮肤、黏膜和内脏"多发的特发性出血性肉瘤"，也可以发生不同类型的淋巴瘤，主要表现为霍奇金淋巴瘤和非霍奇金淋巴瘤等恶性肿瘤。

提示

人体感染了艾滋病病毒后，一般需要2周时间才能逐渐产生病毒抗体。"窗口期"是指从人体感染艾滋病毒后到外周血液中能够检测出病毒抗体的这段时间，一般为2周~3个月。但有的患者在"窗口期"这段时间内，虽然血液中检测不到病毒抗体，实际上仍具有传染性；这些患者只有等到"窗口期"过后，血液中才会有足够数量的艾滋病病毒抗体可以检测出来。不能忽视的是，不同个体对艾滋病病毒的免疫反应不一，抗体出现的时间也不一致，尤其对近期具有高危行为的人，一次检验结果阴性不能轻易排除感染，应隔2~3个月再检查一次，这对艾滋病的防治有十分重要的意义。

第七节　血吸虫病

血吸虫病是由血吸虫寄生于人体引起的地方性寄生虫病。血吸虫在尾蚴、童虫、成虫和虫卵的不同发育阶段均可引起机体的损伤，以虫卵造成的危害最严重。

一、病因及传播途径

血吸虫成虫主要寄生在门静脉和肠系膜静脉，雌雄异体。雌虫在肠系膜下静脉内产卵，虫卵可随血流进入肝脏，部分经肠壁入肠腔，肠腔内的虫卵随人或畜的粪便排入水内，卵内的毛蚴成熟孵化，破壳而出，遇唯一中间宿主钉螺，侵入其体内，并在钉螺体内发育为尾蚴，然后离开钉螺，再次入水。人接触疫水时，尾蚴钻入人体的皮肤或黏膜，并脱去尾部，发育为童虫。童虫进入小静脉或淋巴管，随血流经右心到肺；由肺的毛细血管进入大循环达至全身。其中，唯有到达肠系膜静脉的童虫才能在体内发育为成虫。一般感染尾蚴后3周左右其即可发育为成虫，雌雄交配后产卵，卵逐渐发育成熟，内含毛蚴，肠壁内的虫卵成熟后破坏肠黏膜进入肠腔，随粪便排出体外，继续新的生活周期。

二、发病机制及病理变化

血吸虫在不同发育阶段，尾蚴、童虫、成虫及虫卵均可对机体造成损伤，以虫卵引起的病变最为严重。

（一）尾蚴引起的损伤

尾蚴侵入皮肤数小时至数天内，引起尾蚴性皮炎。患者皮肤出现红色小丘疹，奇痒。镜下见主要表现为真皮层的炎症反应，充血、水肿，出现中性粒细胞和嗜酸性粒细胞浸润，病变数日后可自然消退。尾蚴性皮炎是由IgG介导的Ⅰ型变态反应。

（二）童虫引起的损伤

童虫移行至肺，从肺泡壁毛细血管穿出，游走到肺组织中引起肺组织的充血、水肿及肺点状出血，嗜酸性粒细胞和巨噬细胞的浸润，出现血管炎和血管周围炎。患者出现发热，一过性咳嗽，咳带血痰。一般病变轻，病程较短。

（三）成虫引起的损伤

大量的成虫寄生引起机械性的损伤。此外，成虫代谢物、分泌物及死亡虫体的分解产物等，可引起静脉内膜炎，静脉周围炎，血栓形成、血栓栓塞；单核巨噬细胞系统增生，肝脾肿大，其损伤一般较轻。

（四）虫卵引起的损伤

虫卵主要沉积在乙状结肠壁、直肠壁和肝脏，沉积后所引起的损伤是本病的主要病变；成熟虫卵中含成熟的毛蚴，卵内毛蚴分泌可溶性的虫卵抗原，从而引起特征性虫卵结节形成，根据其病变的发展过程可分为急性虫卵结节和慢性虫卵结节。

1. 急性虫卵结节

急性虫卵结节是由成熟虫卵引起的一种急性坏死、渗出性病变。肉眼见为粟粒到绿豆大小的灰黄色结节。镜下见结节中央可见1个至数个成熟的虫卵，虫卵的卵壳表面附有嗜酸性放射状棒状体，是虫卵内毛蚴释放的可溶性虫卵抗原，刺激B细胞系统产生相应的抗体，形成抗原抗体复合物。其周围是大量嗜酸性粒细胞聚集和无结构的颗粒状坏死物，状似脓肿，故又称为嗜酸性脓肿。在坏死组织中，可见菱形或多面形屈光性蛋白质晶体，即Charcot-Leyden结晶，为嗜酸性粒细胞的嗜酸性颗粒互相融合而成。随病变发展，虫卵周围出现肉芽组织层，其中主要是以嗜酸性粒细胞为主的炎细胞浸润。

2. 慢性虫卵结节

急性虫卵结节经10余天后，卵内毛蚴死亡，不再产生新的抗原物质。坏死物质逐渐被巨噬细胞清除，虫卵破裂或钙化，病灶内的巨噬细胞逐渐演变为类上皮细胞和异物巨细胞，其周围出现淋巴细胞浸润和肉芽组织增生，形态似结核结节，故称为假结核结节。随着时间延长，结节逐渐发生纤维化，其中央残存或钙化的虫卵和卵壳可长期存留。

三、主要器官的病变及其后果

血吸虫的成虫多寄生于门静脉系统，虫卵一般沉着于肝、肠组织内。

（一）结肠

由于血吸虫的成虫多寄生于肠系膜下静脉和痔上静脉，故病变主要累及直肠、乙状结肠和降结肠。急性期在结肠黏膜及黏膜下层形成急性虫卵结节，黏膜充血水肿，可见褐色或灰黄色颗粒状扁平隆起病灶。随着病程的进展，表浅的虫卵结节可破坏肠黏膜，使病灶表面黏膜坏死脱落，形成大小不等、形状不规则的溃疡。病变发展到晚期，形成慢性虫卵结节即假结核结节，结节发生纤维化，虫卵逐渐坏死和钙化。病变反复发作，肠黏膜增生，慢性虫卵结节形成并不断纤维化，肠壁变厚变硬，肠腔狭窄和梗阻。肠黏膜粗糙不平，还可见多发性息肉形成。少数病例在肠道的慢性血吸虫病变的基础上，可发展为肠癌。

（二）肝脏

虫卵随门静脉血流到达肝脏，虫卵引起的病变主要在汇管区，以肝左叶病变最明显。急性期肝脏表面及切面出现灰黄色粟粒或绿豆大小结节。镜下见汇管区有较多急性虫卵结节，肝细胞因受压，出现变性、小灶性坏死和萎缩。肝窦充血，窦壁 Kupffer 细胞内常见吞噬的血吸虫色素。

随病情迁延，慢性虫卵结节形成并不断纤维化，导致血吸虫性肝硬化。血吸虫性肝硬化的特点是汇管区纤维化显著，肝实质本身并未遭到严重破坏，因而并不形成明显的假小叶（与门脉性肝硬化不同）。肝切面可见明显增生的灰白色纤维结缔组织沿门静脉呈树枝状分布，故又称为干线型或管道型肝硬化。严重者，纤维结缔组织大量增生变硬，在肝表面形成明显凹陷，使肝呈现粗大隆起的外观。病变主要位于汇管区，大量虫卵本身和增生的纤维结缔组织压迫、阻塞门静脉分支，加之继发血栓性静脉炎形成，故而造成窦前性门脉高压，患者较早出现腹水、巨脾和食管下端静脉曲张等肝硬化的体征。

（三）脾脏

由于成虫代谢产物的刺激可引起单核巨噬细胞的增生，在门静脉高压形成后，脾脏明显淤血和结缔组织增生，脾脏显著增大，重量增加，晚期可形成巨脾。

（四）异位血吸虫病

虫卵沉积于肺、脑、胃、肾上腺和皮肤等部位，引起血吸虫病。

学习活动 18-1

自测练习题

一、单项选择题

1. 具有重要传染性的肺结核病是（　　）。
   - A. 浸润型肺结核
   - B. 慢性纤维空洞型肺结核
   - C. 结核球
   - D. 结核性胸膜炎
   - E. 局灶型肺结核

2. 易查到大量结核杆菌的结核病灶是（   ）。
   A. 渗出性病变　　　　　　　　　　B. 结核球
   C. 干酪样坏死物液化　　　　　　　D. 钙化灶
   E. 结核结节
3. 原发性肺结核的发展与结局是（   ）。
   A. 大多数自然痊愈　　　　　　　　B. 大多数通过血道播散
   C. 大多数通过支气管播散　　　　　D. 多数合并肺粟粒性结核
   E. 多数合并肺外器官结核
4. 细菌性痢疾的炎症性质是（   ）。
   A. 浆液性炎　　　　　　　　　　　B. 化脓性炎
   C. 卡他性炎　　　　　　　　　　　D. 纤维素性炎
   E. 增生性炎
5. 中毒性细菌性痢疾的主要临床特点是（   ）。
   A. 常发生于老年人和小儿　　　　　B. 常由毒力强的志贺氏菌引起
   C. 临床无明显的腹泻和脓血便　　　D. 容易转为慢性细菌性痢疾
   E. 不出现滤泡性肠炎的变化
6. 肠结核的好发部位是（   ）。
   A. 直肠　　　　　　　　　　　　　B. 回盲部
   C. 回肠　　　　　　　　　　　　　D. 直肠和乙状结肠
   E. 阑尾
7. 伤寒主要累及的系统是（   ）。
   A. 呼吸系统　　　　　　　　　　　B. 泌尿系统
   C. 神经系统　　　　　　　　　　　D. 骨骼系统
   E. 全身单核巨噬细胞系统
8. 性传播疾病不包括（   ）。
   A. 淋病　　　　　　　　　　　　　B. 梅毒
   C. 艾滋病　　　　　　　　　　　　D. 麻风
   E. 尖锐湿疣
9. 淋病是由淋球菌引起的（   ）。
   A. 急性纤维素性炎　　　　　　　　B. 急性化脓性炎
   C. 急性出血性炎　　　　　　　　　D. 急性增生性炎
   E. 急性卡他性炎
10. 肠血吸虫病病变最显著的部位是（   ）。
    A. 盲肠和升结肠　　　　　　　　　B. 降结肠和横结肠
    C. 升结肠和横结肠　　　　　　　　D. 阑尾
    E. 直肠和乙状结肠

11. HIV 的传播途径不包括（　　）。
    A. 性接触　　　　　　　　　　　　B. 输血和血制品
    C. 哺乳　　　　　　　　　　　　　D. 昆虫叮咬
    E. 器官移植
12. 晚期梅毒最常侵犯（　　）。
    A. 心血管系统和中枢神经系统　　　B. 周围神经系统和骨骼系统
    C. 消化系统和中枢神经系统　　　　D. 心血管系统和周围神经系统
    E. 骨骼系统和周围神经系统
13. 艾滋病容易并发的恶性肿瘤是（　　）。
    A. 纤维肉瘤　　　　　　　　　　　B. 恶性黑色素瘤
    C. 肝癌　　　　　　　　　　　　　D. Kaposi 肉瘤
    E. 骨肉瘤
14. 梅毒引起的心血管病变主要见于（　　）。
    A. 冠状动脉　　　　　　　　　　　B. 肺动脉
    C. 主动脉　　　　　　　　　　　　D. 肾动脉
    E. 颈总动脉
15. 我国最常见的性病是（　　）。
    A. 淋病　　　　　　　　　　　　　B. 梅毒
    C. 软性下疳　　　　　　　　　　　D. 尖锐湿疣
    E. AIDS

二、问答题

1. 简述结核病的基本病理变化及转化规律。
2. 继发性肺结核病分为哪几种类型？简述各类型的病变特点。
3. 简述急性菌痢病变过程及临床表现。
4. 从病因、发病部位、病理变化性质方面比较流行性乙型脑炎和流行性脑脊髓膜炎的不同点。
5. 肠伤寒与肠结核均有溃疡形成，二者溃疡有何不同？为什么出现不同病变？
6. 艾滋病病变主要表现在哪 3 个方面？

（陈瑞芬）

选择题参考答案

第一章

1. C	2. E	3. D	4. C	5. D	6. C
7. C	8. A				

第二章

1. B	2. C	3. B	4. C	5. D	6. C
7. B	8. E	9. D	10. D	11. B	12. C
13. C	14. A	15. B	16. B	17. D	18. C
19. A	20. A				

第三章

1. B	2. D	3. B	4. B	5. B	6. C
7. A	8. A	9. A	10. D	11. C	12. C
13. B	14. C	15. A			

第四章

1. A	2. C	3. A	4. C	5. A	6. C
7. C	8. B	9. E	10. D	11. E	12. D
13. D					

第五章

1. D	2. A	3. D	4. B	5. C	6. D
7. C					

第六章

1. A	2. A	3. C	4. B	5. C

第七章

1. A 2. E 3. A 4. D 5. C 6. A
7. A 8. D

第八章

1. B 2. A 3. D 4. A 5. C 6. C
7. D 8. E 9. C 10. B 11. E 12. D

第九章

1. C 2. A 3. A 4. A 5. D 6. A
7. E 8. B 9. C

第十章

1. D 2. D 3. C 4. A 5. B 6. B
7. D 8. E 9. C 10. D 11. D 12. B
13. B

第十一章

1. A 2. E 3. B 4. A 5. A 6. A
7. A 8. A 9. D 10. C 11. E 12. C
13. E 14. D 15. B 16. E 17. A

第十二章

1. B 2. C 3. D 4. E 5. A 6. B
7. B 8. D 9. A 10. E 11. E 12. B
13. E 14. A 15. D

第十三章

1. D 2. A 3. E 4. D 5. C 6. C
7. A 8. D 9. D 10. E 11. C 12. A
13. C 14. A 15. D 16. A 17. E 18. A

第十四章

1. E 2. A 3. A 4. E 5. B 6. A
7. D 8. D 9. A 10. C 11. D 12. E
13. B 14. A 15. C 16. B 17. E 18. C
19. B

第十五章

| 1. E | 2. C | 3. D | 4. B | 5. A | 6. B |
| 7. A | 8. C | | | | |

第十六章

| 1. A | 2. B | 3. A | 4. C | 5. C | 6. D |
| 7. C | 8. E | 9. D | 10. E | | |

第十七章

1. B	2. C	3. A	4. D	5. C	6. B
7. E	8. D	9. B	10. E	11. D	12. A
13. D	14. C	15. A			

参 考 文 献

[1] 张忠，王化修. 病理学与病理生理学. 8版. 北京：人民卫生出版社，2018.
[2] 王建枝，殷莲华. 病理生理学. 8版. 北京：人民卫生出版社，2013.
[3] 李玉林. 病理学. 8版. 北京：人民卫生出版社，2013.
[4] 步宏. 病理学与病理生理学. 4版. 北京：人民卫生出版社，2017.
[5] 吴立玲，郭晓霞. 病理生理学. 北京：中央广播电视大学出版社，2010.
[6] 张海鹏，吴立玲，孙鲁宁，等. 病理生理学. 北京：高等教育出版社，2009.
[7] 唐朝枢，张立克，朱学良，等. 病理生理学. 北京：北京医科大学出版社，2002.
[8] 吴其夏，余应年，卢建. 病理生理学. 2版. 北京：中国协和医科大学出版社，2003.
[9] 石增立，李著华，刘凤，等. 病理生理学：案例版. 北京：科学出版社，2006.
[10] PORTH C M，MATFIN G. Pathophysiology：Concepts of Altered Health States. 8th ed. Philadelphia：Lippincott Williams & Wilkins，2009.
[11] 高子芬，李良，宋印利，等. 病理学. 3版. 北京：北京大学医学出版社，2008.
[12] 孙保存. 病理学. 北京：北京大学医学出版社，2009.
[13] 宫恩聪，吴立玲. 病理学. 北京：北京医科大学出版社，2002.
[14] 吴立玲，陈宁，高远生，等. 病理生理学. 2版. 北京：北京大学医学出版社，2011.